全国医学院校高职高专规划教材
供临床医学、护理类及相关专业用

病理学与病理生理学

第3版

主　　编　吴和平　王化修
副 主 编　马海芬　王　锦
编　　委　（按姓名汉语拼音排序）
刘　兰（昆明医科大学）
马海芬（青海卫生职业技术学院）
舒筱灿（湖南医药学院）
王　锦（河西学院医学院）
王化修（邵阳医学高等专科学校）
吴和平（湖南医药学院）
曾丽平（湖南医药学院）
张　翔（湖南中医药大学第一附属医院）
张琳琳（齐鲁医药学院）
朱亚平（邵阳医学高等专科学校）
编写秘书　曾丽平（湖南医药学院）

北京大学医学出版社

BINGLIXUE YU BINGLISHENGLIXUE

图书在版编目（CIP）数据

病理学与病理生理学 / 吴和平，王化修主编．—3版．—北京：北京大学医学出版社，2015. 12（2021. 8重印）
全国医学院校高职高专规划教材
ISBN 978-7-5659-1249-8

Ⅰ．①病… Ⅱ．①吴… ②王… Ⅲ．①病理学-高等职业教育-教材 ②病理生理学-高等职业教育-教材 Ⅳ．①R36

中国版本图书馆CIP数据核字（2015）第239758号

病理学与病理生理学（第3版）

主　　编：吴和平　王化修
出版发行：北京大学医学出版社
地　　址：（100191）北京市海淀区学院路38号　北京大学医学部院内
电　　话：发行部 010-82802230；图书邮购 010-82802495
网　　址：http：//www.pumpress.com.cn
E-mail：booksale@bjmu.edu.cn
印　　刷：北京强华印刷厂
经　　销：新华书店
责任编辑：杨　杰　　**责任校对：**金彤文　　**责任印制：**李　啸
开　　本：850 mm × 1168 mm　1/16　　**印张：**26　　**字数：**750千字
版　　次：2007年7月第1版　2015年12月第3版　2021年8月第5次印刷
书　　号：ISBN 978-7-5659-1249-8
定　　价：85.00元

全国医学院校高职高专规划教材编审委员会

序

医药卫生类高职高专教育是我国医学教育体系的重要组成部分，随着国家对医药卫生体制改革的逐步推进，社会对基层卫生服务人才的需求与日俱增，对新时期高职高专医学人才培养及教材建设提出了更高要求。北京大学医学出版社于2011年组织全国高职高专院校教师编写出版了本套高职高专教材，由于教材的内容精炼、案例经典、符合临床、实用性强，受到众多高职高专院校师生的好评。

高职高专医学教材应服务于人才培养目标，基于高职高专学生的认知特点，以学生为中心、以就业为导向、以职业技能和岗位胜任力培养为根本，与课程、临床岗位和行业需求对接，促进产教融合。为推进教材建设、更好地服务于人才培养目标、将本套教材锤炼为精品之作，北京大学医学出版社对参与这套教材编写与使用的院校进行了深入调研，于2014年下半年正式启动了本套教材的修订再版工作，首先召开了教材编审委员会议，统一了教材修订再版的总体精神，重新审定再版教材目录、对个别主编进行了调整，然后召开了全体主编人会议。本轮教材修订加大了“双师型”和临床实践一线作者的比例，更加紧密地结合国家临床执业助理医师、全国护士执业资格考试大纲，理论、知识强调“必需、够用”；精选案例以促进案例教学；专业课教材的学习目标按布卢姆教育目标分类编写，突出了职业技能和岗位胜任力培养。力求以学生为中心，引导自主学习，渗透职业教育理念。总之，本轮教材在延续上版优点的基础上，体例更加规范，版式更加精美，质量明显提升，适用性更强。

在本次修订再版工作中，各参编院校给予了高度重视和大力支持，众多参编教师投入了极大的热情和精力，在主编带领下克服困难，以严肃、认真、负责的态度出色地完成了编写任务，在此一并致以衷心的感谢！“知行合一、行胜于言”一定程度上体现了职业教育理念，相信在北京大学医学出版社精心组织、编审委员会顶层设计和全体作者对教材的精雕细琢下，这套教材一定能与时俱进、日臻完善，满足新时期高职高专医学人才培养的需求，在教学实践中经受住检验，在教材建设“百花齐放、百家争鸣”的局面中脱颖而出，成为好学、好教、好用的精品教材。

王德炳

前　言

为进一步配合医药卫生类高职高专教育事业的发展，加强新时期高质量的高职高专教材建设，全国医学院校高职高专临床医学专业《病理学与病理生理学》教材第3版即将出版发行。

前2版教材经过近10年的应用，受到了广大师生的好评，因此，本版教材保留了原版教材的大部分内容和结构框架。此版教材的修订，除继续贯彻“三基”（基本理论、基本知识、基本技能），“五性”（思想性、科学性、先进性、启发性、实用性）的编写原则外，我们紧扣医药卫生类高职高专教育的人才培养目标，以职业技能和岗位胜任力培养为根本，以最新的国家执业助理医师、护士执业资格考试大纲为依据，根据高职高专学生的认知特点和“必需”“够用”的原则，在总结前版教材使用的基础上，对上版教材内容作了适当的修订和调整：①增加了糖代谢和脂代谢紊乱的内容，以适应临床工作的需要和医学教育形势的发展。②在正文中导入了针对性的临床案例和知识链接，案例选择与临床、护理实践紧密结合，促进学生临床思维的发展。知识链接介绍了相关领域的历史渊源、研究热点、最新成果和学科前沿趋势，以拓宽学生的知识面，帮助学生更广泛、更深入地了解相关知识，激发学生的学习兴趣。③对第2版保留的内容进行了适当修订，并在教材章后设置了少量思考题。④在教材中加入了已有定论和实用的部分新理论、新技术、新方法和新进展，力保教材的新颖性。

时过境迁，参加本教材第1版、第2版编写工作的老师有的已经退休，有的工作发生了变化，有的因其他原因未能继续参加，对他们为本教材建设做出的贡献和留下的知识财富表示崇高的敬意和衷心的感谢！本版教材的编者也是活跃在教学第一线的老、中、青骨干教师，为了使教材内容上有连贯性，新参编的作者们参考和应用了前版教材不少的内容和图表，在此再次向有关作者致以深切的谢忱！同时也向使用本教材的学校和师生表示由衷的感谢！

尽管本教材内容经过多次审校和修改，但由于编者水平有限，教学工作繁忙，缺点、错误在所难免，敬请使用本教材的广大师生和读者提出批评、指正。

吴和平

2015年7月

目　录

绪　论

学习目标

1．掌握病理学与病理生理学的任务和基本内容。
2．熟悉病理学与病理生理学的主要研究方法和学习方法。
3．了解病理学与病理生理学在医学中的地位及发展简史。

一、病理学与病理生理学的任务和内容

病理学与病理生理学（pathology and pathophysiology）是研究人体疾病发生、发展规律的科学。任何人体疾病的发生都是在病因的作用下，机体的器官、组织和细胞发生了形态结构、功能和代谢的异常。病理学与病理生理学的任务就是以辩证唯物主义观点，运用各种研究方法探讨疾病的本质和发生、发展的规律。具体的任务就是研究疾病的病因，发病机制，患病机体的形态结构和功能、代谢的变化，以及这些变化与临床的联系，为防治疾病提供科学的理论和实验依据。

病理学与病理生理学的区别在于二者研究的内容和方法侧重点不同，前者主要从形态学角度，后者主要从功能及代谢角度阐明疾病发生、发展的规律。但任何疾病在发展过程中，都会出现不同程度的形态结构、功能和代谢的变化，三者互相联系、互相影响。因此，二者研究的内容是不可分割的，研究的方法也是互补的。把病理学与病理生理学的内容融为一体，有利于全面认识疾病过程中的病理变化，对指导临床工作是十分有利的。

本教材内容包括总论和各论。总论主要阐述疾病的基本病理过程，探讨不同疾病发展过程中的普遍规律，如疾病概论、炎症、肿瘤、水和电解质代谢紊乱、酸碱平衡紊乱、休克等。各论主要阐述各器官系统不同疾病发展过程中的特殊规律，即探讨各器官系统常见疾病的病因、发病机制、形态结构、功能及代谢的改变等。各系统疾病在发展过程中，可能出现一些共同的病理变化和机制，例如，在心血管系统疾病中，风湿病、高血压、冠心病、心肌炎等，尽管各自的病因、病变性质和主要病变部位不同，但病变进一步发展，最终都会出现心功能不全这个共同的病理生理变化；多种累及心血管系统的疾病（如慢性阻塞性肺疾病、尿毒症等）也会引起心功能不全这个共同的病理生理变化。同时，本教材还介绍了临床病理诊断基本知识，旨在帮助学生了解病理诊断工作的意义、基本的工作步骤和基本的实践技能，提高学生的临床实践能力。

所谓基本病理过程，主要是指多种疾病过程中可能出现的共同的、成套的形态结构、功能和代谢的变化。例如，肺炎、肝炎、肾炎、阑尾炎、脑膜炎等各种不同器官的炎症性疾病，虽然各有其病因和病变特点，但都属于炎症这个基本病理过程，都具有不同程度的变质、渗出、增生等基本病变，同时还具有细胞和组织的损伤、局部血液循环障碍等基本改变。在多种疾病过程中，还可出现水、电解质及酸碱平衡紊乱、发热、缺氧、休克等基本病理生理过程。掌握这些基本病

理过程，认识疾病的共同规律，才能更深刻地发现和认识各种疾病的特殊规律和本质。

随着医学科学的发展，病理学的研究范围不断扩大，层次不断加深，不仅从器官、组织、细胞水平研究疾病，而且深入到亚细胞及分子水平，更有利于深入地阐明疾病的本质。

二、病理学与病理生理学在医学中的地位

病理学与病理生理学和医学其他学科有密切的内在联系。学习病理学与病理生理学必须以解剖学、组织胚胎学、生理学、生物化学、微生物学、免疫学和寄生虫学等为基础，才能深入、准确地分析疾病的病因和发生、发展规律，探讨疾病的本质。同时病理学与病理生理学又是学习临床医学的基础，为临床正确认识疾病提供理论和实验依据。因此，病理学与病理生理学是基础医学和临床医学之间的桥梁课程，起着承前启后的作用。

病理学与病理生理学和临床实践有密切联系，因为在临床医疗工作中，经常要运用病理学的研究方法，如活体组织检查、细胞学检查、尸体解剖等对疾病作出病理诊断或对疾病进行观察和研究，以提高临床诊治水平。同时，临床上还存在大量病理生理学问题需要解决，例如寻找致病的原因和条件，研究疾病发生、发展的规律与机制，防治水、电解质、酸碱平衡紊乱，纠正缺氧、休克、器官功能衰竭等。因此，病理学与病理生理学不仅是理论性很强的学科，也是实践性很强的学科，是医学生的必修课程。

三、病理学与病理生理学的研究方法

1．活体组织检查　活体组织检查（biopsy）简称活检，是从活体上用手术切取、钳取、搔刮或穿刺针吸等方法取出病变部位的组织制成切片进行病理组织检查的方法。活检的意义在于：①能及时、准确地对疾病作出诊断。由于组织取材新鲜，能基本保持病变原状，能及时、准确地作出病理诊断。在手术过程中冷冻切片作快速诊断，可在20分钟内确定病变性质，为临床选择治疗方案提供依据。②在疾病过程中定期活检可了解病变发展情况和判断疗效。③有利于采用一些新的研究方法，如免疫组织化学、电镜观察、组织和细胞培养等对疾病进行更深入的研究。因此，活检是临床诊断和研究疾病常用的方法，特别是对肿瘤性质的鉴别和一些疑难病例的诊断具有重要意义。外科病理学（或称诊断病理学）就是在活检的基础上建立起来的病理学分支。

2．尸体解剖　尸体解剖（autopsy），简称尸检，即对死亡者的遗体进行病理解剖，对器官的大体改变和组织学改变进行观察，是病理学的基本研究方法之一。尸检的意义在于：①查明死因，确定诊断。主要通过肉眼观察组织器官的大体形态改变和镜下观察组织细胞学改变，查明死亡原因，对疾病作出诊断。它不仅可协助临床总结在诊断和治疗过程中的经验和教训，提高诊治水平，而且能及时发现和确诊某些传染病、流行病、地方病和新发生的疾病，为防疫部门采取防治措施提供依据。②积累资料，开展科研。通过尸检，积累人体病理材料，有利于对这些疾病开展科学研究工作，为进一步探讨疾病本质，制订防治方案提供依据。③收集标本，用于教学。通过尸检，广泛收集、制作成为病理教学标本，有利于学生掌握病理学知识。因此，尸检在临床、科研及教学工作中具有重要意义。目前，我国的尸检率较低，且有进一步下降的趋势，不利于医学科学的发展，要大力宣传尸检的意义，促进医学科学的发展。

3．细胞学检查　细胞学（cytology）检查是取病变部位表面脱落的细胞、穿刺抽取或混悬于各种液体中（胸腔积液、腹腔积液、尿、痰等）的细胞制成涂片并染色后在显微镜下检查，作出细胞学诊断，主要用于检查恶性肿瘤。恶性肿瘤细胞之间黏着力降低，易于脱落而被采集。如子宫颈刮取物涂片或胃冲洗液的离心沉淀物涂片等。对于实性肿瘤（如乳腺、甲状腺、淋巴结、肝、肾等肿瘤）的细胞，可通过针吸细胞检查。此法简便易行，广泛应用于临床病理诊断及肿瘤普查，但要确定恶性细胞时须进一步复查，并做活检证实。

4．动物实验　通过在动物体内复制类似人类疾病的模型，可以对疾病的功能、代谢变化进

行深入的动态观察，并在必要时对其进行实验治疗，探索疗效和机制。由于动物实验可以人工控制条件和多次重复，并能进行动态观察和实验性治疗，能获得人体无法取得的研究材料，因此，动物实验已成为病理学，尤其是病理生理学的主要研究方法。但动物与人不仅在形态结构、功能、代谢上存在差异，而且人类具有高度发达的神经系统及第二信号系统。人与动物既有共同点，又有本质的区别。因此，不能将动物实验结果盲目应用于人类。只有把动物实验结果与临床资料相互比较，进行综合分析，才能被临床医学借鉴和参考。

5. 临床观察　在不损害患者健康的前提下，对患者进行周密、细致的临床观察以及必要的临床实验，研究疾病发生的原因和条件，患病机体的动态变化及探讨其变化的机制，为揭示疾病本质提供第一手资料。

6. 分子生物学实验　近年来，采用分子生物学技术来研究细胞受体、离子通道、细胞信号转导变化以及细胞增殖、分化和凋亡调控等在疾病发生、发展中的作用。现代医学研究证明，很多人类疾病都与基因改变有关，采用分子生物学技术识别与克隆疾病相关基因、检测基因结构及其表达和调控异常等将成为本世纪医学研究的重要内容。

7. 其他　如：①组织和细胞化学检查，即运用某些化学试剂对组织细胞进行特殊染色，以显示组织、细胞中某些成分（蛋白质、糖、脂肪、酶类等）的改变或病原体的存在。另外，免疫组织化学染色，可以了解组织细胞免疫学性状的改变。②组织和细胞培养：将某种组织或单细胞用适宜的培养基在体外培养，研究在各种病因作用下组织、细胞病变的发生和发展。近年来通过体外培养建立了不少人体和动物肿瘤细胞系或细胞株，这对研究肿瘤细胞的生物学特征和进行分子水平的研究起到重要作用。

知识链接

近数十年来陆续建立了电子显微镜技术、放射自显影技术、显微切割技术、激光共聚焦显微技术、流式细胞技术、聚合酶链反应技术、分子原位杂交技术、生物芯片和组织芯片技术以及图像分析技术等一系列新的技术和方法。运用这些新的技术和方法，使我们对疾病发生和发展的规律逐渐获得了更多、更深入的了解，使病理学与病理生理学的发展进入了一个新的时期。

四、病理学与病理生理学的学习方法

病理学与病理生理学是一门理论性和实践性都很强的学科，学习病理学与病理生理学必须坚持辩证唯物主义的世界观和方法论，用对立统一的观点去观察和分析疾病病中的各种变化，探讨其发生规律以及各种病变之间的辨证关系，对具体情况进行具体分析。为此，在学习过程中必须注意以下几点：

1. 用运动、发展的观点认识疾病　任何疾病从发生到最后结局都是一个动态的演变过程。在疾病发展的不同阶段，可有不同的表现。在病理大体标本和组织切片上所见到的病变，只是疾病的某一阶段，并非它的全貌。对观察到的各种病理变化必须以运动的、发展的观点，联系其过去与未来的发展趋势，了解疾病发生、发展的规律，掌握疾病不同时期的病理变化，才能较全面地认识疾病。如急性失血性休克的早期出现少尿，是由于血容量减少，肾血液灌流不足，肾小球滤过率降低的结果，此时肾组织无器质性损伤，属于功能性肾衰竭。如果肾血液灌流不足持续过久，肾组织严重缺血、缺氧，以致结构受损，泌尿功能严重障碍也可出现少尿，属于器质性肾衰竭。可见同是少尿，但在疾病发展的不同阶段，其本质迥然不同。只有对此有充分的认识与理解，才能进行合理的治疗。

2．正确认识形态、功能与代谢的辨证关系　在疾病过程中形态、功能与代谢的变化是互相联系、互相影响的。代谢变化往往是功能和形态变化的基础，功能变化又影响代谢与形态，形态变化也影响代谢与功能。不同疾病或同一疾病的不同阶段可能是其中某一方面的变化占主导地位。例如，长期患高血压的患者，由于外周血管阻力增加，使左心室负荷加重，从而使心肌纤维合成代谢增强（代谢变化），导致心肌纤维肥大（形态变化），肥大了的心肌纤维总的收缩力有所增强（功能变化）。可见，疾病过程中机体形态、功能与代谢变化互相联系，互相影响，互为因果。

3．正确认识局部与整体的辨证关系　机体是一个相互联系的有机整体，并通过神经 - 体液机制进行调节。局部的病变可以通过神经 - 体液途径影响整体，而全身的功能状态也可以通过这些途径影响局部病变的发生与发展。如肺结核患者，虽然病变主要在肺，但常有疲乏、发热、食欲缺乏等全身表现；另外，肺的结核病变也受全身状态的影响，当机体抵抗力增强时，肺的病变可以局限甚至痊愈，抵抗力降低时，原有的陈旧性病变又可复发或恶化。有些疾病看似是局部病变，实际上是全身性疾病的局部表现，如疖可以是糖尿病的局部表现，只有控制糖尿病后疖才能治愈。因此，局部与整体互相联系，不可分割。

4．要树立新的医学观　患者不是单纯的生物体，而是社会化的人，心理—社会因素对人的健康和疾病影响很大。如紧张的工作和不良的人际关系、焦虑和悲伤的情绪反应、自然灾害和生活事件的突然打击等，均可导致机体功能、代谢及形态的变化，高血压、冠心病、溃疡、神经症及某些肿瘤的发生和发展均与心理—社会因素密切相关；反之，生理上的疾病也会影响人的心理和社会活动。因此，学习病理学与病理生理学要树立新的医学观，以生物—心理—社会医学模式来认识疾病的发生和发展。

五、病理学与病理生理学发展简史

病理学与病理生理学的发展与其他自然科学的发展及人类认识能力有密切关系。古希腊名医希波克拉底（Hippocrates，公元前约 460—370 年）提出液体病理学说，该学说认为人体疾病的发生是由人体内 4 种体液（当时认为这 4 种体液是血液、黏液、黄胆汁和黑胆汁）失调所致。直到 18 世纪中叶，意大利临床医学家莫尔加尼（Morgagni，1682—1771 年）根据尸检积累的材料，发现了疾病和器官的关系，创立了器官病理学，奠定了科学的近代病理学基础。然而由于其研究手段仅限于肉眼水平，对器官病变性质的认识仍是肤浅的。到了 19 世纪中叶，随着光学显微镜问世，德国病理学家魏尔啸（Virchow，1821—1902 年）借助光学显微镜观察疾病时细胞及组织学变化，认为细胞的形态及功能改变是一切疾病的基础，创立了细胞病理学，对病理学乃至整个医学科学的发展做出了划时代的贡献。至今虽然有更精密的光学显微镜甚至电子显微镜，但是观察疾病时机体细胞及组织的变化仍是我们当前研究及诊断疾病的基本方法。

在我国，远在秦汉时期的医学丛书《黄帝内经》中就有关于疾病发生和死后解剖的记载；隋唐时代巢元方所著《诸病源候论》对疾病的原因和表现进行了深入的探讨；南宋时期著名法医学家宋慈的《洗冤集录》详细记述了尸体剖检，伤痕病变和中毒鉴定，这是世界上最早的一部法医学著作。这些文献反映了祖国医学在病理学发展中的贡献。

近半个多世纪以来，由于电子显微镜与生物组织超薄切片技术的应用，使病理形态学研究能深入到亚细胞水平来了解组织和细胞的超微结构病变，并可与功能和代谢变化联系起来，不仅加深了对疾病的认识，而且还可用于临床进行病理诊断。特别是近 20 余年来，由于现代免疫学和分子生物学等边缘学科的飞速发展以及免疫组织化学、流式细胞术、图像分析技术和分子生物学等新技术的发展和应用，极大地推动了病理学与病理生理学的发展。目前病理学与病理生理学不仅在细胞、亚细胞水平上研究疾病，而且已深入到分子水平上研究疾病，大大加深了对疾病本质的认识。

本章小结

病理学与病理生理学（pathology and pathophysiology）是研究人体疾病发生、发展规律的科学，即研究疾病的病因，发病机制，患病机体的形态结构和功能、代谢的变化，以及这些变化与临床的联系，为防治疾病提供科学的理论和实验依据。

病理学与病理生理学和医学其他学科有密切的内在联系，是基础医学和临床医学之间的桥梁课程，起着承前启后的作用。病理学和临床实践也有密切联系，在临床医疗工作中，经常要运用病理学的研究方法（如活体组织检查、细胞学检查、尸体解剖等）对疾病作出病理诊断或对疾病进行观察和研究，以提高临床诊治水平。同时，临床上还存在大量病理生理学问题需要解决。因此，病理学不仅是理论性很强的学科，也是实践性很强的学科。

病理学与病理生理学的研究方法包括：①活体组织检查；②尸体解剖；③细胞学检查；④动物实验；⑤其他，如临床观察、分子生物学实验、组织和细胞化学检查、组织和细胞培养等。

在病理学与病理生理学的学习过程中必须注意：①用运动、发展的观点认识疾病；②正确认识形态、功能与代谢的辨证关系；③正确认识局部与整体的辨证关系；④要树立新的医学观，以生物—心理—社会医学模式来认识疾病的发生和发展。

思考题

1．病理学与病理生理学的主要任务是什么？研究方法有哪些？
2．病理学与病理生理学包括哪些基本内容？怎样学习病理学与病理生理学？
3．何谓基本病理过程？试举例说明。

（吴和平）

第一章 疾病概论

学习目标

1. 掌握健康、亚健康和疾病的概念以及疾病发生、发展的一般规律。
2. 熟悉病因、疾病的经过和转归。
3. 了解脑死亡的概念和临床意义。

健康（health）与疾病（disease）是生命过程中矛盾的对立与统一。至今人们对健康和疾病的概念尚未提出完整的定义，对健康和疾病的界限缺乏明确的判断标准。按照现代医学模式，把生物因素、心理因素、社会因素结合起来探讨健康与疾病的概念，探讨疾病发生、发展的规律，有利于揭示疾病的本质。

第一节 健康与疾病的概念

一、健康

人是自然人与社会人的统一体。人们常认为不生病就是健康的观点是片面的。世界卫生组织（World Health Organization，WHO）对健康提出的定义是："健康不仅是没有疾病，而且是躯体上、精神上以及社会适应上的完好状态"。

躯体上的完好状态包括躯体结构、功能与代谢的正常。精神上的完好状态指人的情绪、心理、学习、记忆和思维等处于正常状态，表现为精神饱满、乐观向上、愉快地工作和学习，能从容应对紧急事件，处理复杂问题。社会适应上的完好状态指人的行为与社会道德规范相吻合，人际关系良好。

心理状态与身体状况可以相互影响，良好的心理状态可以促进身体健康，甚至可以促进疾病的康复。而心理状态不佳可损害身体，甚至可引起躯体疾病。

二、疾病

疾病是指机体在病因和条件的作用下，机体自稳调节紊乱而导致的异常生命活动过程。疾病过程中，机体有一系列功能、代谢和形态结构的变化，并表现为症状、体征和社会行为的异常。

从上述疾病概念中应明确：①疾病都具有病因，没有病因的疾病是不存在的。②自稳调节紊乱是疾病发生的基础，这种调节包括各系统、器官、细胞、分子多层次的调节，以保持机体内环境的稳定。一旦调节不能抵御病因的损伤作用，就会导致疾病发生。③所谓症状，是指疾病过程中患者主观能感受到的异常现象，如恶心、呕吐、头痛、心悸等。所谓体征，是指医生通过体格检查发现患病机体的异常变化，如心脏杂音、局部肿块等。所谓社会行为异常，是指患者语言和行为异常，如烦躁不安、哭笑无常、活动不自如、失语、劳动能力丧失等。有些症状与体征无严格界限，如发热，既能主观感受，又能客观检查。④疾病是一个过程，有其发生、发展和转归的一般规律。

三、亚健康

健康和疾病既是生命活动过程中对立统一的两个方面，又是一个动态的连续过程，二者之间没有截然的界线，它们可以相互转化。在许多情况下，从健康到疾病是一个从量变到质变的过程，两者之间存在非健康、非患病的中间状态——亚健康（sub-health）。

亚健康的表现错综复杂，可有下述多种形式：①躯体性亚健康状态：主要表现为疲乏无力，精神不振。②心理性亚健康状态：烦躁、易怒、焦虑、睡眠欠佳等，严重时伴有胃痛、心悸等表现。③人际交往性亚健康状态：表现为与社会成员的关系不稳定，心理距离变大，产生被社会抛弃和遗忘的孤独感。

调查资料显示，我国处于亚健康状态人员已超过 7 亿，中年人是亚健康状态的高发人群。亚健康可由多种原因引起，如环境污染致人体质下降，工作、学习负荷过重致人身心疲惫，家庭及个人的麻烦事过多致人烦躁、忧虑，不科学的生活及工作方式破坏人体正常的“生物钟”等。

亚健康状态处于动态变化之中。加强自我保健与体育锻炼，调整饮食结构，减轻工作负荷，配合心理治疗、音乐或生物反馈疗法，亚健康状态可向健康转化。如长期忽视亚健康状态的存在，则亚健康状态可向疾病方向发展。

第二节　病因概述

病因学是研究疾病发生的原因（简称病因）及其条件的科学。病因是指引起疾病必不可少的、决定疾病特异性的因素。条件是指能影响（促进或减缓）疾病发生的某种机体状态或自然环境。条件对于疾病并不是必不可少的。促使某一疾病（或病理过程）发生、发展的因素叫诱因，如妊娠、发热、情绪激动等可诱发心力衰竭，大量高蛋白饮食、消化道出血等可引发肝硬化患者发生肝性脑病。诱因仍属于条件范畴。当某些疾病的原因、条件还分不清楚时，则笼统地将该因素称为危险因素，如高脂血症是动脉粥样硬化的危险因素。

一、生物性因素

这是一类常见的发病原因，主要包括各种病原微生物（如细菌、病毒、真菌、立克次体、衣原体、支原体等）和寄生虫（如原虫、线虫、蠕虫等）。其致病性取决于病原体入侵的数量、侵袭力与毒力的大小，亦与其逃避或抵抗宿主攻击的能力等密切相关。

二、物理性因素

物理性因素主要包括机械力、高温、冷冻、电离辐射、噪声、气压变化等。其引起疾病的潜伏期较短，甚至无潜伏期，对于全身各组织器官来说，无明显的选择性，如刀割伤。

三、化学性因素

化学因素有强酸、强碱、化学毒物及其他一些可致病的化学物质等。许多化学因素对机体的组织器官有一定的选择性作用，如 CCl_4 主要引起肝细胞中毒。化学因素致病作用除与毒物本身性质、剂量等有关外，还与作用部位和机体的功能状态有关。

四、营养性因素

必需营养物质的缺乏或过多，会影响机体的代谢与功能，引起疾病，甚至死亡。这类物质包括氧气、水等生命活动所必需的基本物质，糖、脂肪、蛋白质、维生素、无机盐等营养素，硒、锌、碘等微量元素及纤维素等。营养过剩也能引起疾病。例如，长期大量摄入高糖、高脂饮食易引起肥胖，并且成为许多疾病发生的条件。

五、遗传性因素

1．直接致病作用　即引起遗传性疾病。这是由于亲代生殖细胞中遗传物质的缺陷（如基因突变或染色体畸变）遗传给子代所致。基因突变通过改变 DNA 碱基顺序，致使蛋白质的结构、功能发生变化而致病，如血友病、白化病等；染色体畸变由于其数目畸变或结构畸变而引起染色体病，如 21 三体综合征。

2．遗传易感性　指具有易患某种疾病的遗传素质，在一定环境因素作用下，机体才发生相应的疾病，如高血压、糖尿病、精神分裂症、肥胖和肿瘤等，这些疾病往往好发于同一家族成员。

知识链接

表观遗传学

遗传性因素是越来越受重视的一类致病因素。随着人类疾病与基因关系的深入研究，越来越多地认识到疾病发生、发展的本质涉及基因的作用，要彻底明确疾病的原因和根治疾病，必须从分子生物学和分子遗传学入手去寻找解决的办法。

近年来表观遗传学的研究受到关注。表观遗传学是指 DNA 序列不发生变化，但基因表达却发生可遗传改变的一门遗传学分支学科。这些改变可以自我更新维持，并受环境因素的影响。表观遗传在疾病发生、发展和遗传中均起着重要作用。它是生命科学中一个普遍而又十分重要的新的研究领域。

六、先天性因素

先天性因素指能够损害胎儿的有害因素，由先天性因素引起的疾病称先天性疾病。如妊娠早期感染风疹病毒，胎儿易发生先天性心脏病或其他畸形。母亲的不良习惯（如吸烟、酗酒等）可影响胎儿的生长发育。有的先天性疾病是可以遗传的，如先天愚型，但有的先天性疾病并不遗传，如先天性心脏病。

七、免疫性因素

当免疫反应异常强烈或免疫功能低下甚至缺陷时，可以导致疾病的发生，由免疫性因素引起的疾病称免疫性疾病。

免疫系统对一些外来抗原刺激产生异常强烈的反应，可使组织细胞损伤和功能代谢紊乱而引起疾病，称变态反应性疾病，如过敏性鼻炎、支气管哮喘、过敏性休克等；若对自身抗原发生免疫反应，就会引起自身免疫性疾病，如类风湿性关节炎、系统性红斑狼疮等。免疫功能低下甚至缺陷，可引起免疫缺陷病，如艾滋病。

八、社会、心理因素和生活方式

人不仅是生物学领域内的动物，更重要的也是社会范畴里的生物。社会、心理因素及不良的生活方式在疾病发生、发展中的作用日益受到重视。这类因素包括紧张的工作，不良的人际关系，长期忧虑、悲伤、恐惧、愤怒等不良情绪反应，以及自然灾害、生活事件的突然打击等，易引发应激性溃疡、高血压、心理和人格变态，甚至肿瘤等疾病。

第三节　疾病发展过程中的一般规律

疾病发生、发展的一般规律是指各种疾病过程中那些普遍存在的共同的基本规律。

一、损伤与抗损伤反应

损伤与抗损伤是疾病发生、发展过程中的一对基本矛盾，贯穿于疾病的始终，双方的力量对比决定疾病的发展方向和结局。当损伤性变化较轻时，可通过抗损伤反应和恰当的治疗，使机体康复。如损伤严重，抗损伤反应不足以对抗损伤性变化，又无适当治疗，则病情恶化甚至患者死亡。

损伤与抗损伤变化具有双重性，随着疾病发展而变化。如创伤可引起组织破坏、血管破裂、失血、组织缺氧等变化均属损伤性变化；而动脉血压下降和疼痛引起的反射性交感神经兴奋及由此而引起的血管收缩，可减少出血，在一定时间内有助于动脉血压的维持并有利于心、脑的供血，同时发生的心率加快、心肌收缩力加强可以增加心排血量等均属抗损伤反应。但长时间血管收缩，会加重组织的缺血、缺氧，从而加重组织损伤，此时的抗损伤反应则变成了损伤反应。

正确识别损伤与抗损伤反应在疾病防治中十分重要，要尽可能支持与保护抗损伤反应，积极消除和减轻损伤性变化，当抗损伤反应向损伤反应转变时，应设法消除或减轻这种变化。

二、因果转化

因果转化是指疾病发生、发展过程中，原始病因作用于机体所产生的结果又可作为病因引起新的结果。这样原因与结果不断交替转化，形成一个链式发展的疾病过程。有时即使原始病因消失，上述的因果转化仍可推动疾病过程继续发展，这种因果转化的过程通常是疾病发展的重要形式。例如，创伤大出血使血容量减少，以致心排血量和动脉血压下降，反射性地引起交感神经兴奋，微动脉、微静脉收缩，导致组织缺氧、酸中毒和微循环淤血，回心血量锐减，使心排血量进一步减少，血压进一步下降，以上变化进一步加重，病情恶化（图 1-1）。这种在疾病过程的因果转化中，某几种变化互为因果，周而复始，形成循环，而每一循环都使病情进一步恶化，称为恶性循环。

认识疾病过程中的因果转化规律，积极采取有效措施，及早打断或预防某一环节上的因果转化和恶性循环，可以使疾病向有利于康复的方向发展。

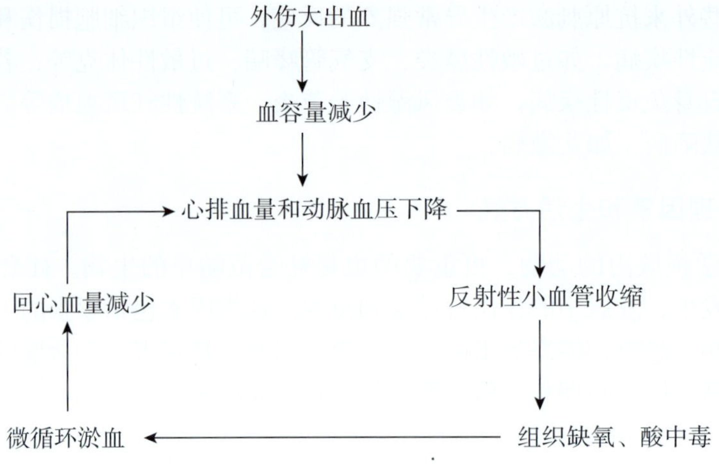

图 1-1　创伤大出血时因果转化（恶性循环）

三、局部与整体

疾病可分为局部的和全身的，但这仅是相对的。全身各部分在神经体液调控下保持着密切联系，可以认为，任何疾病基本上都是整体疾病，而各组织、器官的病理变化均是全身疾病的局部表现。局部病变可影响整体，整体功能状态也会影响到局部病变的经过。例如，局部疖肿引起该部位的炎症反应，严重时可通过神经 - 体液途径影响全身，出现白细胞升高、发热等全身表现。局部疖肿有时又是糖尿病的表现，这是因为糖尿病患者全身代谢障碍引起抵抗力低下的缘故。尽管局部与整体关系密切，但每一疾病过程中，局部与整体的关系都有其特征，且不断发生变化。在具体疾病的某一时期，究竟是全身性或是局部性占主导地位，应做具体分析，针对主导方向采取积极措施，才能有利于疾病康复。

第四节　疾病的经过与转归

疾病都有一个发生、发展的过程。一般可将疾病的经过分为四期，这在急性传染病中表现较明显。有些疾病（如某些肿瘤）的分期不明显。

一、潜伏期

此期是指病因侵入机体到出现最初临床症状的一段时间。这一时间是机体本身的抗损伤反应与致病因子斗争的时期，患者没有任何临床症状。若抗损伤反应能抵御病因的损伤作用，疾病则终止，否则会发展至出现症状，进入前驱期。潜伏期长短因病因的特异性、疾病的种类以及机体本身特征而不同，传染病一般都有明显的潜伏期，而创伤、烧伤等疾病无潜伏期。正确认识与确定潜伏期，对一些疾病及早进行隔离（如烈性传染病）、预防治疗（如狂犬病）很有意义。

二、前驱期

此期是潜伏期后到开始出现明显临床症状之前的一段时间。这一时间所表现的症状多为非特异性症状，即不是该病所特有的能用于鉴别诊断的症状，如不适、乏力、食欲缺乏、低热等。及早发现这些症状，有利于疾病的早期诊断与治疗。

三、症状明显期

此期是疾病出现特征性临床表现的时期，是疾病的高峰和典型时期。此期所出现的特征性临床症状与体征常为该病的诊断依据。此期的长短，取决于疾病的特异性与个体的反应性。

四、转归期

疾病的转归即疾病的结局，有康复与死亡两种形式。这取决于疾病过程中损伤与抗损伤反应的力量对比及是否及时采取有效的治疗。

（一）康复（rehabilitation）

1. 完全康复　亦指痊愈，是指患病时所发生的损伤性变化完全消失，机体的自稳调节与功能、代谢恢复正常。完全康复是疾病常见也是最好的结局，有些疾病康复后的机体可获得对该疾病特异性的免疫力，如患麻疹的机体康复后可获得终身免疫。

2. 不完全康复　是指患病时的损伤性变化得到控制，主要症状消失，经代偿后功能、代谢可恢复正常，但基本病理变化尚未完全消失，有时可能留下后遗症。如心脏瓣膜病变引起的心力衰竭经药物治疗后，患者可依靠代偿功能维持相对正常的生命活动，但瓣膜病变依然存在，在某些诱因作用下可因代偿失调而重现心力衰竭。

（二）死亡（death）

死亡是生命活动不可逆转的终结，可分为生理性死亡和病理性死亡两种。生理性死亡是由于机体各器官的自然老化所致，又称衰老死亡。人的最高自然寿命为 120 ～ 160 年，实际上人的生理性死亡是很少见的，绝大多数属于病理性死亡。病理性死亡的原因可归纳为以下三类：①由于电击、中毒、溺水、窒息和麻醉过度等各种意外所引起的急性死亡。如及时抢救，有可能复苏。②心、脑、肾、肝等重要器官不可恢复性损伤。③恶性肿瘤、严重肺结核、营养不良等慢性消耗性疾病引起的机体极度衰竭。

长期以来，人们习惯于把呼吸、心跳的永久性停止作为死亡标志。传统观念认为，死亡是一个过程，经历三个阶段：①濒死期，又称临终状态。此期中枢神经系统抑制，机体各系统功能发生严重障碍。②临床死亡期，此期呼吸、心跳和反射活动均消失，但组织仍然进行着微弱的代谢。③生物学死亡期，是死亡的不可逆阶段，中枢神经系统及其他器官系统的代谢和功能相继停止，并逐渐出现尸冷、尸僵、尸斑，最后尸体腐败。但不少患者作为整体已经死亡，通过心肺复苏术，却仍能在一定时间内维持全身血液循环和除脑以外的各器官功能活动，出现“死脑活躯体”现象。随着复苏技术的普及与提高、器官移植的开展以及社会发展的需要，现已提出脑死亡的概念。所谓脑死亡，是指全脑（包括大脑和脑干）功能的不可逆性的永久消失。如果仅大脑皮质功能丧失，脑干功能尚存，有自主呼吸、心跳和脑神经反射，则为“植物状态”，不能称为脑死亡。必须将脑死亡与“植物状态”区别开来（表 1-1），一旦出现脑死亡，就意味着机体作为一个整体的功能永久性停止，而不能复活。脑死亡患者各器官组织不一定同时发生死亡，但不可避免地先后死亡。脑死亡成了近年来判断死亡的一个重要标志。

表 1-1　脑死亡与植物状态的鉴别

	脑死亡	植物状态
定义	全脑功能丧失	脑的认知功能丧失
有无自主呼吸	无	有
意识状态	丧失	有睡眠 - 醒觉周期，但无意识
脑干反射	无	有
恢复可能性	无	有

判断脑死亡应符合以下标准：①呼吸停止，进行15分钟人工呼吸后仍无自主呼吸；②不可逆昏迷与大脑无反应性，对外界刺激毫无反应，但此时脊髓反射仍存在；③瞳孔散大或固定，脑神经反射消失（如瞳孔反射、角膜反射、咳嗽反射、吞咽反射等均消失）；④脑电波消失，脑电图呈零电位；⑤脑血液循环完全停止（经脑血管造影确定）。在没有人工呼吸机、脑电图与脑血管造影的条件下，一般根据呼吸、心跳的永久停止来诊断脑死亡，因为脑干是呼吸、心跳的中枢，呼吸、心跳永久性停止反映了脑干功能的丧失。此外，呼吸、心跳的停止，可导致全脑功能永久性消失。

尽管已发生脑死亡的患者在依赖人工呼吸的情况下仍可处于"生存状态"，只要有良好的医护条件，还可"生存"相当长时间。但脑死亡一经确立，作为整体的生命已经不可逆转，在伦理上与法律上具备了死亡的依据。

知识链接

美国、英国、法国、瑞典、荷兰、日本等30多个国家已制定《脑死亡法》，并在临床将脑死亡作为宣布死亡的依据。我国已经审定通过了《脑死亡判断标准（成人）》和《脑死亡判定技术规范》。虽然争议尚存，但脑死亡立法正在我国稳步推进。

采用脑死亡概念的意义在于有利于临床上较精确地判断死亡时间，确定终止复苏的界限，可以停止不必要的无效抢救，减少人力、物力的消耗，同时也为需要器官移植的患者提供良好的器官移植材料和合法依据，符合社会伦理和社会发展的需要。

本章小结

健康与疾病是生命过程中矛盾的对立与统一。世界卫生组织对健康提出的定义是："健康不仅是没有疾病，而且是躯体上、精神上以及社会适应上的完好状态"。疾病是机体在一定的条件下，受病因损害作用后，机体自稳调节紊乱而导致的异常生命活动过程。疾病过程中，机体有一系列功能、代谢和形态结构的变化，并表现为症状、体征和社会行为的异常。

从健康到疾病是一个从量变到质变的过程，两者之间可存在亚健康状态，表现为躯体性亚健康状态、心理性亚健康状态和人际交往性亚健康状态。长期忽视亚健康状态的存在，可向疾病方向发展。

任何疾病都有病因，病因是指引起疾病必不可少的、决定疾病特异性的因素。病因包括生物性因素、化学性因素、物理性因素、营养性因素、遗传性因素、先天性因素、免疫性因素、社会-心理因素和生活方式等。条件是指能影响（促进或减缓）疾病发生的某种机体状态或自然环境。促使某一疾病（或病理过程）发生、发展的因素叫诱因，诱因仍属于条件范畴。当某些疾病的原因、条件还分不清楚时，则笼统地将该因素称为危险因素。

本章小结

在疾病发展过程中，始终贯穿于损伤与抗损伤变化，损伤与抗损伤反应的力量对比常影响疾病的发展方向。因果转化是疾病发展的重要形式，在疾病过程的因果转化中，某几种变化互为因果，周而复始，形成循环，而每一循环都使病情进一步恶化，称为恶性循环。任何疾病的局部病变都可影响整体，整体功能状态也会影响到局部病变的经过。

一般可将疾病的经过分为四期：①潜伏期；②前驱期；③症状明显期；④转归期。疾病的转归有康复与死亡两种形式。

死亡是生命活动不可逆转的终结。传统观念认为，死亡是一个过程，经历濒死期、临床死亡期、生物学死亡期三个阶段。脑死亡是指全脑（包括大脑和脑干）功能的不可逆性的永久消失。如果仅大脑皮质功能丧失，脑干功能尚存，有自主呼吸、心跳和脑神经反射，则为“植物状态”。判断脑死亡应符合以下标准：①呼吸停止，进行15分钟人工呼吸后仍无自主呼吸；②不可逆昏迷与大脑无反应性，对外界刺激毫无反应，但此时脊髓反射仍存在；③瞳孔散大或固定，脑神经反射消失（如瞳孔反射、角膜反射、咳嗽反射、吞咽反射等均消失）；④脑电波消失，脑电图呈零电位；⑤脑血液循环完全停止（经脑血管造影确定）。

思考题

1．举例说明损伤和抗损伤在一定条件下可相互转化。
2．什么是因果交替规律？掌握因果交替规律有何意义？
3．如何理解疾病过程中局部和整体的辨证关系？
4．如何判断脑死亡？采用脑死亡标准有什么意义？

（王化修）

第二章　细胞和组织的适应、损伤及修复

学习目标

1. 掌握萎缩、肥大、增生、化生、变性、脂肪变、玻璃样变、坏死、坏疽、凋亡、机化、再生、肉芽组织等概念。
2. 掌握细胞水肿、脂肪变、坏死的基本病理变化；掌握坏死的类型、各型坏死的病变特点及结局。
3. 熟悉肉芽组织的形态特点和功能；比较细胞坏死与细胞凋亡、一期愈合与二期愈合的不同。
4. 了解各种细胞的再生能力、创伤愈合与骨折愈合的过程及影响创伤愈合的因素。

机体的细胞、组织处于不断变化着的体内外环境中，经常不断地接受内、外环境因素的刺激，并通过自身的调节机制做出形态、功能和代谢的反应性调节和适应。细胞、组织受到内外环境有害刺激因子的作用则可能引起形态、功能和代谢的损伤性变化，轻度损伤多数是可逆性的，消除刺激作用后，可逆性损伤的细胞和组织一般可恢复正常；当细胞和组织受到严重的损伤时为不可逆性，可导致细胞和组织的死亡。至于刺激因子引起的是组织和细胞的适应、可逆性损伤，还是细胞死亡，不仅取决于有害刺激因子的强度和性质，还取决于受累组织和细胞的种类、营养及血液供应等情况。例如，脑细胞对于缺氧的耐受能力就远不如结缔组织细胞，也不如肝、肺、肾等器官的实质细胞。常温下大脑缺氧后尚能复苏的时间极限为 8 ～ 10 分钟，肝为 30 ～ 35 分钟，肺约为 60 分钟，肾为 60 ～ 180 分钟。细胞和组织的适应性变化与损伤性变化是疾病发生的基础性病理变化。

第一节　细胞和组织的适应与损伤

一、细胞和组织的适应

细胞和组织在轻微的有害因素持久作用下，体内环境可发生改变，调整其代谢、功能和形态结构的过程称为适应（adaptation）。适应在形态上的改变表现为肥大、增生、萎缩、化生等。

（一）肥大和增生

组织、器官实质细胞体积的增大称肥大（hypertrophy）。肥大可分为病理性肥大（如高血压时心脏负荷增加引起的心脏肥大）和生理性肥大（如妊娠时孕激素及其受体激发平滑肌蛋白合

成增加所致的子宫平滑肌肥大）。细胞数目增多称为增生（hyperplasia）。增生可分为代偿性增生（如部分肝被切除后健存肝细胞的增生）、内分泌性增生（如雌激素过多引起的子宫内膜腺体增生）和再生性增生（如组织损伤时由于生长因子的刺激引起成纤维细胞和毛细血管内皮细胞的增生）。细胞的增生可伴有细胞的肥大。肥大和增生均可提高功能水平，有代偿适应意义。但过度肥大可进入失代偿状态，如肥大心肌的失代偿引发心力衰竭。过度增生有可能发展为肿瘤。

（二）萎缩

发育正常的器官、组织和实质细胞体积缩小称为萎缩（atrophy）。器官或组织的萎缩是由于实质细胞体积缩小和细胞数量减少所致。器官、组织实质细胞萎缩时，常继发其间质增生，有时使该器官、组织的体积比正常时还大，即假性肥大，应注意区别。

萎缩分为生理性萎缩和病理性萎缩。生理性萎缩与年龄有关，如青春期胸腺萎缩，停经后卵巢、子宫、乳腺萎缩。病理性萎缩依其发生原因分为以下类型：

1．营养不良性萎缩　如饥饿、慢性消耗性疾病、恶性肿瘤晚期等由于蛋白质等营养物质摄入不足或消耗过多引起全身营养不良性萎缩。此种萎缩，首先是脂肪、肌肉等组织发生萎缩，最后心、脑、肝、肾等重要器官发生萎缩。动脉血液供应减少引起供血区的组织、器官发生缺血性萎缩也属营养不良性萎缩，如冠状动脉粥样硬化引起心肌萎缩，脑动脉粥样硬化引起脑萎缩等（图 2-1）。

2．压迫性萎缩　即组织、器官长期受机械压迫所引起的萎缩。如尿路阻塞（结石、肿瘤等）时，因肾盂积水压迫肾实质引起肾萎缩，侧脑室积水压迫周围脑实质引起脑萎缩等（图 2-2）。

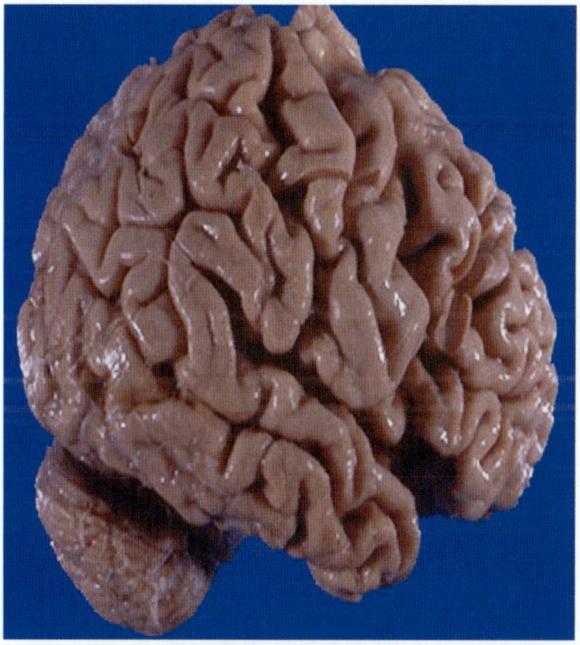

图 2-1　脑缺血性萎缩
脑回变窄，脑沟变深

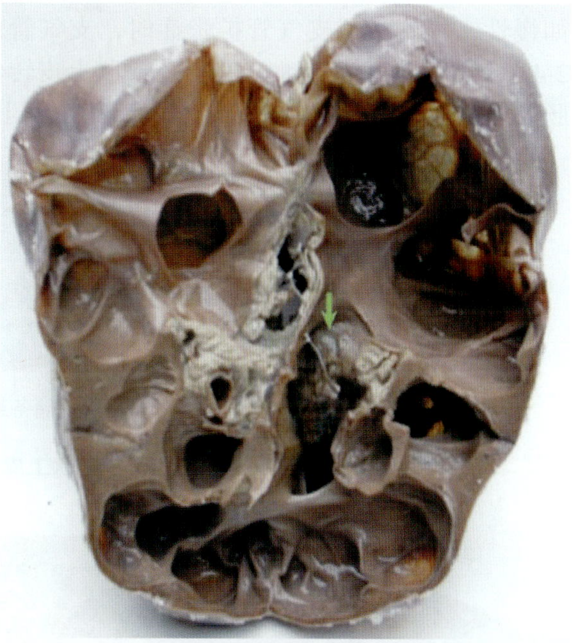

图 2-2　肾压迫性萎缩
肾盂积水，肾实质受压迫而变薄

3．失用性萎缩　因组织、器官长期工作负荷减少所致的萎缩。如骨折后肢体长期固定，肢体肌肉可逐渐发生萎缩。

4．去神经性萎缩　因运动神经元或神经干损伤引起的效应器萎缩。如脊髓灰质炎患者，其脊髓前角运动神经元变性、坏死，其所支配的肌肉麻痹和萎缩。

5．内分泌性萎缩　由于内分泌腺功能降低引起靶器官细胞萎缩。如 Simmonds 综合征时，由于垂体功能降低引起甲状腺、肾上腺、性腺等靶器官的萎缩。

临床上，某些萎缩性病变可能是多种因素综合作用的结果，如骨折后肌肉的萎缩，不仅有失用性的因素，也可能有去神经性（神经干损伤）、压迫性（石膏固定过紧时）等因素的综合作用，值得注意。

萎缩的器官体积缩小、重量减轻，颜色变深或呈棕褐色。镜下观，实质细胞体积变小或数目减少，胞质与核均较浓染，胞质中可见脂褐素沉着（以心肌细胞、肝细胞多见），间质出现纤维组织增生或脂肪增生。

萎缩的器官、组织或细胞功能降低，对氧和营养物质的需求减少，以适应其营养水平低下的生存环境。但脑萎缩导致智力降低，肌肉萎缩则收缩力减弱等，这些对机体都是不利的。

早期组织、器官萎缩一般是可逆性的，但若病因长期不能消除，萎缩细胞可逐渐坏死、消失而变为不可逆性的病理过程。

（三）化生

一种分化成熟的细胞类型因受刺激因子的作用而转化成另一种分化成熟的细胞类型的过程称为化生（metaplasia）。化生通常只出现在分裂增殖能力较活跃的细胞类型中。

化生并不是由原来的成熟细胞直接转变所致，而是环境等有害因素的影响，导致该处具有分裂增殖和多向分化能力的幼稚未分化细胞、储备细胞或干细胞某些基因重新编程表达发生横向分化的结果，是细胞分化和生长调节紊乱的形态学表现。

化生通常发生在同源性细胞之间，即上皮细胞之间或间叶细胞之间，一般是由特异性较低的细胞类型来取代特异性较高的细胞类型。

上皮组织化生常是柱状上皮或移行上皮化生为复层鳞状上皮，称为鳞状上皮化生（图 2-3）。如慢性支气管炎或支气管扩张症时，支气管的假复层纤毛柱状上皮转化为复层鳞状上皮（图 2-4）。慢性萎缩性胃炎时，部分胃黏膜上皮转化为含有潘氏细胞或杯状细胞的肠型黏膜上皮，称肠上皮化生（图 2-5）。胃窦胃体部腺体由幽门腺所取代，称为假幽门腺化生。

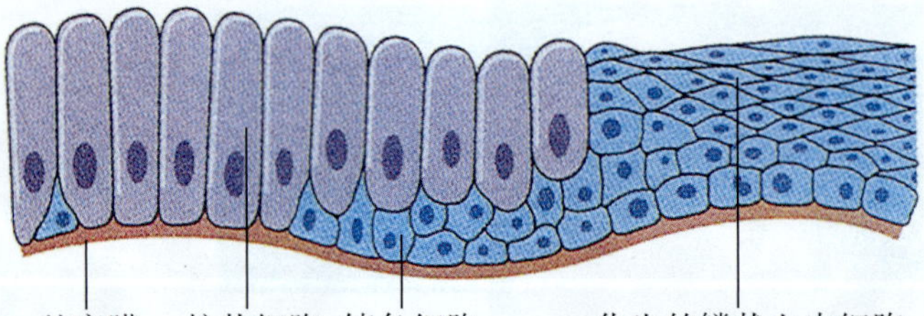

图 2-3　柱状上皮化生为鳞状上皮示意图

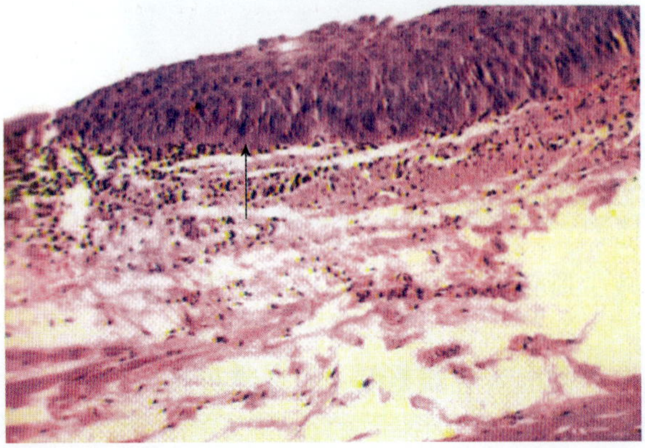

图 2-4　鳞状上皮化生

支气管的假复层纤毛柱状上皮转化为复层鳞状上皮

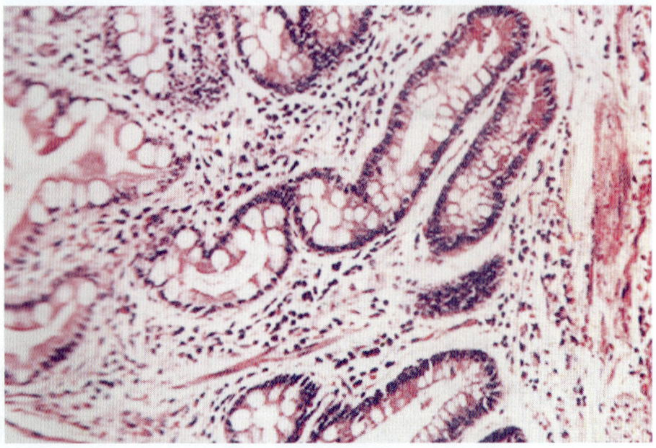

图 2-5　肠上皮化生

胃黏膜上皮转化为肠型黏膜上皮

间叶组织可化生为骨、软骨、脂肪等组织。间叶组织中幼稚的成纤维细胞在损伤后可转变为骨细胞或成软骨细胞，称为骨或软骨化生。

化生虽是局部组织对不利环境的一种适应反应，但往往丧失原组织的结构和功能。如慢性支气管炎时，支气管黏膜上皮化生后虽能增强局部适应能力，但因纤毛缺失，丧失了黏膜自净的能力。有的化生可以恶变，值得注意。

知识链接

上皮 - 间质转化

上皮 - 间质转化主要指上皮细胞通过特定程序转化为具有间质细胞表型的生物学过程，在胚胎发育、组织重建、慢性炎症、肿瘤生长转移和多种纤维化疾病中发挥重要作用。上皮细胞转化为间质细胞的特征是逐渐丧失上皮细胞表型，如 E- 钙黏蛋白和细胞骨架蛋白表达减少，获得间质细胞表型（如波形蛋白、纤维连接蛋白等）表达增多。上皮性恶性肿瘤发生上皮 - 间质转化时，上皮细胞极性和基底膜连接丧失，侵袭、转移能力增强，使肿瘤细胞更易向周围组织浸润，更易通过血道转移到远处器官。

二、细胞和组织的损伤

细胞和组织受到较严重有害刺激因子的作用，可出现可逆性损伤甚至细胞死亡（不可逆性损伤）。

（一）可逆性损伤

细胞可逆性损伤（reversible injury），又称变性（degeneration），是指细胞或组织因受损伤而发生代谢障碍而致细胞或细胞间质出现一些异常物质或正常物质数量显著增多。可逆性损伤的组织、细胞功能下降，原因消除后，其功能可恢复正常，严重可逆性损伤可导致细胞死亡。可逆性损伤种类较多，常见的几种可逆性损伤有：

1．细胞水肿（cellular swelling）又称为水变性（hydropic degeneration），即细胞内水分增多，主要发生在肝、肾、心等脏器的实质细胞。常见的原因有感染、中毒、缺氧、高热等。在以上病因作用下，细胞膜受损，通透性增高。线粒体受损，使 ATP 生成减少。细胞膜 Na^+-K^+ 泵功能发生障碍，引起细胞内钠、水增多。

（1）病理变化：肉眼观，组织器官体积增大，色泽混浊，似沸水烫过，故有“混浊肿胀”之称。镜下观，细胞肿胀，胞质疏松淡染（图 2-6）。重度细胞水肿时细胞肿胀如气球，胞质透明，有气球样变之称。

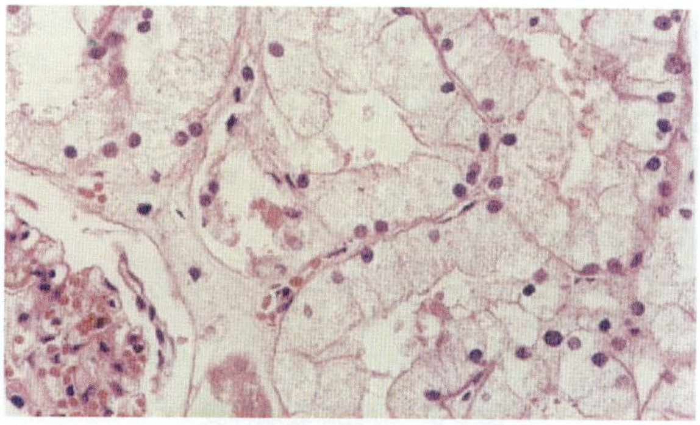

图 2-6　肾小管上皮细胞水肿

肾小管上皮细胞肿胀，胞质疏松淡染

（2）临床意义：细胞水肿时，原因消除，可以恢复正常；细胞水肿较重时，细胞功能下降，如肝细胞水肿较重时，引起肝功能降低。若病变进一步发展，可出现细胞脂肪变性或坏死。

2．脂肪变（fatty change）　指脂肪细胞以外的实质细胞内出现脂肪滴或脂肪滴明显增多，称为脂肪变，又称脂肪沉积，是感染、中毒、缺氧、营养不良等有害因素引起细胞内脂肪代谢障碍，多发生于肝、肾、心等器官。

（1）病理变化：肉眼观，组织器官体积增大，颜色变黄，触摸有油腻感。镜下观，细胞体积

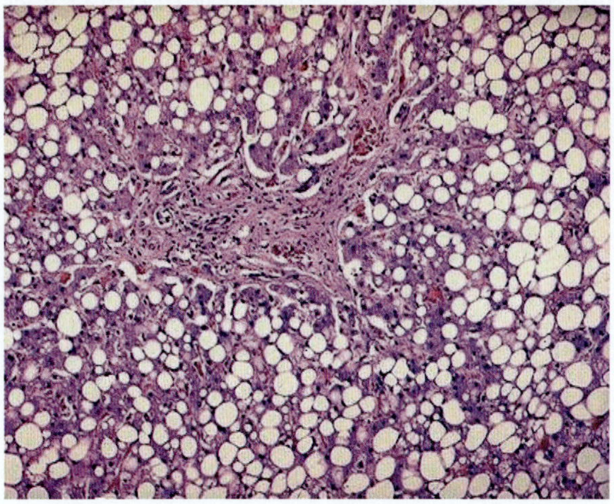

图 2-7 肝细胞脂肪变性
肝细胞体积变大，胞质内出现大小不同的空泡

变大，胞质内出现大小不同的空泡（脂肪滴在HE染色切片中被有机溶剂溶解），细胞核被脂肪滴挤压而偏位（图2-7），切片用苏丹Ⅲ染色显示脂肪滴为橘红色，用锇酸染色为黑色。

（2）临床意义：轻度脂肪变，原因消除后，细胞可恢复正常。细胞严重脂肪变，则功能降低，甚至发生坏死。如严重的肝细胞脂肪变引起黄疸和肝功能障碍，继续发展可引起肝硬化；严重的心肌细胞脂肪变，引起心肌收缩力减弱，甚至心力衰竭。

3．玻璃样变（hyalinization） 指细胞内外出现嗜伊红染色、均匀半透明无结构的玻璃样物质，又叫透明变。常见玻璃样变有3种：

（1）细动脉壁玻璃样变：多见于高血压时，全身细小动脉壁（尤其是肾、脑、脾及视网膜的细动脉）出现玻璃样物质沉积，引起血管壁增厚变硬，管腔狭窄。这是由于细动脉持续痉挛，使内膜通透性增大，管腔内血浆蛋白渗入内膜沉积于血管壁，使细动脉失去原有的结构，而被红染、均质状的玻璃样物质所替代（图2-8）。

（2）纤维结缔组织玻璃样变：多见于瘢痕组织和动脉粥样硬化的纤维斑块。病变组织质地致密坚韧，弹性消失，呈灰白色、均质半透明。镜下见病变部位的纤维细胞和血管明显减少，胶原纤维增粗、彼此融合，形成均质红染的梁状、索状或片状结构（图2-9）。其发生机制尚不清楚，有人认为在瘢痕老化过程中，由于原胶原蛋白分子交联增多，胶原原纤维融合，其间有较多糖蛋白积聚而成。

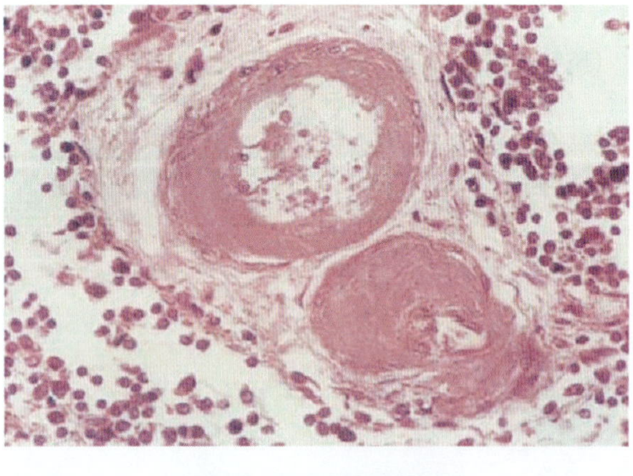

图 2-8 细动脉玻璃样变
动脉管壁增厚变硬，均质红染，管腔狭窄

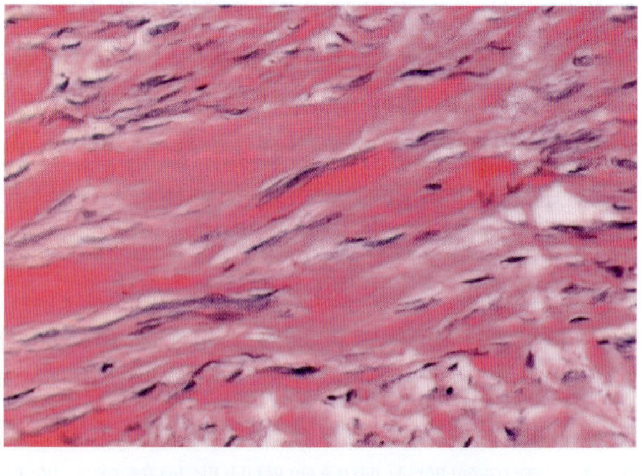

图 2-9 纤维结缔组织玻璃样变
胶原纤维增粗、融合，均质红染

（3）细胞内玻璃样变：各种原因引起细胞内异常的蛋白质蓄积，形成均质、红染的圆形物质。这种情况常见于肾小球肾炎或其他疾病而伴有明显蛋白尿时。此时肾近曲小管上皮细胞胞质内可出现许多大小不等的圆形红染小滴，这是血浆蛋白经肾小球滤出而又被肾小管上皮细胞吞饮，并在胞质内融合成玻璃样小滴的结果。

4．黏液样变（mucoid degeneration） 组织间质内出现类黏液的积聚称为黏液样变，多见于间叶性肿瘤、风湿病、动脉粥样硬化、甲状腺功能减退症等。镜下观，病变处的间质较疏松，充以染成淡蓝色的胶状液体，其中散在一些多角形、星芒状细胞。

（二）不可逆性损伤

当各种刺激因子造成组织、细胞严重损伤时，可导致不可逆性损伤（irreversible injury），即细胞死亡（cell death）。细胞死亡表现为坏死和凋亡。

1．坏死（necrosis） 活体内局部组织、细胞的病理性死亡称为坏死。细胞坏死后，代谢停止，功能丧失，并出现由自身溶酶体酶消化（自溶）或由渗出的中性粒细胞释放的溶酶体酶引起（异溶）的一系列不可逆性的病理变化。

（1）原因：坏死多因局部血流急剧减少，或生物、理化因素的强烈作用导致局部组织细胞严重损伤所致，或由严重变性发展而来。

（2）病理变化：坏死早期肉眼与镜下都不易发现，只有细胞死亡数小时后，光学显微镜下才能观察到坏死的形态变化，主要表现为：

1）细胞核的改变：细胞核的改变是细胞坏死的主要形态学标志。①核固缩（pyknosis），即细胞核由于脱水而染色质浓缩，体积缩小，核膜皱缩，嗜碱性增强；②核碎裂（karyorrhexis），即核染色质崩解形成小片，核膜破裂，染色质小片分散在胞质中；③核溶解（karyolysis），在DNA酶和蛋白酶的作用下，染色质中的DNA和核蛋白被分解，核染色变淡，逐渐溶解消失（图2-10）。

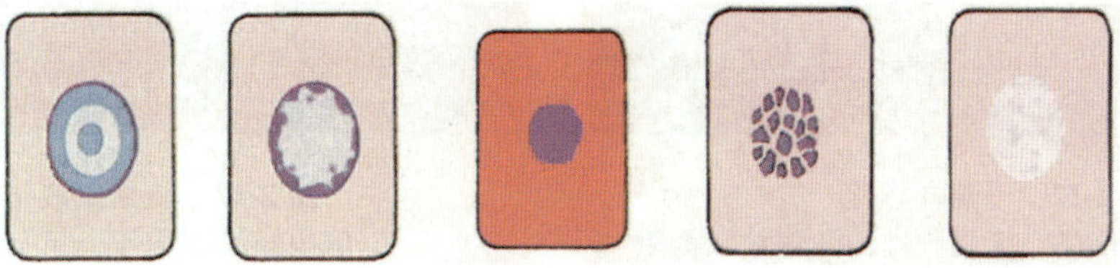

图2-10　细胞坏死的细胞核变化示意图

2）细胞质的改变：因胞质内嗜碱性核糖体减少或解体，对嗜碱性染料的亲和力下降而与嗜酸性染料的结合力增强，胞质呈强嗜酸性而红染。

3）间质的改变：间质的变化一般出现较晚，后期由于酶的作用，基质逐渐解聚，间质胶原纤维肿胀、崩解、液化，最终死亡细胞和崩解的间质融合成一片无结构、红染的颗粒状物或液状物。

坏死的形态变化虽然属于坏死后的自溶变化，但与机体死亡后的组织自溶不同。活体局部组织坏死能引发机体的急性炎症反应，表现为坏死组织周围明显的炎症细胞浸润，机体死亡后的组织自溶其周围无炎症细胞浸润。

临床上将失去生活能力的组织称为失活组织（devitalized tissue）。肉眼观，失活组织无光泽，比较混浊，颜色苍白；失去正常弹性，刺激后回缩不良；无正常血液供应，摸不到血管搏动，在清创术中切除失活组织时，没有新鲜血液自血管流出；失去正常感觉和运动功能（如肠停止蠕动）等。在治疗中必须清除失活组织，方能痊愈。

（3）坏死的类型

1）凝固性坏死（coagulation necrosis）：坏死细胞的蛋白质凝固，为灰白或灰黄色，干燥、质脆还保持细胞轮廓残影，与健康组织分界明显，好发于心、肝、脾、肾等器官（图2-11）。

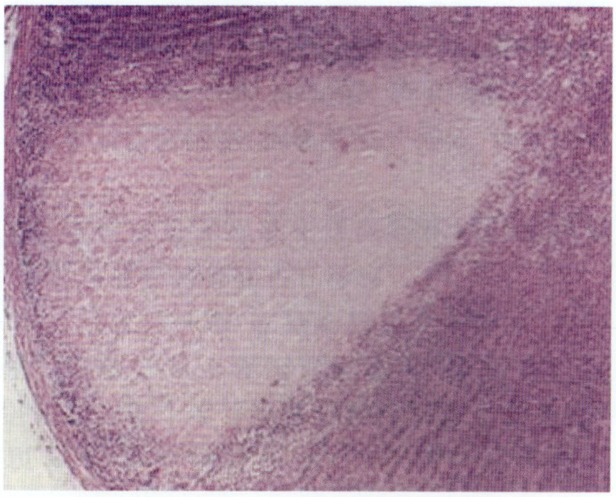

图2-11　肾凝固性坏死
肾梗死：坏死灶为楔形，灰黄色，边界清楚

干酪样坏死（caseous necrosis）是凝固性坏死的一种特殊类型，表现为坏死很彻底，常见于结核病灶。镜下观，组织的原有结构消失，只见一片红染无结构的颗粒状物质。肉眼观，坏死组织呈淡黄色，形似奶酪，故名（图 2-12）。

2）液化性坏死（lique faction necrosis）：坏死组织因水解酶的分解而成液态，常发生于蛋白质较少，磷脂和水分多（如脑）或蛋白酶多（如胰腺）的组织，如脑组织坏死（又叫脑软化）、坏死性胰腺炎、化脓性炎症所形成的脓液（图 2-13）。

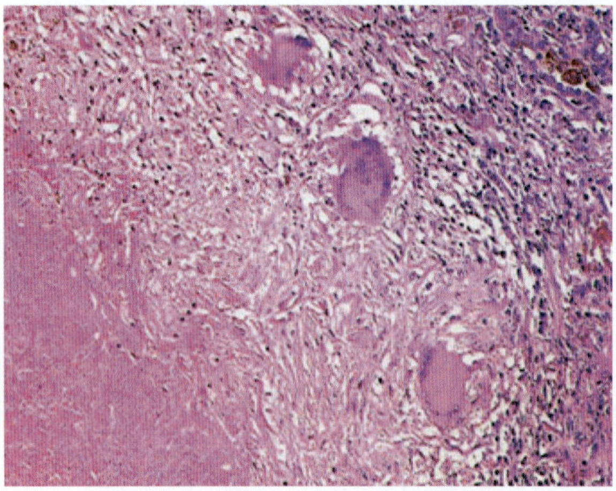

图 2-12　干酪样坏死
坏死组织呈均质红染、无细胞结构的颗粒状物质

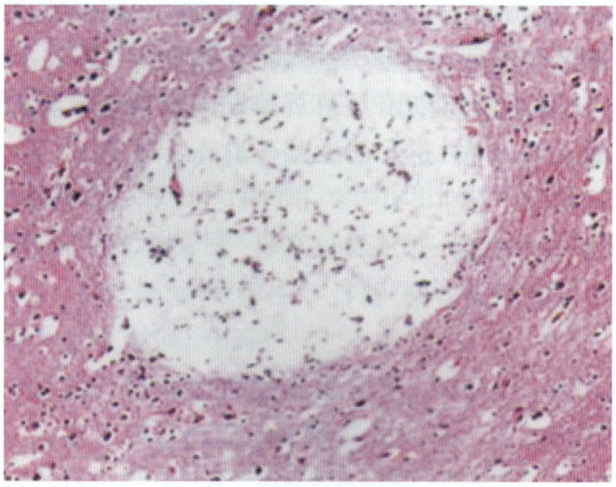

图 2-13　脑组织液化性坏死
脑组织溶解坏死，呈筛状软化灶

3）坏疽（gangrene）：组织坏死后继发有腐败菌感染叫坏疽。坏死组织被腐败菌分解后产生硫化氢，后者可与血红蛋白分解的铁结合成硫化铁而呈黑色。坏疽分为干性、湿性和气性 3 种类型：①干性坏疽：多发于肢体末端，或水分易蒸发的体表组织坏死。坏死组织干燥，腐败菌感染多较轻，边界清楚（图 2-14）。②湿性坏疽：多见于与外界相通但水分不易蒸发的内脏器官，如肠管、胆囊、子宫、肺等，也可继发于动脉阻塞同时有静脉淤血的体表组织。坏死组织水分较多，腐败菌感染严重。③气性坏疽：见于严重的深达肌肉的开放性创伤继发厌气菌感染时，细胞坏死分解产生大量气体，坏死处呈蜂窝状。可伴发全身严重中毒症状（图 2-15）。

纤维素样坏死（fibrinoid necrosis）是结缔组织和小血管壁常见的坏死形式。镜下观，坏死组

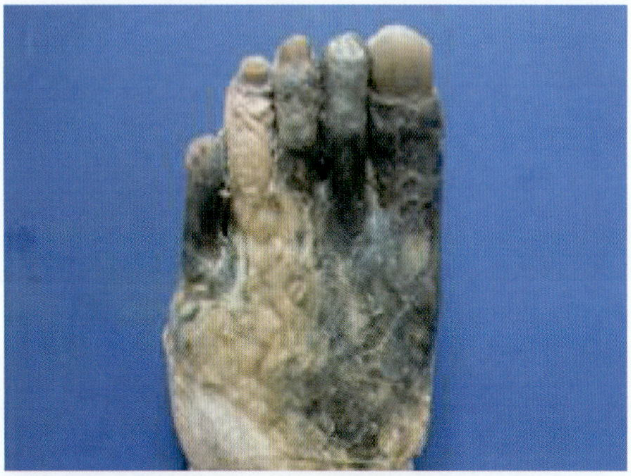

图 2-14　足干性坏疽
坏死组织干燥呈黑色，与周围组织分界清楚

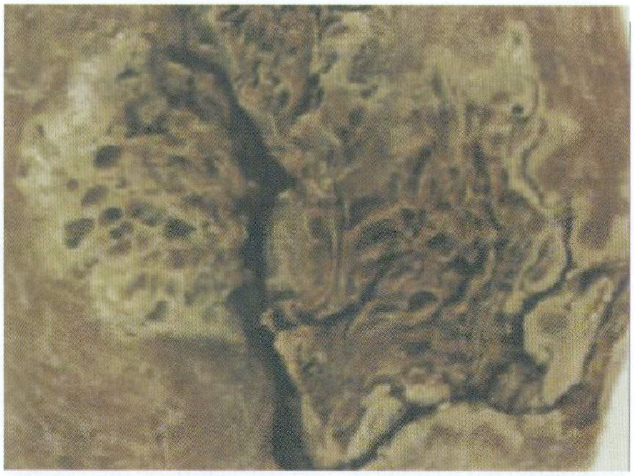

图 2-15　气性坏疽
坏死组织呈蜂窝状，含大量气泡

织呈细丝、颗粒状或块状无结构的物质，呈强嗜酸性物质，状如纤维素。纤维素样坏死常见于某些变态反应性疾病，如风湿病、系统性红斑狼疮、恶性高血压等。

（4）坏死的结局：组织坏死后，在体内成为异物，有以下形式进行清除。

1）溶解吸收：坏死范围较小，被溶蛋白酶溶解液化，由淋巴管或血管吸收，碎片由巨噬细胞吞噬消化。

2）分离排除：坏死灶较大难以吸收时，其周围出现炎症反应，中性粒细胞将病灶处的坏死组织分解、吞噬、吸收，并通过多种途径排除。发生在皮肤黏膜上皮细胞的坏死、脱落，引起表浅的缺损称为糜烂。若坏死发生在皮肤、黏膜，坏死物排出后形成缺损超过上皮全层称为溃疡。肾、肺等实质器官的坏死物液化后，可通过自然管道排出，残留的空腔称为空洞。溃疡与空洞可由组织再生修复。

3）机化：坏死组织不能被吸收与排除时，则由附近的健康组织新生毛细血管和成纤维细胞形成的肉芽组织将其取代，这一过程称为机化（organization）。

4）包裹、钙化：坏死灶较大，不能完全机化时，则由周围增生的纤维组织将其包绕，称为包裹。若有钙盐沉积于坏死组织，则称为钙化。

2．凋亡　凋亡（apoptosis）是活体内由基因调控的主动而有序的细胞死亡。大多数是生理状态下细胞更新的程序性细胞死亡（programmed cell death，PCD），属生理性细胞死亡，但在病理状态下（如氧化应激、钙稳态失衡、线粒体损伤等）也可诱导细胞凋亡。

凋亡通常表现为单个细胞或小团细胞的死亡，凋亡的细胞出现固缩，核染色质凝聚边集，胞质形成芽状突起并脱落形成许多凋亡小体（apoptosis body），这是凋亡细胞特征性的形态学改变，凋亡小体迅即在局部被巨噬细胞等吞噬消化（图 2-16）。整个凋亡过程由于质膜完整，没有细胞内容物外漏，故细胞凋亡不会引起局部的炎症反应（表 2-1）。

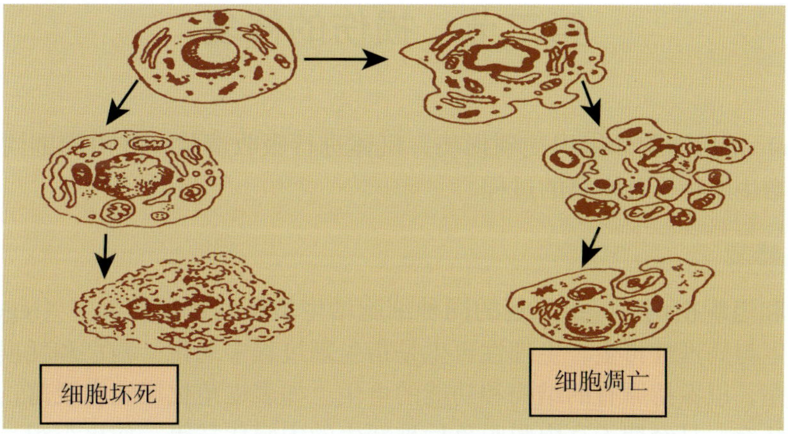

图 2-16　细胞坏死与细胞凋亡形态变化比较示意图

表 2-1　细胞坏死与细胞凋亡的比较

	细胞坏死	细胞凋亡
诱因	严重损伤	生理性或轻微损伤
形态特点	核固缩、碎裂、溶解，质膜破裂，细胞溶解、成群细胞死亡	核固缩、细胞皱缩、质膜完整，形成凋亡小体，单个或小团细胞死亡
胞内容物	外溢，有局部炎症反应	不外溢，无局部炎症反应
机制	意外事件导致的非基因调控的被动死亡	基因调控的程序化主动死亡
性质	病理性细胞死亡	生理性或病理性细胞死亡

细胞凋亡是机体维持自身稳定的一种基本机制，它可以清除多余、受损、突变和衰老的细胞以确保机体正常生长发育，维持内环境稳定。如果细胞凋亡不足，就会导致肿瘤、自身免疫性疾病等；若细胞凋亡过度，则可出现退行性病变、某些心血管疾病及病毒感染等。目前认为，细胞凋亡失调［凋亡不足或（和）凋亡过度］是很多疾病重要的发病机制。

知识链接

2002年诺贝尔生理学或医学奖

2002年诺贝尔生理学或医学奖分别授予了美国加州伯克莱科学研究所的Sydney Brenner、英国剑桥桑格（Sanger）研究中心的John E.Sulston和美国麻省理工学院的H.Robert Horvitz 3位科学家，以表彰他们发现了在器官发育和“程序性细胞死亡”过程中的基因规则。

程序性细胞死亡（programmed cell death）是细胞的一种生理性、主动性“自觉自杀行为”。这些细胞死得有规律，似乎是按编好了的“程序”进行的，犹如秋天树叶的凋落，所以这种细胞死亡又称为“细胞凋亡”。

目前一些国家的科学家已经开始利用“程序性细胞死亡”的机制，研究可以治疗多种疾病的新方法，一些医药生物科技公司已经开始在进行这方面的临床实验。不久的将来，由这3位诺贝尔生理学或医学奖获得者开创的“程序性细胞死亡”机制研究将可能在人类战胜疾病中发挥出重大的作用。

第二节　损伤的修复

修复（repair）是指细胞和组织受到损伤，机体进行吸收清除，并由周围同种细胞的再生或纤维结缔组织的增生进行修补恢复的过程。

一、再生性修复

机体的细胞和组织损伤后，由邻近的同种细胞增生填补的过程称再生（regeneration）。再生又分为生理性再生与病理性再生。生理性再生是指生理过程中老化、凋亡和耗损的细胞由同种细胞分裂增生来补充，以保持原有的结构和功能的再生。如表皮角化层经常脱落，由表皮基底细胞增生、分化给予补充；月经期子宫内膜脱落后被新生的内膜代替等。如果组织、细胞损伤后，损伤的组织再生能力强、损伤范围小，通过损伤周围同种细胞的再生，完全恢复原组织的结构和功能，称为病理性再生（以前称为完全再生）。例如，皮肤Ⅱ度烫伤常出现水疱，此时基底细胞以上各层细胞坏死，基底细胞增生、分化，修复缺损，完全恢复表皮原有的结构与功能。腺上皮损伤后，只要基底膜未被破坏，即可由残留的细胞增生、分化恢复原有的结构与功能。如果损伤的组织再生能力弱、损伤范围大，则由肉芽组织进行纤维性修复，最后瘢痕愈合，丧失了原组织的结构和功能（以前称为不完全再生）。病理性再生可单独发生，也可与纤维性修复同时进行。如胃黏膜轻度糜烂后，仅通过胃腺底部残留的基底细胞再生即可达到完全修复受损胃黏膜的目的；如果发生了胃溃疡，仅通过邻近的残留细胞再生，不能完全填补缺损，还需进行纤维性修复，才能实现修复缺损的目的。

（一）各种细胞的再生能力

按再生能力强弱将细胞分为三类。

1．不稳定细胞（labile cells）　本类细胞再生能力最强，在生理状态下不断进行分裂、增生，以替换衰老死亡的细胞，细胞损伤后也有很强的再生能力。如全身的上皮细胞，淋巴细胞等。

2．稳定细胞（stable cells）　此类细胞在生理状态下增生不明显，但有强大的潜在再生能力。在组织受到损伤后，此类细胞表现较强的再生能力。如肝、胰、内分泌腺等腺上皮细胞，成纤维细胞，血管内皮细胞，骨细胞和原始间叶细胞等。平滑肌细胞虽属稳定细胞，但再生能力弱。

3．永久性细胞（permanent cells）　此类细胞有神经细胞、心肌细胞及骨骼肌细胞。出生后神经细胞不能分裂增生，一旦遭受破坏则成为永久性缺失，只能由神经胶质细胞增生补充。但这不包括神经纤维，在神经细胞存活的前提下，受损的神经纤维有着活跃的再生能力。心肌细胞与骨骼肌细胞只有微弱的再生能力，对损伤后修复几乎没有作用，靠瘢痕修复。

（二）常见组织的再生过程

1．上皮组织的再生　皮肤、黏膜的被覆上皮损伤后，由创缘或基底部残存的基底细胞分裂增生，向缺损中心覆盖，恢复组织结构。腺上皮损伤后，由残留的上皮细胞分裂、补充。

2．纤维组织的再生　局部损伤后，由成纤维细胞分裂增生，此类细胞增生能力很强，停止分裂后演变为纤维细胞，并产生胶原纤维。

3．血管的再生　毛细血管常以出芽的方式完成再生的过程，即毛细血管损伤处边缘血管内皮细胞分裂增生，形成实心的细胞条索，在血流冲击下逐渐形成血管腔，继而互相吻合形成毛细血管网（图 2-17）。大血管断裂后要通过手术吻合，内皮细胞再生覆盖断裂处，断裂处肌层不能再生，通过结缔组织再生给予连接，即瘢痕修复。

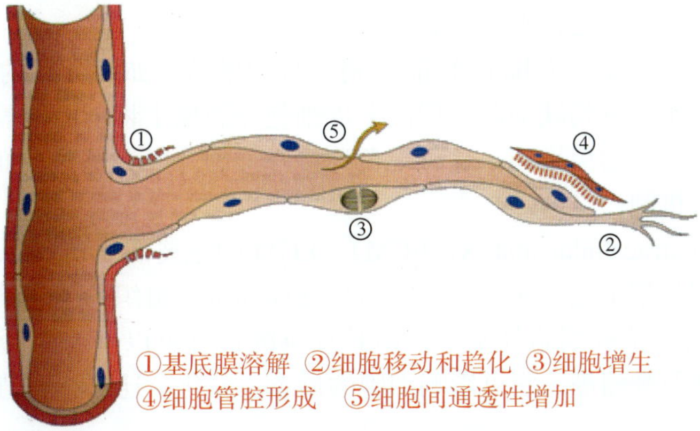

图 2-17　血管形成示意图

4．神经组织的再生　神经细胞破坏后不能再生，由再生能力强的神经胶质细胞修复形成胶质瘢痕。而神经纤维断裂后，如果与其相连的神经细胞仍然存活，则可完全再生。先是断裂远端髓鞘与轴突崩解吸收。然后，两端的神经膜细胞增生，将两端连接形成髓鞘。近端轴突逐渐向远端髓鞘内生长直达末梢（图 2-18）。若两断端相距太远（超过 2.5cm）或截肢后失去远端，则近端长出的轴突不能达到远端，与增生的结缔组织混杂，卷曲成团，形成创伤性神经瘤（traumatic neuroma），引起顽固性疼痛。临床上施行神经吻合术或截肢时应做适当处理。

（三）细胞再生的影响因素

细胞死亡和各种因素引起的细胞损伤均可刺激细胞增殖，细胞增殖受细胞外微环境和各种化学因子的调控和影响，主要涉及以下几个方面。

1．生长因子　细胞受到损伤因素的刺激，可释放一些生长因子（growth factors），刺激有关

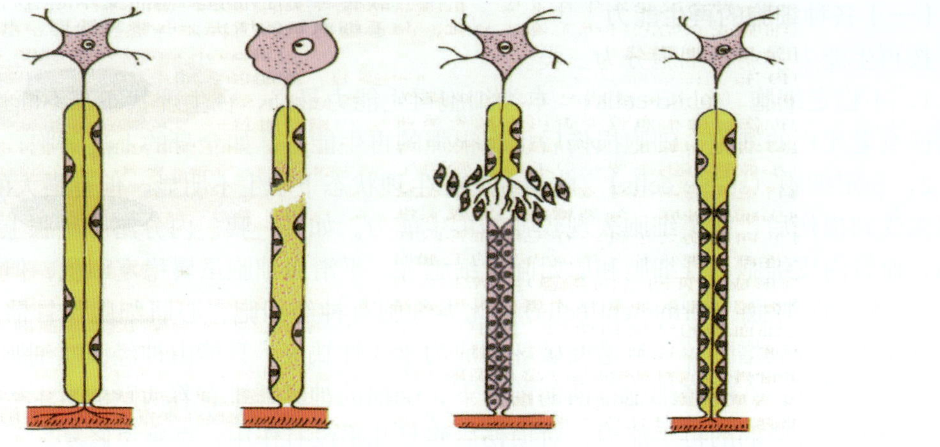

图 2-18 神经纤维再生示意图

细胞的增生，促进修复过程。如表皮生长因子（epidermal growth factor，EGF）。可促进上皮细胞、成纤维细胞及平滑细胞增殖。成纤维细胞生长因子（fibroblast growth factor，FGF）可促使毛细血管内皮细胞分裂及出芽。血小板源性生长因子（platelet derived growth factor，PDGF）可引起成纤维细胞、平滑肌细胞、单核细胞增生。血管内皮生长因子（vascular endothelial growth factor，VEGF）可促进创伤愈合及血管新生等。细胞的增生又受周期素蛋白家族调控，达到控制细胞增生的目的。正常情况下，刺激增生与抑制增生两者处于动态平衡，如刺激增生增强或抑制增生减弱，就会促进增生。反之，则会抑制增生。

2．抑素与接触抑制　抑素（chalon）能抑制本身的增殖，如已分化的表皮细胞能分泌表皮抑素，抑制基底细胞增殖。创伤缺损部位周围上皮细胞分裂增生将创面覆盖而互相接触，达到原有大小时，细胞停止生长，避免堆积，这种现象称接触抑制。以上说明，抑素与接触抑制是防止细胞过度增生的内环境机制。

3．细胞外基质（extracellular matrix，ECM）　ECM 的主要成分有胶原蛋白、蛋白多糖及粘连糖蛋白，其主要作用是把细胞连接在一起，借以支撑和维持组织的生理结构和功能。近年研究证明，重新构建正常组织依赖细胞外基质，由其提供的信息可以调控胚胎发育、组织重建与修复、创伤愈合、纤维化及肿瘤等，它可影响细胞的形态、分化、迁移、增殖和生物学功能。

知识链接

干细胞与再生医学

干细胞是一种未充分分化，尚不成熟的细胞，具有再生各种组织细胞的功能。再生医学是通过研究机体的正常组织特征与功能、创伤修复与再生机制及干细胞分化机制，寻找有效的生物治疗方法，促进机体自我修复与再生，或构建新的组织与器官，以改善或恢复损伤组织和器官功能的科学。干细胞与再生医学是近年来方兴未艾的生物医学新领域，具有重大的临床应用价值，其旨在通过干细胞移植、分化与组织再生，促进机体创伤修复、治疗疾病。近年来，干细胞与再生医学已成为衡量一个国家生命科学与医学发展水平的重要指标。

二、纤维性修复

纤维性修复是指先经过肉芽组织填补组织缺损，后经过纤维化转化为瘢痕组织的过程。

（一）肉芽组织

肉芽组织（granulation tissue）是由大量新生的毛细血管和成纤维细胞构成的幼稚结缔组织。

肉眼观，肉芽组织呈鲜红色、颗粒状、柔软湿润，形似鲜嫩的肉芽而得名。镜下观：①大量新生的毛细血管平行排列，与表面垂直，并在近表面处互相吻合成弓状突起；②增生的成纤维细胞散在分布于毛细血管网络之间，很少有胶原纤维形成；③多少不等的炎症细胞浸润于肉芽组织之中，如感染性损伤则以中性粒细胞为主，非感染性损伤则以单核细胞、淋巴细胞等为主（图 2-19）。肉芽组织早期无神经纤维，故无痛觉。

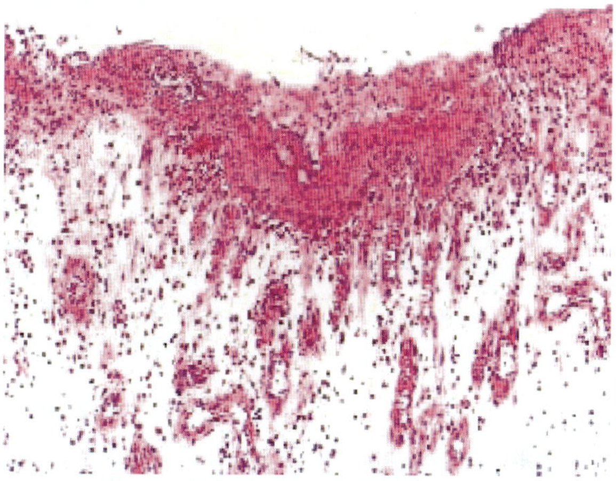

图 2-19　肉芽组织

肉芽组织由大量毛细血管、成纤维细胞和炎症细胞组成

肉芽组织在修复过程中有如下功能：

1．抗感染及保护创面　在伤口有感染时，肉芽组织可通过中性粒细胞和巨噬细胞的吞噬、细胞内水解酶的消化作用来消除感染，清除异物，保护伤口洁净，以利愈合。

2．机化或包裹坏死组织、血凝块、血栓及其他异物　肉芽组织在向伤口生长的同时也是对伤口中的坏死组织、血凝块等异物机化的过程，只有当坏死物、血凝块等被肉芽组织完全机化后，才能为伤口愈合创造良好的条件。

3．填补创伤的缺损　肉芽组织从创伤面的边缘及底部长出逐渐填补组织缺损，成纤维细胞逐渐向纤维细胞转化，最后产生胶原纤维，毛细血管数目逐渐减少。最后肉芽组织演变为血管稀少、有大量胶原纤维的瘢痕组织。

（二）瘢痕组织

瘢痕组织是肉芽组织成熟转变而来的老化阶段的纤维结缔组织。

1．瘢痕组织的形态特点　肉眼观，颜色苍白或呈灰白色半透明状，质硬韧，缺乏弹性。镜下观，由大量平行或交错分布的胶原纤维束组成，纤维束呈均质状红染即玻璃样变，纤维细胞很稀少，核细长而深染，小血管稀少。

2．瘢痕组织的作用　瘢痕组织能把损伤的创口或其他缺损长期填补并连接，使器官保持完整性；瘢痕组织含大量胶原纤维，与肉芽组织相比有较强的抗拉力，因而这种填补和连接相当牢固，可使组织器官保持其坚固性。但当胶原形成不足或承受力大而持久时，瘢痕组织因缺乏弹性而容易膨出，在腹壁形成腹壁疝，在心室壁形成室壁瘤。

3．瘢痕组织的危害　①瘢痕收缩，引起关节挛缩或活动受限；②瘢痕性粘连，特别是各器官间或器官与体腔壁之间发生纤维（瘢痕）性粘连，常影响器官功能；③瘢痕组织过度增生，形成突出于皮肤表面并向周围不规则扩延的瘢痕疙瘩（keloid）。

三、创伤愈合

创伤愈合（wound healing）是指组织遭受创伤后进行再生修复的过程，包括各种组织的再生、肉芽组织增生、瘢痕形成等病理变化，表现出各种修复过程的协同作用。

（一）皮肤和软组织的创伤愈合

1．一期愈合　见于组织破坏少、创缘整齐、无感染、经黏合或缝合后创口对合严密、无异物的伤口。其表皮在 1 ～ 2 天内将伤口覆盖，肉芽组织于 2 ～ 3 天从伤口边缘长出，逐渐填满伤口，5 ～ 6 天形成胶原纤维。这类伤口愈合快，瘢痕少，临床上称为一期愈合（图 2-20）。如无菌性手术切口，愈合后只形成少量瘢痕组织，几乎不影响功能。

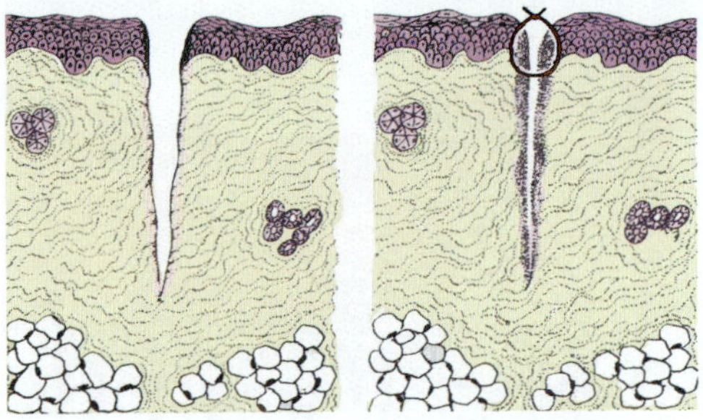

创缘整齐、组织破坏少　经缝合、创缘对合、炎症反应轻　表皮再生、少量肉芽组织从伤口边缘长入　愈合后少量瘢痕形成

图 2-20　一期愈合示意图

2．二期愈合　见于组织创伤范围大、坏死组织较多、创缘不整、无法整齐对合、伴有感染的伤口。如伤口炎症反应明显，必须控制感染，清除坏死组织才能愈合。如创面过大，上皮组织难以覆盖，则要植皮。此类伤口愈合较慢，瘢痕较多，临床上称为二期愈合（图 2-21）。

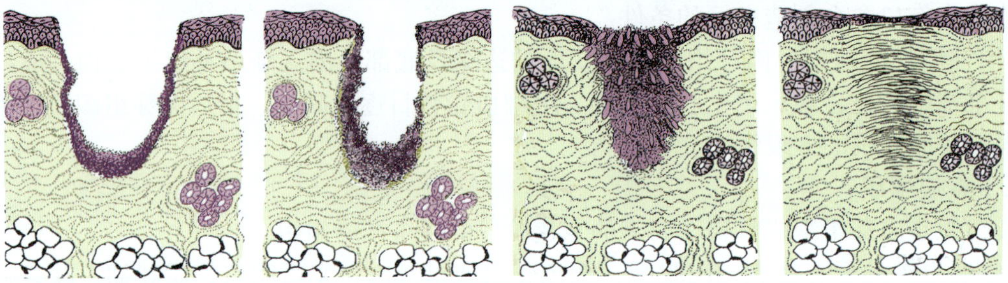

创口大、创缘不整、组织破坏多　伤口收缩、炎症反应重　肉芽组织从伤口底部及边缘将伤口填平，然后表皮再生　愈合后形成瘢痕大

图 2-21　二期愈合示意图

3．痂下愈合　见于较浅表并有少量出血或血浆渗出的皮肤创伤（如皮肤表浅的擦伤）。创口表面的血液、渗出物及坏死物质干燥后形成黑褐色硬痂覆盖于创面上，创伤在痂下进行愈合，表皮再生完成后，痂皮自行脱落，称为痂下愈合。痂皮对创口具有一定保护作用，其愈合时间较无痂者长。若痂下渗出物较多，尤其是伴有细菌感染时，痂皮可影响渗出物排出，则对愈合不利。

案例 2-1

某女性，40 岁，1 个月前左下肢由于外伤出现深达肌肉长约 8 厘米的伤口，简易包扎止血后未做其他处理，5 天后伤口化脓，行开放引流并抗感染治疗半个月后伤口痊愈，留下较大瘢痕。

问题与思考：

该患者创伤愈合属何种类型？我们应该从中吸取什么教训？

（二）骨折愈合

骨折（bone fracture）一般分为外伤性骨折和病理性骨折。经过良好复位的单纯外伤性骨折，几个月内即可恢复正常结构和功能。愈合过程可分为以下 4 个阶段：

1．血肿形成　骨折时常有局部大量出血，形成血肿，数小时后血肿发生凝固，可起暂时黏合骨折断端的作用。

2．纤维性骨痂形成　骨折后 2 ~ 3 天，血肿由肉芽组织取代机化，继而形成纤维性骨痂，使断端连接起来，但不牢固。此期需 2 ~ 3 周。

3．骨性骨痂形成　在上述纤维性骨痂基础上，形成骨样组织，经钙盐沉着形成骨性骨痂。此期，新生骨小梁排列紊乱，达不到正常功能要求。此期需 4 ~ 8 周。

4．骨痂改建　骨性骨痂经过进一步改建成板层骨。改建是在破骨细胞的骨质吸收及骨母细胞新骨质形成的协调作用下完成的。最终使骨折两端恢复原来结构与功能，形成骨髓腔。此期需几个月或更长时间（图 2-22）。

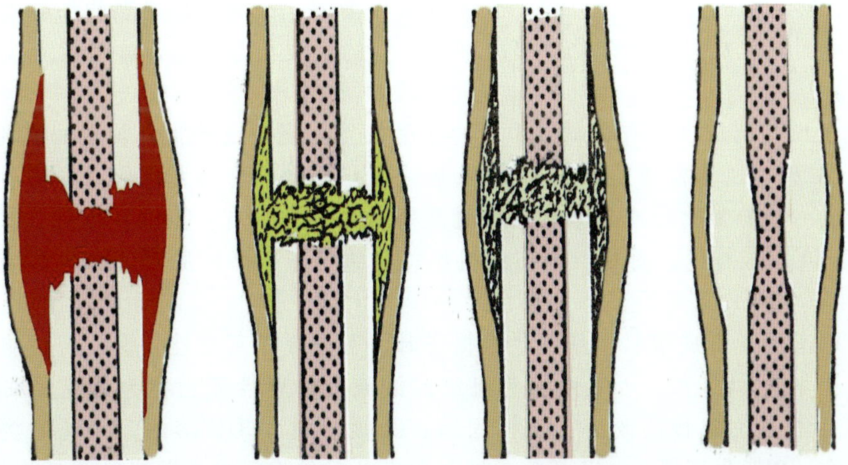

图 2-22　骨折愈合示意图

（三）影响创伤愈合的因素

创伤的愈合除与损伤程度及组织再生能力有关外，还与机体全身因素及局部因素有关。

1．全身因素

（1）年龄：青少年组织再生能力强，愈合快。老年人与之相反，与血液供应减少及生理功能日益衰退有关。

（2）营养：与蛋白质关系极大，蛋白质缺乏，肉芽组织及胶原纤维形成不足，伤口愈合延缓。还与维生素 C、微量元素锌、钙与磷等营养关系密切。

（3）其他：肾上腺皮质激素能抑制炎症的渗出，不利于清除伤口感染，且抑制肉芽组织增生及胶原纤维的合成，不利伤口愈合，伤口愈合期间要尽量不使用肾上腺皮质激素。某些全身性疾病（如糖尿病、免疫缺陷病）也影响伤口愈合。

2．局部因素

（1）局部血液循环：良好的血液循环可促使坏死物质吸收及感染的控制，还可保证组织再生的营养物质供应。临床上用热敷、理疗均对血液循环有改善作用。

（2）感染与异物：感染可引起组织坏死，伤口延缓愈合，异物存留也可引起伤口感染，影响伤口愈合。所以，要消除感染与清除异物，创伤才能愈合。

（3）神经支配：局部神经受损，其所支配区域组织再生能力降低，如麻风病引起的溃疡不易愈合，就是神经受损的缘故。

骨折的愈合除受上述因素影响外，还应强调骨折断端的复位、固定、功能锻炼等方面的影响因素。骨折断端及时正确的复位、牢固的固定、早日进行功能锻炼等是促使骨折愈合的重要因素。

本章小结

细胞和组织在轻微的有害因素持久作用下，体内环境可发生改变，调整其代谢、功能和形态结构的过程称为适应。适应在形态上的改变表现为肥大、增生、萎缩、化生等。

组织、器官实质细胞体积的增大称肥大。细胞数目增多称为增生。发育正常的器官、组织和实质细胞体积缩小称为萎缩。病理性萎缩分为：①营养不良性萎缩；②压迫性萎缩；③失用性萎缩；④去神经性萎缩；⑤内分泌性萎缩。一种分化成熟的细胞类型因受刺激因子的作用而转化成另一种分化成熟的细胞类型的过程称为化生，如鳞状上皮化生、肠上皮化生等。

细胞和组织受到较严重有害刺激因子的作用，可出现可逆性损伤甚至细胞死亡（不可逆性损伤）。细胞可逆性损伤（变性）是指细胞或组织因受损伤而发生代谢障碍所致细胞或细胞间质出现一些异常物质或正常物质数量显著增多。常见有：①细胞水肿；②脂肪变；③玻璃样变；④黏液样变。可逆性损伤的组织、细胞功能下降，原因消除，其功能可恢复正常。

当各种刺激因子造成组织、细胞严重损伤时，可导致不可逆性损伤，即细胞死亡。细胞死亡表现为坏死和凋亡。活体内局部组织、细胞的病理性死亡称为坏死。细胞坏死的主要形态学标志是细胞核的改变：①核固缩；②核碎裂；③核溶解。坏死的类型包括：①凝固性坏死；②液化性坏死；③坏疽，即组织坏死后继发了腐败菌感染，坏疽分为干性、湿性和气性 3 种类型。坏死的结局有：①溶解吸收；②分离排除；③机化；④包裹、钙化。

凋亡是活体内由基因调控的主动而有序的细胞死亡，凋亡小体是凋亡细胞特征性的形态学改变。细胞凋亡可以清除多余、受损、突变和衰老的细胞以确保机体正常生长发育，维持内环境稳定。细胞凋亡失调［凋亡不足或（和）凋亡过度］是很多疾病重要的发病机制。

本章小结

修复是指细胞和组织受到损伤，机体进行吸收清除，并由周围同种细胞的再生或纤维结缔组织的增生进行修补恢复的过程。机体的细胞和组织损伤后，由邻近的同种细胞增生填补的过程称再生。再生分为生理性再生与病理性再生。按再生能力强弱将细胞分为：①不稳定细胞；②稳定细胞；③永久性细胞。

纤维性修复是指先经过肉芽组织填补组织缺损，后经过纤维化转化为瘢痕组织的过程。肉芽组织是由大量新生的毛细血管和成纤维细胞构成的幼稚结缔组织。肉芽组织的功能：①抗感染及保护创面；②机化或包裹坏死组织、血凝块、血栓及其他异物；③填补创伤的缺损。

创伤愈合是指组织遭受创伤后进行再生修复的过程。一期愈合见于组织破坏少、创缘整齐、无感染、经黏合或缝合后创口对合严密、无异物的伤口；二期愈合见于组织创伤范围大、坏死组织较多、创缘不整、无法整齐对合、伴有感染的伤口；痂下愈合见于较浅表并有少量出血或血浆渗出的皮肤创伤。

骨折愈合过程可分为以下4个阶段：①血肿形成；②纤维性骨痂形成；③骨性骨痂形成；④骨痂改建。影响创伤愈合的因素有全身因素（如年龄、营养状况、全身性疾病等）和局部因素，(如局部血液循环、伤口有感染与异物、局部神经受损等)。骨折的愈合除受上述因素影响外，及时正确的复位、牢固的固定、早日进行功能锻炼等是促使骨折愈合的重要因素。

思考题

1．常见变性有哪些？对机体有何影响？

2．坏死的镜下病理变化主要有哪些？清除失活组织有何临床意义？

3．肉芽组织的形态特点是什么？有何功能？

4．一期愈合与二期愈合有何区别？影响创伤愈合的因素有哪些？

5．肾盂积水严重时，肉眼观肾体积可明显增大，但此时肾功能却下降，为什么？为什么说它不是肥大？

（吴和平）

第三章 局部血液循环障碍

学习目标

1. 掌握充血、淤血、血栓形成、血栓、栓塞、梗死、心力衰竭细胞、槟榔肝的概念，血栓形成的条件，栓子运行途径，梗死的类型及病理变化。
2. 熟悉淤血的原因、病理变化及其后果，血栓形成过程、类型、结局以及对机体的影响，栓塞的种类及其后果，梗死的原因及其对机体的影响。
3. 了解出血的原因、类型及其后果。

正常的血液循环是维持机体新陈代谢、保证机体内环境稳定和功能活动的基本条件。机体通过血液循环供给组织细胞氧气和营养物质，同时，也运出组织细胞中的二氧化碳和各种代谢产物，从而保证机体功能、代谢活动的顺利进行。如果某些原因导致血液循环障碍，并超出了机体的代偿调节能力，就可能给机体带来一系列严重的后果。

血液循环障碍分为全身性和局部性两种，前者是整个心血管系统的功能失调，常见于心力衰竭、休克等，后者是指个别器官或局部组织的血液循环异常，通常表现为局部器官或组织内循环血量异常（如充血与缺血）、血液中异常物质出现（如血栓形成、栓塞）以及这些异常物质阻塞血管造成的组织梗死、血管内成分外逸（如水肿与出血）等。

值得注意的是，全身性和局部性血液循环障碍往往是相互影响的，全身性血液循环障碍可使局部组织发生不同程度的病理变化，如左心衰竭引起肺淤血，右心衰竭引起肝淤血等局部血液循环障碍的表现。反之，局部血液循环障碍也可影响全身血液循环，如冠状动脉血流障碍引起心肌缺血或梗死，可导致心力衰竭、休克等全身血液循环障碍。

本章主要阐述局部血液循环障碍。

第一节 充血与出血

一、充血

充血（hyperemia）是指局部组织或器官的血管内血液量增多的状态，可分为动脉性充血和静脉性充血（图 3-1）。

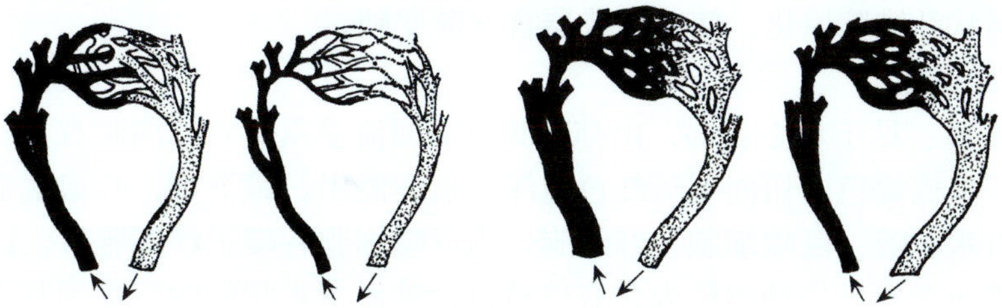

图 3-1 动脉性充血与静脉性淤血示意图

(一)动脉性充血

动脉性充血(arterial hyperemia)指细动脉血管扩张致组织或器官内动脉输入血量增多。

1. 原因与类型

(1)生理性充血:因组织、器官生理活动增强时而引起的充血,如进食后的消化道充血、运动时的骨骼肌组织充血、妊娠子宫充血、情绪激动致面部的充血等。

(2)病理性充血:指各种病理状态下器官或局部组织的充血。

1)炎性充血:炎症早期,致炎因子和炎症介质(如组胺、5-羟色胺、激肽、腺苷等)的释放,使局部组织小动脉及毛细血管扩张造成充血。

2)减压后充血:局部器官或组织因血管长期受压引起缺血,如肿瘤、胸腔积液、腹水的压迫,一旦压力突然解除,可引起血管扩张而发生充血。

2. 病理变化 组织或器官动脉性充血,血量增多,致体积增大,颜色鲜红。因局部新陈代谢活动增强,故局部温度升高。

3. 对机体的影响 生理性充血多为暂时的血管反应,一般对机体影响不大。炎症时的充血是因为在致炎因子的刺激下产生神经反射以及组胺等血管活性物质的释放,引起血管扩张充血,是机体的一种防御性反应。对已有脑血管病变的充血,则可能诱发脑血管破裂出血,致机体出现严重后果甚至死亡。

(二)静脉性充血

静脉性充血(venous hyperemia)是指静脉内血液回流受阻,血液淤积在外周小静脉和毛细血管内,静脉性充血又称淤血(congestion)。

1. 原因

(1)静脉受压:静脉受压使管腔狭窄甚至闭塞,导致血液回流受阻,引起相应部位的组织或器官淤血,如绷带过紧压迫浅表静脉、妊娠子宫压迫髂静脉、长期卧床患者骶尾部静脉受压等。

(2)静脉腔阻塞:静脉腔内血栓形成或栓塞致管腔阻塞,侧支循环没有及时建立时就会引起淤血。

(3)心力衰竭:当心泵功能衰竭时,心脏内血液不能完全排出,一部分血液淤积在心室腔内,致静脉回流受阻,造成淤血。如左心衰竭引起肺循环淤血,甚至肺水肿,患者出现呼吸困难。右心衰竭则导致体循环淤血,引起上、下腔静脉血液回流受阻,出现全身性水肿。

2. 病理变化 淤血使组织和器官体积增大,包膜紧张,颜色暗红,局部温度降低。因为淤血时血流缓慢,脱氧血红蛋白多于50g/L时,可使皮肤黏膜呈暗红或紫蓝颜色,称为发绀(cyanosis)。淤血使组织代谢降低,产热减少,故局部体表温度降低。镜下观,局部小静脉和毛细血管扩张,其内血液含量明显增多。

3. 淤血的后果及对机体的影响 ①淤血性水肿或出血。因毛细血管内流体静压升高及缺氧引起微血管壁通透性增高,血浆液体成分漏出到组织间隙或浆膜腔积液,当微血管严重损伤时,红细胞也可漏出,称为漏出性出血。②实质细胞萎缩、变性和坏死。这是因淤血引起实质细胞缺氧和营养物质供给不足所致。③淤血性硬化。慢性淤血、组织缺氧及细胞崩解产物的刺激,引起纤维组织增生和网状纤维胶原化，使组织或器官逐渐变硬。

4．重要器官的淤血

（1）慢性肺淤血：见于左心衰竭，由肺静脉血液回流受阻所致。肉眼观，肺体积增大，重量增加，质地变实，呈棕褐色，切面有暗红色泡沫状液体溢出。镜下观，肺泡壁毛细血管高度扩张充血，肺泡腔内有水肿液、巨噬细胞、红细胞。当巨噬细胞吞噬了红细胞后，红细胞崩解，血红蛋白被分解成含铁血黄素，这种胞质内含有棕黄色含铁血黄素颗粒的巨噬细胞常在左心衰竭时出现，故称心力衰竭细胞（heart failure cells）。长期淤血，肺间质纤维组织增生及网状纤维胶原化，使肺组织质地变硬，因大量含铁血黄素沉积，故肺呈棕褐色，称肺褐色硬化。临床上患者出现呼吸困难、发绀，咳粉红色泡沫痰等（图 3-2）。

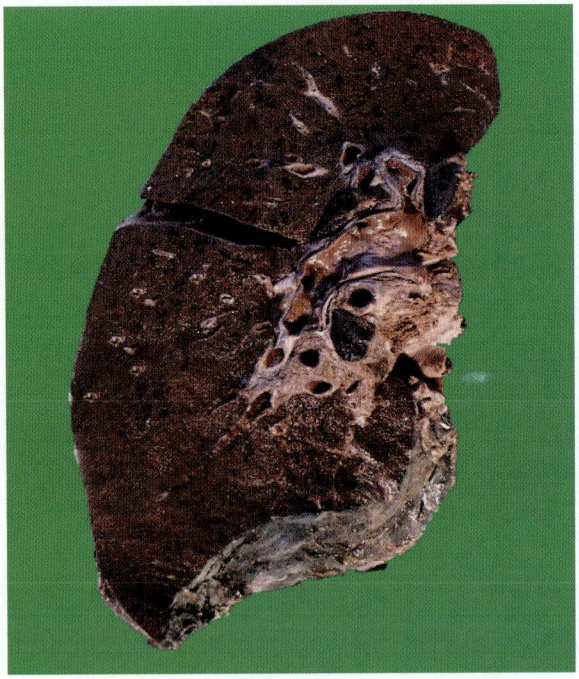

肉眼观

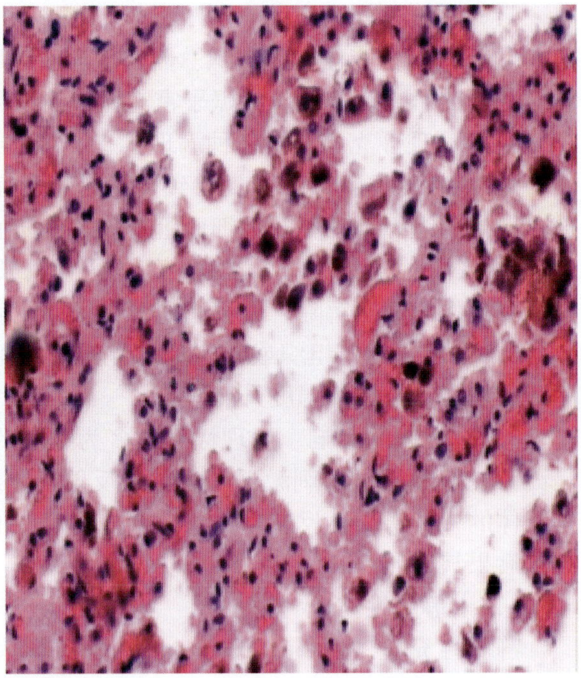

镜下观

图 3-2　慢性肺淤血的肉眼观与镜下观

（2）慢性肝淤血：见于右心衰竭，由肝静脉血液回流受阻所致。镜下观，肝小叶中央静脉及其附近的肝窦扩张充血，中央静脉附近的肝细胞渐进性萎缩或消失，小叶周边肝细胞脂肪变性（图 3-3）。肉眼观，肝体积增大，包膜紧张，质地变硬，切面为红黄相间的花纹状外观（即淤血与脂肪变交互存在），状似槟榔切面，故称为槟榔肝（nutmeg liver）。慢性持久性的肝淤血，肝内纤维组织增生，网状纤维胶原化，逐渐形成淤血性肝硬化（图 3-4）。

二、出血

血液从心脏、血管内逸出，称为出血（hemorrhage）。当血液流入组织间隙或体腔内，称为内出血；血液流出到体外，称为外出血。

（一）类型及原因

出血有生理性出血和病理性出血。前者如正常月经的子宫内膜出血；后者多由创伤、血管病变及出血性疾病所引起。按血液溢出的机制可分为破裂性出血和漏出性出血。

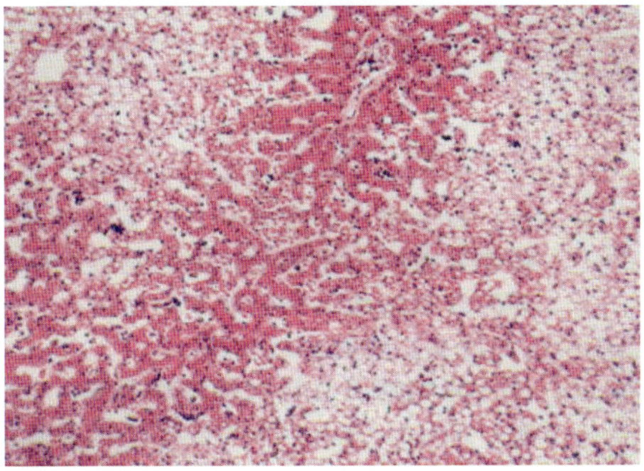

图 3-3　慢性肝淤血
镜下见肝小叶中央肝窦扩张充血，肝细胞脂肪变性

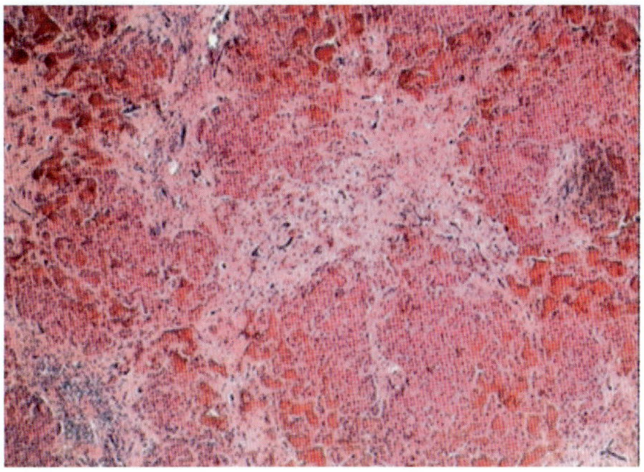

图 3-4　淤血性肝硬化
镜下见肝内纤维组织增生，形成淤血性肝硬化

1．破裂性出血　是由心脏或高血压血管破裂所致。见于机械性创伤，也可由心脏、血管自身病变所致，如心肌梗死、动脉瘤或动脉粥样硬化、高血压血管的破裂，或因组织病变侵蚀血管而破裂，如肺结核、胃十二指肠溃疡等。

2．漏出性出血　是毛细血管和微静脉通透性增高，红细胞从血管内漏出。常见原因有：①淤血和缺氧：毛细血管内流体静压增高和基底膜损伤使红细胞漏出。②炎症感染：炎症时炎症介质的释放，使血管壁通透性明显增高，如流行性出血热、钩端螺旋体病等。③缺乏维生素 C：维生素 C 可维持血管壁的完整性，缺乏维生素 C 时，可使血管基底膜黏合质形成不足而引起出血。④血液成分的变化：见于血小板生成障碍，血小板减少，血小板破坏过多，肝合成凝血因子减少，缺乏Ⅷ的血友病，弥散性血管内凝血时的继发性出血等。

（二）病理变化

肉眼观，皮下出血点或淤斑。浆膜腔出血可见积血或血凝块。镜下观，组织中有红细胞或含铁血黄素。外出血因发生部位不同可见伤口渗血，或可见咯血、呕血、便血、尿血等。

（三）后果

出血对机体的影响因出血量、速度和部位而异。如迅速丧失总血量的 20% 左右，则可以引起休克。心脏破裂出血、脑出血、肺大量出血，常危及生命。如漏出性出血丢失血量少且为缓慢发生，则对机体影响较小。

第二节　血栓形成

在活体的心脏和血管内，血液在局部发生凝固或血液中某些成分析出形成固体质块的过程，称血栓形成（thrombosis），所形成的固体质块称血栓（thrombus）。

生理状态下，血液总是呈液态在心血管内周而复始地流动，不发生凝固，是因为血液凝血系统和抗凝系统保持动态平衡的结果。如果某些促凝因素增强，破坏了这种平衡状态，就可使血液在心血管内凝固，形成血栓。

一、血栓形成的条件与机制

血栓形成是血液在心血管内流动情况下发生的凝固。它是在一定的条件下，通过血小板的黏附、凝集和血液凝固两个基本过程形成的。

（一）心血管内皮细胞损伤

心血管内皮细胞损伤是血栓形成最常见最主要的原因，也是唯一能单独引起血栓形成的因素。在生理情况下，血液不会发生凝固，是因为：①完整的内皮细胞可将血液中的凝血因子、血小板与内皮下细胞外基质（即主要为胶原纤维）隔开；②合成前列腺素（PGI_2），能对抗血小板聚集；③细胞表面含有肝素样物质，具有抗凝血作用。因此，血液始终保持流动状态。在病理情况下，如心血管内膜发生炎症、缺氧、酸中毒，则可导致内膜损伤，暴露出内膜下的胶原纤维，通过血小板与胶原纤维接触、聚集、激活。激活的血小板释放 ADP 和合成血栓素 A_2（TXA_2），促使更多的血小板聚集，并使血小板发生释放反应，释放出多种促凝物质，促进凝血过程。另外，内皮下裸露的胶原纤维可激活Ⅻ因子，从而启动内源性凝血系统引起凝血；因组织细胞的损伤释放了组织因子，通过启动外源性凝血系统，从而在损伤的局部发生血液凝固，形成血栓。

（二）血流状态的改变

正常时血液在血管内流动是分层的，红细胞、白细胞、血小板在血流中构成轴流。血管周边则为黏度较低的血浆，构成边流。这种状态的意义在于，血小板难以与血管壁接触和被激活，也可使血液的黏度不至于过高。当淤血致血流缓慢或涡流形成时，轴流变大或消失，血小板得以和血管壁接触，同时血液的黏稠性增加，容易导致血栓形成。动脉血压力高，血流速度快，故不易形成血栓。而静脉血压力低、血流速度慢，较易形成血栓。长期卧床衰竭、瘫痪的患者，由于缺乏活动，致使骶尾部、盆腔静脉尤其是下肢静脉易发生淤血而形成血栓。因此，应鼓励患者适当活动，或采取帮助患者翻身按摩、擦洗、理疗等方法来预防血栓形成。

（三）血液凝固性增高

血液凝固性增高是指比正常血液易发生凝固的状态，与血小板的量增多、功能异常及凝血因子增多等因素有关。如大面积烧伤、大手术、创伤、分娩致失血及失液过多。另外，血小板代偿性增多，如 DIC 时大量促凝物质释放使凝血因子激活，循环血液中出现纤维蛋白单体复合物，慢性缺氧使红细胞增多，血液黏度增高，同时血小板聚集性增强，也容易发生血栓。

血栓形成是一个复杂的过程，往往是上述因素相互协同作用的结果，也可能由某一种因素起主导作用，应加以综合分析判断，来进行防治。

二、血栓形成的过程与血栓的形态

血栓形成的过程包括血小板的析出、黏集和血液凝固两个方面，它是在血管内血液不断流动的情况下逐渐形成的。任何部位血栓的形成都始于内膜表面的血小板黏附与聚集，这是血栓形成的第一步，以后如何继续发展及基本形态则取决于血栓发生的部位和血液流速。通常根据血栓形成的过程将血栓分为 4 种类型。

1．白色血栓（pale thrombus） 常位于血流较快的心腔、心瓣膜和动脉内膜，而静脉内的白色血栓往往并不独立存在，而是静脉血栓的起始部，构成静脉延续性血栓的头部。

肉眼观，呈灰白色小结节或赘生物状，表面粗糙，质实，与血管壁紧密黏着，不易脱落。镜下，由血小板构成珊瑚状小梁，小梁周围有中性粒细胞附着，小梁间夹杂少量纤维蛋白网，网眼中网罗了少许红细胞。构成白色血栓的主要成分是血小板及少量的白细胞等（图 3-5）。

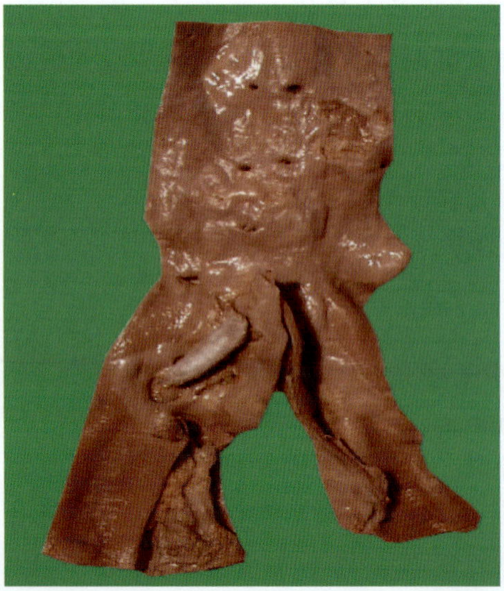

图 3-5 动脉血栓形成
动脉内呈灰白色结节状赘生物，表面粗糙，质实，与血管壁紧密黏着

2．混合血栓（mixed thrombus） 即延续性血栓的体部。肉眼观，表面粗糙，形成灰白与褐色相同的层状结构（图 3-6）。镜下可见许多珊瑚状血小板小梁，小梁间有纤维蛋白网及其网眼中的大量红细胞（图 3-7）。混合血栓常发生在静脉，构成静脉血栓的体部。单一的混合血栓见于二尖瓣狭窄时扩大的左心房内和动脉瘤内。

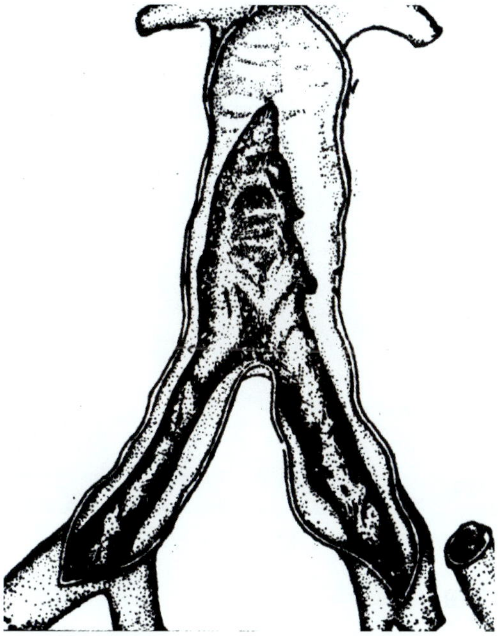

图 3-6 混合血栓（肉眼观）
髂静脉内粗糙、干燥的圆柱状血栓

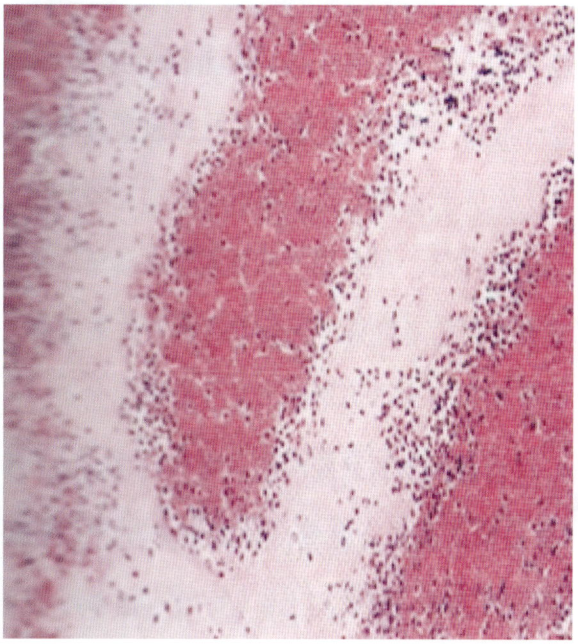

图 3-7 混合血栓（镜下观）
镜下见血小板小梁，小梁间有纤维蛋白网及其网眼中的大量红细胞

3．红色血栓（red thrombus） 主要发生于静脉，构成静脉血栓的尾部。当混合血栓不断延伸、增大，直至阻塞血管，局部血流停止，血液发生凝固而成。静脉血栓在形成的过程中不断沿血管延伸而增长，又称延续性血栓。新鲜的红色血栓肉眼观呈红色，湿润，并有一定的弹性。陈旧的红色血栓由于水分被吸收，变得干燥，易碎，失去弹性，易于脱落进入血流成为血栓栓子，引起血栓栓塞。镜下见纤维蛋白网眼中充满血细胞。

4．透明血栓（hyaline thrombus） 见于弥散性血管内凝血，通常发生在微循环内，需在显微镜下才能见到，故又称微血栓，其主要成分为纤维蛋白（图 3-8）。

三、血栓的结局

1．溶解、吸收 在血栓形成的同时，纤维蛋白溶酶系统也被激活，当血栓内中性粒细胞崩解时，可释放溶蛋白酶，将小的血栓完全溶解、吸收。而较大的血栓在溶解、软化的过程中，可部分或全部脱落形成血栓栓子，引起栓塞。

2．机化、再通 由血管壁长出肉芽组织逐渐取代血栓的过程称血栓机化。较大血栓若完全机化需 2 周左右。在机化的基础上，由于血管收缩，血栓出现裂隙，新生的毛细血管内皮细胞被覆在裂隙表面，形成新的相互沟通的通道，使血流得以部分通过，这种现象称为血栓再通（recanalization）（图 3-9）。

3．钙化 血栓未被溶解、吸收或机化时，可发生钙盐沉积，称为钙化。血栓钙化后成为静脉石（phlebolith）或动脉石（arteriolith）。机化的血栓在纤维组织玻璃样变的基础上也可发生钙化。

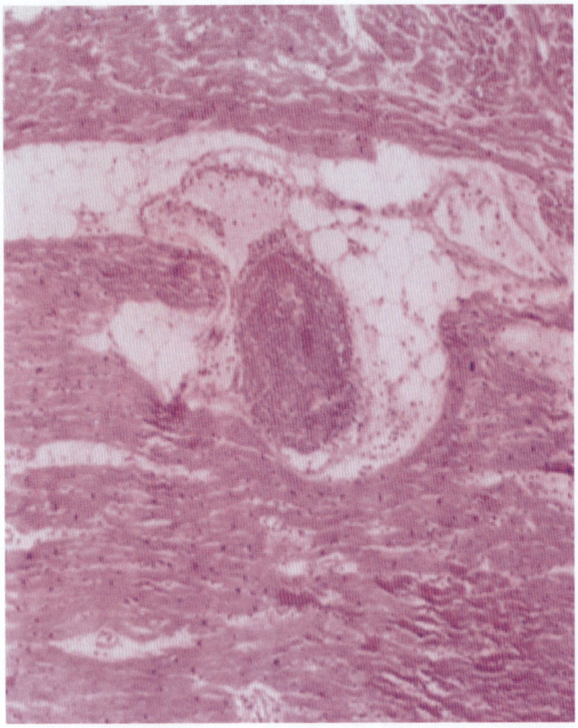

心肌微血栓

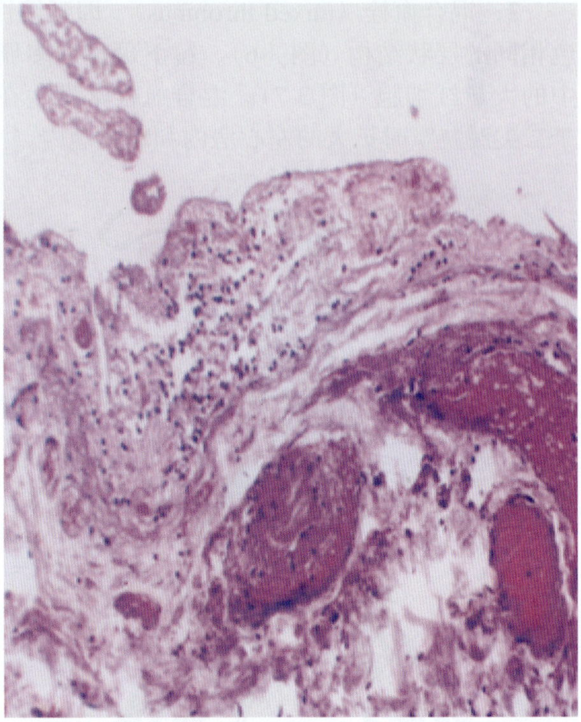

肠微血栓

图 3-8　微血栓镜下图

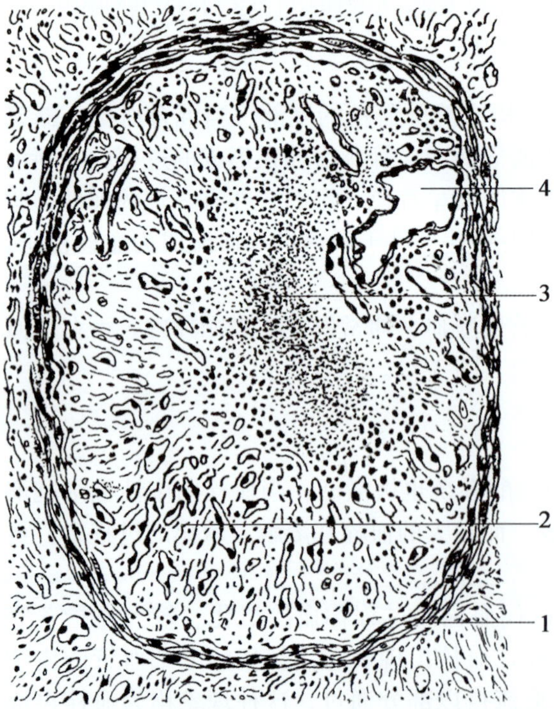

1．静脉壁；2．肉芽组织；3．未机化的血栓；4．血管再通

图 3-9　血栓机化与再通

四、血栓对机体的影响

血栓形成可起到止血和防止继续出血的作用。不利的方面可引起：

1．阻塞血管　动脉血栓可引起血管腔不完全性阻塞，可引起局部器官或组织缺血而萎缩，功能降低，如脑萎缩。若完全阻塞则可引起局部器官或组织缺血性坏死（梗死）。如冠状动脉血栓形成引起的心肌梗死，脑动脉血栓形成引起的脑液化性坏死等。静脉血栓如引起血管阻塞，可导致局部组织淤血、水肿、出血，甚至坏死。

2．栓塞　血栓全部或部分脱落后，形成栓子，随血液运行，引起栓塞。

3．心瓣膜病　反复发生的心瓣膜上的血栓机化，可使瓣膜增厚、变硬、粘连及缩短，导致心瓣膜病。

4．出血与休克　广泛性微血栓形成后，可阻断血流，同时因消耗了大量的凝血因子，引起继发性出血甚至导致休克的发生。

第三节　栓　塞

在循环血液中出现的不溶于血液的异常物质，随血液运行阻塞某处相应血管管腔的现象称为栓塞（embolism）。阻塞血管腔的异常物质称为栓子（embolus），栓子可以是固体、液体或气体，其中最常见的是因血栓脱落后形成的血栓栓子。其他栓子可有空气栓子、脂肪栓子、肿瘤细胞栓子、细菌栓子、寄生虫及其虫卵栓子和羊水栓子等比较少见。

一、栓子的运行途径

栓子的运行途径一般与血流方向一致（图 3-10），但也有少数例外情况。其途径主要有：

（一）来自左心和体循环动脉系统的栓子

栓子随动脉血运行，从左心至大动脉、小动脉，最后阻塞于相应血管的分支。常见于脑、脾、肾、下肢末梢血管的栓塞，随之发生相应部位的组织缺血、梗死。

（二）来自右心静脉系统的栓子

栓子随静脉血流动，不论来自下肢静脉或是上肢静脉，栓子都将随静脉血回流至上、下腔静脉，最后阻塞于肺动脉主干或其分支，造成肺梗死。

（三）来自门静脉系统的栓子

来自腹腔脾、胃、肠的栓子，汇集于门静脉，最后栓塞于肝内门静脉的分支。

（四）少数例外栓塞

1．交叉栓塞　又称反常性栓塞，房间隔或室间隔缺损的患者，心腔内的栓子由压力高的心腔通过缺损进入压力低的心腔，再随动脉血流栓塞相应分支，形成交叉性栓塞。

2．逆行性栓塞　因患者胸膜腔内压、腹内压骤增时，下腔静脉的栓子逆血流而行，栓塞下腔静脉所属分支，形成逆行性栓塞。

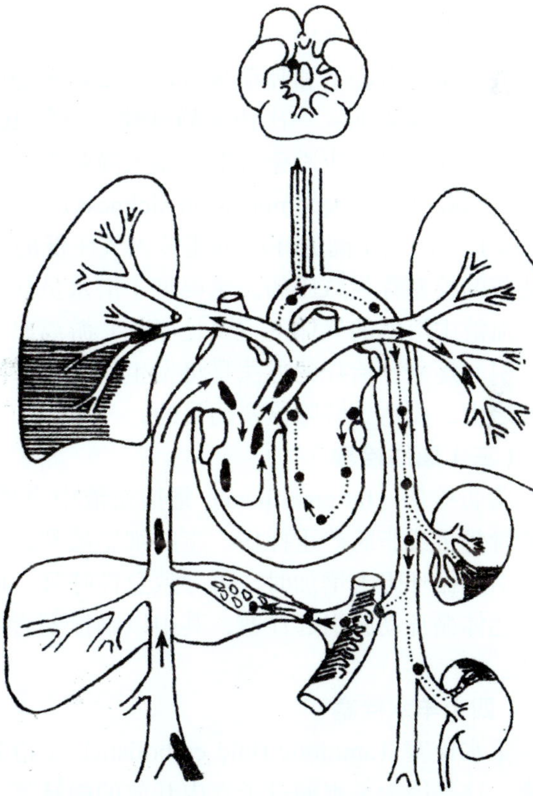

图 3-10　栓子运行途径

二、栓塞的类型及其对机体的影响

（一）血栓栓塞

由血栓脱落所引起的栓塞称为血栓栓塞（thromboembolism），是最常见的栓塞。

1．肺动脉栓塞　栓子大多数来自下肢深静脉血栓脱落。若肺动脉小分支栓塞，一般不会引起严重后果。若栓塞前已有肺淤血，一旦发生动脉分支栓塞，侧支循环又不能充分代偿，则可导致部分肺梗死。当肺动脉分支广泛性栓塞或肺动脉主干栓塞时，则引起肺动脉血流中断，血栓刺激动脉内膜引起神经反射和血栓释出 TXA2 和 5- 羟色胺使肺动脉、支气管动脉、冠状动脉和支气管痉挛，同时因肺缺血和左心排血量骤然降低，患者突然出现呼吸困难、发绀和休克，多因呼吸循环衰竭而猝死（图 3-11）。

2．体循环动脉栓塞栓子多来自左心的附壁血栓，如心肌梗死、动脉粥样硬化斑块表面的血栓，细菌性心内膜炎时的瓣膜赘生物脱落等。

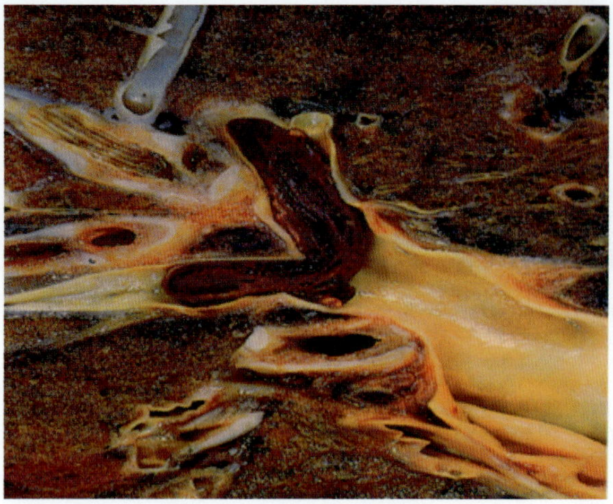

图 3-11 肺动脉血栓栓塞

少数来自动脉系统的血栓脱落，也可引起体循环动脉栓塞。出现在体循环动脉的栓子可随血流至全身各处，以脑、脾、肾和下肢常见。发生在脑、脾、肾的栓塞及下肢动脉栓塞因缺乏侧支循环，组织结构致密，易造成梗死。脑梗死可造成严重后果。梗死的组织若继发腐败菌感染，可形成坏疽，如四肢末端的坏疽。

（二）气体栓塞

大量气体快速进入血液循环或已溶解在血液中的气体迅速游离成气泡所致的栓塞称为气体栓塞（gas embolism）。气体栓塞可分为两种类型。

1．空气栓塞（air embolism） 多发生于头颈部静脉。这些静脉内呈负压，创伤或手术所致的大静脉破裂时，空气可从破裂口进入血液循环。也可见于分娩时，由于子宫强烈收缩，将空气挤进破损的静脉窦内。空气随静脉血流抵达右心，因右心室搏动将空气和血液搅拌成许多泡沫状血液阻塞至右心室和肺动脉口，严重影响静脉血液回流和向肺动脉搏出血液，导致猝死。家兔空气栓塞实验表明：一次快速静脉输入空气 10ml 左右，即可引起家兔迅速死亡。医护人员在给患者静脉输液时，应避免将空气输入静脉内，否则将造成严重后果。

2．减压病（decompression sickness） 又称沉箱病（caisson disease）和潜水员病（diver disease）。从气压高的环境迅速转入气压低的环境时，原溶解于血液中的气体释放出来，形成气泡造成的栓塞称为减压病。主要见于潜水员从水底快速上升到水面，飞行员从地面突然升入高空时，血液中溶解的气体（主要是氮气）游离出来，形成无数小气泡，造成关节、肌肉等器官的栓塞，引起疼痛。治疗的方法是将发生氮气栓塞的患者置于高压氧舱内，使游离的氮气重新溶解于血液之中，而达到解除栓塞的目的。

（三）脂肪栓塞

脂肪栓塞（fat embolism）是指血液中出现游离而不溶解的脂肪滴引起的栓塞。常见的原因是长骨骨折或脂肪严重挫伤，脂肪细胞破裂，释出脂滴进入破裂的静脉口。大量脂肪滴进入肺循环，引起循环阻力增加时，可导致急性呼吸、循环衰竭，甚至猝死。较小的脂滴可通过肺毛细血管到达体循环动脉引起栓塞，其中以脑栓塞后果最严重，可造成脑水肿、脑梗死及脑组织出血等病变。

（四）羊水栓塞

羊水栓塞（amniotic fluid embolism）是指分娩过程中羊水进入母体血液循环而引起的肺循环栓塞。这是因为羊水通过子宫内开放的静脉窦，导致肺循环栓塞。羊水中除胎毛、胎脂、角化上皮及胎粪可直接引起母体肺动脉栓塞外，羊水内的凝血活酶还可引起弥散性血管内凝血（DIC）。半数以上的患者可在短时间内因急性呼吸、循环衰竭而死亡。

（五）其他栓塞

恶性肿瘤细胞作为栓子侵入血管，可以形成转移瘤。细菌团、寄生虫卵等也可引起栓塞，从而引起多处感染。

知识链接

羊　水

羊水是指妊娠时子宫羊膜腔内的液体。在整个妊娠过程中，它是胎儿赖以生存的内环境，是维持胎儿生命所不可缺少的重要成分。

羊水的成分98%是水，另有少量无机盐类、胎毛、胎脂、脱落的胎儿细胞及胎粪等混悬其中。在妊娠期，羊水能缓和腹部外来压力或冲击，使胎儿不至直接受到损伤。羊水能让胎儿有一个活动空间，使胎儿的肢体发育不至于形成异常或畸形。羊水可减少母体对胎儿在子宫内活动时引起的感觉或不适。羊水中还有部分抑菌物质，这对于减少感染有一定作用。在分娩过程中，羊水形成水囊，可以缓和子宫颈的扩张等。

案例 3-1

病例一：男性，58岁。患高血压病已10余年。近年常有便秘，5日前去厕所大便时突然晕倒，意识不清，并伴有大、小便失禁，右侧上、下肢瘫痪。

病例二：女性，60岁。5年前已确认为脑动脉粥样硬化（血管内膜受损），4天前早晨醒来自觉头晕并发现右侧上、下肢不能自如活动，且病情不断加重，至次日上午出现右侧上、下肢瘫痪。

病例三：女性，27岁。患风湿性心脏病伴亚急性细菌性心内膜炎（左心室有赘生物形成），某日起床下地活动时，突感头晕，当即卧床，2天后发现右侧上、下肢瘫痪。

问题与思考：

1．上述三位患者共同特点是头晕、昏迷等神经系统症状和右侧上、下肢瘫痪。请结合解剖学知识，考虑上述患者病变发生在什么部位？

2．结合本章的学习，进一步考虑上述三位患者的病变性质是否相同？根据已提供的简要病史，初步考虑三位患者的诊断分别是什么？请提出诊断依据。

第四节　梗　死

梗死（infarction）是指机体器官局部组织因动脉血流阻断而侧支循环不能及时建立引起的组织缺血性坏死。

一、梗死的原因

1．血栓形成　是引起梗死的最常见原因。如冠状动脉和脑动脉粥样硬化继发血栓形成时可引起心肌梗死和脑梗死。

2．动脉血栓　多为血栓栓塞所致。脾、肾和肺的梗死多由血栓栓塞引起，少数见于气体、羊水、脂肪栓塞。

3．血管受压闭塞　多见于肠扭转、肠套叠、嵌顿性肠疝及肠粘连等引起的肠梗阻。首先造成静脉回流受阻，继而发生动脉血管受阻致局部组织坏死。

4．动脉痉挛　发生在已有动脉狭窄病变的情况下，继发动脉强烈痉挛而导致组织缺血坏死。如冠状动脉粥样硬化时并发强烈痉挛，则可引起心肌梗死。

二、梗死的病理变化与类型

梗死是因缺血引起的一种局部组织的坏死，梗死的病理变化与其发生的部位、组织结构、该器官的血管分布、梗死区含血量的多少有关。

（一）梗死的病理变化

梗死属坏死的一种类型，不同器官的梗死可有不同的形态特点。由于多数器官（如脾、肾和肺）的血管呈锥形分布，故其梗死灶也呈锥形，切面呈扇形或楔形，其尖端朝向该器官门部的血管阻塞处（图 3-12）。因冠状动脉分支不规则，故心肌梗死呈不规则的地图样形状。肠梗死呈节段性。脑梗死呈液化状，属于液化性坏死。其他梗死多为凝固性坏死。

（二）梗死的类型

1．贫血性梗死（anemic infarct）　常发生于心、脾、肾、脑等脏器。这些器官含蛋白质多、组织结构比较致密，侧支循环不丰富，梗死区内含血量较少，呈灰白色，故称贫血性梗死。梗死灶周围组织有一明显的充血或出血带。镜下观，与凝固性坏死相同，早期仍可见该组织轮廓，晚

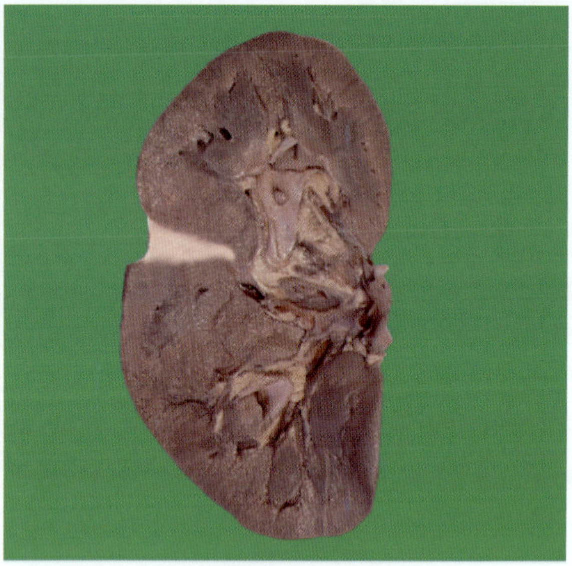

肾梗死后瘢痕

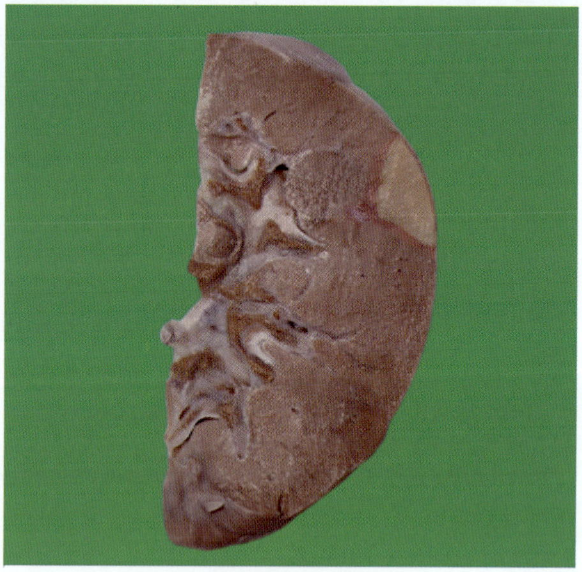

肾贫血性梗死

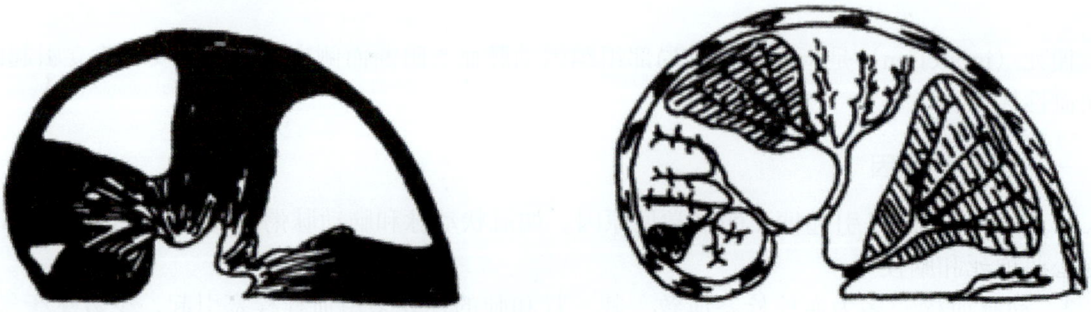

图 3-12　肾贫血性梗死及其示意图

期呈红染、均质、无结构的颗粒状。

知识链接

脑梗死

脑梗死（cerebral infarction，CI）是由于脑组织局部供血动脉血流突然减少或停止，造成该血管供血区的脑组织缺血、缺氧导致的脑组织坏死、软化，并伴有相应部位偏瘫、失语等神经功能缺失的临床症状和体征。脑梗死是缺血性脑卒中的总称，包括脑血栓形成、腔隙性梗死和脑栓塞等。脑CT扫描和脑MRI检查对脑梗死具有重要的诊断价值。

脑梗死好发者为50～60岁以上的人群，常有动脉粥样硬化、高血压、风湿性心脏病、冠状动脉粥样硬化性心脏病（冠心病）或糖尿病，以及吸烟、饮酒等不良嗜好的患者。约25%的患者病前有短暂性脑缺血发作病史，表现为头痛、头晕、眩晕、短暂性肢体麻木、无力等。

2．出血性梗死（hemorrhagic infarct） 多发于肠和肺，肠、肺组织结构疏松，具有双重血液循环或血管侧支循环丰富，如果在动脉阻塞之前已有较严重的组织淤血，梗死区域将有明显的出血现象，呈暗红色（图3-13）。

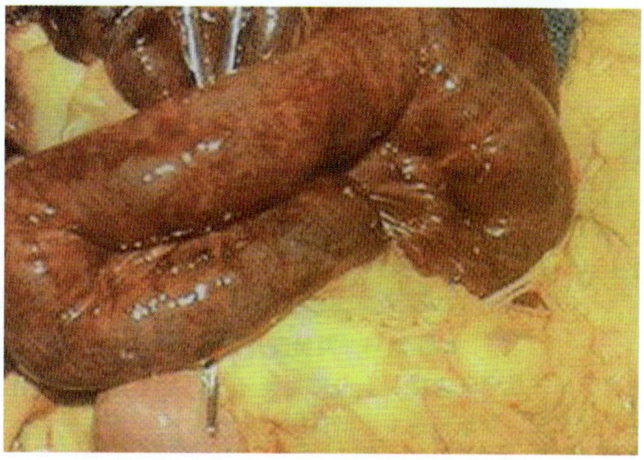

图3-13 肠出血性梗死
肠梗死区有明显的出血，呈暗红色

三、梗死的结局和对机体的影响

梗死发生后的1～2天，由病灶周围肉芽组织逐渐向梗死灶内长入，较小的病灶可完全被肉芽组织取代，最后变成瘢痕组织，即发生机化。若较大的病灶不能完全机化时，则由肉芽组织加以包裹，未被机化的坏死组织可钙化。脑梗死灶液化成囊腔，最后由瘢痕修补。

梗死对机体的影响则取决于梗死的器官、梗死区的大小和部位。如肾梗死可致肾区疼痛和血尿，可能对肾功能有一定的影响；肺梗死可致胸痛与咯血，较大范围的梗死可引起呼吸困难；心肌梗死可致心脏功能障碍或猝死；肠梗死可引起急腹症，患者出现剧烈腹痛、呕吐及弥漫性腹膜炎；下肢梗死若并发坏疽，可出现毒血症或败血症等；脑梗死可引起相应部位的脑功能障碍甚至死亡。

本章小结

血液循环障碍分为全身性和局部性两种，前者常见于心力衰竭、休克等，后者是指个别器官或局部组织的血液循环异常，通常表现为局部器官或组织内循环血量异常、血液中异常物质出现以及这些异常物质阻塞血管造成的组织梗死、血管内成分外逸等。

本章小结

充血是指局部组织或器官的血管内血液量增多的状态，可分为动脉性充血和静脉性充血，又称淤血。淤血对机体的影响包括：①淤血性水肿或出血；②实质细胞萎缩、变性和坏死；③淤血性硬化。

慢性肺淤血见于左心衰竭，由肺静脉血液回流受阻所致。肉眼观，肺体积增大，重量增加，质地变实，棕褐色，切面有暗红色泡沫状液体溢出。镜下观，肺泡壁毛细血管高度扩张充血，肺泡腔内有水肿液、巨噬细胞、红细胞。当巨噬细胞吞噬了红细胞后，红细胞崩解，血红蛋白被分解成含铁血黄素，这种胞质内含有棕黄色含铁血黄素颗粒的巨噬细胞常在左心衰竭时出现，故称心力衰竭细胞。长期淤血，肺间质纤维组织增生及网状纤维胶原化，使肺组织质地变硬，因大量含铁血黄素沉积，故肺呈棕褐色，称肺褐色硬化。

慢性肝淤血见于右心衰竭，由肝静脉血液回流受阻所致。肉眼观，肝体积增大，包膜紧张，质地变硬，切面为红黄相间的花纹状外观，状似槟榔切面，故称为槟榔肝。镜下观，肝小叶中央静脉及其附近的肝窦扩张充血，中央静脉附近的肝细胞渐进性萎缩或消失，小叶周边肝细胞脂肪变性。慢性持久性的肝淤血，肝内纤维组织增生，网状纤维胶原化，逐渐形成淤血性肝硬化。

在活体的心脏和血管内，血液在局部发生凝固或血液中某些成分析出形成固体质块的过程称血栓形成，所形成的固体质块称血栓。血栓形成的条件有：①心血管内皮细胞损伤；②血流状态的改变；③血液凝固性增高。血栓的类型有：①白色血栓；②混合血栓；③红色血栓；④透明血栓（微血栓）。血栓的结局有：①溶解、吸收；②机化、再通；③钙化。血栓对机体的影响：①阻塞血管，动脉血栓可引起血管腔不完全性阻塞，使局部组织缺血而萎缩，功能降低，也可引起组织缺血性坏死。静脉血栓如引起血管阻塞后，可导致局部组织淤血、水肿。②栓塞。③心瓣膜病。④出血与休克。

栓塞是指在循环血液中出现的不溶于血液的异常物质，随血液运行，阻塞某处相应血管管腔的现象。阻塞血管腔的异常物质称为栓子，栓子可以是固体、液体或气体，其中最常见的是因血栓脱落后形成的血栓栓子，其他栓子可有空气栓子、脂肪栓子、肿瘤细胞栓子、细菌栓子等。栓子的运行途径一般与血流方向一致。来自左心和体循环动脉系统的栓子随动脉血运行，最后阻塞于相应血管的分支，常见于脑、脾、肾、下肢末梢血管的栓塞，随之发生相应部位的组织缺血、梗死。来自右心静脉系统的栓子随静脉血流动，随静脉血回流至上、下腔静脉，最后阻塞于肺动脉主干或其分支，造成肺梗死。来自腹腔脾、胃、肠的栓子，汇集于门静脉，最后栓塞于肝内门静脉的分支。少数情况可出现交叉栓塞、逆行性栓塞等。栓塞的类型有血栓栓塞、气体栓塞、脂肪栓塞、羊水栓塞等，血栓栓塞是最常见的栓塞。

梗死是指机体局部组织因动脉血流阻断而侧支循环不能及时建立引起的组织缺血性坏死。梗死的原因常见有血栓形成、动脉血栓、血管受压闭塞、动脉痉挛等。梗死的类型有贫血性梗死和出血性梗死，前者常发生于心、脾、肾等脏器，这些器官含蛋白质多、组织结构比较致密，侧支循环不丰富，梗死区内含血量较少，呈灰白色。后者多发于肠和肺，因肠、肺组织结构疏松，具有双重血液循环或血管侧支循环丰富，如果在动脉阻塞之前已有较严重的组织淤血，梗死区域将有明显的出血现象，呈暗红色。梗死对机体的影响则取决于梗死的器官、梗死区的大小和部位，如肾梗死可致肾区疼痛和血尿；肺梗死可致胸痛与咯血，较大范围的梗死可引起呼吸困难；心肌梗死可致心脏功能障碍或猝死。

思考题

1．血栓形成的条件有哪些?
2．何谓梗死?梗死的原因、类型有哪些?
3．血栓形成、栓塞、梗死三者有何相互联系?
4．慢性肝淤血与慢性肺淤血的病变特点有何不同?

（张　翔）

第四章 炎 症

学习目标

1. 掌握炎症和炎症介质的概念、局部组织的基本病变、炎症的类型和各类病变特点。
2. 熟悉炎症的原因、局部与全身表现、炎症细胞的种类和功能。
3. 了解炎症细胞的形态学特点及炎症的结局。

炎症（inflammation）是指具有血管系统的活体组织对各种致炎因子造成损伤所发生的以防御反应为主的病理过程。炎症的基本病理变化表现为变质、渗出和增生。局部表现为红、肿、热、痛和功能障碍；全身反应有发热、外周血白细胞数目改变等。炎症是临床上最常见的疾病。许多炎症性疾病的名称中并没有“炎”字，如疖、痈、伤寒、硅沉着病等。

炎症所表现的是损伤与抗损伤的过程。各种致炎因子引起机体组织和细胞发生损伤，表现为变质，机体通过渗出与增生体现了防御和修复过程，总体上表现为机体防御为主的反应，对机体是有利的。

第一节 炎症的原因

凡能因组织和细胞损伤而引起炎症的因素称为致炎因子。分为以下几类：

1．生物性因素　是引起炎症最常见的原因，如细菌、病毒、立克次体、支原体、原虫、真菌、螺旋体和寄生虫等。由生物性因素引起的炎症又称为感染。病原菌侵入体内可以在局部组织细胞中繁殖、蔓延和产生内、外毒素直接引起损伤。此外，某些具有抗原性的病原体可诱发免疫反应导致炎症。

2．物理性因素　如温度、机械性损伤、紫外线和辐射性因素等。

3．化学性因素　包括外源性和内源性化学物质。前者如强酸、强碱和强氧化剂等；后者为组织的分解产物或代谢过程中产生的代谢产物（如尿酸、尿素等）。

4．免疫性因素　当机体免疫反应状态异常时，可引起超敏反应，造成组织损伤，如过敏性鼻炎、肾小球肾炎。

第二节 炎症的基本病理变化

炎症的基本病理变化包括局部组织的变质、渗出和增生，其中以血管反应为中心的渗出性变化是炎症的特征性改变。通常急性炎症或炎症早期，以变质和渗出为主，而慢性炎症及炎症愈复期，则以增生为主。一般认为，变质属于损伤性变化，渗出为抗损伤过程，而增生属于修复过程。

一、变质

炎症局部组织和细胞发生变性和坏死称为变质（alteration）。变质多发生于实质细胞，也可见于间质细胞。

（一）形态变化

炎症反应时实质细胞常发生的变质性变化有细胞水肿、脂肪变、凝固性坏死和液化性坏死等。间质细胞常出现的变质性改变包括黏液样变和纤维素样坏死等。

（二）代谢变化

1．局部酸中毒　炎症灶内的糖、脂肪和蛋白质分解代谢增强，耗氧量增加，局部血液循环障碍及酶系统受损，导致局部氧化过程迅速降低，无氧代谢增强，氧化不全的代谢产物（如乳酸、脂肪酸、酮体）在炎区局部堆积而使氢离子浓度升高，出现局部酸中毒。

2．组织内渗透压增高　由于炎症局部的物质分解代谢增强和坏死组织的崩解，使蛋白质等大分子物质分解为小分子物质，导致局部分子浓度增高，胶体渗透压升高；同时，局部酸中毒致使盐类解离过程增强，造成离子浓度增加，从而使炎症灶内的晶体渗透压增高，促使渗出过程的发生。

二、渗出

炎症局部组织血管内的液体、蛋白质和白细胞通过血管壁进入到组织间隙、体腔、体表和黏膜表面的过程叫渗出（exudation）。以血管反应为中心的渗出性病变，在局部发挥着重要的防御作用。急性炎症的渗出主要包括以下基本过程。

（一）血流动力学改变

血流动力学改变即血流量和血管口径的变化。当致炎因子引起急性炎症时，血流动力学变化依次为（图 4-1）：

1．细动脉短暂痉挛　在致炎因子的作用下，通过神经反射和炎症介质的作用，细动脉首先发生短暂痉挛，持续几秒钟。

2．动脉扩张和血流加速　在细动脉短暂痉挛后，细动脉和毛细血管扩张，血流加速，血流量增多，形成动脉性充血，即炎性充血，可持续数分钟或数小时不等，是导致局部组织发红和发热的原因。血管扩张早期是由神经轴突反射引起的，随后是由炎症介质作用所致。

3．血流速度减慢和静脉扩张　在血管扩张的基础上，炎症介质持续作用使血管壁通透性增高，导致血浆渗出，血液浓缩，血液黏稠度增加，血流速度减慢，发生淤血。

（二）血管壁通透性增高

炎症反应时血管壁通透性增高是导致局部液体渗出的重要原因，其通透性增高的机制如下。

1．内皮细胞收缩　在组织胺、缓激肽、白细胞三烯等炎症介质作用下，内皮细胞迅速发生收缩，在内皮细胞之间出现 0.5 ～ 1.0μm 的缝隙。这一过程主要影响 20 ～ 60μm 大小口径的静

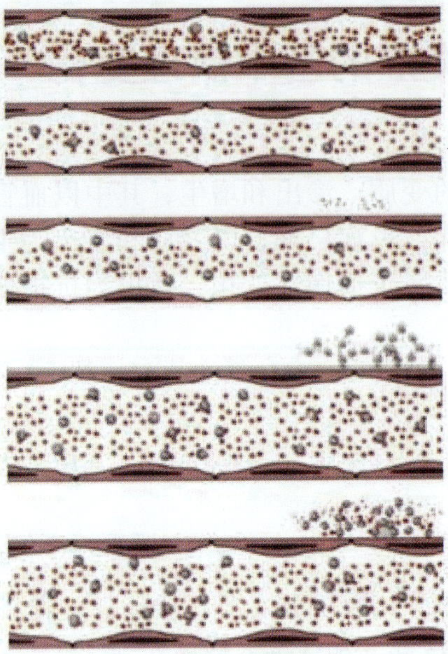

图 4-1　炎症时血流动力学变化模式图

脉，一般不影响细动脉和毛细血管。引起内皮细胞收缩的炎症介质半衰期较短，仅为 15 ～ 30 分钟，而且引起内皮细胞收缩是可逆的，故称为速发短暂反应。抗组织胺类药物可抑制此反应。

2．穿胞作用增强　在接近内皮细胞之间连接处存在着相互连接的由囊泡所构成的囊泡体，形成穿胞通道。富含蛋白质的液体通过穿胞通道穿过内皮细胞称为穿胞作用（transcytosis）。

3．内皮细胞损伤　化脓性细菌感染和严重烧伤可直接损伤血管的内皮细胞；白细胞激活后释放蛋白水解酶等物质引起内皮细胞损伤，使血管壁通透性增加。

4．新生毛细血管壁的高通透性　在炎症修复时，内皮细胞增生形成大量新生的毛细血管，其内皮细胞连接不健全。血管生长因子（VEGF）不仅促进内皮细胞增生，而且使血管通透性增加，因而新生的毛细血管具有高通透性。

（三）液体渗出

渗出的液体称为渗出液。渗出液聚集在组织间隙引起的组织水肿称为炎性水肿（inflammatory edema）；渗出液聚集于体腔，则称为炎性积液。引起炎性水肿的因素包括血管扩张、血流加速以及血流缓慢，大量血液淤积在静脉与毛细血管内而引起流体静压升高和血浆超滤；富含蛋白质的液体外渗到血管外，使血浆胶体渗透压下降，而组织内胶体渗透压升高；以及其他各种因素所引起的血管通透性增加，均可引起炎性水肿。

1．渗出液的成分　渗出液（exudate）的成分与血管壁通透性改变的程度有关，轻者仅以盐类晶体及小分子白蛋白渗出为主，重者则有纤维蛋白原、球蛋白等大分子蛋白质渗出。漏出液的产生是血浆超滤的结果，并无血管通透性明显增加。渗出液与漏出液有明显的不同（表 4-1）。

2．渗出液的作用　①防御作用：渗出液可以稀释炎症区内的毒素及有害物质，减轻毒素对局部的损伤作用；为局部浸润的白细胞带来氧和营养物质，并运走代谢产物；渗出液中含有抗体、补体及溶菌酶等物质可消灭病原体；渗出液中的纤维素交织成网，可阻止细菌和毒素的扩散，有利于白细胞发挥吞噬作用。②不利影响：大量渗出液可压迫局部组织器官，加重局部血液循环障碍，影响其功能。如严重的喉头水肿可造成窒息；渗出液中纤维蛋白过多，又不能完全被吸收时，可发生机化、粘连，对机体造成不利的影响，如肺肉质变、胸膜粘连和心包粘连等。

表 4-1 渗出液与漏出液的区别

	渗出液	漏出液
原因	炎症	非炎性
外观	混浊	澄清
有核细胞数	＞ 1000×10^6/L	＜ 300×10^6/L
蛋白含量	30g/L 以上	30g/L 以下
相对密度	＞ 1.018	＜ 1.018
凝固性	能自凝	不自凝
Rivalta 试验	阳性	阴性

（四）白细胞渗出及其作用

炎症反应中最重要的特征是将白细胞运输到炎症区域，白细胞的渗出是一个主动游出的过程，渗出到血管外的白细胞称为炎症细胞（inflammatory cell）。白细胞由血管内渗出到组织间隙的现象称为炎症细胞浸润（inflammatory cell infiltration），白细胞的渗出过程是极其复杂的连续过程，主要包括边集、滚动、附壁、游出、趋化作用和吞噬作用等环节。

1．边集与附壁 在生理情况下，流动的血液分轴流和边流。轴流是血液中的有形成分，边流则为血浆成分。炎症时，因血管扩张、血管壁通透性增高和血流缓慢，使白细胞从轴流进入边流靠近血管壁，并沿着血管壁向前缓慢滚动，称为白细胞边集（leukocytic margination）。依赖于黏附分子相互识别的相互作用而黏附于血管壁上，称为白细胞附壁（leukocytic selection）。

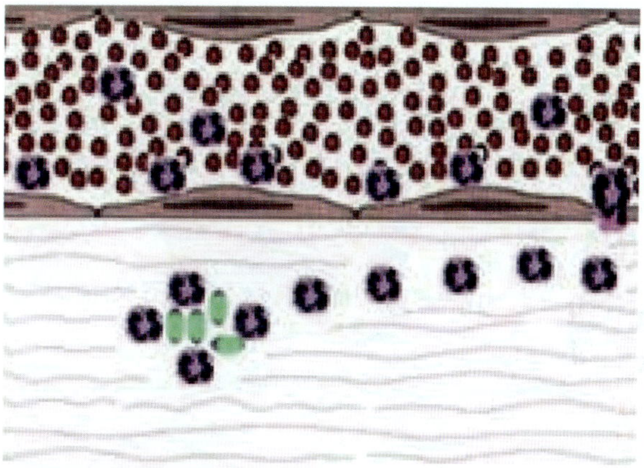

图 4-2 白细胞游出模式图

2．白细胞游出与趋化作用 白细胞游出是通过内皮细胞连接处，其胞质突起形成伪足，整个白细胞以阿米巴样运动的方式穿过内皮细胞的缝隙（图 4-2）。中性粒细胞、嗜酸性粒细胞、嗜碱性粒细胞、单核细胞和各种淋巴细胞均以此种方式游出血管外。各种白细胞游出的能力有较大的差异，中性粒细胞与单核细胞游出能力最强，淋巴细胞游出能力最弱。

趋化作用（chemotaxis）是指游出的白细胞受某些化学刺激物的影响做定向移动（图 4-3），能够吸引白细胞做定向移动的化学刺激物称为趋化因子。趋化因子可分为外源性和内源性两类，外源性趋化因子指细菌，内源性趋化因子包括补体成分（特别是 C_5a）、白细胞三烯、细胞因子等。

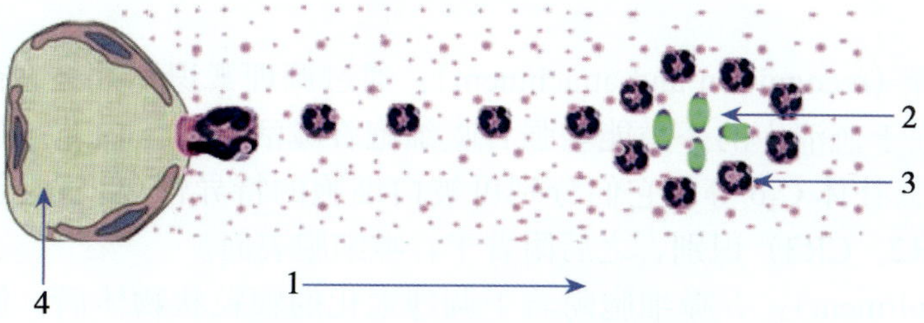

图 4-3 白细胞趋化作用模式图

1．白细胞游走方向 2．趋化因子（细菌） 3．炎症细胞聚集于炎灶中心 4．血管腔

趋化因子具有特异性，某些趋化因子只吸引中性粒细胞，而另一些趋化因子则吸引单核细胞或嗜酸性粒细胞。不同的炎症细胞对趋化因子的反应性不同，粒细胞和单核细胞对趋化因子的反应较明显，而淋巴细胞对趋化因子的反应则较弱。

3．吞噬作用　吞噬作用（phagocytosis）是指白细胞游出并到达炎症病灶，吞噬病原体和组织碎片的过程，是炎症防御反应及其重要的环节。具有较强吞噬能力的白细胞主要有中性粒细胞和巨噬细胞。

中性粒细胞吞噬能力较强，细胞质内含有嗜天青颗粒和特异性颗粒。嗜天青颗粒中含有酸性水解酶、髓过氧化物酶（MPO）、溶菌酶、中性蛋白酶、磷脂酶和阳离子蛋白。特异性颗粒中含溶菌酶、磷脂酶、碱性磷酸酶及乳铁蛋白等。

进入炎症病灶的巨噬细胞来自血液中的单核细胞，其溶酶体内含有酸性磷酸酶和过氧化物酶。当巨噬细胞受到外界刺激时则被激活，表现为细胞体积增大，细胞表面的皱襞增多，线粒体和溶酶体增多，其功能也增强。

吞噬过程包括识别与黏着、吞入、杀伤和降解三个连续的过程（图 4-4）。

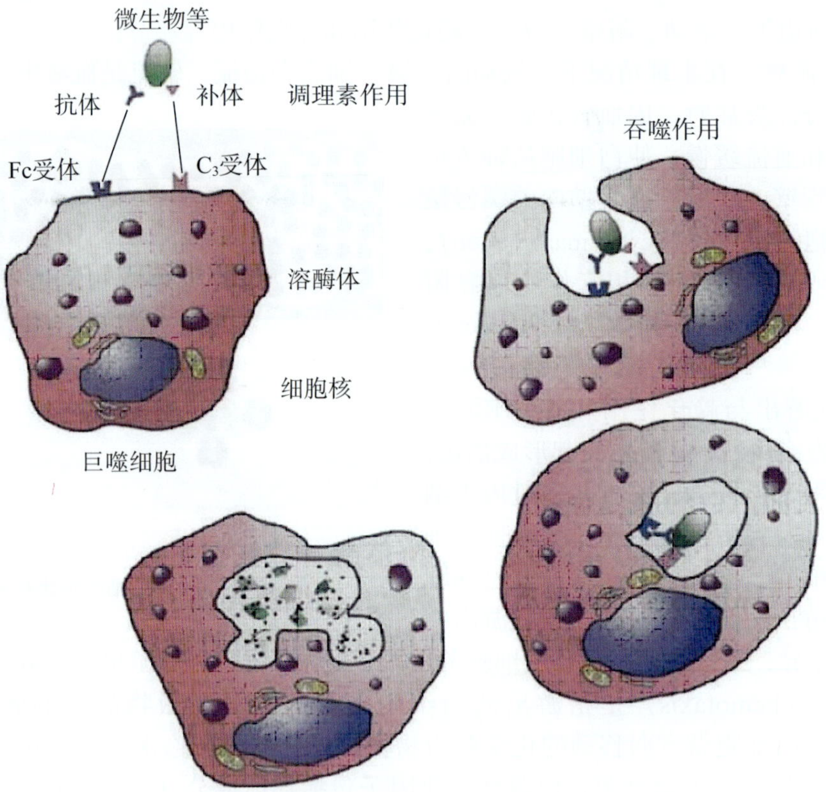

图 4-4　吞噬作用示意图

（1）识别和黏着（recognition and attachment）：通过调理素识别并黏着被吞噬物。所谓调理素（opsonin）是存在于血清中的一类能增强吞噬细胞吞噬活性的蛋白质。这些蛋白质包括免疫球蛋白 IgG 的 Fc 段、补体 C_3b 等，它们分别可被白细胞的特异性免疫球蛋白 Fc 受体（FcγR）、补体受体（CR1、CR2、CR3）识别，之后附着于吞噬细胞表面。

（2）吞入（engulfment）：吞噬细胞附着于调理素化的颗粒状物体后，便伸出伪足或细胞膜凹陷将异物或病原体包绕形成吞噬体，吞噬体与溶酶体融合形成吞噬溶酶体。

(3) 杀伤和降解 (killing and degradation)：进入吞噬溶酶体的细菌主要被具有活性的氧代谢产物杀伤和降解。所形成的 H_2O_2-MPO- 卤素是中性粒细胞最有效的杀菌系统。死亡的细菌可被溶酶体水解酶所降解。

如果被吞噬的细菌具有较强的耐受力，不能被杀伤降解，则可在吞噬细胞内繁殖，并随吞噬细胞移动，造成病原微生物在患者体内的播散。

4．免疫作用 参与免疫过程的细胞主要有巨噬细胞、淋巴细胞 (包括 T 和 B 淋巴细胞)。巨噬细胞吞噬处理抗原并将抗原信息传递给免疫活性细胞，致敏的淋巴细胞分别产生淋巴因子或抗体，参与细胞免疫或体液免疫，发挥杀伤原微生物的作用。

5．组织损伤作用 渗出的白细胞在化学趋化、被激活和发挥吞噬作用的同时，不仅向吞噬溶酶体内释放产物，而且还将产物释放至细胞外间质中。如中性粒细胞释放的产物主要有溶酶体酶、活性氧自由基、前列腺素和白细胞三烯等，它们可导致血管内皮细胞和组织的损伤，加重致炎因子的损伤作用。

6．炎性细胞的种类和功能

(1) 中性粒细胞 (neutrophil)：又称小吞噬细胞，胞质内含有丰富的中性颗粒，核呈分叶状 (2 ~ 5 叶)，具有活跃的运动能力和较强的吞噬能力。常见于急性炎症、炎症的早期或化脓性炎症。

(2) 巨噬细胞 (macrophage)：又称大吞噬细胞，细胞大，胞质丰富，含有丰富的溶酶体，具有趋化能力和较强的吞噬能力。巨噬细胞可摄取和处理抗原，参与特异性免疫反应，也可见于急性炎症的晚期、慢性炎症和非化脓性炎症。巨噬细胞可因被吞噬物质的不同而发生形态学的变化，可演化为上皮样细胞、风湿细胞、伤寒细胞，在遇见较大或难以吞噬的物质时，可转化为多核巨细胞，如朗汉斯巨细胞、异物巨细胞。

(3) 嗜酸性粒细胞 (eosinophil)：细胞质内含有许多粗大的圆形嗜酸性颗粒，内含有多种酶。其运动能力较弱，有一定的吞噬能力，能吞噬抗原抗体复合物。常见于寄生虫感染或变态反应性疾病。

(4) 淋巴细胞 (lymphocyte) 和浆细胞 (plasma cell)：淋巴细胞体积最小，核圆形，胞质少，分 B 和 T 淋巴细胞两类，有较弱的游走能力而无趋化性，无吞噬能力。浆细胞具有产生抗体的功能。淋巴细胞和浆细胞常见于慢性炎症。淋巴细胞还见于病毒感染。

(5) 嗜碱性粒细胞 (eosinophilic) 和肥大细胞 (mast cell)：这两种细胞在形态和功能上相似，细胞内均含有嗜碱性、易染性颗粒，其内均含有肝素和组胺，多见于变态反应性炎症。肥大细胞的胞质内还含有 5- 羟色胺。

（五）炎症介质在炎症过程中的作用

某些致炎因子可直接损伤血管内皮细胞，引起局部组织血管的通透性增高，但多数致炎因子不能直接引起局部血管的变化，许多急性炎症反应则主要是通过一系列化学活性物质的介导来实现的。这些参与或 (和) 引起炎症反应的化学活性物质称为化学介质或炎症介质 (inflammatory mediator)。

1．炎症介质的生物学特点 ①炎症介质通过与一种或多种靶细胞表面的特异性受体结合而发挥其生物学活性；②炎症介质作用于靶细胞可使靶细胞产生次级炎症介质；③炎症介质一旦被激活或由细胞释放，半衰期短，很快衰变，即被酶降解灭活或被拮抗分子抑制或清除；④大多数炎症介质具有潜在的致损伤能力。

2．主要的炎症介质及其作用

(1) 细胞释放的炎症介质

1) 血管活性胺 (vascular amines)：包括组胺和 5- 羟色胺。主要存在于肥大细胞和嗜碱性粒细胞的颗粒中，也可见于血小板。血管活性胺的主要作用：①能够使细动脉、细静脉和毛细血管扩张；②使血管壁的通透性增强；③对嗜酸性粒细胞有趋化作用。

2）花生四烯酸的代谢产物：包括前列腺素（PG）和白细胞三烯（LT）。花生四烯酸是 20 碳不饱和脂肪酸，脂化后成为细胞膜磷脂的一部分。在炎症因素的作用下，促使花生四烯酸从细胞膜上的磷脂释放，生成前列腺素和白细胞三烯。主要作用：①使小血管扩张；②使血管壁的通透性增高；③对中性粒细胞有趋化作用；④导致疼痛；⑤引起发热。

3）白细胞产物：主要来源于中性粒细胞和单核细胞。这些细胞被致炎因子激活后可释放氧自由基和溶酶体成分。溶酶体成分的作用是：①可使血管的通透性增强；②对巨噬细胞有趋化作用；③可损伤局部组织。

4）细胞因子：主要由激活的淋巴细胞和单核巨噬细胞产生，也可来自内皮、上皮和结缔组织中的细胞。其可介入、调节其他细胞的功能，参与免疫反应。根据其作用的靶细胞及主要功能可分为多种类型。常见的有白细胞介素（IL）、肿瘤坏死因子（TNF）、干扰素（IFN），以及对不同炎症细胞有趋化作用的细胞因子，刺激造血、调节不成熟细胞生长及分化的细胞因子。

（2）血浆中的炎症介质

1）补体系统：由 20 种蛋白质组成，是一种具有酶活性的蛋白质。它是机体抵抗病原微生物的重要因子，可使血管壁通透性增加，具有化学趋化作用和调理素化作用。其中 C_3a 和 C_5a 可通过刺激肥大细胞释放组胺使血管扩张和血管壁通透性增加，同时 C_5a 还是中性粒细胞、嗜酸性粒细胞、嗜碱性粒细胞和单核细胞的趋化因子。C_3b 是调理素的重要成分之一，可增强吞噬细胞的吞噬活性。

2）激肽系统：该系统中能发挥炎症介质作用的是缓激肽（bradykinin），主要作用：①可使细动脉扩张；②使血管壁通透性增加；③使血管以外的平滑肌收缩；④引起疼痛。

3）凝血系统：Ⅻ因子激活不仅能启动激肽系统，而且能启动凝血系统和纤维蛋白溶解系统。被激活的凝血系统中有两类成分（即凝血酶、纤维蛋白多肽和Ⅹa 因子）具有炎症介质的活性。其中凝血酶可促进内皮细胞的黏附和成纤维细胞的增生；纤维蛋白多肽能诱导血管壁通透性升高，并对白细胞具有趋化作用。Ⅹa 因子与效应细胞的蛋白酶受体 -1 结合后可导致血管壁通透性升高及促进白细胞的游出。

常见炎症介质及其主要作用归纳于表 4-2 中。

表 4-2 常见炎症介质及其作用

作用	炎症介质的种类
扩张血管	组胺、5-HT、缓激肽、PGE_2、PGE_1、PGD_2、PGI_2、NO
使血管通透性升高	组胺、5-HT、缓激肽、C_{3a}、C_{5a}、LT、血小板活化因子、活性氧代谢产物、P 物质
趋化作用	C_{5a}、LTB_4、细菌产物、阳离子蛋白、细胞因子（IL-8 和 TNF 等）
引起发热	细胞因子（IL-1、IL-6 和 TNF 等）、PG
引起疼痛	PGE_2、缓激肽
导致组织损伤	氧自由基、溶酶体酶、NO

三、增生

炎性增生（inflammatory proliferation）是指炎症病灶的巨噬细胞、血管内皮细胞和成纤维细胞等间质成分的增生，有时也可见上皮细胞和腺体等实质细胞的增生。增生反应通常在急性炎症后期或慢性炎症较为明显，但少数疾病在炎症初期即有明显增生，如伤寒初期有大量巨噬细胞的增生；急性肾小球肾炎可见肾小球毛细血管内皮细胞和系膜细胞明显肿胀与增生。增生也是一种重要的防御反应，能促使炎症局限化，并使受损组织得以修复。但过度的纤维组织增生对机体会产生不利影响，如心肌炎和慢性病毒性肝炎时，心肌细胞和肝细胞损伤破坏和间质纤维组织过度增生，可引起心肌硬化和肝硬化。

综上所述，炎症的三种基本病变贯穿于炎症的整个过程之中，各有其特点，但它们之间是相互依存，相互制约，共同形成复杂的炎症反应过程。

第三节　炎症的局部表现和全身反应

一、炎症的局部表现

1．红　炎症局部发红是由于在炎症早期动脉性充血，局部血液中氧合血红蛋白增多所致，使组织呈鲜红色（充血）；炎症后期是由于静脉性充血（淤血），局部血液内脱氧血红蛋白增多所致，使局部组织呈暗红色。

2．肿　急性炎症时由于充血、炎性水肿和炎症细胞浸润而使局部组织明显肿胀；慢性炎症时，由于组织细胞和浸润的炎症细胞增生，可引起肿胀。

3．热　炎症局部由于动脉性充血，使局部血流量增多，营养物质增多，组织代谢增强，产热增多，导致局部温度升高。

4．痛　炎症常引起局部疼痛，其主要原因是：①炎症区内局部组织分解代谢增强，如氢、钾等离子的浓度增高，刺激神经末梢引起疼痛；②炎症介质有致痛作用；③炎症渗出引起组织肿胀，张力增加，压迫或牵拉神经末梢引起疼痛。

5．功能障碍　炎症时引起炎症区内的实质细胞变性、坏死和代谢障碍，炎性渗出物的压迫或阻塞及局部组织的肿胀、疼痛，均可引起局部组织或器官的功能障碍。

二、炎症的全身反应

1．发热　致热作用于下丘脑的体温调节中枢，使调定点上移而引起发热。主要的致热源有白细胞介素 1（IL-1）、白细胞介素 6（IL-6）和肿瘤坏死因子（TNF）。一定程度的发热，可增强单核吞噬细胞系统的功能，促进抗体的形成，并能增强肝的解毒功能，所以炎症时的发热是机体重要的防御反应。

2．外周血白细胞数量变化　急性炎症特别是化脓性感染时，血中白细胞总数常增多，可达 $15 \sim 20 \times 10^9$/L。严重者可高达 $40 \sim 100 \times 10^9$/L，称为类白血病反应。白细胞增多可加强炎症反应过程，具有防御意义。外周血白细胞反应的类型与炎症性质、病原体种类、感染程度有关。大多数细菌感染引起中性粒细胞增多，感染严重时出现幼稚的中性粒细胞，即“核左移”；慢性炎症和病毒感染时淋巴细胞增多；寄生虫感染和某些超敏反应性疾病，嗜酸性粒细胞增多。但有些疾病（如伤寒、流行性感冒等），白细胞则减少。因此，临床上通过检查白细胞总数和分类对诊断疾病有一定的帮助。

3．单核吞噬细胞系统增生　表现为肝、脾、骨髓的巨噬细胞增生，吞噬能力增强；脾及淋巴结等处的 T 和 B 淋巴细胞增生，能释放淋巴因子和形成抗体。

案例 4-1

8 岁患儿，男性。3 天前出现精神萎靡，食欲减退，昨早起床后感右上肢内侧疼痛并红肿，伴有低热。当晚患部疼痛加剧，红肿明显，患肢不敢活动，并有发热、头痛和头晕，今日上午来院就诊。

局部检查：右上肢内侧有 3cm×4cm 红肿区，略隆起，触之有波动感，体表发热，压痛明显，活动受限，同侧腋窝淋巴结肿大，有触痛。

体温 39.5℃，白细胞计数 23×10^9/L，分类：中性粒细胞 90% 并有核左移（其中杆状核粒细胞 4%）和中毒颗粒，淋巴细胞 10%。

诊断：右上肢脓肿。

入院后手术切开，排出黄色黏稠脓液 10ml 并给抗生素治疗痊愈出院。

问题与思考：

1．本例诊断依据是什么？为什么会出现红、肿、热、痛和功能障碍等临床表现？

2．本例是局部脓肿，但有发热、白细胞计数升高及远处淋巴结肿大等全身反应，说明在疾病过程中存在什么样的辩证关系？

第四节　炎症的类型

一、按病程分类

（一）超急性炎症

超急性炎症（peracute inflammation）起病急，呈暴发性经过，病程持续数小时至数天，炎症反应剧烈。短期内可引起组织和器官的严重损害，甚至可导致机体死亡。临床上多见于超敏反应性损害，如青霉素药物过敏反应和器官移植超急性排斥反应等。

（二）急性炎症

急性炎症（acute inflammation）起病较急，病程较短，症状明显，病程多为几天到 1 个月不等。其病变常以变质、渗出为主，增生不明显。急性阑尾炎、急性腹膜炎等均属于此类炎症。

（三）慢性炎症

慢性炎症（chronic inflammation）其病程可长达数月甚至持续数年，多由急性炎症转化而来，或因致炎因子长期刺激而呈慢性经过。临床症状多不明显。炎症局部病变常以增生为主，渗出性病变轻微。炎症病灶浸润的炎症细胞以淋巴细胞和浆细胞为主。当机体抵抗力下降时，慢性炎症也可转变为急性炎症，如慢性阑尾炎或慢性胆囊炎的急性发作等。

（四）亚急性炎症

亚急性炎症（subacute inflammation）病程介于急性与慢性炎症之间。病变特征是坏死与增生均较明显，如亚急性重型病毒性肝炎、亚急性细菌性心内膜炎等属于这类炎症。

二、按炎症局部基本病变分类

任何炎症都表现为变质、渗出和增生性病变，由于致炎因子、机体的免疫状态、炎症发生的部位以及炎症的阶段不同，往往以某种病变为主，据此可把炎症分为如下类型。

（一）变质性炎症

变质性炎症（alterative inflammation）是以局部组织和细胞变性、坏死为主，而渗出和增生性改变较轻微的炎症。变质性炎症一般呈急性经过，常见于心、肝、肾、脑等实质器官。如急性重型肝炎，肝细胞广泛坏死，出现严重的肝功能障碍；流行性乙型脑炎，神经细胞变性、坏死及脑软化灶形成，引起严重的中枢神经系统功能障碍；白喉外毒素引起的中毒性心肌炎，心肌细胞变性、坏死，引起严重的心功能障碍。

（二）渗出性炎症

渗出性炎症（exudative inflammation）最为常见，炎症局部以渗出为主，炎症灶内有大量渗出物形成。根据渗出物主要成分的不同，渗出性炎症可分为浆液性炎症、纤维素性炎症、化脓性炎症和出血性炎症。

1．浆液性炎症（serous inflammation）以浆液渗出为特征，渗出物主要是血清，含有3% ~ 5% 的蛋白质，主要为白蛋白，同时含有少量的纤维素、白细胞和脱落的上皮细胞。浆液性炎症发生的部位有黏膜、浆膜、滑膜、疏松结缔组织和皮肤。引起浆液性炎症的因素很多，如高温、强酸、强碱、蛇毒及细菌毒素等。烫伤时可在表皮内和表皮下形成水疱（图 4-5），结核性胸膜炎时可在胸腔内形成积液，关节的浆液性炎症可引起关节腔的积液。浆液性炎症性病变一般较轻，易于消退。浆液渗出过多对机体也有不利影响，甚至导致严重后果。如喉头的浆液性炎症可致喉头水肿并引起窒息。胸膜腔、心包腔的大量浆液渗出可影响心、肺功能。

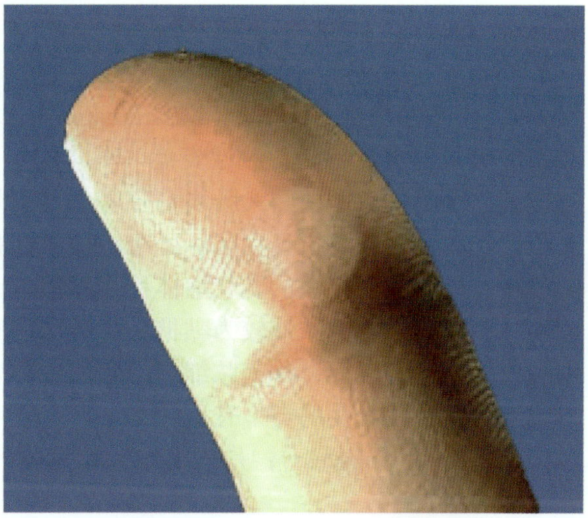

图 4-5 浆液性炎症（手指水疱）

2．纤维素性炎症（fibrinous inflammation）以大量纤维素为其特征的炎症称为纤维素性炎症。说明血管壁损伤严重，通透性明显升高。病变常发生于浆膜、黏膜和肺。多由于某些细菌毒素，如白喉杆菌毒素、痢疾杆菌和肺炎球菌毒素以及各种毒物（如尿素和汞等）引起。发生于黏膜的纤维素性渗出性炎症，渗出的纤维蛋白、中性粒细胞和坏死的黏膜上皮混合组成灰白色膜状物（假膜），故称为假膜性炎（图 4-6）。气管白喉时在支气管内形成的假膜容易脱落而引起窒息。细菌性痢疾在结肠黏膜表面形成的假膜脱落后，可留下表浅的溃疡。心包的纤维素性炎症，由于心脏不断搏动，致使渗出至心外膜上的纤维素形成无数绒毛状物，覆盖于心脏表面，称为绒毛心（图 4-7）。大叶性肺炎是在肺泡腔内除有大量渗出的纤维素外，还可见大量中性粒细胞。渗出的纤维素量比较少的时候可被中性粒细胞释放的蛋白水解酶溶解吸收；渗出的纤维素过多时，不能完全被溶解吸收而发生机化、粘连，影响器官的功能。如纤维素性胸膜炎时可造成胸腔粘连，纤维素性心包炎时可造成心包的粘连。

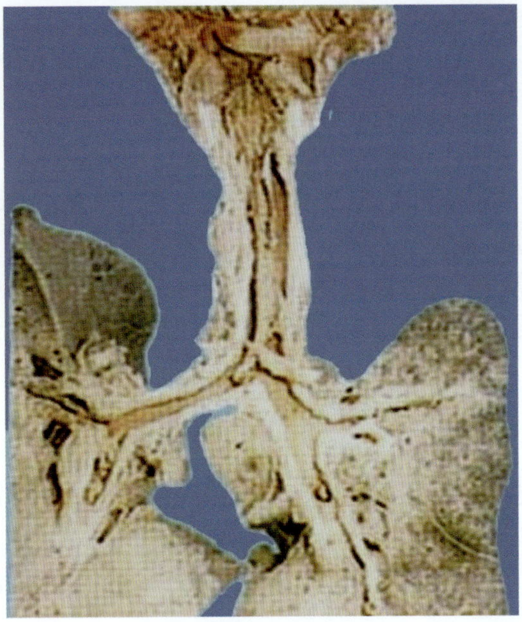

图 4-6 气管白喉

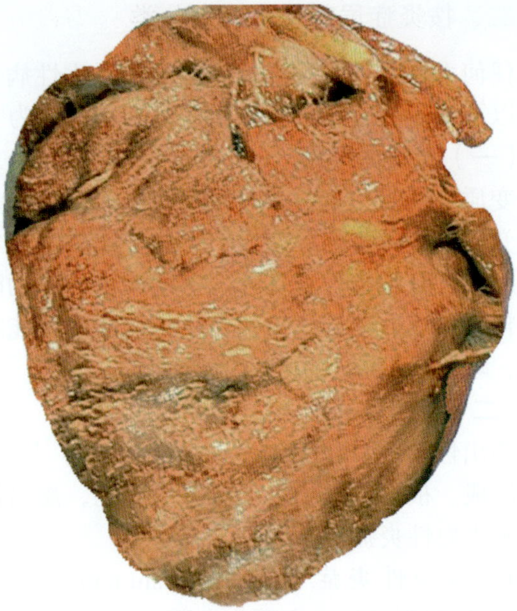

图 4-7 绒毛心

3．化脓性炎症（purulent inflammation）以中性粒细胞渗出为主，并有不同程度的组织坏死和脓液形成的炎症称为化脓性炎症（图 4-8）。化脓性炎症多由化脓性细菌所引起，如葡萄球菌、链球菌、脑膜炎双球菌、大肠埃希菌等。也可是某些化学物质，如松节油、巴豆油等，引起的是无菌性化脓。化脓是指炎症区坏死组织被中性粒细胞或坏死组织所释放的蛋白水解酶溶解、液化的过程，所形成的混浊的乳状液体称为脓液（pus）。脓液一般呈灰黄色或黄绿色，黏稠不一，由葡萄球菌感染引起的脓液较为黏稠，由链球菌感染引起的脓液较为稀薄。化脓性炎症中的中性粒细胞发生变性和坏死，称为脓细胞。脓液中除含有脓细胞外，还含有细菌、坏死的组织碎片和少量浆液。化脓性炎症的类型有：

（1）脓肿（abscess）：是指组织、器官内的局限性化脓性炎症，常伴脓腔形成（图 4-9）。主

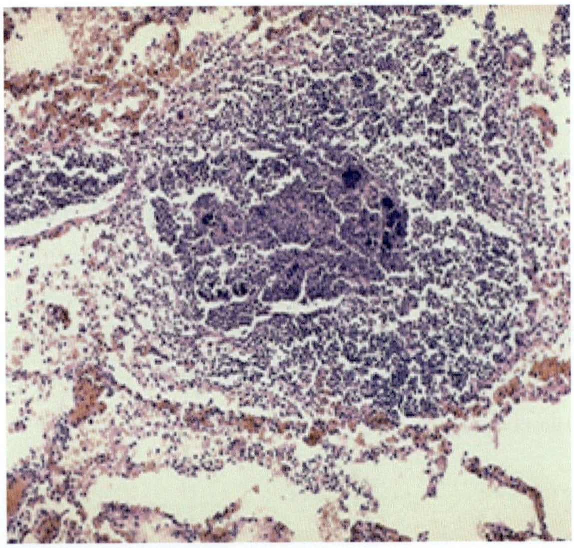

图 4-8 肺脓肿（镜下）

大量中性粒细胞密集浸润伴肺组织局部溶解破坏

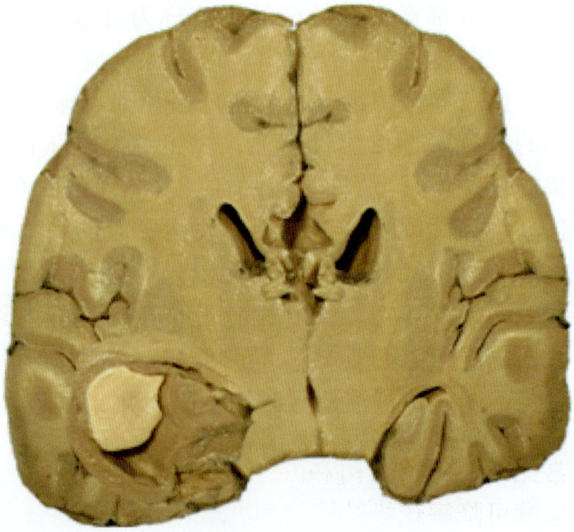

图 4-9 脑脓肿

脑实质内见一大脓腔

要由金黄色葡萄球菌引起，其可产生血浆凝固酶，使渗出的纤维蛋白原转变成纤维蛋白，能使病变局限，形成脓腔。脓肿可发生于皮下和肝、肺、肾等内脏。小脓肿可以被吸收消散，较大的脓肿由于脓液过多，吸收困难，常需要切开排脓或穿刺抽脓。脓腔局部常由肉芽组织修复。

疖是毛囊、皮脂腺及其周围组织发生的脓肿。疖的中心部分液化变软后，脓液便可排出（图 4-10）。痈是多个疖的融合（图 4-11），在皮下脂肪和筋膜组织中形成多数相互沟通的脓肿，必须及时切开排脓才能愈合。皮肤、黏膜的脓肿向表面穿破时，形成较深的缺损称为溃疡；深部组织的脓肿如向体表或邻近的自然管道穿破，形成的只有一个开口的病理性盲管称为窦道；若深部脓肿一端向体表或体腔穿破，另一端开口于自然管道，形成由两个或两个以上开口的病理性管道称为瘘管。较常见的肛门周围组织脓肿向皮肤穿破可形成肛旁窦道，如同时破入肛管，形成两端开口的通道，即为肛瘘（图 4-12）。脓性窦道或脓性瘘管不断排出脓性渗出物，经久不愈。

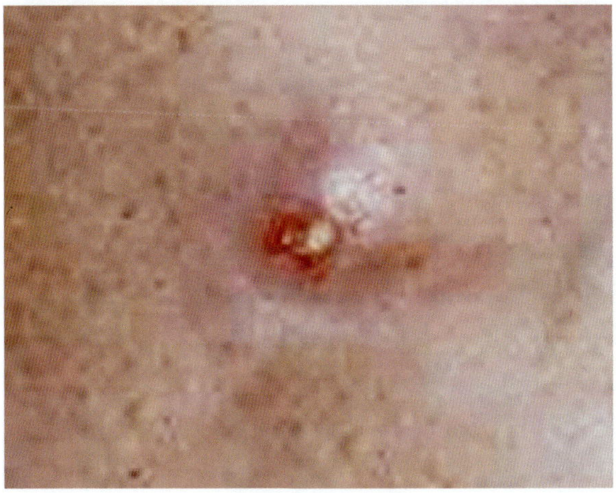

图 4-10 疖

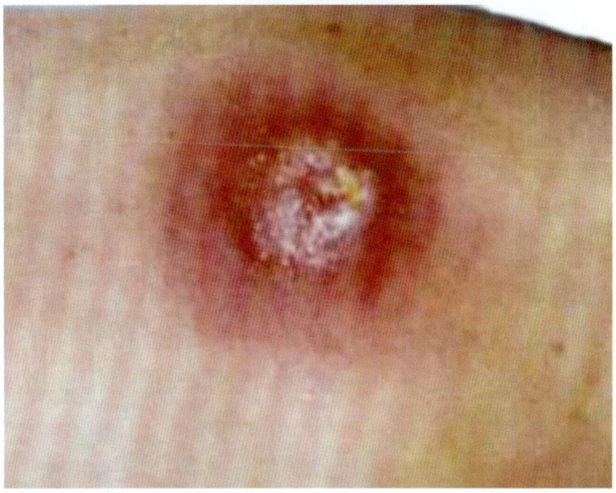

图 4-11 痈

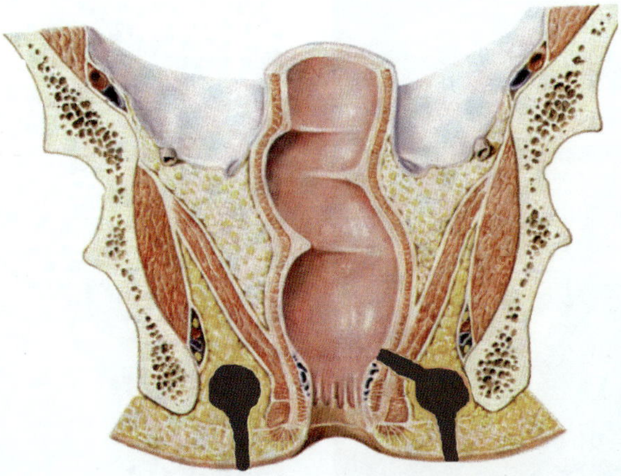

图 4-12 肛管直肠周围脓肿窦道、瘘管形成示意图

（2）蜂窝织炎（phlegmonous inflammation）：是指发生在疏松结缔组织的弥漫性化脓性炎症，常见于皮肤、肌肉和阑尾（图 4-13）。由链球菌所引起，其可分泌透明质酸酶和链激酶，透明质酸酶可降解疏松结缔组织中的透明质酸。链激酶可溶解纤维蛋白，因此蜂窝织炎易通过组织间隙和淋巴管扩散，发展迅速，病变弥漫，界限不清，不易局限，表现为疏松结缔组织内大量中性粒细胞弥漫性浸润（图 4-14）。

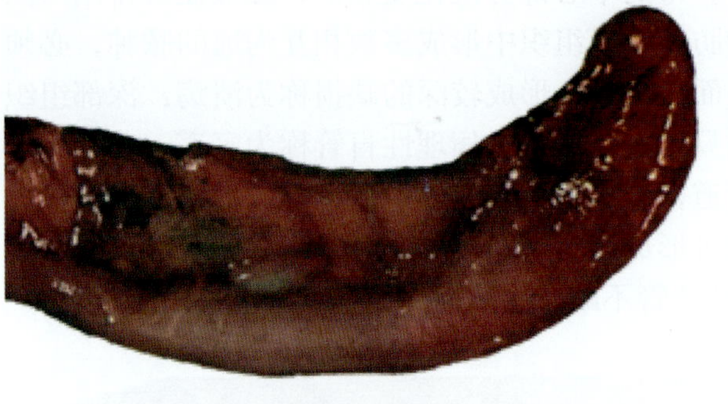

图 4-13 急性蜂窝织炎性阑尾炎

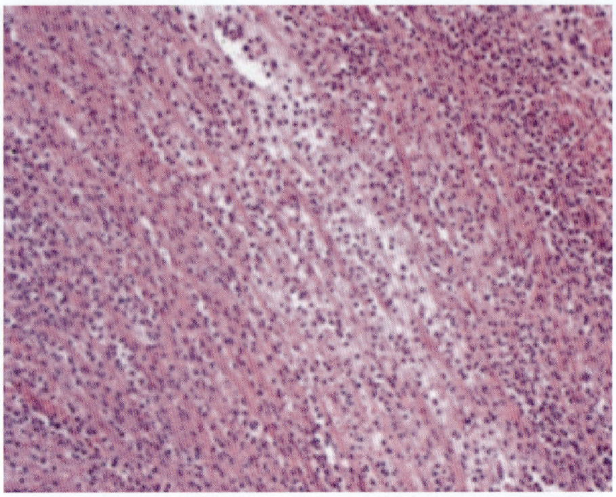

图 4-14 急性蜂窝织炎性阑尾炎（镜下）
大量中性粒细胞弥漫浸润阑尾肌层

（3）表面化脓和积脓：是指发生在黏膜和浆膜的化脓性炎症。发生在黏膜的化脓性炎症，中性粒细胞向黏膜表面渗出，深部组织的炎症反应不明显。如化脓性尿道炎，渗出的脓液可沿尿道排出体外。当化脓性炎症发生于浆膜腔、胆囊和输卵管时，脓液可在浆膜腔、胆囊和输卵管腔内积聚，称为积脓（empyema）。如化脓性脑膜炎时蛛网膜下腔有大量脓性渗出物聚集，导致脑沟、脑回结构模糊，即为典型的表面化脓和积脓改变（图 4-15）。

4．出血性炎症（hemorrhagic inflammation）是指某些炎症时其血管受损严重，渗出物中常伴有大量红细胞漏出。常见于流行性出血热、钩端螺旋体病等。

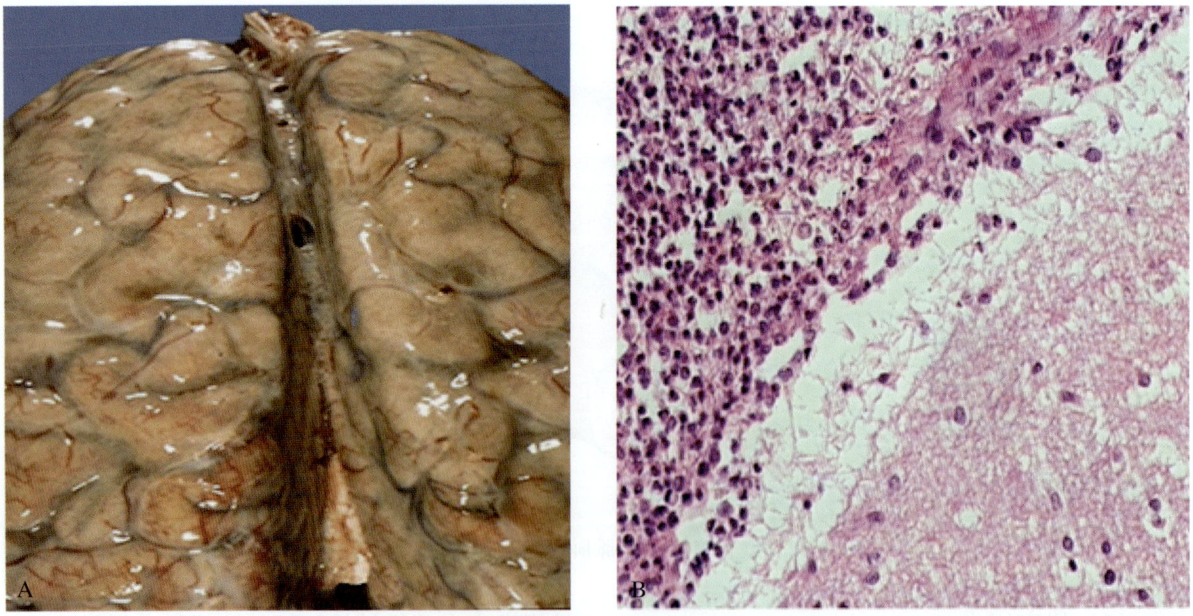

图 4-15 化脓性脑膜炎
A．肉眼观　　B．镜下观

知识链接

卡他性炎症

卡他（catarrh）是指渗出物沿黏膜表面向下流。卡他性炎症是指发生在黏膜的轻度渗出性炎症，多不伴有明显的组织破坏，炎症易于消散。因渗出物的成分不同，又可分为浆液性卡他性炎、黏液性卡他性炎、脓性卡他性炎。在卡他性炎症的病变过程中，可由一种病变类型转化为另一种病变类型，也可混合发生。

上述各型炎症可单独发生，亦可合并存在，如浆液性纤维素性炎症、纤维素性化脓性炎症等。在炎症的发展过程中一种炎症可转变成另一种炎症，如浆液性炎症可转变成纤维素性炎症或化脓性炎症。

（三）增生性炎症

增生性炎症（proliferative inflammation）是指炎症局部以增生性改变为主，而变质、渗出轻微的炎症。多数增生性炎症属慢性炎症，少数增生性炎症为急性炎症，如伤寒病、急性肾小球肾炎等。

1．一般增生性炎症　属于非特异性炎症，其形态特征是：①炎症局部浸润的炎细胞主要为淋巴细胞、浆细胞和单核细胞；②成纤维细胞、血管内皮细胞，被覆上皮细胞、腺上皮细胞等实质细胞增生明显；③变质渗出轻微。

2．肉芽肿性炎症（granulomatous inflammation）　炎症局部以巨噬细胞及其衍生细胞增生为主，形成境界清楚的结节状病灶，称为肉芽肿性炎症。是一种特殊的增生性炎症。根据引起的病因不同，肉芽肿可分为下列两种：

（1）感染性肉芽肿：是最常见的一种类型，由某些病原体引起，如结核性肉芽肿、风湿性肉芽肿、伤寒肉芽肿。其中以结核性肉芽肿最为常见。

典型的结核性肉芽肿中心为干酪样坏死，坏死周围有大量上皮样细胞呈放射状排列，并有一个或多个朗汉斯巨细胞，外层有淋巴细胞浸润，周边有成纤维细胞和胶原纤维分布（图 4-16）。

（2）异物性肉芽肿：由异物引起，如外科缝线、粉尘、木刺、寄生虫虫卵等。异物性肉芽肿的形态特征是在异物周围有多少不等的巨噬细胞、异物巨细胞和成纤维细胞包绕的结节状病灶（图 4-17）。

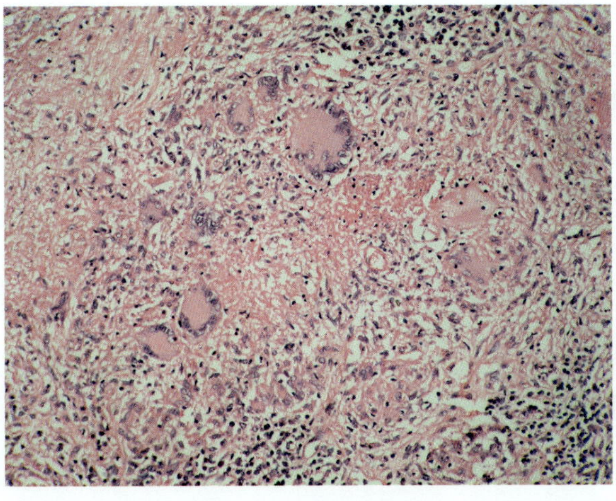

图 4-16　结核性肉芽肿

中央为干酪样坏死，坏死周围有大量上皮样细胞和多个朗汉斯巨细胞，外层有淋巴细胞浸润

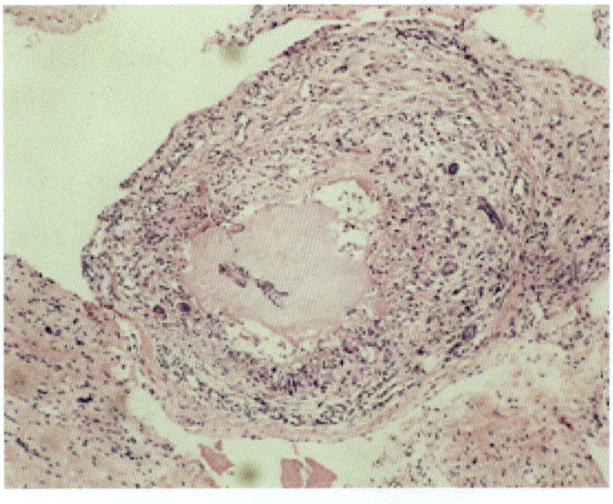

图 4-17　异物肉芽肿

3. 炎性息肉　在致炎因子的长期作用下，局部黏膜上皮、腺体及肉芽组织增生而形成突出于黏膜表面带蒂的肿物，称为炎性息肉，如鼻息肉和子宫颈息肉。

4. 炎性假瘤　是在致炎因子的作用下，局部组织增生形成的境界清楚的肿瘤样肿块，称为炎性假瘤。其大体形态和 X 线表现都与肿瘤相似。构成成分主要有炎症细胞、增生的实质细胞、肉芽组织及纤维组织等。好发于眼眶和肺。

案例 4-2

患儿，6 岁，女，因发病咳嗽 1 周就诊。

患儿于 1 周前因淋雨受凉，次日出现咳嗽、流清鼻涕，不思饮食，伴有发热，3 天后鼻涕呈黄色脓性，并咳嗽加剧、咳脓性痰，昨日吸气时感右侧胸痛，呼吸困难收住院治疗。

体格检查，T40℃，R36 次 / 分，P130 次 / 分，急性重病容，呼吸时鼻翼扇动，胸部听诊有胸膜摩擦音，双侧下背部可闻及散在湿啰音。

血常规：白细胞计数 18×10^9/L，其中中性粒细胞占 85%。

问题与思考：

1. 该患儿发生的炎症有几种类型？以何种为主？为什么？
2. 该患儿的初步诊断是什么？有何依据？

第五节　急性炎症的结局

炎症反应始终体现的是机体的损伤与抗损伤的过程，贯穿于炎症过程的始终，也决定了炎症的发生、发展与结局。因致炎因子的性质、机体的功能状态及治疗措施的不同，其经过和结局也存在着区别，主要体现在以下几个方面。

一、痊愈

1. 完全痊愈　在炎症过程中局部组织损伤较轻，机体抵抗力较强，病因被清除，少量的炎性渗出物和坏死组织被溶解吸收，通过周围健康细胞的再生，可在组织结构和功能上恢复原来的状态，称为完全痊愈。

2. 不完全痊愈　在炎症过程中机体抵抗力较差，局部组织坏死范围较大，周围组织再生能力有限，则由肉芽组织增生修复，常表现为瘢痕，称为不完全痊愈。

二、迁延不愈或转为慢性

若机体抵抗力低下或治疗不彻底，致炎因子持续作用于机体，不断地损伤组织，造成炎症迁延不愈，可使急性炎症转变成慢性炎症，病情可时轻时重。

三、蔓延扩散

少数情况下，由于机体抵抗力低下，或病原微生物毒力强、数量多，其病原微生物在体内可不断繁殖，并向周围组织蔓延扩散或经淋巴道、血道扩散。

1．局部蔓延 病原微生物可通过组织间隙或自然管道向周围组织和器官蔓延扩散。如手部的感染可引起前臂的淋巴管炎，表现为“红线”。肺结核病时，结核分枝杆菌可沿组织间隙向周围组织蔓延，引起病灶扩大，也可沿支气管播散，形成新的结核病灶。

2．淋巴道蔓延 病原微生物通过组织间隙侵入淋巴管，引起淋巴管炎和所属的淋巴结炎。如足部感染时可引起腹股沟淋巴结炎，肺结核扩散可引起肺门淋巴结结核。

3．血道蔓延 病原微生物及毒素进入血液循环，可引起菌血症、毒血症、败血症和脓毒败血症。

（1）菌血症（bacteremia）：细菌入血但全身无中毒症状，但从血液中可查到细菌，称为菌血症。某些炎症性疾病的早期即出现菌血症，如大叶性肺炎和化脓性脑膜炎等。

（2）毒血症（toxemia）：细菌的毒素及其代谢产物被吸收入血，引起全身中毒症状，称为毒血症。临床上表现为高热和寒战，同时伴由心、肝、肾等实质器官的变性或坏死，甚至出现中毒性休克。

（3）败血症（septicemia）：细菌由局部病灶入血后大量繁殖，并产生毒素，引起全身中毒症状和病理改变，称为败血症。临床上除有毒血症的表现外，还有皮肤和黏膜散在的多发性出血点以及脾和淋巴结肿大等。

（4）脓血症（pyemia）：由化脓性细菌所引起的败血症可进一步发展成为脓血症。临床上除有败血症的表现外，在全身某些脏器中可发生多发性转移性小脓肿。

本章小结

炎症是指具有血管系统的活体组织对各种致炎因子造成损伤所发生的以防御反应为主的病理过程。生物性因素是引起炎症最常见的原因。炎症的基本病理变化表现为变质、渗出和增生。临床局部表现有红、肿、热、痛和功能障碍；全身常有不同程度的反应，如发热、外周血白细胞增多等。

变质是指炎症局部组织和细胞的变性和坏死。以血管反应为中心的渗出性变化是炎症的特征性改变，是指炎症局部组织血管内的液体、蛋白质和白细胞通过血管壁进入到组织间隙、体腔、体表和黏膜表面的过程。炎症反应中最重要的特征是白细胞的渗出。吞噬作用是炎症重要的防御反应，吞噬细胞主要有中性粒细胞和巨噬细胞。参与免疫过程的白细胞主要有巨噬细胞、淋巴细胞（包括T和B淋巴细胞）。

局部炎症细胞浸润的种类与外周血白细胞增高的种类相一致。炎症细胞包括：①中性粒细胞；②巨噬细胞；③嗜酸性粒细胞；④淋巴细胞和浆细胞；⑤嗜碱性粒细胞和肥大细胞。

炎症介质是指参与或（和）引起炎症反应的化学活性物质，包括：①细胞释放的炎症介质，如血管活性胺、前列腺素、白细胞三烯、细胞因子、白细胞产物等。②血浆中的炎症介质，如补体系统、激肽系统、凝血系统等。

炎性增生是指炎症病灶的巨噬细胞、血管内皮细胞和成纤维细胞等间质成分的增生，有时也可见上皮细胞和腺体等实质细胞的增生。增生反应通常在急性炎症后期或慢性炎症较为明显，但少数疾病在炎症初期即有明显增生。

炎症按病程分有超急性炎症、急性炎症、亚急性炎症、慢性炎症；按局部基本病变分有变质性炎症、渗出性炎症、增生性炎症，渗出性炎症最常见；根据渗出物主要成分的不同，可分为浆液性炎症、纤维素性炎症、化脓性炎症和出血性炎症。

本章小结

浆液性炎症以浆液渗出为主。纤维素性炎症以大量纤维素渗出为主，发生于黏膜的纤维素性渗出性炎症称为假膜性炎。心包的纤维素性炎症称为绒毛心。以中性粒细胞渗出为主，并有不同程度的组织坏死和脓液形成的炎症称为化脓性炎症。变性、坏死的中性粒细胞称为脓细胞。化脓性炎症的类型有：①脓肿：是指组织、器官内的局限性化脓性炎症，常伴脓腔的形成，主要由金黄色葡萄球菌引起。②蜂窝织炎：是指发生在疏松结缔组织的弥漫性化脓性炎症，由链球菌所引起，其可分泌透明质酸酶和链激酶，易通过组织间隙和淋巴管扩散，发展迅速，病变弥漫，表现为疏松结缔组织内大量中性粒细胞弥漫性浸润。③表面化脓和积脓：是指发生在黏膜和浆膜的化脓性炎症。出血性炎症是指某些炎症时其血管受损严重，渗出物中常伴有大量红细胞漏出。

增生性炎症是指炎症局部以增生性改变为主。若炎症局部以巨噬细胞及其衍生细胞增生为主，形成境界清楚的结节状病灶，称为肉芽肿性炎症，包括感染性肉芽肿（由某些病原体引起，如结核性肉芽肿）和异物性肉芽肿（由异物引起）。在致炎因子的长期作用下，局部黏膜上皮、腺体及肉芽组织增生而形成突出于黏膜表面带蒂的肿物，称为炎性息肉。在致炎因子的作用下，局部组织增生形成的境界清楚的肿瘤样肿块，称为炎性假瘤。

急性炎症的结局可表现为痊愈、迁延不愈或转为慢性、蔓延扩散。

思考题

1．炎症过程中液体和细胞渗出有何意义？
2．常见渗出性炎症有哪些？各有何特点？
3．化脓性炎症有几种类型？各有何特点？
4．何谓肉芽肿性炎症？有几种常见类型？各型的主要形态特点是什么？
5．比较急、慢性炎症的病理特点。
6．如何理解炎症的生物学意义？

（王化修）

第五章 肿 瘤

学习目标

1. 掌握肿瘤有关的基本概念（异型性、癌、肉瘤、癌前病变、癌基因、原位癌、非典型增生）；肿瘤的生长与扩散；良、恶性肿瘤的区别；癌与肉瘤的区别；肿瘤的命名原则与分类；肿瘤对机体的影响。
2. 熟悉肿瘤的分级与分期；常见肿瘤的主要病理特点。
3. 了解肿瘤的病因和发病机制。

肿瘤（tumor）是一类常见病和多发病，尤其是恶性肿瘤，严重危害人类的健康。恶性肿瘤每年死亡人数居我国城市居民各种死亡因素的第一位，居农村各种死亡因素的第三位。在我国最常见的恶性肿瘤为肺癌、胃癌、肝癌、结肠癌、直肠癌、食管癌、乳腺癌、白血病、子宫颈癌、鼻咽癌、淋巴瘤等。随着科学的发展，虽然对肿瘤的病因、发病机制、基本生物学特征的认识以及肿瘤的诊断、治疗都取得了长足的进展，但对一些中晚期恶性肿瘤迄今仍未找到有效的治疗方法。因此，在肿瘤的防治中，早期发现、早期诊断、早期治疗仍具有十分重要的意义。

知识链接

世界癌症日

世界癌症日是国际抗癌联盟（UICC）于2000年发起的，活动时间定于每年的2月4日，旨在倡导新的方法促进各组织间的合作，加快癌症研究、预防及治疗等领域的进展，为人类造福。

国际抗癌联盟（UICC）和世界卫生组织（WHO）于2000年在巴黎召开了一个世界肿瘤高峰会议，在这个会议上讨论了目前全世界癌症发病现状，认为呼吁建立肿瘤科研的国际性合作，动员全社会的力量参与肿瘤的预防、治疗，使全世界的癌症患者都能得到更好的医护服务和社会各界的支持和关心。并且在这次峰会上签署了“巴黎抗癌宪章”，这个宪章中规定每年的2月4日为世界癌症日，要在全世界范围内同步开展肿瘤防治的宣传，包括科普宣传、康复宣传等工作。

2015年世界癌症日主题：癌症防控目标，实现并不遥远。

第一节　肿瘤的概念

肿瘤是机体在各种致瘤因素作用下，局部组织细胞在基因水平上失去了对其生长的正常调控，导致克隆性异常增生所形成的新生物，这种新生物常形成局部肿块。但也有少数肿瘤（如血液系统的恶性肿瘤——白血病）并不形成局部肿块。

肿瘤性增生与炎症和损伤修复时组织、细胞的增生有着本质上的区别。前者常表现出三大生物学特征：①增生的肿瘤细胞不同程度地丧失了分化成熟的能力，不能分化为正常的成熟细胞，有些甚至接近于幼稚的胚胎细胞；②肿瘤细胞生长旺盛，与整个机体不协调，即使致瘤因素不存在，肿瘤细胞仍能继续分裂增生，持续生长；③恶性肿瘤有明显的侵袭破坏能力及转移特性。后者增生的细胞分化成熟，并在一定程度上能恢复原有组织的结构和功能，一旦病因消除增生即停止。

第二节　肿瘤的特性

一、肿瘤的形态和组织结构

（一）肿瘤的肉眼形态

肿瘤的形态受多种因素的影响，在观察大体时，应注意肿瘤的外形、数目、大小、颜色和质地等，这些信息有助于判断肿瘤的类型和良、恶性质。

1．肿瘤的外形　肿瘤的外形多种多样，一般因发生部位，生长方式及良、恶性质不同而不同，如结节状、囊状、息肉状、分叶状、菜花状、乳头状、蕈伞状、溃疡状、蟹足状等（图 5-1）。

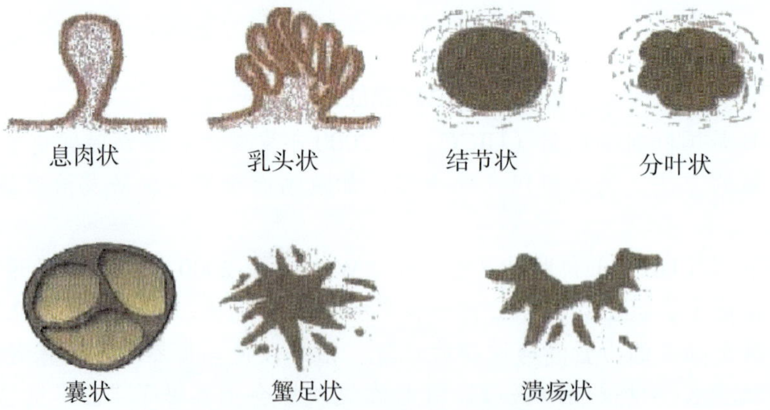

图 5-1　肿瘤常见形状模式图

2．肿瘤的数目　肿瘤通常为单发，也可以同时或先后发生多个原发肿瘤，如子宫多发性平滑肌瘤和神经纤维瘤等（图 5-2）。故对肿瘤患者进行体检时，应全面、仔细，避免只注意到最明显的肿块而忽略多发性肿瘤的可能。

3．肿瘤的大小　肿瘤的体积差别很大。其大小与肿瘤性质（良性还是恶性）、生长时间、发生部位有一定关系。极小的肿瘤，如甲状腺的微小癌，肉眼观察很难发现，需在显微镜下才能观察到。大的肿瘤重量可达数千克甚至数十千克，如卵巢囊腺瘤、子宫平滑肌瘤等。恶性肿瘤（生长速度快）或颅内肿瘤，在体积并不很大时，就已危及患者生命。发生在体表或大的体腔（如腹腔）内的良性肿瘤，生长缓慢，生长时间较长，体积可很大。发生在小腔道的肿瘤（如颅腔、椎管）生长受限，体积通常较小。一般而言，恶性肿瘤生长迅速，体积越大，发生转移的机会也越大，因此，恶性肿瘤的体积是肿瘤分期（早期或晚期）的一项重要指标。

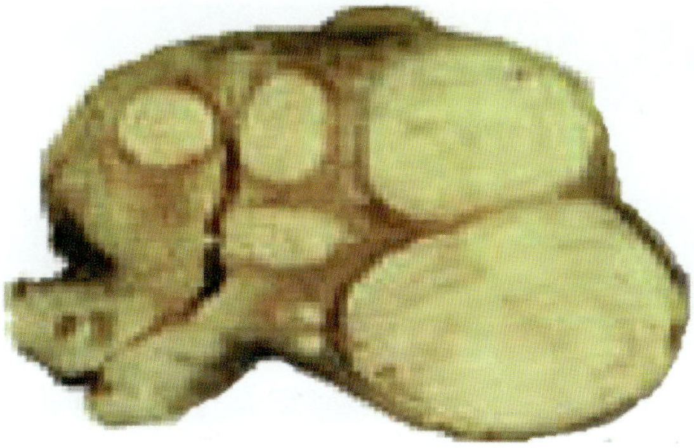

图 5-2 子宫多发性平滑肌瘤

4．肿瘤的颜色 肿瘤的颜色可因肿瘤所含成分的不同而不同，良性肿瘤的颜色一般接近其来源组织，如血管瘤呈暗红色，脂肪瘤呈淡黄色，黑色素瘤则呈黑色或灰褐色。当肿瘤组织继发变性、坏死、出血或感染时，可见多种颜色混杂，呈花斑状。

5．肿瘤的硬度 与肿瘤的种类、肿瘤实质和间质的多少有关。如脂肪瘤、血管瘤和腺瘤等质地较软。纤维瘤及平滑肌瘤质韧，骨瘤较硬。同一组织的肿瘤，实质多于间质的肿瘤较软，反之较硬。肿瘤发生坏死时可较软，出现钙化则较硬。

（二）肿瘤的组织结构

肿瘤一般由实质和间质两部分组成。

1．肿瘤实质 即肿瘤细胞的总称，是肿瘤的主要成分，决定了肿瘤的所有生物学行为和特性，是判断良、恶性肿瘤的主要组织学依据。大多数肿瘤通常只有一种实质，如腺瘤的实质是分化较好的腺上皮。少数肿瘤可由两种或多种实质成分构成，如乳腺纤维腺瘤含有纤维组织和腺体两种实质，畸胎瘤含有多种实质。

2．肿瘤间质 肿瘤的间质是指肿瘤实质之间的血管、淋巴管、纤维组织等成分，主要起着支持和营养肿瘤实质的作用，其微环境影响着肿瘤的生长和分化。肿瘤的间质是局部原有的结缔组织和血管在肿瘤实质细胞的刺激下呈反应性增生形成的。许多肿瘤间质中有数量不等的淋巴细胞、浆细胞和巨噬细胞浸润，是机体对肿瘤组织的一种免疫反应。如继发感染，可出现较多的中性粒细胞。近年来的临床和实验研究表明，间质血管形成是实体肿瘤生长乃至转移的先决条件。破坏已形成的间质血管及阻碍间质血管的生成来预防、治疗肿瘤及判定肿瘤预后已成为肿瘤研究的重要课题。

二、肿瘤的异型性

肿瘤组织无论在细胞形态和组织结构上，都与其起源的正常组织有不同程度的差异，这种差异称为异型性（atypia）。肿瘤异型性是肿瘤细胞异常分化在形态学上的表现，是区别肿瘤性增生与非肿瘤性增生的重要指标。分化是指原始细胞发育至成熟细胞的过程，而肿瘤异型性则反映肿瘤组织的分化成熟程度。异型性越小，肿瘤组织分化成熟程度越高，肿瘤的恶性程度越低；反之，异型性越大，肿瘤组织分化成熟程度越低，肿瘤的恶性程度越高。因此，肿瘤的异型性是判断肿瘤性质（良、恶性）或恶性肿瘤恶性程度的重要形态学依据。肿瘤的异型性表现在两个方面：结构的异型性和细胞的异型性。

（一）肿瘤组织结构的异型性

肿瘤组织在空间排列方式上与其来源的正常组织的差异称为肿瘤组织的结构异型性。良性肿瘤异型性不明显，组织结构与其起源组织相似，主要表现为瘤细胞的分布和排列不规则，如子宫平滑肌瘤其瘤细胞和正常子宫平滑肌细胞很相似，只是排列与正常组织不同，细胞的排列紊乱，呈束状、编织状（图 5-3）。腺瘤的腺体数目增多，大小及形态不一致，但细胞异型性不明显，

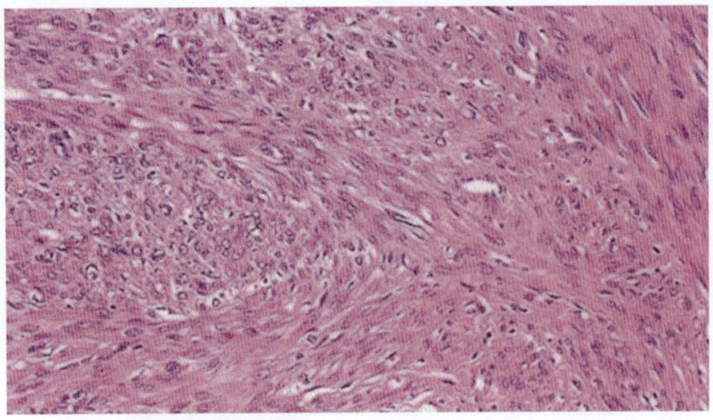

图 5-3 子宫平滑肌瘤
平滑肌瘤细胞呈束状、编织状排列，异型性小

在光镜下较易判断组织来源。

恶性肿瘤组织结构异型性明显，如纤维肉瘤其瘤细胞异型性大，排列密集且紊乱，成鱼骨状，失去了正常的层次或极性。又如分化较好或中等的腺癌细胞排列成大小不等、形态不规则的腺样结构，细胞层次增多，极性丧失，而分化较差的腺癌则排列成不规则的实性癌细胞巢。总之，恶性肿瘤的组织结构与其起源组织差异较大，异型性较大者光镜下较难判断其组织来源。

（二）肿瘤细胞的异型性

良性肿瘤的瘤细胞分化程度较高，异型性小，与其起源的正常组织相似；恶性肿瘤细胞分化程度低，瘤细胞常具有明显的异型性，表现如下：

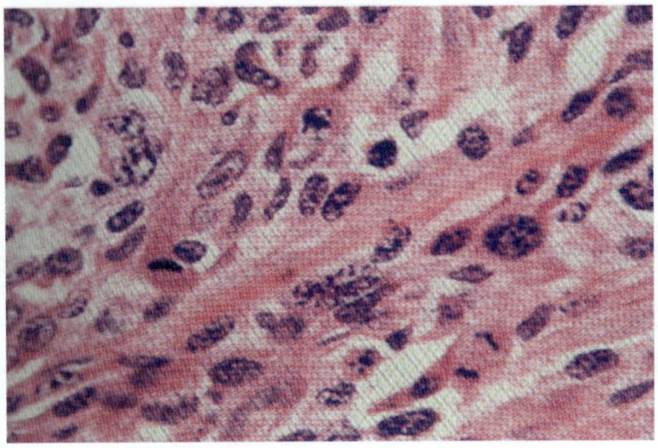

图 5-4 恶性肿瘤细胞异型性（纤维肉瘤）
高倍镜示瘤细胞形态各异，呈梭形或卵圆形，大小不一，可见瘤巨细胞及病理性核分裂

1．肿瘤细胞的多形性　恶性肿瘤细胞常表现为大小不一，形态各异，并可出现瘤巨细胞（图 5-4）。分化很差的恶性肿瘤，其瘤细胞体积小，大小较一致，如肺小细胞癌等。

2．细胞核的多形性　恶性肿瘤细胞核增大，胞核与细胞质的比例（核质比）增高，如上皮细胞的核质比正常时为 1 ∶ 4 ～ 1 ∶ 6，而恶性肿瘤细胞则接近 1 ∶ 1。核内 DNA 增多，染色质粗颗粒状，边集，核染色深，核膜增厚，核仁清楚，数目增多。可出现巨核、双核、多核或奇异核。核分裂象增多，并出现病理性核分裂象，如不对称性、多极性核分裂，三极、四极核分裂等（图 5-5）。

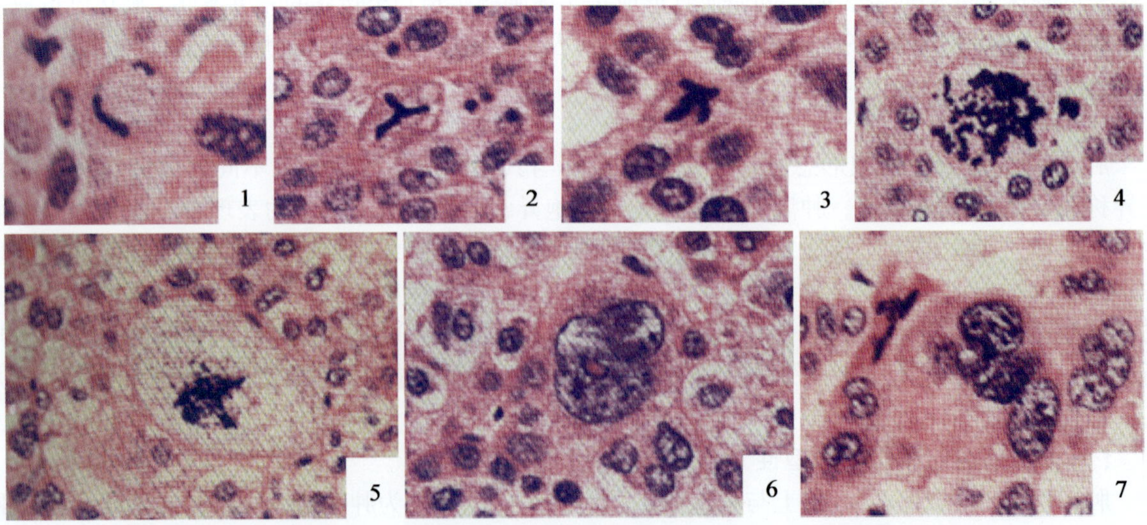

图 5-5 恶性肿瘤细胞异型性
1 ～ 3 分别示不对称、三级和四级病理性核分裂象，4 ～ 5 为流产型病理性核分裂象，6 ～ 7 分别示单核瘤巨细胞和多核瘤巨细胞

3．瘤细胞胞质的变化 瘤细胞胞质常呈嗜碱性，是因胞质内核蛋白体增多所致。有些瘤细胞胞质内可产生黏液、脂质、糖原和色素等。

上述肿瘤细胞的形态，特别是核的多形性和病理性核分裂，常为恶性肿瘤的重要特征，对于区别良、恶性肿瘤以及肿瘤的鉴别诊断具有重要意义。

（三）肿瘤细胞超微结构的异型性

良性肿瘤细胞的超微结构与起源的正常细胞基本相似。恶性肿瘤细胞的超微结构有明显的异型性，主要表现为：核大畸形，形态不规则，核膜内陷或外凸；有不规则的切迹；核仁增大，数目增多；线粒体、内质网、高尔基体等细胞器数目减少，发育不良。肿瘤的超微结构还能提示瘤细胞的来源，如肺小细胞癌可有神经内分泌颗粒，鳞癌细胞中可有桥粒结构和张力原纤维。肿瘤细胞的超微结构可为肿瘤的病理诊断提供线索，也能为光镜下不能做出诊断的低分化肿瘤提供诊断根据，对一些肿瘤的鉴别诊断也具有参考价值。

三、肿瘤细胞的代谢特点

肿瘤细胞在生化组成、物质代谢、能量利用和酶含量及其活性等方面都与正常细胞有明显差异。

1．糖代谢 肿瘤细胞无论在有氧或无氧条件下，都是以无氧糖酵解获取能量的。其机制比较复杂，可能是由于肿瘤细胞线粒体的功能障碍，或者与瘤细胞的酶谱发生变化所致。糖酵解过程中生成的能量和形成的中间产物，分别被肿瘤组织所消耗和用于合成蛋白质、核酸及脂类，为肿瘤细胞本身的生长和增生提供了所必需的物质基础。糖酵解过程的强弱一般与肿瘤的恶性程度成正比，即肿瘤的恶性程度越高，糖酵解酶的活性也越高。

2．蛋白质代谢 肿瘤的蛋白质合成及分解代谢均增强，但合成代谢超过分解代谢，甚至可夺取正常组织的蛋白质分解产物，合成肿瘤所必需的蛋白质，以维持其肿瘤性增生的需要，结果导致晚期癌症患者出现恶病质（cachexia）状态。肿瘤组织还可合成肿瘤蛋白，作为肿瘤特异抗原，引起机体的免疫反应。有的肿瘤蛋白与胚胎组织有共同的抗原性，称为肿瘤胚胎性抗原，可作为肿瘤标志，对肿瘤的监测有一定意义。重要的肿瘤标志有：①甲胎蛋白（AFP）是肝细胞癌的肿瘤标志；②癌胚抗原（CEA）是结、直肠癌等的肿瘤标志。

3．核酸代谢 肿瘤细胞内合成 DNA 和 RNA 的聚合酶活性均高于正常细胞，故核酸合成代谢增强，导致细胞内 RNA、DNA 的含量增高。DNA 与细胞的分裂、增生有关，RNA 与细胞的蛋白质合成有关，核酸合成代谢增强是肿瘤细胞迅速增生的物质基础。

4．酶系统改变 肿瘤组织酶的改变很复杂，恶性肿瘤主要表现在特殊功能的丧失和酶的异常增加，如前列腺癌时血清酸性磷酸酶升高，肝癌时碱性磷酸酶升高等。

四、肿瘤的生长与扩散

（一）肿瘤的生长

肿瘤的生长以肿瘤细胞不断分裂、增生为基础，良、恶性肿瘤在生长速度和生长方式上都有很大差异，这对判断肿瘤的良、恶性有一定意义。

1．肿瘤的生长速度 肿瘤的生长速度主要取决于肿瘤细胞的分化成熟程度，短则数月，长则数年甚至数十年。一般来说，分化程度高的良性肿瘤生长缓慢。如果良性肿瘤在短期内生长速度突然加快，则有恶变的可能。恶性肿瘤分化程度低，生长速度快，短期内可形成明显的肿块，由于血管及营养供应相对不足，易发生坏死、出血等继发性改变，并可发生广泛性播散而导致机体迅速死亡，故恶性肿瘤难以见到巨大肿块。

2．肿瘤的生长方式 主要有以下三种：

（1）膨胀性生长：是大多数良性肿瘤的生长方式。由于肿瘤生长缓慢，瘤体在组织内如吹气球般逐渐增大，并挤压周围正常组织，因此肿瘤呈结节状、分叶状，与周围组织分界清楚，表面常有完整包膜（在肿瘤膨胀压力作用下，原有组织的实质细胞萎缩，纤维结缔组织增生，在肿瘤周围形成完整的结缔组织膜，称为包膜）。位于皮下者临床触诊时瘤体可活动，易于外科手术切除，术后很少复发（图 5-6）。

（2）浸润性生长：是大多数恶性肿瘤的生长方式，是区别良、恶性肿瘤的重要指标。肿瘤组织分裂、增生，生长速度快，似树根长入泥土一样侵袭并破坏周围正常组织，常无包膜或形成假包膜，与周围正常组织粘连固定，分界不清，触诊瘤体固定不活动，手术不易切净，术后易复发（图 5-7）。因此，临床上对恶性肿瘤常采取大范围手术切除加放疗、化疗等综合性治疗措施，以避免复发。

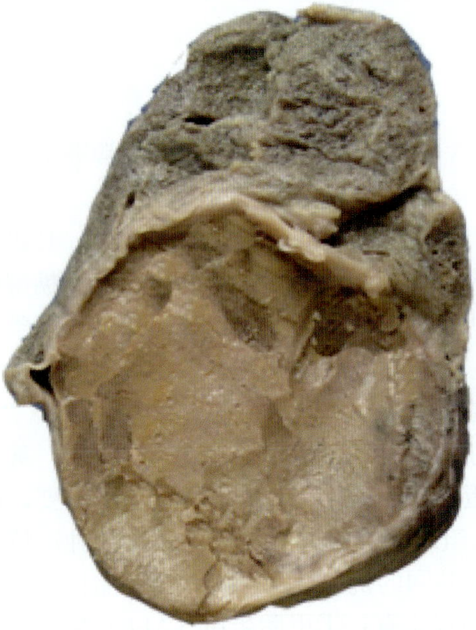

图 5-6　甲状腺瘤（膨胀性生长）
在甲状腺中见一灰黄色如鸡蛋大小的结节状肿块，挤压周围正常组织，肿瘤周围的纤维组织增生而形成包膜，包膜完整

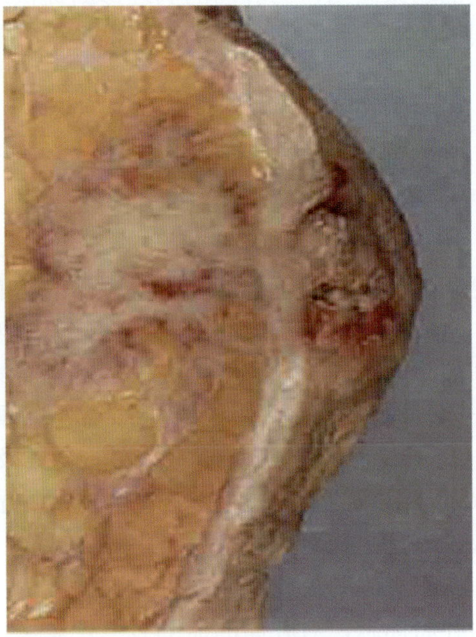

图 5-7　乳腺癌（浸润性生长）
脂肪组织中可见灰白色、质硬的结节状肿块，与周围组织分界不清

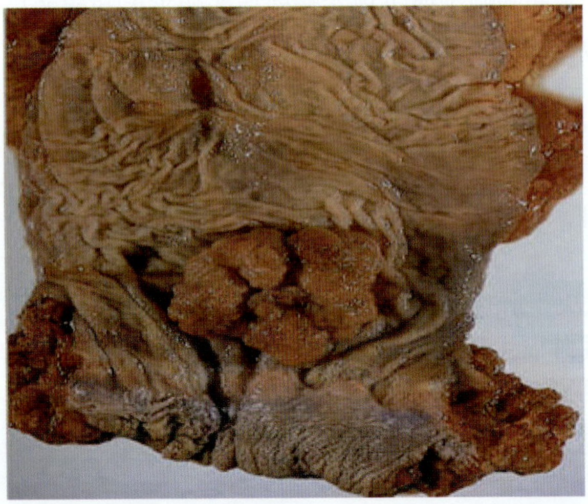

图 5-8　直肠腺癌（外生性生长）
直肠腺癌呈菜花样向肠腔突出

（3）外生性生长：良、恶性肿瘤都可呈外生性生长。外生性生长一般指发生在体表、体腔表面或管道器官内表面的肿瘤，常向表面或管腔内生长，形成突起的乳头状、息肉状、蕈状或菜花状肿物（图 5-8）。恶性肿瘤在外生性生长的同时，其基底部位常同时伴有浸润性生长，由于其生长快、血液供应不足，易使肿瘤发生坏死、脱落，形成高低不平、边缘隆起的癌性溃疡。

（二）肿瘤的扩散

恶性肿瘤不仅可以在局部生长，而且还可以通过各种途径扩散到身体其他部位继续生长。肿瘤扩散是恶性肿瘤的生物学特征之一，扩散方式包括直接蔓延和转移两种。

1．直接蔓延 随着肿瘤的逐渐长大，瘤细胞沿组织间隙、淋巴管、血管或神经束侵入邻近正常器官或组织，并继续生长，称为直接蔓延。例如晚期子宫颈癌可直接蔓延到直肠和膀胱，晚期乳腺癌可穿过胸肌和胸腔直接蔓延到达肺。直接蔓延可导致癌灶扩大，造成癌性粘连，增加了手术切除的难度，并为转移创造了条件。

2．转移 恶性肿瘤细胞由原发部位侵入淋巴管、血管或体腔，迁移至他处继续生长，形成与原发瘤同类型肿瘤的过程称为转移。所形成的肿瘤称为转移瘤或继发瘤。常见转移途径有以下三种：

（1）淋巴道转移：是癌最常见的转移途径。癌细胞侵入淋巴管后，首先到达局部淋巴结，形成淋巴结内转移癌（图 5-9）。例如乳腺癌首先转移到同侧腋窝淋巴结，肺癌首先到达肺门淋巴结，阴茎癌转移到腹股沟淋巴结等。肿瘤细胞最初聚集在边缘窦内，以后逐渐向皮质窦和髓窦蔓延，破坏正常淋巴结结构。受累的淋巴结常呈无痛性肿大，质地变硬，切面灰白，由于癌组织侵入被膜而相互融合成团块。需要注意的是，患者局部淋巴结肿大，并不代表一定有癌转移，也可能是淋巴结反应性增生或炎症反应。有癌组织转移的淋巴结不一定都有体积的增大。局部淋巴结发生转移后，可继续转移至淋巴循环下一段的其他淋巴结，最后可经胸导管进入血流继发血道转移。

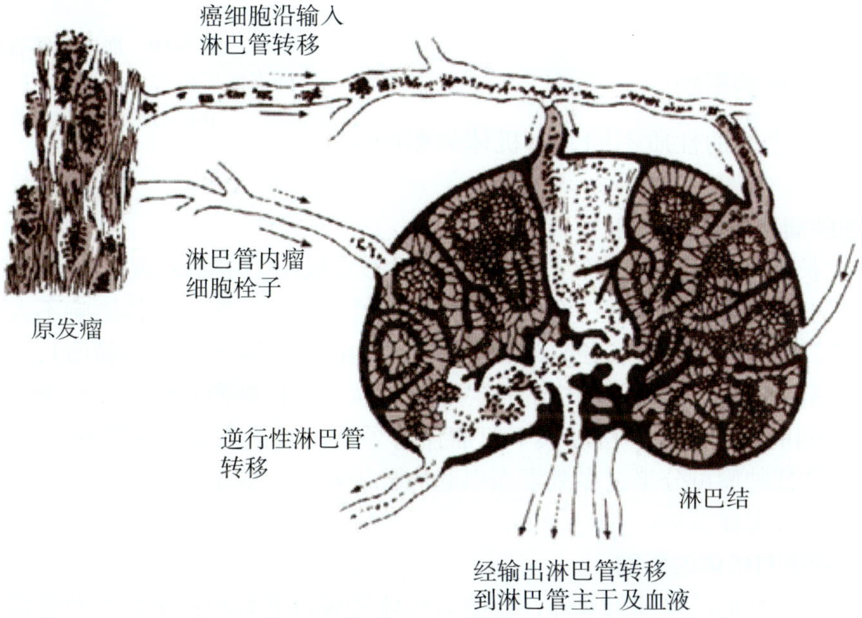

图 5-9 癌的淋巴道转移模式图

（2）血道转移：是肉瘤最常见的转移途径。此外，晚期癌、未分化癌和一些血窦丰富的癌（如肝癌、肾癌、绒毛膜癌）、黑色素瘤等也易经血道转移。瘤细胞多经毛细血管或小静脉入血，少数亦可经淋巴管入血。瘤细胞侵入血管，随血流运行到达远隔器官继续生长，形成转移瘤（图 5-10）。血道转移的途径与栓子运行途径相同：①侵入体循环静脉的瘤细胞经右心到达肺，在肺形成转移瘤，如骨肉瘤的肺转移；②侵入门静脉系统的瘤细胞，首先形成肝内转移，如胃、肠癌的肝转移等；③侵入肺静脉的瘤细胞，可经左心随主动脉血流到达全身各器官，发生全身广泛性转移，如常转移到脑、骨、肾及肾上腺等处；④此外，侵入胸静脉、腰静脉、骨盆静脉的肿瘤细胞，也可以通过吻合支进入脊椎静脉丛，例如前列腺癌就可通过此途径转移到脊椎进而转移到脑。在血道转移累及的器官中，最常见的是肺，其次是肝。因此，临床上判断恶性肿瘤患者是否有血道转移，做肺和肝的影像学检查是很有必要的。转移瘤在形态上的特点是边界清楚并常为多个散在分布的结节，多位于器官表面，可形成“癌脐”。

（3）种植性转移：发生于胸、腹腔等体腔内器官的恶性肿瘤，侵袭到器官表面时，瘤细胞脱落像播种一样种植在体腔内各器官表面，形成转移瘤，这种转移方式称为种植性转移。多见于腹腔器官的肿瘤，也可发生于胸腔、蛛网膜下腔等处。如胃癌破坏胃壁侵入浆膜后，可种植到大网膜、腹膜内器官形成广泛的种植性转移。胃肠道的黏液癌种植到卵巢所形成的转移性肿瘤，称为 Krukenberg 瘤，主要表现为双侧卵巢同时受累增大。种植性转移常伴有浆膜腔血性积液，原因是浆膜下淋巴管或毛细血管被瘤栓阻塞，毛细血管通透性增加，血液漏出，以及肿瘤破坏血管引起的出血，积液内常含有恶性肿瘤细胞。临床抽取积液做细胞学检查发现恶性肿瘤细胞，是诊断恶性肿瘤的重要方法之一。值得注意的是，手术也可能通过手术器械等误将瘤细胞种植于手术切缘，造成医源性种植性转移，应尽量注意避免发生医源性种植性转移。

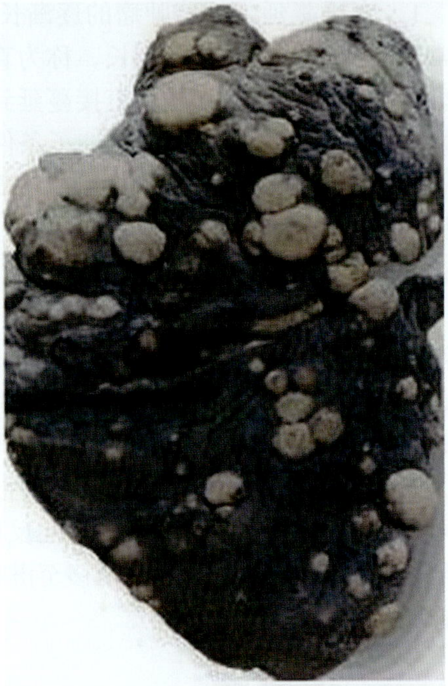

图 5-10 血道转移性肺癌

肺表面可见大小不等的灰白色球形癌结节，与周围组织分界清楚

五、肿瘤对机体的影响

肿瘤因其良、恶性的性质不同，对机体的影响也不同。

（一）良性肿瘤对机体的影响

良性肿瘤生长缓慢，无浸润和转移，对机体的影响较小。主要表现为局部压迫和阻塞的症状，其影响的大小与肿瘤的发生部位有关。如体表良性肿瘤，一般对机体影响不大；而发生在消化道的良性肿瘤，严重者可引起肠梗阻或肠套叠；颅内的良性肿瘤（如脑膜瘤），可压迫脑组织、阻塞脑室系统而引起颅内压增高等相应的神经系统症状。良性肿瘤有时可发生继发改变，也可对机体带来程度不同的影响。如子宫黏膜下肌瘤伴有子宫内膜浅表糜烂或溃疡，可引起出血和感染。内分泌腺的良性肿瘤可分泌过多激素而引起内分泌紊乱，如垂体腺瘤分泌过多的生长激素可引起巨人症或肢端肥大症。

（二）恶性肿瘤对机体的影响

恶性肿瘤除对局部的压迫和阻塞外，还会对机体造成以下影响：①恶性肿瘤常浸润破坏周围正常组织结构，影响器官的功能。恶性肿瘤发生转移后，对转移灶的组织器官的结构和功能造成破坏，85% 以上的癌症患者死于转移瘤的破坏作用。②恶性肿瘤侵破血管可引起出血。③肿瘤代谢产物、坏死分解产物被机体吸收或合并感染可引起发热。④恶性肿瘤浸润和压迫神经引起顽固性疼痛。⑤少数恶性肿瘤可引起副肿瘤综合征（paraneoplastic syndrome）。约 10% 的非内分泌腺发生的恶性肿瘤，除肿瘤本身及其转移所直接引起的临床表现外，还伴随出现一系列内分泌症状（肿瘤产生的激素或激素样物质所致）和神经、肌肉、骨关节、皮肤、肾等器官的损害，并伴有血液、代谢和免疫功能的异常等临床表现。这些临床表现不能用肿瘤的侵袭扩散或肿瘤起源组织应产生的激素来解释，但可随肿瘤的缓解而减轻，也可因肿瘤复发而加剧等，称之为副肿瘤综合征。此类肿瘤称为异位内分泌肿瘤，如肺燕麦细胞癌可产生促肾上腺皮质激素样物质，前列腺癌、睾丸胚胎性癌可产生促甲状腺素等，这些表现有助于恶性肿瘤的早期诊断。⑥恶性肿瘤患者晚期出现恶病质，表现为严重消瘦、乏力、贫血和全身衰竭。恶病质的发生与多种因素有关，如恶性肿瘤的迅速生长消耗体内大量营养物质，继发出血、感染、发热，或因肿瘤组织坏死所产生的毒性物质引起机体代谢紊乱，此外，疼痛影响患者进食和睡眠，也是造成恶病质的重要因素之一。

肿瘤在整个生长过程中，虽具有失控性增生和不协调生长的“自主性”，但机体也通过不同途径影响肿瘤的生长，如免疫调节系统（主要是细胞免疫，特别是致敏T淋巴细胞、NK细胞和巨噬细胞）、激素调节系统以及机体产生的抗血管生成因子等，都在一定程度上影响肿瘤的生长与发展。

第三节 肿瘤的命名与分类

肿瘤的命名和分类是肿瘤病理诊断的核心内容，对于临床实践十分重要。

一、肿瘤的命名原则

人体的所有器官、组织都可发生肿瘤，因此肿瘤的种类繁多，命名复杂。一般根据其组织的来源和生物学行为来命名。

（一）良性肿瘤的命名原则

1．来源组织名称后加“瘤”字。如：来源于脂肪组织的良性肿瘤称为脂肪瘤；来源于腺上皮的良性肿瘤称为腺瘤。

2．结合形态学特点命名 来源组织＋形态学特点＋“瘤”字，如：来自于皮肤鳞状上皮的良性肿瘤，外观呈乳头状，故称为皮肤乳头状瘤；如腺瘤呈乳头状生长并有囊腔形成者称为乳头状囊腺瘤。

有的疾病被称为××瘤，却并非真性肿瘤。如动脉瘤，是指动脉壁局限性的扩张形成的包块。

（二）恶性肿瘤的命名

1．根据肿瘤组织结构及细胞分化特点的不同，将恶性肿瘤分为两大类。

（1）癌（carcinoma）：起源于上皮组织的恶性肿瘤称为癌。命名原则是部位、组织来源之后加“癌”字。如来源于口唇鳞状上皮的恶性肿瘤称为口唇鳞状细胞癌（简称口唇鳞癌），起源于胃黏膜腺上皮的恶性肿瘤称为胃腺癌。有些癌不止一种上皮分化，如肺的“腺鳞癌”同时具有腺癌和鳞状细胞癌成分。当一个肿瘤从形态上可以确定为癌，但缺乏向某种特定类型上皮分化的特征时，称为未分化癌。

（2）肉瘤（sarcoma）：起源于间叶组织（包括纤维结缔组织、脂肪、肌肉、脉管、淋巴和造血组织，以及骨、软骨及滑膜组织等）的恶性肿瘤统称为肉瘤。命名原则为部位、组织来源之后加“肉瘤”。如来源于子宫平滑肌组织的恶性肿瘤称为子宫平滑肌肉瘤，来源于纤维组织的恶性肿瘤称为纤维肉瘤，来源于横纹肌组织、骨组织等的恶性肿瘤称为横纹肌肉瘤、骨肉瘤等。

癌肉瘤（carcinosarcoma）是指同一肿瘤中即有癌的成分，又有肉瘤成分时，称为癌肉瘤，临床上癌肉瘤很少见。

值得注意的是“癌”与“癌症”是两个不同的概念，通常所说的“癌症”泛指所有的恶性肿瘤，包括癌和肉瘤等。

2．特殊命名 少数恶性肿瘤不按上述原则命名，而是按长期以来的习惯进行命名。

（1）母细胞瘤（blastoma）：来源于幼稚组织及神经组织的恶性肿瘤称为母细胞瘤，如视网膜母细胞瘤、神经母细胞瘤、髓母细胞瘤、肾母细胞瘤等。这些肿瘤多见于儿童。须指出的是以“母细胞瘤”结尾的肿瘤不一定都是恶性肿瘤，如骨母细胞瘤、软骨母细胞瘤和脂肪母细胞瘤即为良性肿瘤。

（2）在肿瘤名称前冠以“恶性”二字，直接称为“恶性 ×× 瘤”，如恶性黑色素瘤、恶性畸胎瘤、恶性淋巴瘤等。

（3）以人名或病名来命名的恶性肿瘤，如尤因肉瘤（Ewing sarcoma）、霍奇金（Hodgkin）病、白血病等。

（4）以“瘤”字命名的恶性肿瘤，如精原细胞瘤、黑色素瘤。

（5）以肿瘤细胞的形态命名，如肺燕麦细胞癌、印戒细胞癌、透明细胞癌。

3．转移瘤的命名　在转移部位后加“转移性”再加原发瘤的名称，例如肺转移性绒毛膜上皮癌等。

二、肿瘤的分级与分期

肿瘤的分级与分期只用于恶性肿瘤。肿瘤的分级是病理学概念，是根据其分化程度的高低、异型性的大小及核分裂象的多少来确定恶性程度的级别。目前多采用三级分类法，即Ⅰ级为高分化，属低度恶性；Ⅱ级为中分化，属中度恶性；Ⅲ级为低分化，属高度恶性。

肿瘤的分期为临床概念，主要根据原发肿瘤的大小，浸润的深度、范围以及是否累及邻近器官，有无局部和远处淋巴结转移，有无血道转移等进行分期。目前普遍使用国际抗癌协会制定的TNM分期系统。T指肿瘤原发灶大小及浸润的深度和广度，依次用 T_1 ～ T_4 来表示；N指局部淋巴结受累，淋巴结无转移时用 N_0 表示，随着淋巴结受累的程度和范围加大，依次用 N_1 ～ N_3 表示；M指血道转移，有血道转移用 M_1 ～ M_2 表示转移程度，无血道转移用 M_0 表示。

肿瘤的分级与分期对临床医师确定治疗方案和估计预后有一定的参考价值。

三、肿瘤的分类

肿瘤的分类通常以起源组织为依据，每一类又分为良性与恶性两大类。肿瘤分类见表（表5-1）。

表 5-1　肿瘤分类命名表

起源组织	良性肿瘤	恶性肿瘤	好发部位
一、上皮组织			
鳞状上皮	乳头状瘤	鳞状细胞癌	乳头状瘤见于皮肤、鼻、鼻窦、喉等处；鳞癌见于子宫颈、皮肤、食管、鼻咽、肺和阴茎等处
基底细胞		基底细胞癌	头面部皮肤
腺上皮	腺瘤	腺癌	腺瘤多见于乳腺、甲状腺；腺癌多见于胃、肠、乳腺、甲状腺
移行上皮	乳头状瘤	移形细胞癌	膀胱、肾盂
二、间叶组织			
纤维组织	纤维瘤	纤维肉瘤	皮下、黏膜下
脂肪组织	脂肪瘤	脂肪肉瘤	皮下、腹膜后
平滑肌组织	平滑肌瘤	平滑肌肉瘤	子宫及胃肠道
横纹肌组织	横纹肌瘤	横纹肌肉瘤	四肢
血管组织	血管瘤	血管肉瘤	皮肤、肌肉、肝、唇、舌
淋巴管组织	淋巴管瘤	淋巴管肉瘤	皮肤、唇、舌

续表

起源组织	良性肿瘤	恶性肿瘤	好发部位
骨组织	骨瘤	骨肉瘤	骨瘤多见于长骨、颅骨；骨肉瘤以膝关节上、下多见
软骨组织	软骨瘤	软骨肉瘤	软骨瘤见于手、足短骨，软骨肉瘤多见于骨盆、肋、股、肱骨等
三、淋巴和造血组织			
淋巴组织		恶性淋巴瘤	全身淋巴结和结外淋巴组织
造血组织		各种白血病	骨髓、淋巴结及周围血液
四、神经组织			
神经纤维组织	神经纤维瘤	神经纤维肉瘤	四肢、腹膜后
神经鞘细胞	神经鞘瘤	恶性神经鞘瘤	四肢、躯干等处神经
胶质细胞	胶质细胞瘤	恶性胶质细胞瘤	
五、其他肿瘤			
黑色素细胞	色素痣	黑色素瘤	皮肤、皮下、眼
胎盘滋养叶细胞	葡萄胎	恶性葡萄胎、绒毛膜癌	子宫
生殖细胞		无性细胞瘤	卵巢
		精原细胞瘤	睾丸
性腺或胚胎剩件中的全能细胞	畸胎瘤	恶性畸胎瘤	卵巢、睾丸、纵隔和骶尾部

第四节　常见肿瘤的病变特点

一、上皮组织肿瘤

上皮组织（包括被覆上皮与腺上皮）发生的肿瘤最常见。

（一）上皮组织良性肿瘤

1．乳头状瘤（papilloma）由皮肤或黏膜的被覆上皮（包括鳞状上皮、移行上皮、柱状上皮等）发生的良性肿瘤。常见于皮肤、喉、外耳道、阴茎、膀胱等处。肉眼观，肿瘤呈外生性生长，形成手指样或乳头状突起，并可呈菜花状或绒毛状外观，根部常有蒂与正常组织相连（图5-11）。镜下观，乳头的数目和分支多少不等，每一乳头的轴心由具有血管的结缔组织构成（图5-12）。其表面为分化良好的上皮细胞。被覆的上皮因肿瘤发生的部位不同而各异，可为鳞状上皮、柱状上皮或移行上皮，其中最多见的是鳞状上皮。发生在外耳道、阴茎、膀胱和结肠的乳头状瘤较易发生恶变。

2．腺瘤（adenoma）　腺上皮来源的良性肿瘤，好发于甲状腺、卵巢、乳腺、涎腺和胃肠等处。肉眼观，黏膜表面的腺瘤多呈息肉状、蕈伞状（图5-13），腺器官内的腺瘤多呈结节状，包膜完整与正常组织分界清楚。镜下观，腺瘤的腺体与其起源的腺体在结构上十分相似，而且具有一定的分泌功能（图5-14）。不同之处仅在于腺瘤中腺体大小不一，形态不规则，排列较密集，无导管结构。根据腺瘤的组成成分及形态特点不同，分为囊腺瘤、纤维腺瘤、多形性腺瘤和息肉状腺瘤等类型。

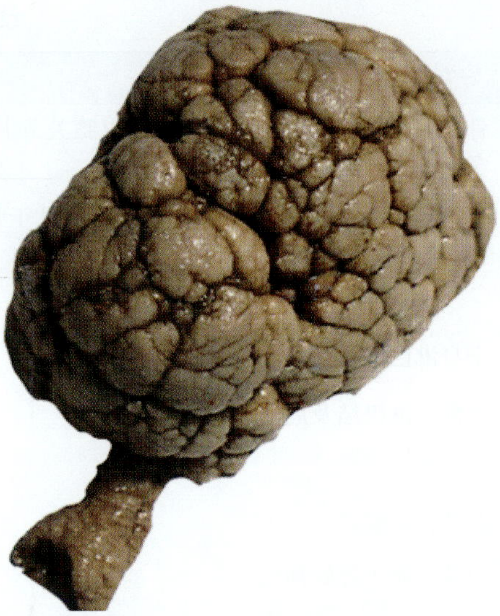

图 5-11 皮肤乳头状瘤

肿瘤呈外生性生长，形成许多乳头状突起，其根部形成细蒂与正常组织相连

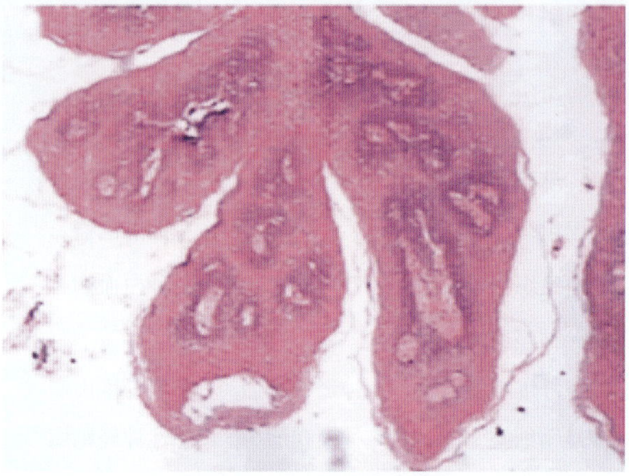

图 5-12 皮肤乳头状瘤

皮肤表皮呈乳头状增生，瘤细胞分化好，乳头轴心为纤维、血管组织

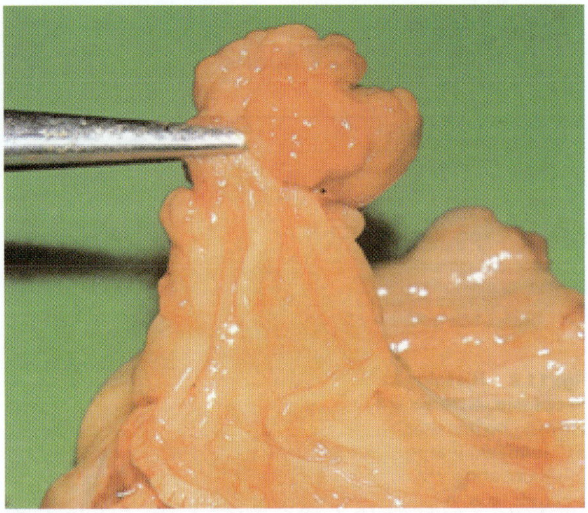

图 5-13 肠乳头状腺瘤

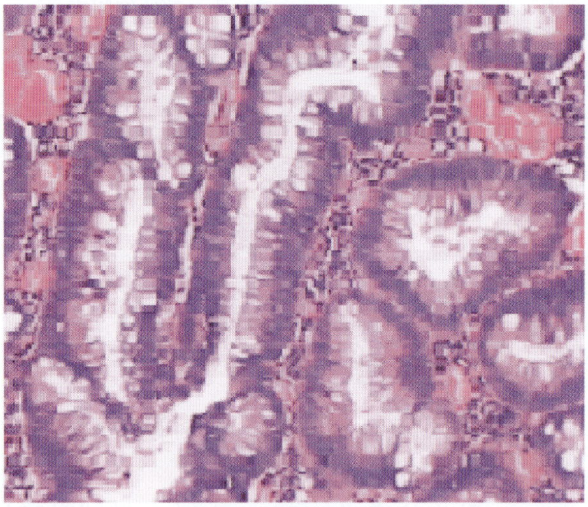

图 5-14 结肠腺瘤

瘤细胞分化良好，构成的腺体大小不一，形态不规则，排列较密集

（1）囊腺瘤：因瘤细胞分泌大量浆液或黏液，使腺腔逐渐扩大并互相融合成肉眼可见的大小不等的囊腔，故肿瘤呈囊性，常见于卵巢，也可发生于甲状腺和胰腺。卵巢囊腺瘤有两种主要类型：①浆液性囊腺瘤：多为单房性，如腺上皮向囊腔内呈乳头状增生时，称为浆液性乳头状囊腺瘤；②黏液性囊腺瘤：常为多房性，囊内壁光滑，少有乳头状增生。其中浆液性乳头状囊腺瘤较易发生恶变，转化为浆液性囊腺癌（图 5-15）。

（2）纤维腺瘤：好发于乳腺组织，为女性乳腺最常见的良性肿瘤，尤以年轻女性多见，多为单发，也可多发，肿物大小不等（直径超过 10cm 者称为巨大纤维腺瘤），呈结节状或分叶状，境界清楚，包膜完整，切面呈灰白色，质较较硬。镜下特点是乳腺导管上皮细胞和周围的结缔组织同时增生，肿瘤的实质主要为间质部分（图 5-16）。

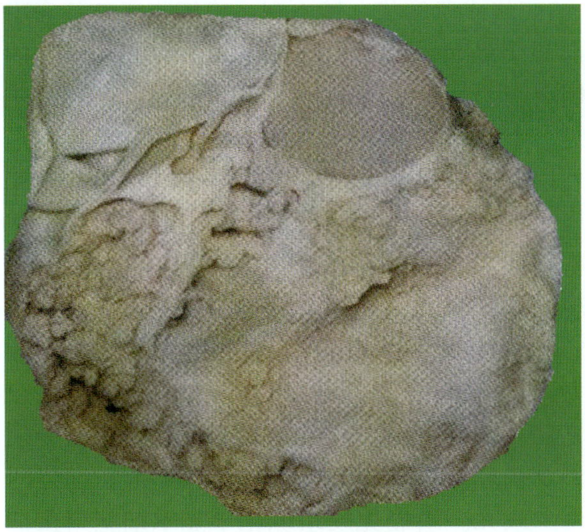

图 5-15 卵巢乳头状囊腺癌
肿物为囊实性，实性部分为大小不一、灰白色的乳头状物，囊性区内壁光滑并有少量液体

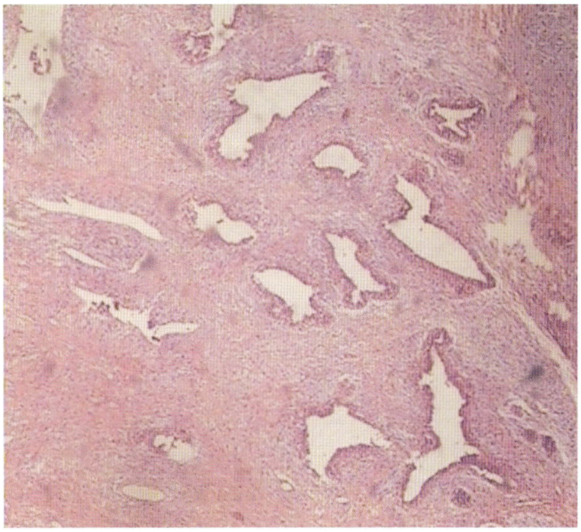

图 5-16 乳腺纤维腺瘤
乳腺腺体和纤维结缔组织共同构成肿瘤的实质，纤维组织增生明显，压迫腺体呈裂隙状

(3) 多形性腺瘤：又称“混合瘤”，常见于腮腺、颌下腺和舌下腺等处。目前认为此瘤来源于腮腺闰管区，其肌上皮细胞退化成为上皮性干细胞，有向腺样、黏液样、软骨样和表皮样细胞等多方向分化的能力，因而肿瘤具有多形性的特点，故称为多形性腺瘤。肿瘤呈结节状，有包膜，表面光滑，境界清楚。镜下观，由腺管、鳞状上皮、黏液样和软骨样等多种成分构成。手术切除如不彻底易复发，多次复发可恶变，是一种交界性肿瘤。

(4) 息肉状腺瘤：又称腺瘤性息肉，多发生于胃肠道，尤其是结、直肠（图 5-17）。肿瘤呈息肉状或蕈伞状，有蒂（部分无蒂）与黏膜相连，单发或多发，大小不一。家族性腺瘤性息肉病（又称结肠家族性息肉病），是常染色体显性遗传病，其主要特征是大肠黏膜出现多发性腺瘤性息肉，易发生癌变。

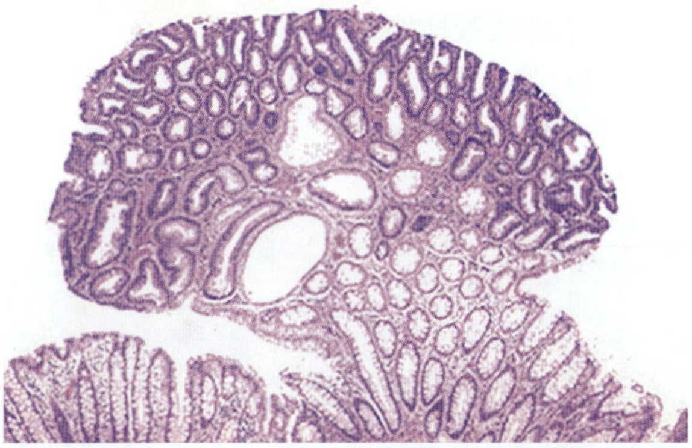

图 5-17 结肠息肉状腺瘤（镜下观）

（二）上皮组织恶性肿瘤

上皮组织恶性肿瘤称为癌，是人类最常见的一类恶性肿瘤。在 40 岁以上的人群中，癌的发生率显著增加。

癌以浸润生长为主，与周围组织分界不清。发生在皮肤、黏膜表面的癌，常呈息肉状，蕈伞状或菜花状，表面常有坏死及溃疡形成。发生在器官内的癌，常为不规则结节状，呈树根状或蟹足状向周围组织浸润，质地较硬，切面常为灰白色。镜下观，癌细胞可呈巢状（癌巢）、腺管状或条索状排列，与间质分界清楚。有时癌可在间质内呈弥漫性浸润生长，与间质分界不清（如低分化或未分化癌）。癌在早期一般多经淋巴道转移，到晚期可发生血道转移。

常见类型有以下几种：

1．鳞状细胞癌（squamous cell carcinoma）简称鳞癌，好发于鳞状上皮被覆的部位，如皮肤、口腔、唇、食管、喉、子宫颈、阴道、阴茎等处。也可发生在有鳞状上皮化生的部位，如支气管、胆囊、肾盂等处。肉眼观，外观呈菜花状、结节状或溃疡状。镜下观，癌细胞突破基底膜向深层浸润，形成大小不等的团块或条索状的癌巢，与间质分界清楚。根据分化程度分为三级，Ⅰ级（高分化）：癌巢分界清楚（癌巢的最外层癌细胞排列较整齐，相当于鳞状上皮基底层的细胞，其内为相当于棘细胞层的细胞，细胞间还可见到细胞间桥），在癌巢的中央可出现同心圆状的角化物，称为角化珠或癌珠（图5-18）；Ⅱ级：中等分化，癌细胞异型性比较大，角化少见，细胞间桥不明显；Ⅲ级（低分化）：癌细胞有明显异型性，并见较多的核分裂象及病理性核分裂象，无角化珠形成，细胞间桥少或无。鳞癌免疫组织化学显示细胞角蛋白（CK）阳性。

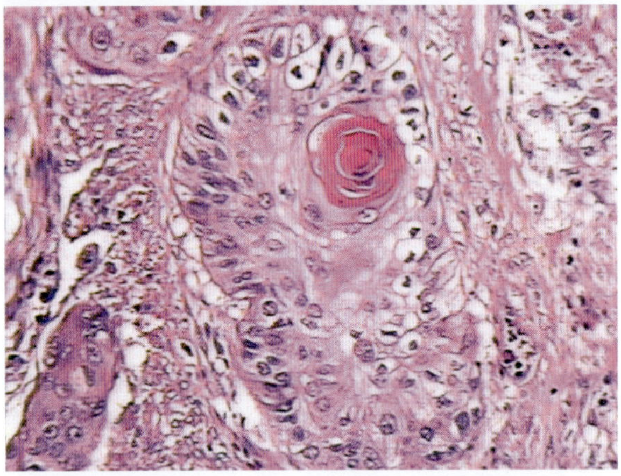

图 5-18 高分化鳞癌
图示癌细胞巢，癌巢中央可见同心圆状的角化珠

2．基底细胞癌（basal cell carcinoma）是来源于表皮和表皮附属器的一种低度恶性肿瘤，多见于老年人面部、头皮等暴露部位，如眼睑、鼻翼、颊部等。肉眼观，表面形成经久不愈的溃疡，并可浸润破坏深层组织。镜下观，癌巢主要由浓染的基底细胞样的癌细胞构成，呈短梭形或卵圆形，细胞大小较一致，其边缘的癌细胞呈高柱状，以栅栏状排列，核分裂象多见。此癌浸润性强，破坏局部深层组织。但生长缓慢，很少发生转移，对放射线治疗很敏感，临床上呈低度恶性的经过。

3．腺癌（adenocarcinoma）腺上皮来源的恶性肿瘤，多见于胃肠、胆囊、乳腺、子宫体、甲状腺及卵巢等处。肉眼观，肿瘤呈息肉状、结节状或溃疡状。镜下观，根据分化程度和形态结构分为高分化具有腺腔结构的腺癌和低分化形成实体巢状的或弥漫的实体癌。分泌黏液较多的腺癌则称黏液癌或胶样癌。

（1）管状腺癌：癌细胞形成大小不等，形状不一、排列不规则的腺样结构（图5-19），细胞排列不规则，核大小不等，核分裂象多见。当腺癌伴有大量乳头状结构时称为乳头状腺癌；腺腔高度扩张呈囊状的腺癌称为囊腺癌；当囊腔内壁伴有乳头状结构时称为乳头状囊腺癌。

（2）实性癌（solid carcinoma）：为低分化腺癌，恶性程度较高，多发生于乳腺，少数可发生胃及甲状腺。癌细胞不构成腺样结构而是形成实体性团块状或条索状癌巢，异型性明显。根据实质与间质的比例不同将实体癌分为硬癌、髓样癌和单纯癌。①硬癌（scirrhous carcinoma）：癌细胞少，排列成条索状，间质多，质地硬；②髓样癌（medullary carcinoma）：癌细胞多，呈大片状排列，间质少，其中可见大量淋巴细胞浸润；③单纯癌（carcinoma simplex）：癌细胞和间质的成分大致相等。

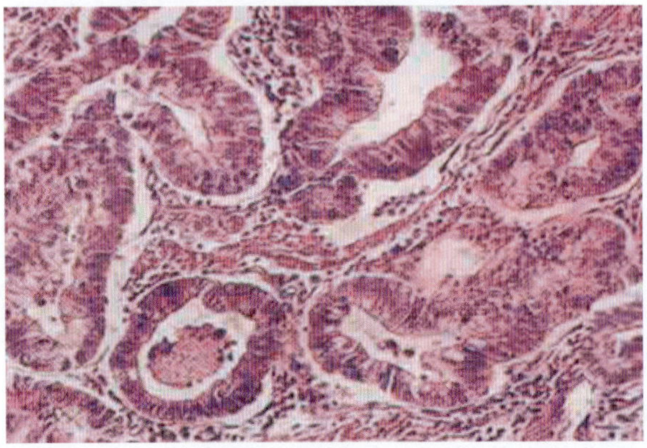

图 5-19 管状腺癌
癌细胞形成大小不等，形状不一、排列不规则的腺样结构

(3) 黏液癌 (mucoid carcinoma)：常见于胃肠道，癌细胞分泌大量黏液，初始时黏液积聚在癌细胞内，将核挤向一侧，使癌细胞呈印戒状（图 5-20），故称为印戒细胞（signet-ring cell）。以印戒细胞为主要成分的癌，称为印戒细胞癌（signct-ring cell carcinoma）。若黏液堆积在腺腔内，因腺体崩解而释放到间质中形成“黏液湖”。肉眼观，癌组织呈半透明的胶冻状，又称为胶样癌（colloid carcinoma）。如有管状腺癌的结构，称为黏液腺癌。黏液癌分化低，易转移，预后较差。

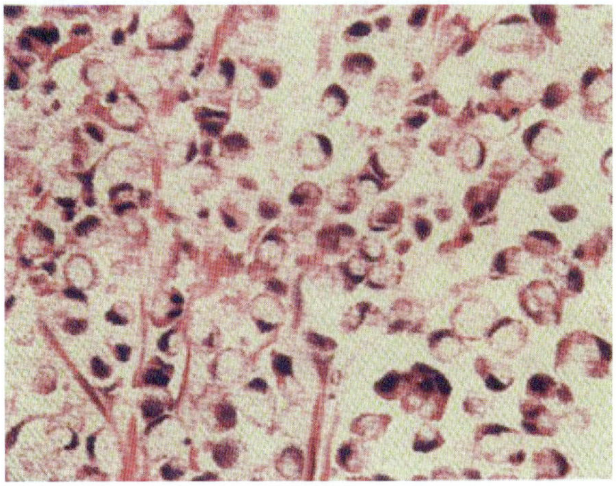

图 5-20 胃印戒细胞癌

癌细胞呈圆形，核深染，胞质内充满黏液，核被挤至一边，呈印戒状

4．移行细胞癌（transitional cell carcinoma）移行上皮发生的恶性肿瘤，好发于膀胱、输尿管、肾盂。肉眼观，肿瘤可呈乳头状、菜花状或扁平状。镜下观，大部分瘤组织呈乳头状结构，分化差时，可形成实性癌巢。癌细胞大小不一，核分裂象多见，部分细胞近似移行细胞。根据癌细胞的分化程度，将移行细胞癌分为Ⅰ级、Ⅱ级、Ⅲ级。Ⅰ级移行细胞癌分化好，恶性程度低；Ⅲ级移行细胞癌分化差，恶性程度高；Ⅱ级移行细胞癌分化程度介于二者之间。级别越高，异型性越大，恶性程度越高，预后越差。

二、间叶组织肿瘤

（一）间叶组织良性肿瘤

间叶组织良性肿瘤包括由纤维、肌肉、脂肪、软组织等发生的良性肿瘤。来源于间叶组织的良性肿瘤，大多数生长缓慢，呈结节状或分叶状，包膜完整。

1．纤维瘤（fibroma） 由纤维组织发生的良性肿瘤，多发生于躯干及四肢皮下。肉眼观，肿瘤呈结节状或分叶状，有包膜，切面灰白，并见纵横交错的编织状条纹，质地硬韧。镜下观，肿瘤细胞由分化好的成纤维细胞、纤维细胞和胶原纤维组成，呈编织状排列，不见核分裂象。间质为血管及疏松结缔组织。本瘤生长缓慢，切除后一般不复发。

2．脂肪瘤（lipoma）由脂肪组织发生的良性肿瘤，是间叶组织肿瘤中最常见的一种，好发于背、肩、颈及四肢近端皮下组织，腹膜后、胃肠道等也可发生。肉眼观，肿瘤多为单发，也可多发，呈分叶状或结节状。肿瘤大小不一，有完整薄层包膜（图 5-21），切面淡黄色，质地柔软，似正常的脂肪组织。镜下观，肿瘤由分化成熟的脂肪组织构成，与正常脂肪组织的主要区别在于肿物有包膜，被不均等的纤维组织条索分隔成大小不规则的小叶结构。此瘤生长缓慢，无明显症状，一般不恶变。

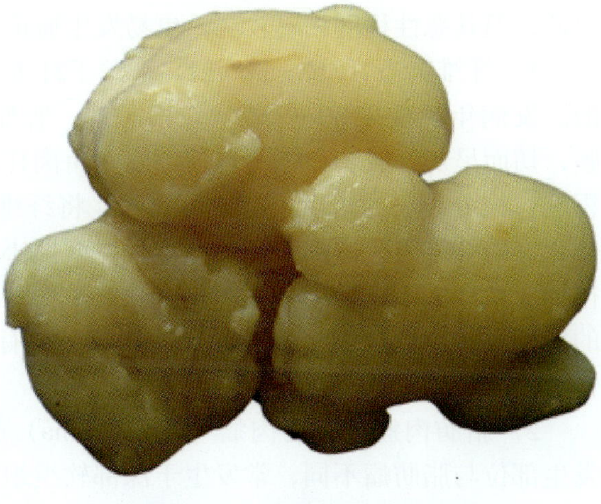

图 5-21 脂肪瘤（分叶状）

肿瘤呈黄色，质软，有完整的包膜

3．平滑肌瘤（leiomyoma）由平滑肌组织发生的良性肿瘤，多发生于子宫。肉眼观，肿瘤呈结节状，可单发，亦可多发，大小不等，边界清楚，多无包膜，质硬韧，切面灰红或灰白，呈编织状。镜下观，瘤组织由形态较一致

的梭形平滑肌细胞构成，瘤细胞排列成不规则的束状、编织状，核分裂象少见。手术切除后一般不复发，预后好。

4. 脉管瘤 包括血管瘤及淋巴管瘤，常见于婴儿及儿童，其中以血管瘤多见。

（1）血管瘤：血管瘤（hemangioma）较常见，多为先天性，多见于儿童。血管瘤可发生在身体任何部位，多位于面部、颈部等，少数发生于内脏器官（如肝），呈紫红或暗红色，平坦或隆起，可随身体的发育而长大。按肿瘤发生部位及增生血管的形态，血管瘤可分为毛细血管瘤、海绵状血管瘤等。①毛细血管瘤：由分化成熟密集的毛细血管构成（图 5-22）。②海绵状血管瘤：肿瘤呈暗红色，结节状，切面有时可见海绵状或蜂窝状结构。镜下，由管腔大、形状不规则、管壁厚薄不均的窦样血管构成（图 5-23）。如发生于肢体软组织的弥漫性海绵状血管瘤可引起肢体肥大。③混合型血管瘤（二者兼有）。血管瘤一般随身体发育而长大，成年后即停止生长。

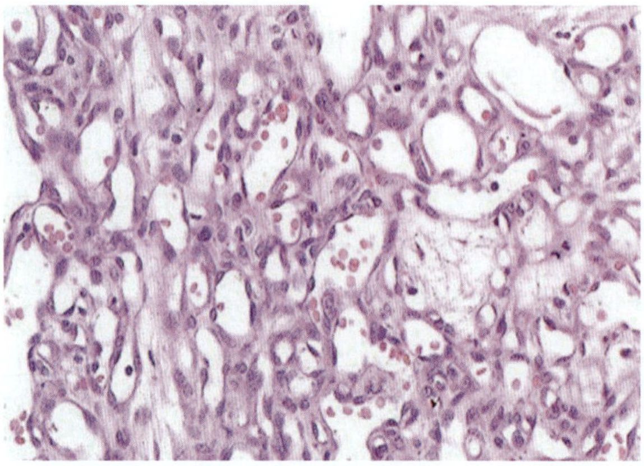

图 5-22 毛细血管瘤
瘤组织由增生的毛细血管构成，明显异型性

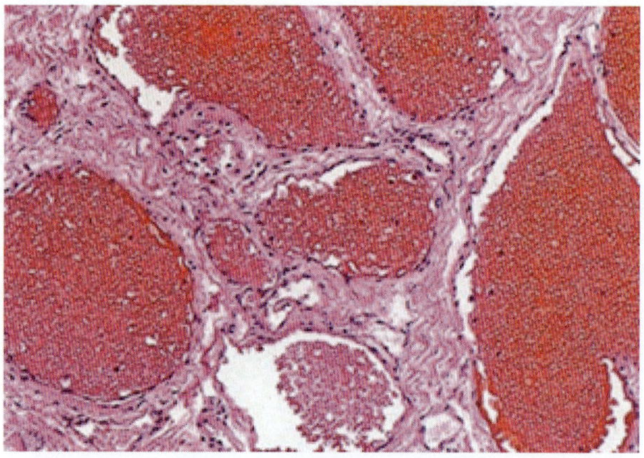

图 5-23 海绵状血管瘤
肿瘤由大小不等的血窦构成，内皮细胞扁平，无充满血液

（2）淋巴管瘤：淋巴管瘤（lymphangioma）比较少见，是由增生的淋巴管构成的良性肿瘤，内含淋巴液，若淋巴管扩张呈囊性并互相融合，称为囊状水瘤。淋巴管瘤好发于唇、舌、颊、口底、腋窝、腹腔等处。

（二）间叶组织恶性肿瘤

来源于间叶组织的恶性肿瘤称为肉瘤，较少见，多数发生于儿童和青少年。肉瘤发生率虽比癌低，但其恶性程度相对较高，更易发生血道转移。临床上常见肉瘤有以下几种：

1. 纤维肉瘤（fibrosarcoma）来源于纤维组织的恶性肿瘤，较常见，其发生部位与纤维瘤相似。发病年龄多在 30 ~ 55 岁。肉眼观，肿瘤呈结节状或不规则形，多为单发，无包膜或假包膜，切面呈灰红或灰白色，均匀细腻呈鱼肉样，并可见坏死、出血。镜下观，根据瘤细胞的分化程度、核分裂象的多少、有无坏死等，将纤维肉瘤分为分化好的纤维肉瘤和分化差的纤维肉瘤。分化好的纤维肉瘤瘤细胞多呈梭形，异型性小，核梭形细长，与纤维瘤相似，瘤细胞与胶原纤维排列成束，纵横交错，呈编织样，肿瘤生长缓慢，转移及复发较少见。分化差的纤维肉瘤有明显的异型性，细胞核大小不等，核分裂象多，有病理性核分裂象（图 5-24），坏死出血明显，生长快易发生转移及复发。

2. 脂肪肉瘤 脂肪肉瘤（liposarcoma）起源于原始间叶组织，为成人较多见的肉瘤之一。发生部位与脂肪瘤不同，常发生于深部软组织，如大腿深部软组织及腹膜后和内脏，很少发生在皮下脂肪层。肿瘤呈局部浸润性生长。肉眼观，肿瘤呈结节状或分叶状，表面有一层假包膜，分化较差者可呈黏液样或鱼肉状外观。镜下观，瘤细胞形态多种多样，主要由不同程度异型性的脂肪细胞和脂肪母细胞构成。脂肪母细胞分化较差，呈星形、梭形、小圆形或多形性，胞质内出现多少不等，大小不一的脂滴空泡（图 5-25），冰冻切片瘤细胞脂肪染色阳性。脂肪肉瘤术后易复发，分化差者易经血道转移，预后差。

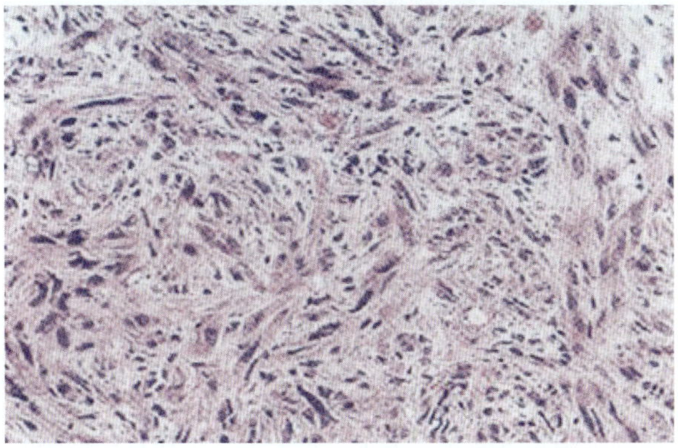

图 5-24 纤维肉瘤
肿瘤细胞排列成束，纵横交错，呈编织样排列。肿瘤细胞为梭形，大小不等，核染色深浅不一，核分裂象多见

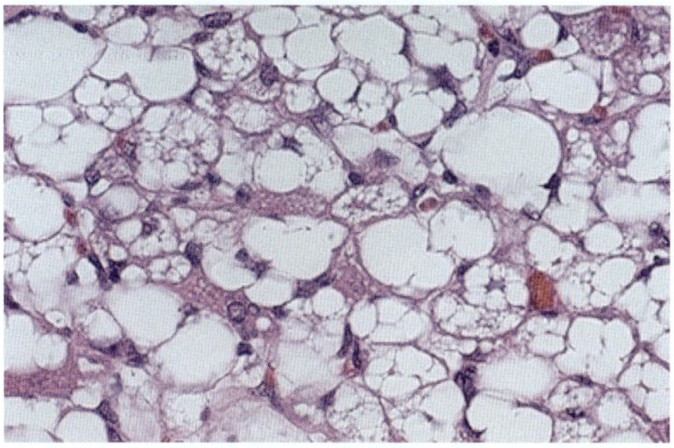

图 5-25 脂肪肉瘤
肿瘤由不同分化阶段的脂肪母细胞构成，脂肪母细胞呈小圆形、梭形，也可形成巨细胞，胞质内可见脂肪空泡，核深染

3．平滑肌肉瘤 平滑肌肉瘤（leiomyosarcoma）是来源于平滑肌的恶性肿瘤，多见于子宫及胃肠道，偶可见于腹膜后、肠系膜、大网膜及皮肤等处。患者多为 40 岁以上中老年人，肿瘤呈浸润性生长。肉眼观，肿瘤呈不规则结节状，可有假包膜，切面呈鱼肉状，可继发坏死、出血、囊性变。肿瘤大小与部位有关。镜下观：①分化好的平滑肌肉瘤主要由纵横交错的梭形细胞束构成。瘤细胞密集，核较大，棒状，异型性低，核分裂象多，可见病理性核分裂象。②分化差的平滑肌肉瘤，瘤细胞呈显著多形性，排列紊乱，核大，异型性明显，核分裂象多（一个高倍镜视野可见有 2 ～ 5 个），常出现病理性核分裂象。

4．骨肉瘤 骨肉瘤（osteosarcoma）起源于成骨细胞，为骨组织中最常见、恶性程度最高的一种肿瘤。其特点是瘤细胞直接产生骨组织或骨样组织，故又称为成骨肉瘤（osteogenic sarcoma）。常见于青少年（11 ～ 12 岁），此为骨骼发育生长最旺盛阶段。男多于女，男女之比为 1.7 ∶ 1。好发部位多见于四肢长骨的干骺端，尤其是股骨下端和胫骨上端，即膝关节上、下最多见。肿瘤常自干骺端开始，向周围组织浸润，破坏骨组织，形成较大的梭形肿块。肉眼观，切面瘤组织呈灰白色，常见出血坏死（图 5-26）。肿瘤破坏骨皮质，掀起其表面的骨膜。肿瘤上下两端的骨皮质和掀起的骨外膜之间由于肿瘤性新生骨生成而呈三角形隆起，X 线上称为 Codman 三角。此外，由于骨膜掀起，在骨外膜和骨皮质之间可形成与骨表面垂直的放射状反应性新生骨小梁，在 X 线上表现为日光放射状阴影。上述两种影像学表现的特征对骨肉瘤的诊断具有重要意义。镜下观，瘤细胞有明显的异型性，细胞大小不一，核形奇异，核大深染，核仁明显，易见病理性核分裂象（图 5-27）。瘤细胞直接形成肿瘤性骨样组织或骨组织，这是诊断骨肉瘤最重要的组织学依据。骨肉瘤呈高度恶性，发展迅速，易经血道转移至肺及全身，预后差。

癌与肉瘤均为恶性肿瘤，分别来源于上皮组织和间叶组织，其临床表现和病理变化各有所不同。正确掌握癌与肉瘤的特点，对临床诊断、治疗及估计预后均有实际意义。两者的区别要点见表 5-2。

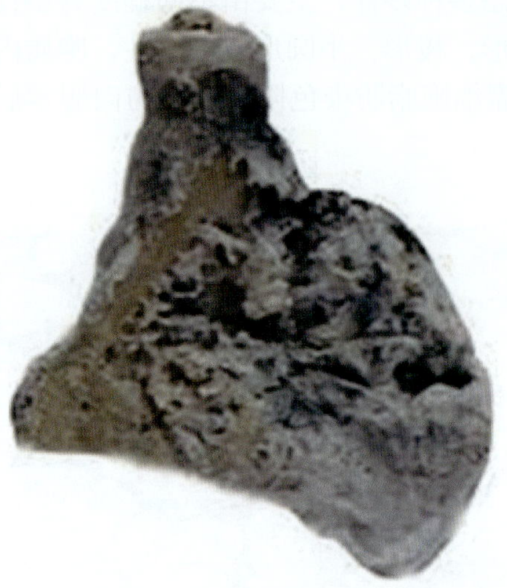

图 5-26 骨肉瘤

股骨下段干骺端灰白色肿物，向骨髓腔浸润并浸润到周围软组织

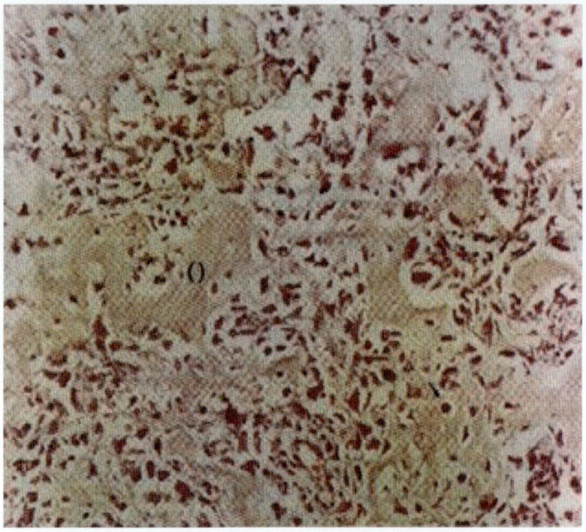

图 5-27 骨肉瘤（镜下）

肉瘤细胞弥漫散在，大小、形态不一，核呈梭形或不规则形，间质中粉染的为肿瘤性骨小梁形成

表 5-2 癌与肉瘤的区别

	癌	肉瘤
组织来源	上皮组织	间叶组织
发病率	较高，约为肉瘤的 9 倍	较低
发病年龄	多发生于 40 岁以上中老年人	多发生于青少年
大体特点	灰白色，质较硬、干燥呈颗粒状	灰红色、质较软、湿润、呈鱼肉状
组织学特点	癌细胞排列呈巢状，实质与间质分界清楚，间质血管较少	肉瘤细胞弥散分布，不成巢状，实质与间质分界不清，间质内血管丰富
网状纤维染色	癌巢被网状纤维包绕，但癌细胞之间无网状纤维	肉瘤细胞间有网状纤维，并包绕肉瘤细胞
免疫组化特点	上皮细胞标记物阳性，如角蛋白（keratin）、上皮细胞膜抗原（EMA）等	间叶组织标记物阳性，如波形蛋白（vimentin）、结蛋白（desmin）等
转移	多经淋巴道转移	多经血道转移

三、其他组织的肿瘤

1. 恶性淋巴瘤　恶性淋巴瘤（malignant lymphoma）是一组原发于淋巴结和淋巴结外淋巴组织的恶性肿瘤，为我国常见肿瘤之一。其发病率占恶性肿瘤的前十位，男性多于女性，尤以儿童和青壮年多见。临床上主要表现为淋巴结无痛性进行性肿大（早期见于颈、腋窝、腹股沟等处浅表淋巴结，晚期可播散至全身，最常累及脾、肝、骨髓和消化道），并伴发热、皮肤瘙痒、贫血、体重减轻等全身症状。临床上根据病变淋巴组织的病理检查方能确定淋巴瘤的诊断。根据肿瘤细胞特点及组织结构将恶性淋巴瘤分为霍奇金淋巴瘤（约占 10%）和非霍奇金淋巴瘤（约占 90%）。

（1）霍奇金淋巴瘤（Hodgkin's lymphoma，HL）：又称霍奇金病，是恶性淋巴瘤的一个独特类型。病变侵及淋巴结，以颈部、锁骨上淋巴结最常见，常从一个或一组淋巴结开始，由原发部位逐渐向远处淋巴结扩散。晚期可侵犯血管，累及肝、脾等脏器。肉眼观，病变淋巴结肿大，早期肿大的淋巴结不粘连，可活动。晚期瘤组织浸润淋巴结被膜及相邻的淋巴结，相互粘连，形成较大肿块，不易推动。肿瘤切面呈灰白、鱼肉状，可见小坏死灶。镜下观，淋巴结正常结构破坏消失，由瘤组织取代，瘤组织内细胞成分多样，既有肿瘤细胞成分［如形态独特的瘤巨细胞，即 Reed-Sternberg 细胞（R-S 细胞）］又有多种炎性或增生性非肿瘤细胞成分。

1）肿瘤细胞：即 R-S（Reed-Sternberg）细胞，是霍奇金淋巴瘤的特征性细胞。R-S 细胞体积大，直径为 20 ～ 50μm，瘤细胞呈圆形或椭圆形，胞质丰富，嗜酸性。核大，核膜厚，双核或多核，核中央呈空泡状，核内有大而嗜酸性核仁。双核 R-S 细胞的两核并列，形似镜中之影，称为镜影细胞，具有诊断意义（图 5-28）。此外，还有一些变异的 R-S 细胞，其细胞基本形态与典型的 R-S 细胞相似，但只有一个核，核仁大，故又称单核 R-S 细胞。这种细胞数目较多，是霍奇金淋巴瘤病变中的主要成分。

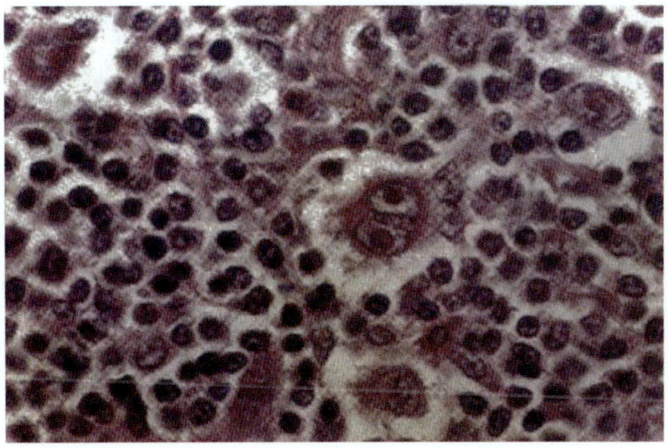

图 5-28 霍奇金淋巴瘤（R-S 细胞）
图示 R-S 细胞呈双核，大小近似，核仁大且红染，似镜影

2）非肿瘤细胞：瘤组织内还伴有多少不等的淋巴细胞、浆细胞、嗜酸性粒细胞、中性粒细胞、组织细胞浸润及纤维组织增生等，它们共同构成了霍奇金淋巴瘤的炎症性反应。它代表着机体对肿瘤的免疫反应，在诊断、分型与估计预后等方面均有重要意义。

3）组织学类型与预后：根据肿瘤组织内肿瘤细胞和非肿瘤细胞的成分和比例的不同，将霍奇金淋巴瘤分为 4 种组织学类型：①淋巴细胞为主型：淋巴结内淋巴细胞和组织细胞大量增生，呈弥漫性浸润或结节状分布，典型的 R-S 细胞较少，多见于 35 岁以下的年轻人，常累及颈部淋巴结，预后好。②淋巴细胞消减型：淋巴细胞显著减少，R-S 细胞相对较多，好发于老年人，常累及膈以下淋巴结、肝、脾、骨髓等，预后很差。③混合细胞型：为霍奇金淋巴瘤中最常见的类型，由淋巴细胞、组织细胞及较多的 R-S 细胞混合组成。常累及纵隔、腹腔、盆腔淋巴结，此型临床进展快，易发生全身播散，预后差。④结节硬化型：较多见，以淋巴结内增生的纤维组织条索将淋巴结分隔成许多大小不等、分界清楚的结节，结节内有少量典型的 R-S 细胞和较多变异的 R-S 细胞。好发于年轻女性，常累及颈部、锁骨上和纵隔淋巴结，预后介于淋巴细胞为主型和淋巴细胞消减型之间。

（2）非霍奇金淋巴瘤（non-Hodgkin' s lymphoma，NHL）：占恶性淋巴瘤总数的 80% ～ 90%。NHL 大多数起源于 B 淋巴细胞（10%），小部分来自 T 淋巴细胞。多原发于浅表淋巴结，最常见受累部位为颈部淋巴结，其次为深部淋巴结，如纵隔、腹膜后、肠系膜淋巴结等；还可见于淋巴结外淋巴组织，如胃肠道、鼻腔、皮肤、唾液腺、乳腺等。病变从一个淋巴结或一组淋巴结开始，逐渐侵犯其他淋巴结，也可开始即为多发性。肉眼观与霍奇金淋巴瘤类似，病变淋巴结呈不同程度肿大，质地软。淋巴结可粘连融合，形成较大的结节状肿块，切面灰白，均匀、细腻呈鱼肉状。镜下观，淋巴结正常结构部分或全部被大量单一增生的瘤细胞所代替，瘤细胞弥漫分布或聚集成滤泡样结构，并可侵犯淋巴结包膜，肿瘤组织内见分布均匀、新生的薄壁毛细血管。如肿瘤广泛播散至全身多处淋巴结和骨髓，很难与白血病侵犯淋巴结相区别。

2．白血病（leukemia） 白血病是骨髓造血干细胞发生的恶性肿瘤。其特征为骨髓内异常增生的白细胞取代了正常骨髓组织，并侵入髓外组织及外周血液，并广泛浸润全身各器官和组织，尤以肝、脾、淋巴结最易受累。临床上常有贫血及出血，肝、脾、淋巴结肿大。外周血检查白细胞总数增多，骨髓涂片原始和幼稚的白细胞增多。

3．畸胎瘤 畸胎瘤（teratoma）是来源于性腺或胚胎剩件中全能细胞的肿瘤，由两个或三个胚层几种不同类型的组织构成，结构排列错乱，好发于卵巢和睾丸，也可见于纵隔、腹膜后、骶尾部等处。畸胎瘤可分为良性和恶性两种：①良性（成熟型）畸胎瘤：为畸胎瘤中最多见的一种。肉眼观，肿瘤多呈囊性，又称囊性畸胎瘤或皮样囊肿。该肿瘤体积大，切面单房或多房，内壁粗糙不平，常见结节状组织突入囊内，其中含有骨、软骨组织及牙齿样物，囊腔内充满黄色黏稠的皮脂及毛发。镜下观，囊壁多由皮肤及皮肤附件组成，囊壁增厚处常见多种组织成分，如脂肪、腺体、气管或肠黏膜、骨、软骨、脑、平滑肌、甲状腺等组织。各种组织基本上分化成熟，本型预后好。少数病程长者其中某种成分可恶变，如上皮成分恶变为鳞癌或腺癌。②恶性（未成熟型）畸胎瘤：肉眼观，肿瘤较大，切面多为实性，灰白或棕黄色，质地软硬不一，有出血、坏死。镜下观，主要由分化不成熟的胚胎样组织构成，以分化差的神经组织最常见，如原始神经上皮、室管膜结构。本瘤生长迅速，易复发和远处转移，预后差。

4．黑色素瘤（melanoma）又称为恶性黑色素瘤，是来源于黑色素细胞的高度恶性肿瘤，部分来源于黑痣恶变。患者多在 30 岁以上，好发于头颈部、足底部、外阴和肛门周围等处。肉眼观，肿瘤边缘不整齐，表面不规则，大小不一，粗糙，呈棕黑色，单发或多发，质地较坚实，无包膜，常伴有溃烂、出血。镜下观，瘤细胞呈巢状、条索状或腺泡状排列。瘤细胞大小较一致，呈圆形、多边形或梭形，胞质丰富红染，常含有不等量黑色素。核大深染，常见嗜酸性核仁，胞质中可有黑色素颗粒，但也可无黑色素颗粒，称为无黑色素性黑色素瘤。本瘤易经淋巴道或血道广泛转移，预后差。

第五节　良性肿瘤与恶性肿瘤的区别

良性肿瘤与恶性肿瘤在组织分化、形态特点、生物学行为、对机体的影响等方面有着很大的不同。区分良性肿瘤与恶性肿瘤十分重要（表 5-3）。

表 5-3　良性肿瘤与恶性肿瘤的区别

	良性肿瘤	恶性肿瘤
分化程度	分化好，异型性小，与原有组织形态相似	分化差，异型性大，与原有组织形态不相似
核分裂象	少见，无病理性核分裂象	多见，可见病理性核分裂象
生长速度	缓慢	迅速
生长方式	膨胀性生长或外生性生长，常有膜或蒂，与周围组织界限清楚	浸润性生长或外生性生长，无包膜，与周围组织界限不清楚
继发改变	很少发生出血、坏死	常发生出血、坏死及溃疡形成
转移	不转移	常有转移
复发	手术后很少复发	手术后容易复发
对机体的影响	较小，主要为局部压迫或阻塞	较大，除压迫阻塞外，还可浸润破坏组织器官，并出血、感染，晚期出现恶病质

必须指出，良、恶性肿瘤的区别是相对的。如血管瘤虽为良性，但无包膜，常呈侵袭性长生；基底细胞癌虽为恶性肿瘤，却很少发生转移。良性肿瘤如生长在重要器官（如颅内），也可危及生命等。有些肿瘤的组织形态介于良、恶性之间，称交界性肿瘤（borderline tumor）。如卵巢浆液 / 黏液性囊腺瘤，此类肿瘤有恶变倾向，在一定的条件下可逐渐向恶性发展。另外，肿瘤的良、恶性之间并非一成不变，有些良性肿瘤如不及时治疗，可转变为恶性肿瘤，称为恶性变，

如结肠腺瘤可恶变为腺癌；而个别的恶性肿瘤（如黑色素瘤），有时由于机体免疫力加强等原因，可以停止生长甚至完全自然消退。

第六节 癌前病变与早期癌

一、癌前病变

癌前病变（precancerous lesion）是指某些具有癌变潜在可能性的良性病变，如果长期不治愈，即有可能转变为癌。因此，早期发现与及时治疗癌前病变，对预防肿瘤具有十分重要的实际意义。常见的癌前病变有以下几种。

1．黏膜白斑　常发生在食管、口腔、外阴和宫颈、阴茎等处黏膜。肉眼观局部黏膜呈白色斑块，故称白斑。镜下，鳞状上皮过度增生、过度角化，出现一定的异型性。长期不治愈有可能转变为鳞状细胞癌。

2．乳腺增生性纤维囊性变　亦称乳腺囊性增生病，常见 40 岁左右的妇女，本病主要因内分泌功能失调所致。病变表现为乳腺小叶导管和腺泡上皮细胞增生，伴导管囊性扩张、间质纤维组织增生等。伴有导管内乳头状增生者较易发生癌变。

3．慢性子宫颈炎伴子宫颈糜烂　慢性子宫颈炎伴宫颈糜烂与人乳头瘤病毒感染密切相关，如持续感染可引起宫颈鳞状上皮内瘤变，少数患者可发展为子宫颈鳞状上皮癌。

4．慢性萎缩性胃炎及胃溃疡　慢性萎缩性胃炎时，胃黏膜腺体可有肠上皮化生，这种肠上皮化生与胃癌的发生有一定关系，久治不愈者可发生癌变；慢性胃溃疡时溃疡边缘的黏膜因长期受刺激而不断增生，也可能转变为胃癌。

5．大肠腺瘤　较为常见，可单发或多发，尤其是绒毛状腺瘤和遗传性的家族性多发性息肉病，更易发生癌变。

6．溃疡性结肠炎　是一种炎症性肠病，在反复发生溃疡和黏膜增生的基础上可发生结肠腺癌。

7．皮肤慢性溃疡　特别是小腿的慢性溃疡，由于长期慢性炎症刺激，表皮鳞状上皮增生，可发生癌变。

从癌前病变到发生癌变，需要经历缓慢而逐渐演变的过程（上皮增生→非典型增生→原位癌→浸润癌）。非典型增生（atypical hyperplasia）是指细胞增生并出现异型性，但还不足以诊断为肿瘤的一些病变，表现为细胞形态多样，大小不一，细胞排列紊乱，核大深染，核 / 质比增大，核分裂象增多（图 5-29）。以鳞状上皮为例，非典型增生可分为轻、中、重度三级：轻度（Ⅰ级）非典型增生，细胞异型性较小，累及上皮层下 1/3；中度非典型增生（Ⅱ级）指异常增生的细胞累及上皮层下 2/3；重度非典型增生（Ⅲ级）指异常增生的细胞累及上皮层下 2/3 以上，但尚未累及全层。轻度非典型增生可恢复正常；中、重度非典型增生则很难逆转，常可转变为癌。

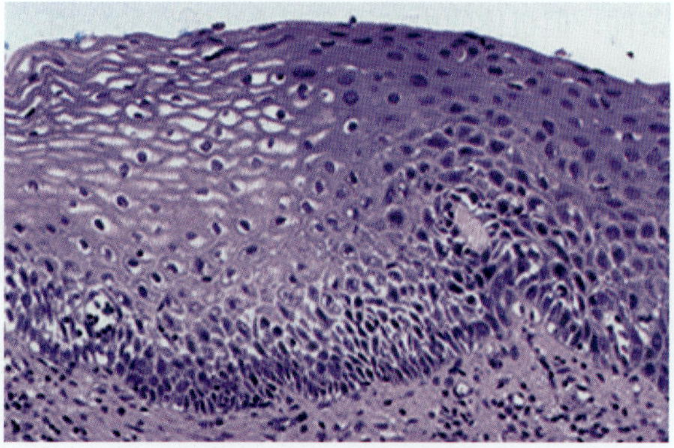

图 5-29　非典型增生

左侧为正常子宫颈鳞状上皮，右侧为非典型增生的鳞状上皮，细胞排列紊乱

癌前病变指的是一些增生性病变，其癌变的概率比一般疾病要高。但不等同于非典型性增生，更不等同于原位癌。

二、早期癌

1．原位癌（carcinoma in situ）是指癌细胞仅局限于上皮全层，未突破基底膜的癌，故又称为“浸润前癌”或“上皮内癌”（图 5-30），是最早期癌，尚未发生转移，治疗效果好，可以治愈。常见的有子宫颈原位癌、食管原位癌、皮肤原位癌、乳腺导管内原位癌和乳腺小叶原位癌等。临床检查和病理的肉眼观察往往见不到明显异常，或仅见到轻微糜烂、粗糙不平、稍有隆起等改变。确诊原位癌靠病理组织学检查。因此，早期发现、正确诊断、积极治疗可防止其发展为浸润癌，从而提高治愈率。

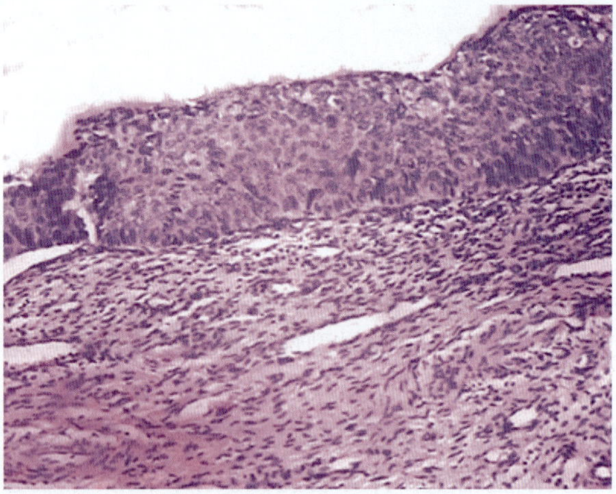

图 5-30　子宫颈原位癌

宫颈上皮全层均为癌细胞，基底膜完整

2．早期浸润癌（early invasive carcinoma）原位癌部分癌细胞突破基底膜向下浸润生长，其浸润深度不超过 3 ~ 5mm，无血管浸润，也无淋巴道转移。此型只能在显微镜下确诊，若超过 5mm，则称为浸润癌。

第七节　肿瘤的病因和发病机制

肿瘤的病因和发病机制至今尚未完全阐明。近年来，虽然国内外学者对癌基因和抑癌基因进行了深入研究，初步揭示了某些肿瘤的病因与发病机制，但还存在着许多问题，有待进一步研究。

一、肿瘤的病因

肿瘤的病因包括外界致癌因素（外因）和机体内在因素（内因）。人们的生活环境大致相同，一生中接受外界致癌因素的机会很多，但发生肿瘤者毕竟是少数，说明外因虽是引起肿瘤的重要条件，但机体的内在因素起着决定性的作用。

（一）外界致癌因素

外界致癌因素导致的细胞非致死性 DNA 损伤是肿瘤发生的主要病因，包括三大类，即化学致癌因素、物理致癌因素、生物致癌因素。

1．化学致癌因素　有肯定或可疑致癌作用的化学物质很多，迄今被确认的化学致癌物已达 2000 多种，其中有些可能与人类癌瘤有关。①间接致癌物：多数化学物质本身无致癌性，需在体内（主要在肝）通过一系列酶的作用而活化，形成终末致癌物后才能起致癌作用，称为间接致癌物。②直接致癌物：不需在体内进行代谢转化即可致癌，称为直接致癌物。直接致癌物较少见，其化学性质很活泼，在环境中维持不久，主要为烷化剂。所有致突变剂，在体内均会释放出亲电子反应物，直接与细胞内 DNA 中的相应部位共价结合，造成 DNA 损伤，使细胞发生突变和癌变。如抗癌药中的环磷酰胺、氮芥、苯丁酸氮芥、亚硝基脲等在应用相当长时间以后可诱发第二种肿瘤，如在化疗痊愈或已控制的白血病、霍奇金淋巴瘤和卵巢癌患者，数年后可能会发生第二种肿瘤，通常是粒细胞白血病。有时临床也应用烷化剂治疗一些其他疾病（如类风湿性关节炎），这些疾病患者以后发生恶性肿瘤的概率高于正常人，因此使用这类药物时一定要慎重。

化学致癌物主要有以下几类：

（1）多环芳烃类：此类致癌物分布广泛，致癌性强，其中致癌性特别强的有 3，4- 苯并芘、1，2，5，6- 双苯并蒽、3- 甲基胆蒽等。这些物质主要来自煤烟、内燃机排出的废气、沥青烟雾和烟草燃烧的烟雾。近些年来，肺癌的发生率日益上升，认为与吸烟和城市严重的大气污染密切相关。熏制和烧烤的鱼、肉等食品中也含有 3，4- 苯并芘，可能与胃癌的发生有关。

（2）芳香胺类与氨基偶氮染料：多为工业用品或原料，如乙萘胺、联苯胺、4- 氨基联等，与膀胱癌的发生有关。从事印染、橡胶工业的工人，膀胱癌的发生率比常人增加 50 倍。氨基偶氮染料 [如奶油黄（二甲基氨基偶氮苯）、猩红等]，因有颜色，曾被用作纺织品染料和饮料、食品的着色剂，可引起实验性大鼠肝细胞癌。

（3）亚硝胺类：是具有强烈致癌作用的化合物，合成亚硝胺类的前体物质（如硝酸盐、亚硝酸盐和二级胺），普遍存在于动物食品的保存剂、着色剂和变质的食物中。亚硝酸盐和二级胺在胃内酸性环境中合成具有致癌作用的亚硝胺。我国河南林县的食管癌发病率很高，与食物中的亚硝胺含量高有关。亚硝胺类化合物的致癌谱很广，可在实验动物中诱发各种不同器官的肿瘤，主要引起消化道恶性肿瘤（如胃癌），致癌作用还可通过胎盘影响子代。不同结构的亚硝胺有特异的器官亲和性，如对称性二甲基亚硝胺主要引起肝癌，不对称性亚硝胺常诱发食管癌。

（4）真菌毒素：目前研究最多的是黄曲霉毒素，其广泛存在于受潮霉变的食品中，尤以霉变的花生、玉米及谷类含量最多，黄曲霉毒素有多种，其中以黄曲霉毒素 B_1 致癌作用最强，而且化学性质很稳定，不易被加热分解，煮熟后食入仍有活性，主要诱发肝细胞癌。HBV 感染与黄曲霉毒素 B_1 的协同作用可能是我国肝癌高发地区的主要致癌因素。

（5）促癌剂：有些物质本身不致癌，但可使某些化学致癌作用增强，这种增加致癌效应的物质称为促癌剂，如巴豆油、激素、酚和某些药物。

2．物理致癌因素　主要引起皮肤癌和白血病，是通过损伤细胞的染色体，使细胞癌基因激活和抑癌基因失活，从而导致肿瘤发生。已证实的物理致癌因素有电离辐射、日光及紫外线、热辐射和异物等，其中以电离辐射的致癌作用明显，因其能使染色体断裂、易位和发生点突变，从而激活癌基因或者灭活抑癌基因所致。

（1）电离辐射：包括 X 线、γ 射线以及粒子（如 β 粒子）形式的辐射等。大量事实证明，长期接触 X 射线，可引起皮肤癌、白血病等。

（2）紫外线：长期受紫外线照射，可引起外露皮肤的鳞状细胞癌、基底细胞癌和恶性黑色素瘤。主要见于有易感因素的个体，如白种人或照射后色素不增加的有色人种最易发生。其作用机制是紫外线导致细胞内 DNA 损伤，抑制核苷酸切除修复能力。

（3）热辐射的促癌作用：我国北方人的“炕癌”、烧伤瘢痕癌等，这些说明长期的热辐射可能有一定的促癌作用。

（4）慢性炎症刺激：慢性皮肤溃疡、慢性胆囊炎、慢性宫颈炎和子宫内膜增生等病变有时可发生癌变，其机制是慢性炎症时产生的细胞生长因子刺激细胞持续增生，在此基础上 DNA 易发生突变而引发肿瘤。因此，慢性刺激有促癌作用。

（5）创伤：临床上骨肉瘤、睾丸肿瘤、脑瘤等患者常有局部外伤史。宫颈癌的发生与宫颈的人工创伤有关，但单独局部创伤不能诱发宫颈癌。因此创伤只是一种促癌因素。

（6）异物：石棉和石棉制品能引起胸膜间皮瘤。植于动物体内的异物，如塑料、金属片，玻璃纤维等，可以诱发各种肉瘤。人类目前虽无异物致癌的报道，但已有人工乳房（有机硅胶制成）引起乳腺癌的报告。

3．生物致癌因素　生物致癌因素主要是病毒、真菌及寄生虫等。

（1）病毒：凡能引起人或动物肿瘤的病毒均称为致瘤病毒，其中 1/3 是 RNA 病毒，2/3 为 DNA 病毒。

1）RNA 病毒：这类病毒通过转导或插入突变这两种机制将其遗传物质整合至宿主细胞 DNA 中，导致癌基因异常激活，使细胞发生恶性转化和失控性增生而形成肿瘤。人类 T 淋巴细胞白血病 / 淋巴瘤病毒 1（HTLV-1）是与人类 T 淋巴细胞白血病 / 淋巴瘤密切相关的一种 RNA 病毒。

2）DNA 病毒：与人类肿瘤发生关系密切的 DNA 病毒有三种：①人乳头瘤病毒（HPV）：主要与子宫颈癌、肛门生殖器区域鳞癌、口腔癌和喉癌有关，在约 85% 的宫颈癌及癌前病变的病例中发现 16 型、18 型 HPV 的 DNA 序列。② Epstein-Barr 病毒（EB 病毒）：EB 病毒是一种疱疹病毒，与人类 Burkitt 淋巴瘤、鼻咽癌、某些霍奇金淋巴瘤及免疫抑制患者发生的 B 细胞淋巴瘤有关。③乙型肝炎病毒（HBV）：慢性 HBV 感染与原发性肝癌的发生密切相关。

（2）寄生虫：已知日本血吸虫病与结肠癌的发生有关，埃及血吸虫病与膀胱癌的发生有关，华支睾吸虫病与胆管细胞性肝癌的发生有关。

最新研究发现，幽门螺杆菌与胃癌及低度恶性 B 细胞淋巴瘤的发生有关，这对肿瘤发生的细菌因素无疑是一种新的启发。

知识链接

1989 年诺贝尔生理学或医学奖

——逆转录病毒癌基因及其细胞起源

1989 年 10 月 9 日，诺贝尔奖评委会在瑞典斯德哥尔摩卡罗林斯卡学院宣布，该本年度的诺贝尔生理学或医学奖授予两位美国科学家 J.M.Bishop 和 H.E.Varmus，他们都是加利福尼亚大学旧金山分校微生物学和免疫学系的教授。他们是由于发现逆转录病毒癌基因的细胞起源而获奖的。

逆转病毒是一类能在动物身上产生肿瘤的 RNA 病毒。早在 1916 年，P.Rous 就从鸡的肉瘤滤出液中发现了第一种逆转病毒，后来称为 Rous Sarcoma Virus（RSV）。然而，一直到 20 世纪 50 年代，逆转录病毒的致癌特性才重新引起人们的研究兴趣，Rous 也因此获得 1966 年的诺贝尔生理学或医学奖。逆转录病毒的一个特点是其生活周期中有一将基因组 RNA 逆转录成 DNA 的过程。对逆转录过程的研究，终于导致 D.Baltimore 和 H.M.Temin 等于 1970 年分别从 RSV 中分离出逆转录酶。这一发现补充了中心法则中遗传信息的流向，也为遗传工程的发展提供了必要的工具酶。他们获得了 1975 年诺贝尔生理学或医学奖，主要是由于逆转录酶方面的工作。

（二）肿瘤发生的内在因素

在肿瘤的发生中，除外界致癌因素的作用外，机体内在因素还起着决定性的的作用，这些因素包括以下几个方面。

1. 遗传因素　人类肿瘤是否有遗传性，遗传因素在肿瘤的发生中究竟起多大作用，这是人们普遍关注和研究的课题。据近年来对癌症高发家族的人群分析，视网膜母细胞瘤、肾母细胞瘤、肾上腺和神经母细胞瘤等有明显遗传性。根据一些癌症高发家族系谱分析，有几种不同情况：①呈常染色体显性遗传的肿瘤：如视网膜母细胞瘤、家族性结肠腺瘤性息肉病、神经纤维瘤病等。②呈常染色体隐性遗传的肿瘤：如毛细血管扩张性共济失调症患者易发生白血病和恶性淋巴瘤，着色性干皮病患者皮肤癌的发病率较高。干皮病是一种先天性代谢异常病，它缺乏 DNA

受损后进行修复所需的一种酶，因此患者在紫外线照射下，DNA 受损后不能修复，故这类患者的皮肤癌发病率较高。③遗传因素与环境因素起协同作用的肿瘤：如乳腺癌、胃肠癌、食管癌、肝癌、鼻咽癌、白血病、子宫内膜癌、前列腺癌、黑色素瘤等。

2．免疫因素　机体的抗肿瘤免疫以细胞免疫反应为主，一是通过免疫监视作用清除肿瘤细胞；二是通过 T 淋巴细胞活化、释放淋巴因子或介导细胞毒活性杀伤肿瘤细胞。其效应细胞主要有细胞毒性 T 淋巴细胞、K 细胞，NK 细胞和巨噬细胞等。当免疫功能低下或缺陷时，肿瘤发生率明显提高，预后差。如免疫缺陷病患者和接受免疫抑制治疗的患者中，恶性肿瘤的发病率明显升高。临床病理观察也发现癌间质中淋巴细胞浸润较多者预后较好。

3．种族和地理因素　某些肿瘤的发生有明显的种族差异，如欧美国家的乳腺癌发病率比东方国家高，日本、冰岛等国家的胃癌较多见，我国广东人的鼻咽癌发病率高于其他地方，而且发病年龄较轻，这说明肿瘤与种族、地理有一定的关系。

4．内分泌因素　内分泌紊乱与某些肿瘤的发生密切相关，如乳腺癌、子宫内膜腺癌的发生和发展与患者体内雌激素水平过高或雌激素受体异常有关。垂体前叶素可促进肿瘤的发生和转移，肾上腺皮质激素则抑制某些淋巴造血系统恶性肿瘤的生长和转移，说明恶性肿瘤的扩散也与激素水平有一定的关系。

5．性别和年龄　肿瘤的发生有性别差异，如女性除生殖器肿瘤及乳腺癌明显多见外，胆囊、甲状腺及膀胱等器官的肿瘤也是女性多于男性。而肺癌、食管癌、肝癌、胃癌、鼻咽癌和结肠癌等则以男性多见。性别上的这种差异，除与激素水平有关外，还与接触致癌物质的机会有关。年龄对肿瘤的发生也有一定影响，不同年龄有不同的好发肿瘤，如急性白血病、视网膜母细胞瘤、肾母细胞瘤和神经母细胞瘤好发于儿童，骨肉瘤多见于青少年，大部分癌则以中老年人多见。

6．心理、社会因素　目前十分重视并强调心理、社会因素在致癌中的作用。有资料表明，心理因素（如精神创伤、情绪抑制、精神紧张等）与肿瘤的发生、发展及预后有一定的关系。心理、社会因素可以使神经 - 内分泌 - 免疫系统的功能紊乱而影响组织代谢和生长过程，削弱机体抗肿瘤免疫的防御功能，从而为肿瘤的发生、发展提供有利条件。

二、肿瘤的发病机制

肿瘤的发病机制迄今尚未完全阐明。近年来随着分子生物学的迅速发展，对癌基因和抑癌基因的研究，初步表明肿瘤的发生和发展是一个长时期、多因素、多种基因突变、多步骤逐渐演化的过程。

（一）肿瘤发生的分子生物学基础

1．癌基因激活　癌基因（oncogene）是细胞的固有基因，对细胞的增殖、分化起正调控作用，在正常情况下以非激活形式存在，故又称为原癌基因（proto-oncogene）。原癌基因在致癌因素的作用下被激活转变为癌基因。激活的机制和途径有两种：①基因突变：主要包括点突变、染色体重排或易位、启动子插入（病毒基因整合）、基因扩增以及 DNA 修复基因缺陷或突变，从而导致原癌基因结构改变（基因突变）而被激活；②基因表达调控异常：由于调节原癌基因表达活性的基因发生改变，导致原癌基因过度表达或不适宜地表达等，使细胞受到持续、过度的生长信号刺激而发生转化。

突变的癌基因编码的蛋白质产物称为癌蛋白，与原癌基因的正常产物相似，但有质和量的不同。通过生长因子或生长因子受体增加、产生突变的信号转导蛋白与 DNA 结合的转录因子等机制，癌蛋白调节其靶细胞的代谢，促使细胞逐步转化，成为肿瘤细胞。

2．抑癌基因的失活　抑癌基因又称抗癌基因（anti-oncogene）或肿瘤抑制基因（tumor-suppressor gene），是细胞的另一类固有基因，与癌基因相反，对细胞的增殖、分裂起负调节作用。在某些致癌因素的作用下，抑癌基因也可发生缺失、突变或重排后，失去活性，使其对细胞增殖、分裂的抑制作用减弱，从而使细胞呈恶性生长。

3．凋亡调控基因和DNA修复调节基因的改变 ①凋亡调控基因：与细胞生长一样，细胞凋亡受基因的控制。使细胞进入程序性死亡的基因称为凋亡调控基因，它在肿瘤的生长、演化和消退过程中起着重要作用。②DNA修复调节基因：在正常细胞中，存在着DNA修复基因，使损伤的DNA分子恢复正常，维持细胞的遗传稳定性和正常功能。DNA损伤修复是涉及许多酶和蛋白质参与的一个非常复杂的过程，对DNA损伤有修复调节作用的基因即DNA修复调节基因。如该基因有缺失或突变，亦可导致肿瘤的发生。

（二）肿瘤的多步发生和发展

肿瘤的发生和发展是在多种因素的作用下，经过长时间、多阶段、多种基因参与的渐进过程。正常细胞转变为癌细胞要经过多次不同基因的突变才能完成，如多个癌基因的激活和多个抑癌基因的失活等。例如，结肠黏膜上皮增生形成腺瘤，随着病程的进展，腺瘤的体积不断增大，增生的上皮非典型增生至结肠癌的演进过程中，其主要是癌基因的激活及抑癌基因的失活所致。

肿瘤在发生和演进过程中，因肿瘤细胞逃脱了机体的免疫监视并破坏了机体的免疫系统，使机体丧失了免疫监视的功能。

第八节 肿瘤的病理学检查方法

肿瘤的病理学检查是极其重要的肿瘤诊断方法之一。病理学检查可以确定肿瘤的诊断、组织来源、性质和范围等，为临床治疗提供重要的依据。

一、脱落细胞学检查

恶性肿瘤细胞之间黏着力降低，易于脱落而被采集。因此，常用的有宫颈刮片，痰涂片，胸腔积液、腹水离心后涂片和尿液离心后涂片检查肿瘤细胞等。此外，还有食管细胞采取器（食管拉网法）检查食管癌及贲门癌，鼻咽乳胶球细胞涂片、负压吸引细胞法及泡沫塑料海绵涂片法等采取鼻咽分泌物检查鼻咽癌，用胃加压冲洗法取胃内容物检查胃癌，肿块穿刺涂片检查等，均可用于肿瘤的早期筛查，检查器官有无肿瘤细胞，为进一步检查提供依据。

二、针吸细胞学检查

对于实质性器官（如乳腺、甲状腺、淋巴结、肝、肾等）的肿瘤细胞，可通过针吸细胞学检查。用细针穿刺吸取肿块内细胞，进行细胞涂片检查，确定肿块的性质。这一方法首先从乳腺肿块的诊断开始，可达到80%的确诊率。近年来，采用超声引导下对体内深部器官肿块开展细针穿刺活检，创伤小，确诊率高。

三、活体组织检查（活检）

活体组织检查简称活检，是临床最为常用的病理学检查方法，其诊断准确、可靠。近年来由于采用各种内镜（如纤维胃镜、纤维结肠镜、纤维支气管镜、膀胱镜、阴道镜、腹腔镜等）和影像诊断技术的不断改进，不但可以直接观察某些肿瘤的外观形态，还可在其指引下准确地取材，进一步提高了诊断的阳性率。在紧急情况下（如手术过程中），还可进行冰冻切片检查，1小时内即可获得准确的诊断，为决定进一步治疗方案提供诊断依据。

四、新开展的检查方法

1．电子显微镜检查 电镜主要在确定肿瘤细胞的分化程度，鉴别肿瘤的类型和组织发生上起重要作用。如依据分泌颗粒、细胞间连接区分癌和肉瘤，区分低分化鳞癌和低分化腺癌，进行神经内分泌瘤的诊断和分类，进行黑色素瘤的诊断及鉴别等。

2．免疫组织 / 细胞化学检查 是利用抗原抗体反应来检测和定位组织或细胞中某种标志物的一种技术方法，目前已被广泛运用于肿瘤研究和诊断。常用的免疫组织化学染色方法有 PAP 法、ABC 法和 SP 法。利用免疫组织化学方法主要是对常规染色方法难以判断其来源的肿瘤加以鉴别。

3．图像分析技术 在肿瘤病理方面，图像分析主要应用于核形态参数的测定，区别癌前病变和癌，区别肿瘤的良、恶性，进行肿瘤的组织病理分级及判断预后等。

4．流式细胞术 是利用流式细胞仪进行的一种单细胞定量分析和分选的技术，是近年发展起来的一种新技术。目前已广泛用于肿瘤研究，特别是应用于瘤细胞 DNA 含量的检测。

5．分子生物学技术 重组 DNA 技术、核酸分子杂交技术、聚合酶链反应（PCR）和 DNA 测序等新技术在肿瘤的基因分析和基因诊断上已经开始应用。

本章小结

肿瘤是机体在各种致瘤因素作用下，局部组织细胞基因突变，导致异常增生所形成的新生物，通常形成局部肿块。肿瘤细胞的增生与正常细胞有所不同，表现为丧失了分化成熟的能力，与机体不协调、相对自主性地生长，与炎症、损伤修复时组织细胞的增生有着本质上的区别。

肿瘤的形状多种多样，有结节状、分叶状、囊状、蟹足状等。肿瘤分为实质和间质两部分，肿瘤的实质即肿瘤细胞，是构成肿瘤的主要成分，是判断肿瘤组织来源，分类，命名和良、恶性的主要组织学依据。肿瘤的间质起着支持和营养肿瘤实质的作用。

肿瘤组织在细胞形态和组织结构上，与其起源的正常组织的差异被称为异型性。良性肿瘤异型性不明显，恶性肿瘤异型性显著，表现为细胞的多形性，细胞核的多形性、核分裂象增多，并出现病理性核分裂象，细胞质嗜碱性，组织结构紊乱。肿瘤细胞代谢旺盛，与机体的正常组织争夺营养成分。肿瘤细胞产生的胚胎蛋白、酶等产物可作为肿瘤标志物。

良性肿瘤分化好，生长缓慢；恶性肿瘤分化差，生长较快。恶性肿瘤具有浸润和转移的不良生物学行为。浸润周围的正常组织、血管、淋巴管是恶性肿瘤的生物学特征，是肿瘤发生转移的基础。恶性肿瘤的这一特性决定了肿瘤无包膜、边界不清、手术后易复发等临床病理表现。转移是恶性肿瘤最本质的表现，良性肿瘤不发生转移。淋巴道转移是癌最常见的转移途径。血道转移是肉瘤最常见的转移途径。肝、肺是血道转移的靶器官。

良性肿瘤对机体的影响主要表现为局部压迫和阻塞作用。恶性肿瘤生长速度快，代谢旺盛。特别是消化道恶性肿瘤影响消化、吸收，到晚期患者出现极度消瘦、无力、贫血、全身衰竭，即恶病质。恶性肿瘤可局部直接蔓延和远处转移，破坏机体的重要器官（如脑、肺、肝等），导致死亡。

本章小结

癌是起源于上皮组织的恶性肿瘤；肉瘤是起源于间叶组织的恶性肿瘤。恶性肿瘤根据肿瘤的分化程度、异型性大小及核分裂象等分为高分化（低度恶性）、中分化（中度恶性）、低分化（高度恶性）。按照原发瘤大小、浸润深度及范围、淋巴结转移和远处转移这几点对恶性肿瘤进行临床病理分期。

肿瘤的外界致癌因素包括有化学致癌因素、物理致癌因素及生物致癌因素。化学致癌物具有分布广泛、致癌性强、难以防护的特点；物理致癌因素具有特定的接触人群、潜伏期长、癌发病率低、致癌原因明确、容易防护的特点；生物致癌因素主要是病毒、细菌、寄生虫等。在肿瘤发病中，机体的内在因素也起着决定性作用。

思考题

1．何谓肿瘤？肿瘤的基本生物学特征有哪些？
2．简述异型性和分化程度及与肿瘤良、恶性的关系。
3．良性肿瘤与恶性肿瘤如何区别？
4．恶性肿瘤对机体有何影响？

（舒筱灿）

第六章　水、电解质代谢紊乱

学习目标

1. 掌握低钠血症、高钠血症、等渗性脱水、水肿、高钾血症、低钾血症的概念；各型水、钠代谢紊乱和钾代谢紊乱对机体的影响。
2. 熟悉低钾血症、高钾血症和各型水、钠代谢紊乱的原因；水肿的发生机制。
3. 了解水、钠代谢紊乱的分类；各型水、钠代谢紊乱的防治原则；各型水肿的发病机制和临床特点。

水和电解质是机体体液的重要组成成分和生命活动的必需物质，人体的新陈代谢是在体液环境中进行的。体液是由水和溶解于其中的电解质、低分子有机化合物以及蛋白质等组成。正常成人体液总量约占体重的 60%，其中 40% 是细胞内液，20% 是细胞外液。细胞外液又分为组织液（约 15%）和血浆（约 5%）。

体液中的电解质成分主要有 Na^+、K^+、Mg^{2+}、Ca^{2+}、Cl^-、HCO_3^-、HPO_4^{2-} 等。细胞外液中主要的阳离子是 Na^+，主要的阴离子是 Cl^- 和 HCO_3^-；而细胞内液中主要的阳离子是 K^+，主要的阴离子是 HPO_4^{2-}。体液的渗透压是由体液中溶质的分子和离子的数目决定的，它们包括电解质、蛋白质、有机物（葡萄糖、氨基酸、尿素）等。血浆和组织液渗透压的 90% ～ 95% 是由 Na^+、Cl^-、HCO_3^- 等离子和分子形成的，称为晶体渗透压；血浆蛋白质分子产生的渗透压仅占血浆渗透压的 1/200，称为胶体渗透压。正常血浆渗透压为 280 ～ 310mmol/L。

水和电解质参与机体许多重要功能、代谢活动，在生命活动中起着极为重要的作用。

水是机体中含量最多的物质，它的生理功能主要有：①参与物质代谢：水是一切生化反应的必需物，又是良好的溶剂，能使物质溶解，加速化学反应，有利于营养物质的消化、吸收、运输和代谢废物的排泄。②调节体温：水的比热大，能吸收代谢过程中产生的大量热能，出汗能散发大量的热，从而使体温不至于升高。③润滑作用：泪液、唾液、关节囊的滑液、胸膜腔和腹腔的浆液等均可减少组织间的摩擦而起润滑作用。④其他：体内部分水与蛋白质结合在一起，称为结合水，它可使机体外表和组织器官保持正常的形态，有利于发挥正常的生理功能。

机体内的电解质包括有机电解质和无机电解质两部分，前者包括蛋白质和多种有机酸等，后者主要是无机盐，如氯化物、磷酸盐、碳酸氢盐、硫酸盐等。电解质的主要生理功能有①构成组织成分：体内所有组织细胞都含有电解质成分。②维持内环境的稳态：如参与水平衡、渗透压平衡和酸碱平衡的调节过程。③参与静息电位和动作电位的形成及兴奋性、传导性和收缩性的维持。④参与物质代谢：如 K^+ 和 Mg^{2+} 是一系列酶的激活剂或辅助因子；Ca^{2+} 参与肌细胞收缩、信号转导、凝血过程等。⑤构成身体必需物质的原料：如铁、铜、锌和锰等金属元素是体内某些酶的组成成分，钴存在于维生素 B_{12} 和促红细胞生成素中，碘参与甲状腺激素的合成等。

各部分的体液保持着动态平衡，这种平衡的维持主要取决于细胞膜内、外的渗透压，而这种渗透压主要是由 K^+ 和 Na^+ 的浓度决定的。当一侧渗透压改变时，主要靠水的转移来维持细胞内外渗透压的相对平衡。当细胞外液渗透压升高时，水从细胞内转向细胞外；当细胞外液渗透压降低时，水从细胞外转向细胞内，直到细胞内、外渗透压达到动态平衡。

体液容量和渗透压的稳定是通过神经 - 内分泌系统的调节作用实现的，位于下丘脑的视上核和室旁核部位有渗透压感受器（渴觉中枢），它能感受血液中 Na^+ 浓度的变化。当 Na^+ 浓度升高时，此感受器受刺激而兴奋，通过神经反射使神经垂体释放抗利尿激素（antidiuretic hormone，ADH）增多。ADH 作用于肾远曲小管和集合管，增加管腔膜上的水通道蛋白，使肾小管上皮细胞对水的通透性增加，导致原尿中水重吸收增加而使尿量减少。ADH 同时还可抑制醛固酮的分泌，减弱肾小管对 Na^+ 的重吸收，增加 Na^+ 的排出。当血浆 Na^+ 浓度或渗透压下降时，ADH 分泌减少，肾排尿量增加。另外，有效循环血容量下时也促进 ADH 的分泌，当与血浆渗透压下降并存时，有效循环血容量的下降对 ADH 分泌的刺激作用远超过血浆渗透压降低对 ADH 的抑制作用，从而首先维持正常的血容量。因此，机体可通过 ADH 的分泌来调节体液的渗透压和容量。体液容量发生改变时，位于肾入球小动脉处的球旁细胞分泌肾素的量发生相应改变，后者可影响血液中的血管紧张素Ⅰ和血管紧张素Ⅱ的浓度。血管紧张素Ⅱ可刺激肾上腺皮质球状带，使其合成和分泌醛固酮增加。醛固酮作用于肾远曲小管和集合管，具有保钠、保水和排钾的作用。血容量增加还可使心房肌细胞释放心房钠尿肽，心房钠尿肽具有强大的利尿、利钠作用，并有抗肾素 - 血管紧张素 - 醛固酮系统的作用，还具有抑制 ADH 活性的作用。因此，ADH、醛固酮、心房钠尿肽在机体水、钠平衡的调节中起重要作用。

在许多疾病过程中，多种因素都可以引起水、电解质代谢紊乱，破坏机体内环境的相对稳定，使全身各器官、系统的生理功能和物质代谢发生相应的障碍，使原发病进一步加重，甚至导致死亡。因此掌握水、电解质代谢紊乱的知识，在临床实践中具有十分重要的意义。

第一节　水、钠代谢紊乱

正常情况下，水和钠的摄入和排出保持动态平衡，以维持体液容量的稳定。成人每天进出水量为 2000 ～ 2500ml（表 6-1）。正常成人氯化钠的需要量为 4 ～ 6 g/d，机体对钠平衡有较强的调节能力，多余的钠经肾排出。摄入多、排出亦多，摄入少、排出也少。如果完全无钠饮食数天至数十天，则尿钠排出几乎为零。汗液中含有少量的 NaCl（0.15% ～ 0.50%），故随汗液亦可排出少量的钠，大量出汗时则钠的丢失较多。正常血清钠浓度为 130 ～ 150mmol/L。

表 6-1　正常成人每日水的摄入量和排出量

摄入（ml）		排出（ml）	
饮水	1000 ～ 1500	尿	1000 ～ 1500
食物中水	700 ～ 900	呼吸蒸发	350
代谢水	300	皮肤蒸发	500
		粪便排出	150
总计	2000 ～ 2500		2000 ～ 2500

在体液中，水、钠之间相互依存，因此，水、钠代谢紊乱往往同时或先后发生，并引起体液容量和渗透压的改变。

一、低钠血症

低钠血症（hyponatremia）是指血清钠浓度＜ 130mmol/L，伴有或不伴有细胞外液容量的改变，是临床上十分常见的水、钠代谢紊乱。

（一）低容量性低钠血症

低容量性低钠血症（hypovolemic hyponatremia）又称为低渗性脱水（hypotonic dehydration），特点是失钠多于失水，血清 Na^+ 浓度＜ 130mmol/L，血浆渗透压＜ 280mmol/L，伴有细胞外液量的减少。

1．原因

（1）大量消化液丢失后只补充水分：这是临床上引起低容量性低钠血症常见的原因。严重呕吐、腹泻、胃肠道引流等丢失大量体液（近于等渗的消化液），水和 Na^+ 都有大量丢失。此时若只补充水分或输注葡萄糖溶液，则可导致失 Na^+ 大于失水，形成低容量性低钠血症。

（2）大量出汗后只补充水分：汗液是一种低渗液，含有少量 NaCl。但大汗时因汗液在汗腺导管中流速过快，Na^+ 未能被导管充分吸收，汗液中 Na^+ 含量可以增高到接近细胞外液的浓度。因此，高温、剧烈活动、高热等引起的大量出汗可伴有 Na^+ 大量丢失，如果仅补充水分，即可发生低容量性低钠血症。

（3）肾性失钠：肾小管功能受损或长期使用某些利尿药时，Na^+ 可从尿中大量丢失。常见于：①急性肾衰竭多尿期，肾小管上皮细胞对原尿的浓缩重吸收能力降低，可随尿丢失大量水和 Na^+。②长期使用排钠性利尿药，如水肿患者长期连续使用氢氯噻嗪、呋塞米、依他尼酸等利尿药，使肾小管对 Na^+ 的重吸收减弱，导致 Na^+ 从尿中大量丢失。若患者同时还限制钠盐摄入，钠的缺乏则更为明显。③肾上腺皮质功能不全，如艾迪生病（Addison’s disease）患者，其肾小管上皮细胞对醛固酮反应低下，使尿钠排出增多。

（4）其他：糖尿病患者，因肾小球滤出的原尿中含葡萄糖浓度很高，渗透压增大，影响肾小管的重吸收功能，同时患者多尿，故排出大量的水和 Na^+。此外，反复抽放胸腔积液或腹水的患者，容易发生失水、失 Na^+，因为胸腔积液和腹水的 Na^+ 含量与血浆近似，如果对上述患者只补充水，亦可出现低容量性低钠血症。

由此可见，低容量性低钠血症的发生，多与治疗措施不当有关，常常是水、Na^+ 丢失后只补充了水而未补充 Na^+ 所致，故常属继发性变化。但有时个别病例在没有补充水分时也可出现低容量性低钠血症，这是因为大量体液丢失，会使细胞外液容量显著减少。通过容量感受器反射性引起 ADH 分泌增多，使肾排水减少而导致体液水分得到部分补偿，因而出现细胞外液呈低渗状态。

2．对机体的影响　低容量性低钠血症患者由于失 Na^+ 大于失水，呈现出低钠血症。血浆渗透压降低导致水分向细胞内转移，使本来减少的细胞外液进一步减少。细胞外液渗透压降低和细胞外液容量显著减少，这是低容量性低钠血症的两个主要特点（图 6-1）。

（1）血容量减少：低容量性低钠血症患者，细胞外液容量明显减小，血容量显著减少，导致心排血量降低、血压下降，易发生低血容量性休克。患者在早期就容易发生循环功能不全，这是低容量性低钠血症的主要特征。患者常表现为头晕、体位性低血压，甚至发生休克。

（2）尿量的变化：低容量性低钠血症的早期，由于细胞外液处于低渗状态，使神经垂体所释放的 ADH 减少甚至停止，使肾小管对水的重吸收减弱，故患者早期尿量没有明显减少。严重的低容量性低钠血症患者，由于血容量显著减少，通过容量感受器反射性地引起 ADH 分泌增多，从而使肾对水的重吸收加强，尿量可明显减少。肾对水重吸收增多，促使细胞外液渗透压进一步

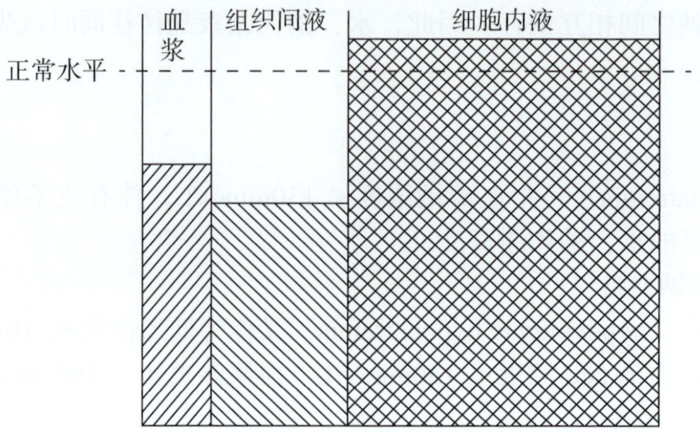

图 6-1 低容量性低钠血症时体液分布容量变化示意图

降低，使病情加剧。此外，由于细胞外液（尤其血容量）减少，以及血钠浓度降低，可导致醛固酮分泌增多，使肾小管对 Na^+ 重吸收增加，表现为尿比重低和尿液中几乎不含钠。

（3）组织间液减少：这是因为血浆蛋白质含量高，同时因为脱水造成血液浓缩，使血浆胶体渗透压反而增大，促使一部分组织间液进入血管内，所以组织间液的减少比血浆的减少更明显，这在一定程度上可以减轻因细胞外液容量明显减少时对机体的影响。另一方面，由于细胞外液渗透压降低，水分由细胞外进入细胞内，结果细胞外液减少更明显，而细胞内液则无明显减少，甚至略有增多。由于组织间液减少，临床上常出现组织脱水的征象，如皮肤弹性减退甚至丧失、眼窝凹陷、婴儿囟门内陷、体重减轻等。

（4）细胞内液容量增加、渗透压降低：因水转移到细胞内，导致细胞内液渗透压降低而容量有所增加。实验室检查可见红细胞平均容积增大以及红细胞平均血红蛋白浓度降低等细胞内液容量增大的征象。细胞内液渗透压降低可影响细胞内酶系统的活性，导致代谢紊乱。严重的低容量性低钠血症，可因为细胞内液水分增多导致脑水肿，引起中枢神经系统功能紊乱。

（5）低容量性低钠血症发生后，患者通常无明显的口渴，这与体液低渗状态而使渴觉中枢的兴奋性降低有关。

3．防治原则　积极防治原发病，根据病情及时补充 NaCl 溶液，以恢复细胞外液的容量和渗透压。对轻度患者，一般给予生理盐水即可。对重症低容量性低钠血症患者应首先恢复血容量，改善血液循环；同时可适当地补高渗盐溶液，增加细胞外液渗透压，解除细胞肿胀。若不适当地输入了低渗性电解质溶液甚至非电解质溶液（如葡萄糖溶液），则不仅不能纠正脱水，反而会加重病情。

（二）高容量性低钠血症

高容量性低钠血症（hypervolemic hyponatremia）的特点是血钠下降，血清 Na^+ 浓度 < 130mmol/L，血浆渗透压 < 280mmol/L。患者体内 Na^+ 总量正常或增多，但有水潴留，渗透压降低，促使水向渗透压相对较高的细胞内转移，引起细胞内、外液容量增多，故又称之为水中毒（water intoxication）。

1．原因

（1）ADH 分泌过多：①各种应激状态，如大手术、创伤及强烈精神刺激等，均可使 ADH 分泌过多；② ADH 分泌异常增多综合征，多见于某些恶性肿瘤（如肺燕麦细胞癌、脑肿瘤、淋巴瘤等）；③某些药物（如异丙肾上腺素、吗啡等）具有促进 ADH 释放或者增强 ADH 效应的作用；④有效循环血量减少强烈刺激 ADH 分泌，如重度心力衰竭患者可发生水中毒；⑤肾上腺皮质功能低下，使肾上腺皮质激素对下丘脑分泌 ADH 的抑制作用减弱，ADH 分泌增多。由于

ADH 具有促肾小管上皮细胞对水的重吸收作用，使水经肾排出减少，导致机体易发生高容量性低钠血症。

（2）肾功能障碍：急性和慢性肾功能不全患者的少尿期，肾排尿显著减少，导致钠、水潴留，尤以水潴留为甚。

（3）其他：饮水过多或过量输液，尤其是心、肾功能不全的患者易发生水潴留。低容量性低钠血症患者（特别是晚期），若错误地输入大量水分，也可引起高容量性低钠血症。

应当注意的是，临床上所见的高容量性低钠血症往往是对心、肾功能不全的患者输入过多的液体（如葡萄糖液），而其肾又不能及时排出过多的水所致。临床上必须提高对高容量性低钠血症的认识，防止高容量性低钠血症的发生。

2．对机体的影响

（1）体液容量增多：高容量性低钠血症时因体内水过多，首先引起细胞外液容量增多，同时由于稀释导致血钠浓度降低，血浆渗透压下降。于是细胞外液的水大量向细胞内液转移，直到细胞内、外渗透压达到新的平衡为止。结果是细胞内、外液容量均增多（图 6-2），而渗透压均降低，血液被稀释，血细胞含量和血浆蛋白质浓度均降低。

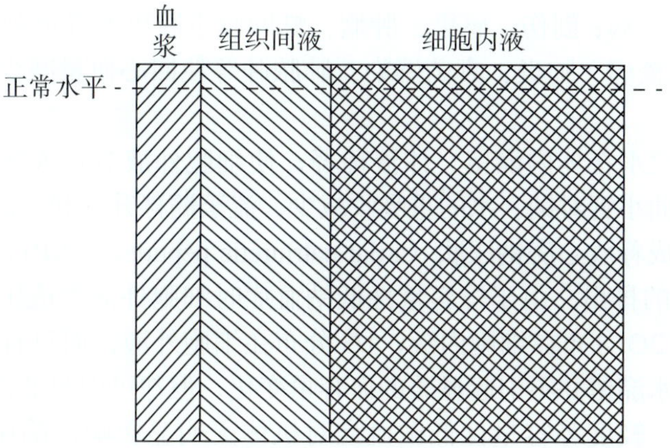

图 6-2 高容量性低钠血症时体液分布容量变化示意图

（2）肾排钠增多：因 ADH 分泌增多引起的高容量性低钠血症，由于肾小管对水的重吸收加强而导致尿液浓缩，同时由于细胞外液容量增加使醛固酮分泌减少，致使肾远曲小管对 Na^+ 的重吸收减弱；再加上心房钠尿肽的作用，抑制近曲小管对 Na^+ 的重吸收，表现为肾持续性排钠。高容量性低钠血症患者尿钠浓度增加，这是与低容量性低钠血症相鉴别的主要依据之一。肾排钠增加使细胞外液渗透压和血钠浓度进一步降低，使病情加重，这种反常现象也是高容量性低钠血症的一个重要特点。

（3）细胞水肿：由于细胞内液的总容量远远大于细胞外液，所以潴留的水大部分积聚在细胞内，形成细胞水肿。因此，在水中毒患者早期，组织间隙中水潴留的程度尚不足以引起明显的凹陷性水肿。

（4）器官水肿：高容量性低钠血症对机体危害影响最大的是脑水肿形成。动物实验发现当血清 Na^+ 浓度降至 125mmol/L 以下时，水即可进入脑细胞内，引起脑水肿；当血 Na^+ 降至 95 ～ 109mmol/L，3 天内就可导致脑组织不可逆的损害。急性高容量性低钠血症者，起病急剧，神经、精神症状突出，如精神错乱、定向力失常、嗜睡、躁动，甚至惊厥或昏迷。严重者可出现脑疝，引起心搏、呼吸骤停。脑水肿发生机制尚未完全明确，一般认为与脑细胞肿胀、颅内压增高有关。亦有人认为与脑组织内 Na^+、K^+ 浓度降低有关。

高容量性低钠血症时也可发生肺水肿，引起缺氧和呼吸功能障碍。

3．防治原则

（1）积极防治原发病。

（2）严格控制水的摄入量：造成水的负平衡状态，可防止高容量性低钠血症的加重，并逐渐纠正低渗现象。一般轻症患者在限制给水后即可自行恢复。重症高容量性低钠血症患者出现明显精神症状时，应采取积极措施纠正低渗状态。最常用的是高渗氯化钠溶液（3% ~ 5% NaCl）静脉输入，可迅速缓解低渗状态。同时采用强利尿药（如呋塞米）或渗透性利尿药（如 25% 甘露醇），以促进体内水的排出，减轻脑水肿。

（3）血液透析疗法也是有效的治疗措施。

（三）等容量性低钠血症

等容量性低钠血症（isovolemic hyponatremia）的特点是血钠下降，血清 Na^+ 浓度＜ 130mmol/L，血浆渗透压＜ 280mmol/L。不伴有血容量的明显改变，或仅有轻度升高。等容量性低钠血症尽管存在低钠血症，但有些患者体内钠总量正常或接近正常。

1．原因　等容量性低钠血症主要见于 ADH 分泌异常增多。

（1）恶性肿瘤：多见于淋巴瘤、白血病、胸腺瘤，以及肺、胰腺、前列腺等恶性肿瘤，常合成并分泌 ADH 或 ADH 样物质过多。

（2）中枢神经系统疾病：创伤、感染、肿瘤、蛛网膜下腔出血等可刺激 ADH 的合成和释放。

（3）肺部疾病：结核病、肺炎、真菌感染、肺脓肿等使回心血量减少，刺激容量感受器，导致 ADH 释放增多。

由于 ADH 增多，使水在体内潴留，体液稀释，使细胞外液 Na^+ 浓度降低。水在体内潴留使肾小球滤过率增加，近曲小管对钠、水的重吸收减少，流至髓袢升支和远曲小管的钠、水增多；水潴留刺激心房肌细胞合成释放心房钠尿肽（atrial natriuretic peptide，ANP），ANP 抑制肾小管对 Na^+ 的重吸收，而增加 Na^+ 的排出。由于等容量性低钠血症时细胞外液渗透压低于细胞内，水向细胞内转移，所潴留的水约 2/3 分布在细胞内液，1/3 分布在细胞外液，而只有约 1/12 的液体分布在血管内，因而一定程度的水潴留并不引起显著的血容量变化，但却可引起低钠血症的发生。

2．对机体的影响　轻度等容量性低钠血症对机体无明显影响，临床上也没有明显的症状。当低钠血症比较明显而有较多的水从细胞外液进入细胞内时，才会引起临床症状。特别是当水分进入脑细胞所引起脑水肿为主要的临床表现，出现一系列中枢神经系统症状，如恶心、呕吐，甚至抽搐、昏迷等等。

3．防治原则

（1）防治原发疾病。

（2）轻度等容量性低钠血症只需限制水的摄入便可控制。

（3）重度等容量性低钠血症伴有抽搐、昏迷者按相应方法进行抢救，同时用高效利尿药（如呋塞米）促使水的排出，减少细胞外液容量，然后用高渗盐溶液补充血钠，恢复血钠水平和细胞内、外液体的平衡。

二、高钠血症

高钠血症（hypernatremia）是指血清 Na^+ 浓度＞ 150mmol/L。高钠血症患者血浆皆为高渗状态，但体内 Na^+ 总量可有减少、正常和增多之分。根据细胞外液量的变化可分为低容量性、高容量性和等容量性高钠血症。

（一）低容量性高钠血症

低容量性高钠血症（hypovolemic hypernatremia）又称高渗性脱水（hypertonic dehydration），其特点是失水多于失钠，血清 Na^+ 浓度＞ 150mmol/L．血浆渗透压＞ 310mmol/L，细胞外液量和

细胞内液量均减少。

1．原因

（1）水摄入不足：见于水源断绝、进食和进水困难等情况，如沙漠迷路、极度衰弱、吞咽困难、频繁呕吐、昏迷患者等。因摄入水量严重不足，不能补充机体水的排出量，而致失水大于失钠。

（2）水丢失过多：常见于：①发热和大量出汗使皮肤排出的水增多，体温每升高 1.5℃，皮肤非显性蒸发的水将增加 500ml/d，大汗严重者每小时可丢失 800ml 低渗溶液；②各种原因引起的长时间过度通气，使呼吸道黏膜水分蒸发明显增多，如代谢性酸中毒或癔症发作；③严重的呕吐或腹泻，使水从胃肠道大量丢失，如急性胃肠炎、细菌性痢疾；④排尿过多引起失水，如尿崩症、大量使用渗透性利尿药（如甘露醇）。

2．对机体的影响　由于失水多于失钠，使细胞外液钠浓度升高，引起血浆和组织液的渗透压升高而导致机体一系列变化。

（1）细胞脱水：因细胞外液渗透压高于细胞内液渗透压，使细胞内液向细胞外液转移，引起细胞脱水（图 6-3）。这种变化可部分地补充细胞外液容量不足，故血容量在高渗性脱水的早期减少不明显，不易出现低血压和休克的征象。中枢神经系统因细胞脱水，可引起中枢神经功能障碍，表现为烦躁、谵语、幻觉、嗜睡、昏迷，甚至引起死亡。某些严重患者可因脑细胞脱水和脑体积缩小，使脑皮质与颅骨间的血管张力增高，引起血管破裂导致脑内出血或蛛网膜下腔出血。

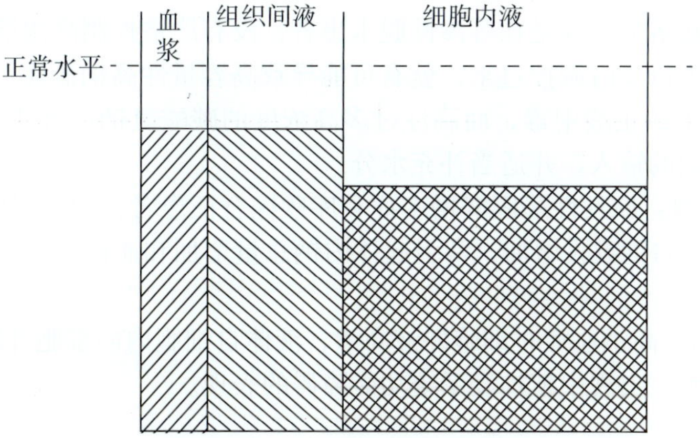

图 6-3　低容量性高钠血症时体液分布容量变化示意图

（2）口渴：因血浆渗透压升高刺激渴觉中枢，加之唾液腺细胞脱水使唾液分泌减少，引起口腔黏膜干燥，患者出现明显口渴。

（3）少尿：由于细胞外液渗透压升高，刺激下丘脑渗透压感受器兴奋，引起 ADH 合成、分泌增多。ADH 使肾小管对水的重吸收增加，有利于血浆渗透压的下调；同时引起尿量减少和尿液相对密度增高。在高渗性脱水早期因水的重吸收增多和醛固酮分泌无明显增加，尿钠含量可增高；但在晚期时，因细胞外液减少和循环血量不足，刺激肾素 - 血管紧张素系统激活，使醛固酮分泌增多，尿钠含量则降低。

（4）其他：患者因体内水缺失，可表现出一些其他的脱水征象，如皮肤黏膜干燥、减轻体温升高、体重下降、恶心、直立性低血压等。

3．防治原则　首先防治原发病，在此基础上进行体液补充，先以 5% 葡萄糖溶液补充水分为主，酌情适当补充钠。

案例 6-1

患者，男性，45 岁，呕吐、腹泻伴发热 2 天，并伴有口渴、尿少。体检：体温 39.2℃，血压 118/76mmHg，口唇干裂。实验室检查：血清［Na^+］155mmol/L。立即给予静脉滴注 5% 葡萄糖溶液和抗生素等。2 天后情况不见好转，反而出现肌肉软弱无力，肠鸣音减弱，腹壁反射消失。浅表静脉塌陷，脉搏细速，血压 70/50mmHg，血清［Na^+］120mmol/L，血清［K^+］3.0 mmol/L。

问题与思考：

1．患者在治疗前和治疗后发生了何种水、电解质代谢紊乱？

2．解释患者临床表现的病理生理基础。

3．该患者的治疗措施是否合理？

（二）高容量性高钠血症

高容量性高钠血症（hypervolemic hypernatremia）的特点是血容量和血钠均增高。

1．原因和机制　主要原因是盐摄入过多。

（1）医源性钠摄入过多：在治疗低容量性低钠血症患者时，为了纠正其细胞外液的低渗状态，给予了过多高渗盐溶液，或是在等渗性脱水患者，没有严格控制高渗溶液的输入，如果始发原因是肾本身疾患将难以及时调控过来，就有可能导致高容量性高钠血症。另外，在抢救心搏呼吸骤停的患者时，为了纠正酸中毒，而滴注过多高浓度的碳酸氢钠，可造成高容量性高钠血症。对此，应当立即停止钠的输入，并适当补充水分。

（2）原发性钠潴留：原发性醛固醛增多症和库欣综合征患者，由于醛固酮的持续分泌增加，使远曲小管对 Na^+、水的重吸收增加，常引起体内钠总量增加和血钠浓度增高，同时伴有细胞外液量增多。

2．对机体的影响　高钠血症时细胞外液高渗，液体自细胞内向细胞外转移，导致细胞脱水。严重者引起脑细胞脱水，出现中枢神经系统功能障碍的表现。

3．防治原则

（1）防治原发病。

（2）肾功能正常者可用强效利尿药（如呋塞米），以促使过量的钠排出。

（3）肾功能低下或对利尿药反应差者，或血清 Na^+ 浓度＞ 200mmol/L 的患者，可用高渗葡萄糖溶液进行腹膜透析。

（三）等容量性高钠血症

等容量性高钠血症（isovolemic hypernatremia）又称原发性高钠血症，其特点是血 Na^+ 升高，血容量无明显改变。

1．原因和机制　这类患者通常有中枢神经系统受损的病史。病变部位可能在下丘脑。本病的发病机制尚不十分清楚，可能是由于下丘脑受损，下丘脑中的渗透压感受器阈值升高，渗透压调定点上移，口渴中枢和渗透压感受器对渗透压的刺激不敏感，对正常水平的渗透压无反应性感受，只有当血钠浓度明显高于正常时，才能刺激下丘脑释放 ADH。然而，这类患者对口渴和 ADH 释放的容量调节是正常的，因此当血容量减少时，仍能照常引起口渴感和 ADH 的释放，产生抗利尿作用，以恢复血容量。故其尽管有高钠血症存在，但血容量是正常的。

2. 机体的影响　等容量性高钠血症患者的血容量无明显改变，只是由于细胞外的高渗状态可引起脑细胞脱水皱缩，引起中枢神经系统障碍，甚至导致静脉破裂而致脑局部和蛛网膜下腔出血。

3. 防治原则

（1）防治原发病。

（2）补充水分以降低血钠。

三、等渗性脱水

等渗性脱水（isotonic dehydration）是机体在体液丢失过程中，水和钠以血浆中的正常浓度等比例丢失；或者是非等比例丢失，但在脱水后经过机体调节使血清钠浓度维持在 130 ～ 150mmol/L，血浆渗透压仍维持在 280 ～ 310mmol/L 正常范围的病理过程。

（一）原因

任何等渗性体液大量丢失所引起的脱水在短期内均属等渗性脱水。常见原因如下：

1. 小肠液丢失　十二指肠和回盲部之间所有小肠消化液、胰液、胆汁的钠浓度在 120 ～ 140mmol/L。腹泻、小肠梗阻、小肠引流术、小肠造瘘等，均可引起等渗性体液的丢失。

2. 大面积烧伤　烧伤时创面血浆大量渗出引起等渗性体液丢失。

3. 胸腔积液和腹腔积液　积液大量形成和大量抽放时均可引起等渗性体液丢失。

4. 低容量性高钠血症或低容量性低钠血症在治疗过程中可转化为等渗性脱水。

（二）对机体的影响

等渗性体液丢失，首先是细胞外液容量减少，但渗透压没有变化，对细胞内液影响不明显。细胞外液容量减少，使醛固酮和 ADH 分泌增多，使肾对钠和水的重吸收增多，发挥代偿调节作用，细胞外液得到一定补充。患者表现出尿量减少，尿钠减少，尿比重增高。严重患者因血容量显著减少，可伴发周围循环衰竭；组织间液显著减少，出现明显脱水征。因此，等渗性脱水患者兼有低容量性高钠血症和低容量性低钠血症的表现，如口渴、血压降低等。

等渗性脱水可因治疗不及时，加之皮肤和肺的非显性失水，转变为低容量性高钠血症；也可因补液处理不当，只补充水分，不补充钠盐，而转变为低容量性低钠血症。

（三）防治原则

防治原发病，及时补充水和钠盐，轻度者可适量口服生理盐水加以纠正，重度者应以静脉输入生理盐水为主，并适当补入 5％ 葡萄糖溶液。对继发休克者则及时按休克处理原则进行抢救。

知识链接

液体疗法

液体疗法的目的是纠正水、电解质和酸碱平衡紊乱，以恢复机体的正常生理功能。补液方案应根据病史、临床表现及必要的实验室检查结果，综合分析水和电解质紊乱的程度、性质而定。首先确定补液的总量、组成、步骤和速度。补液总量包括补充：①累积损失量，即补充发病后至补液时所损失的水和电解质的量。②继续损失量，即补液开始后，因呕吐、腹泻等继续损失的液体量。③生理需要量。对小儿腹泻等引起脱水的补液量：一般轻度脱水 90 ～ 120ml/kg；中度脱水 120 ～ 150ml/kg；重度脱水约 150 ～ 180ml/kg。补液成分：等渗性脱水补 1/2 张含钠液；低渗性脱水补 2/3 张含钠液；高渗性脱水补 1/3 张含钠液，并补充钾，再根据治疗反应适当调整。

四、水肿

水肿（edema）是指过多的液体积聚在组织间隙；如果过多的液体在体腔内积聚则称为积液（hydrops），如心包积液、胸腔积液（胸水）、腹腔积液（腹水）等。

（一）水肿的分类

1．按水肿发生原因分为心性水肿、肾性水肿、肝性水肿、营养不良性水肿、炎性水肿等。

2．按水肿范围分为全身性水肿和局部性水肿。

3．按水肿发生的部位分为皮下水肿、脑水肿、肺水肿等。

4．按水肿液存在的状况分为显性水肿和隐性水肿。

（二）水肿的发生机制

正常人体液容量和组织液容量的相对恒定，有赖于血管内外液体交换平衡和体内外液体交换平衡，这两种平衡失调时就会引起水肿的发生。

1．血管内外液体交换平衡失调（组织液生成大于回流） 正常状态下，组织间液和血浆之间不断进行液体交换，使组织液的生成和回流保持动态平衡。

血管内外液体交换平衡取决于以下四个因素：毛细血管血压（即毛细血管流体静压）、组织间液流体静压、血浆胶体渗透压和组织间液胶体渗透压。①驱使血管内液体向组织间隙滤过的平均有效流体静压，即毛细血管平均血压（约为 20mmHg）减去组织间液的流体静压（约为 –10mmHg），其差值约 30mmHg；②促使液体回流至毛细血管内的力量是有效胶体渗透压，即血浆胶体渗透压（约为 25mmHg）减去组织间液的胶体渗透压（约为 15mmHg），其差值约为 10mmHg。③平均实际滤过压：是平均有效流体静压减去有效胶体渗透压的差值，约 20mmHg。它说明正常时组织液的生成大于回流。由净滤过压所形成的过多组织间液，随即被毛细淋巴管运走再进入血液循环，所以在正常情况下，血管内外液体交换动态平衡能维持组织间液的恒定性。上述一个或多个因素的失调均可成为水肿发生的重要原因（图 6-4）。

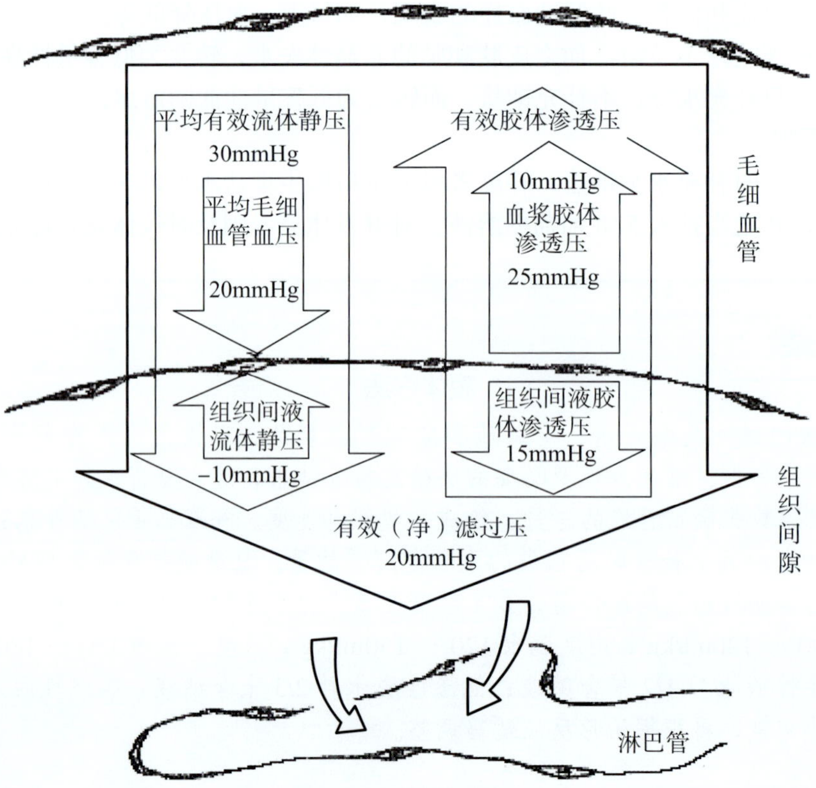

图 6-4 正常时血管内、外液体交换示意图

（1）毛细血管流体静压增高：毛细血管流体静压增高可导致有效流体静压增高，使平均实际滤过压增大，组织液生成增多。若组织间液的增多超过了淋巴回流的代偿限度，即可发生水肿。临床上常见于静脉淤血引起的淤血性水肿（如心力衰竭）。肿瘤组织压迫静脉导致静脉压增高也可引起水肿。

（2）血浆胶体渗透压降低：在血管内外液体交换中，限制血浆液体由毛细血管向外滤过的主要力量是有效胶体渗透压，其中血浆胶体渗透压起重要作用。血浆胶体渗透压主要取决于血浆白蛋白的含量。当血浆白蛋白减少时，可引起血浆胶体渗透压降低，使平均实际滤过压增大，组织液生成增加，超过淋巴代偿能力时，就可导致水肿形成。

引起血浆白蛋白减少的原因主要有：①蛋白质摄入不足，见于禁食、胃肠道消化吸收功能障碍；②蛋白质合成障碍（如肝硬化）；③蛋白质丢失过多（如肾病综合征引起大量蛋白尿）；④蛋白质分解代谢增强，常见于慢性消耗性疾病，如慢性感染、恶性肿瘤等。

（3）毛细血管壁通透性增大：正常毛细血管只容许微量血浆蛋白滤出，因此在毛细血管内外形成了很大的胶体渗透压梯度，以参与维持组织液生成与回流之间的动态平衡。各种致炎因素、某些超敏反应使毛细血管壁通透性增高。当毛细血管壁通透性增高时，血浆蛋白从毛细血管和微静脉壁滤出，使毛细血管静脉端和微静脉内的胶体渗透压下降，同时还明显升高组织液胶体渗透压，使有效胶体渗透压降低，组织液的生成大于回流，超过淋巴回流代偿而引起水肿，此型水肿其水肿液中所含蛋白量较高。

（4）淋巴回流受阻：正常情况下，淋巴回流不仅能把组织液及其所含蛋白回收入血液，并可在组织液生成增多时发挥代偿性回流的作用，因此淋巴回流具有重要的抗水肿作用。淋巴回流受阻不能将组织间液经淋巴管返回血液，从毛细血管壁滤出的少量蛋白质也不能随淋巴运走，增加了组织间液的胶体渗透压，使滤出的液体在组织间隙积聚。

淋巴回流受阻常见于丝虫病和恶性肿瘤。丝虫病时主要的淋巴管道被成虫阻塞，可引起下肢和阴囊的慢性水肿，还可因结缔组织增生而引起象皮肿。乳腺癌根治术后，因腋窝淋巴结广泛摘除而发生同侧手臂的水肿。

2．体内外液体交换平衡失调（钠、水潴留）　正常人钠、水的摄入量和排出量处于动态平衡，从而保持体液量的相对恒定。肾在调节钠、水动态平衡中起重要作用。正常时经肾小球通过的钠、水总量，99% 被肾小管重吸收。肾小球滤过率（glomerular filtration rate，GFR）和肾小管重吸收率保持着动态平衡，即球 - 管平衡。某些因素导致球 - 管平衡失调引起钠、水潴留是水肿发生的重要原因。

（1）肾小球滤过率下降：当肾小球滤过率下降时，即使肾小管重吸收正常，也会导致钠、水潴留。引起肾小球滤过率下降的常见原因有：

1）肾小球滤过面积减少：如急、慢性肾小球肾炎时有功能的肾单位大量减少。

2）肾血流量减少：如充血性心力衰竭、肝硬化大量腹水形成等使有效循环血量减少，引起肾血流量减少；同时交感 - 肾上腺髓质系统、肾素 - 血管紧张素系统兴奋，使入球小动脉收缩，肾血流量进一步减少，肾小球滤过率下降，导致钠、水潴留。

（2）近曲小管重吸收钠、水增多：当有效循环血量减少时，近曲小管可通过以下机制使钠、水重吸收增加，致使肾排水减少。

1）肾小球滤过分数增高：肾小球滤过分数是指 GFR（正常值为 125ml/min）与每分钟肾血浆流量（正常值 660ml/min）的比值，正常约为 20%。当充血性心力衰竭或肾病综合征时，肾血流量随有效循环血量的减少而下降。由于出球小动脉比入球小动脉收缩更为明显，则肾小球滤过率下降的程度小于肾血浆流量下降的程度，即肾小球滤过率相对增多，故滤过分数增加，使更多的无蛋白滤液相对增多。通过肾小球后，流入肾小管周围毛细血管内的血液，因血浆蛋白含量较多，血浆胶体渗透压相对升高，同时由于血流量的减少，流体静压下降，结果使近曲小管重吸收钠和水增加，导致钠、水潴留。

2）心房钠尿肽分泌减少：心房钠尿肽是一种肽类激素，具有很强的利尿、利钠作用，正常时储存在心房内分泌细胞颗粒中。如有效循环血量减少，使心房牵张感受器兴奋性降低，致使心房钠尿肽分泌减少，近曲小管对钠、水的重吸收增加，引起钠、水潴留。

（3）远曲小管和集合管重吸收钠、水增多

1）醛固酮分泌增多：醛固酮具有促进远曲小管重吸收钠引起钠、水潴留的作用。当肾血流量减少时，肾血管灌注压下降，刺激入球小动脉壁的牵张感受器；同时肾小球滤过率降低使流经致密斑的钠量减少，均可使近球细胞分泌肾素增加，从而使肾素 - 血管紧张素 - 醛固酮系统被激活，血中醛固酮浓度增加。临床上见于充血性心力衰竭、肝硬化腹水、肾病综合征等情况。

2）抗利尿激素（ADH）分泌增加：ADH 具有促进远曲小管和集合管对水的重吸收作用。当血液钠盐含量增高使渗透压增高时，即可通过刺激下丘脑渗透压感受器使 ADH 分泌增加。充血性心力衰竭时，有效循环血量减少，对左心房和胸腔大血管的容量感受器刺激减弱，引起 ADH 分泌增多。另外，肾素 - 血管紧张素 - 醛固酮系统被激活后，血管紧张素Ⅱ生成增多，刺激肾上腺皮质分泌醛固酮增加，促使远曲小管对钠的重吸收增多，血浆渗透压升高，刺激下丘脑渗透压感受器，使 ADH 分泌释放增多。

3）肾血流重新分布：正常约 90% 的肾血流通过近肾表面外 2/3 的皮质肾单位，约占肾单位总数的 85%。其特点是髓袢短，不进入髓质高渗区，对钠、水重吸收功能相对较弱。而约为 15% 的近髓肾单位，共特点是髓袢长，能深入髓质高渗区，对钠、水重吸收功能强。当有效循环血量减少时可发生肾血流重新分布的现象，表现为皮质肾单位血流明显减少而近髓质肾单位血流有所增加。结果肾对钠、水的重吸收增加，导致球 - 管失衡，从而产生水肿。

总之，水肿的发生机制是一个复杂的过程，在各类不同类型的水肿发展中，往往是多种因素先后或同时发挥作用。因此，在临床实践中，对不同类型的水肿患者，应具体问题具体分析，对因治疗，选择适宜的治疗措施。

（三）水肿对机体的影响

水肿对机体的影响既存在有利一面，也有不利一面。其影响的大小取决于水肿的部位、程度以及水肿发生的速度和持续时间。有利方面：①全身性水肿时，大量液体积聚在组织间隙，可减轻心脏负担，防止心力衰竭的发生。②炎性水肿具有稀释毒素，运送抗体等抗损伤作用。不利方面：①影响组织细胞的代谢。水肿液在组织间隙积聚，压迫毛细血管并增大细胞与毛细血管之间的距离，营养物质在细胞之间的弥散效率降低，引起细胞代谢障碍。②器官组织功能障碍，见于急速发展的重度水肿和重要器官的水肿。如肺水肿引起严重的缺氧；脑水肿引起颅内压增高，甚至形成脑疝危及生命；喉头水肿引起气道阻塞，严重时导致窒息死亡等。

（四）常见的几种水肿

1．心性水肿（cardiac edema）是指由充血性心力衰竭引起的水肿。其主要发病机制为：

（1）静脉回流障碍：右心衰竭时，心排血量减少，血液淤积在心腔内及静脉系统中，使静脉回流受阻淤血，造成毛细血管流体静压升高，组织液生过多，引起心性水肿。

（2）钠、水潴留：心力衰竭时由于心泵功能减弱，心排血量减少，有效循环血量减少，肾血流量减少，肾小球 GFR 下降。同时，由于交感 - 肾上腺髓质系统及肾素 - 血管紧张素系统被激活，使醛固酮和 ADH 分泌增多，造成钠、水潴留，导致心性水肿。

（3）血浆蛋白质减少：右心衰竭时造成胃肠及肝慢性淤血，对蛋白质的消化、吸收及合成功能障碍，血浆白蛋白减少及钠、水潴留后的稀释作用，使血浆胶体渗透压明显下降，加速了水肿的发生。

心性水肿首先发生于肢体下垂部位的皮下，是因为该部位受重力的影响所致。

2．肝性水肿（hepatic edema）是指肝病（肝硬化、重症肝炎等）所致的水肿，以腹水最为明显。其主要发病机制为：

（1）肝静脉回流受阻：晚期肝硬化时，由于肝内结缔组织增生和假小叶形成，使肝内血管特别是肝静脉的分支受压，扭曲或闭塞，从而引起肝静脉回流受阻，肝静脉压和肝窦内压增高。当肝窦内压增高时，包括蛋白质在内的血浆成分极易进入肝组织间隙，即肝淋巴液的生成显著增多。当肝淋巴液的生成超过淋巴管的回流时，过多的淋巴液经肝表面漏入腹腔，形成腹水。

（2）门静脉高压：肝窦内压增高以及肝内门静脉分支和肝动脉分支之间吻合支的开放，可致门静脉高压。门静脉高压时，肠系膜区的毛细血管流体静压增高，肠淋巴液生成增多，当超过淋巴管回流能力时，便导致肠壁水肿并滤入腹腔，参与腹水的形成。

（3）血浆蛋白质降低：门脉性肝硬化患者出现门静脉压增高时，常有胃肠道黏膜淤血、水肿，使蛋白质的消化吸收障碍；同时，肝细胞合成白蛋白明显减少，患者出现严重低蛋白血症而促进腹水的形成。

（4）钠、水潴留：上述原因造成大量腹水形成，使有效循环血量减少，激活了肾素 - 血管紧张素 - 醛固酮系统，促使醛固酮和 ADH 分泌增多，肾小管重吸收钠、水增加，以致钠、水潴留。

3．肾性水肿（renal edema） 是指肾病所致的水肿。肾性水肿可分为以蛋白尿造成低蛋白血症为主的肾病性水肿和以肾小球滤过率明显下降为主的肾炎性水肿。

（1）肾病性水肿：临床主要见于肾病综合征，即表现为高度蛋白尿、高度水肿、高脂血症和低蛋白血症（“三高一低”）四大特征。其发病机制为：①肾小球毛细血管基底膜通透性增高，大量蛋白质随尿排出造成低蛋白血症，引起血浆胶体渗透压降低，导致全身水肿；②因大量体液转向组织间隙使有效循环血量下降，肾血流量减少和 GFR 降低，同时有效循环血量减少又激活肾素 - 血管紧张素 - 醛固酮系统以及 ADH 分泌增加等，继发性地引起钠、水潴留而加重水肿。

（2）肾炎性水肿：见于急、慢性肾小球肾炎。其发生机制为：①急性肾炎时双侧肾小球弥漫性病变，导致肾小球有效滤过压及肾小球血流量明显减少，滤过面积明显减小，肾小球滤过率明显降低，而肾小管重吸收钠、水功能相对正常，因此造成球 - 管平衡失调，导致体内钠、水潴留。同时，钠、水潴留对血浆蛋白的稀释作用，又可降低血浆胶体渗透压，进一步促进水肿。②慢性肾炎晚期因大量肾单位破坏，健存的肾单位不足以代偿，使肾小球滤过面积严重减少而致钠、水潴留，引起水肿。

肾性水肿因不受重力的影响首先表现为晨起眼睑或颜面部水肿，与该部位组织结构疏松、皮肤薄、伸展度大、易容纳水肿液有关。

4．脑水肿（brain edema）是指脑组织内液体含量增多的一种病理过程。脑水肿多见于颅脑损伤、脑血管疾病、颅内占位性病变等。临床上常有颅内压增高引起的综合征，表现为剧烈头痛、恶心、呕吐、血压升高和视盘水肿以及烦躁不安等。严重时可出现意识障碍、昏迷，甚至死亡。

脑水肿按发生机制分为 3 种类型。

（1）血管源性脑水肿：是临床上最常见的一类脑水肿，多见于脑脓肿、脑肿瘤、脑血管栓塞、脑出血等疾病。其发病机制在于受细菌毒素等病因的损害，使病变区毛细血管通透性增高，大量含蛋白的液体积聚在脑白质区的组织间隙内，出现以白质为主的脑水肿。

（2）细胞中毒性脑水肿：其特点是所有脑细胞以及毛细血管内皮细胞的细胞内液含量都增多，从而引起细胞肿胀。临床上常见于多种原因引起的急性脑缺氧、水中毒等。发生机制为：①严重缺血、缺氧、ATP 生成减少，脑细胞膜钠泵功能障碍，以致细胞内 Na^+ 浓度增高而引起脑水肿；②高容量性低钠血症时，由于细胞外液低渗，故水分转入细胞内而引起细胞毒性脑水肿。

（3）间质性脑水肿：见于脑室孔道或大脑导水管因肿瘤压迫或炎症发生阻塞后，使得脑脊液在脑室内大量积聚，以致脑室内压增高和脑室扩大，室管膜通透性增大，脑脊液经脑室渗入周围脑白质内而引起间质性脑水肿。

（五）水肿的防治原则

1．积极治疗原发病　如心性水肿，应以防治心力衰竭为主，临床上常用强心药、利尿药以及限制钠盐摄入等治疗措施。

2．加强利尿，维持水、电解质平衡和酸碱平衡。

第二节　钾代谢紊乱

钾是体内重要的阳离子之一，它参与细胞的新陈代谢、维持细胞静息膜电位、调节体液的渗透压和酸碱平衡。正常人体钾含量为 50 ～ 55mmol/L，其中 90% 存在于细胞内液，1.4% 存在于细胞外液，其余存在于骨（7.6%）和跨细胞液中（1%）。血清钾浓度为 3.5 ～ 5.5mmol/L。正常膳食中含有较丰富的钾供人体需要，每天从饮食中可摄取 2 ～ 4g 的钾，并被全部吸收入血。钾排泄的途径有三条：随尿排泄、随粪便排泄、随汗液排泄。肾是主要的排钾器官，排泄能力强和较为迅速。肾排钾特点是：多食多排、少食少排、不食也排，只要有尿液生成，就有钾的排泄。因此，对禁食和使用利尿药的患者，应注意钾的补充。钾代谢紊乱是电解质代谢紊乱中常见的病理过程，主要是指细胞外液钾离子浓度异常，包括低钾血症和高钾血症。

一、低钾血症

血清钾浓度低于 3.5mmol/L 时称为低钾血症（hypokalemia）。低钾血症是临床上较为常见的病理过程。低钾血症多伴有体内总钾量减少（即缺钾），但有时体内钾的总含量正常时，也可发生低钾血症（如碱中毒时所引起的细胞外的 K^+ 转入细胞内），可见在某些病理情况下，血清钾浓度与体内钾的总含量并不一定平行。

（一）原因和机制

1．钾摄入不足　见于长期禁食患者，如消化道梗阻、慢性消耗性疾病、昏迷等。因 K^+ 摄入不足，而肾又不停地排 K^+，导致低钾血症。

2．钾丢失过多

（1）经胃肠道途径丢失：见于持续性呕吐、腹泻、胃肠减压和长期使用导泻剂或灌肠等。因消化液中的 K^+ 含量较高，K^+ 伴随消化液大量丢失而引起缺钾。

（2）经肾丢失：经肾失钾常见于下列情况：①长期使用排钾利尿药（如氢氯噻嗪）或大量使用渗透性利尿药时，钾排出量增多；②醛固酮增多症和肾上腺皮质功能亢进症或长期使用糖皮质激素时，远曲肾小管 Na^+-K^+ 交换增强，排钾增多；③Ⅰ型和Ⅱ型肾小管酸中毒，因泌 H^+ 和 HCO_3^- 重吸收障碍，使远曲肾小管 Na^+-K^+ 交换增强，其中Ⅰ型是由于远曲肾小管泌 H^+ 障碍所致，Ⅱ型是由于近曲小管 HCO_3^- 回吸收障碍所致，均使肾排 K^+ 增多，引起低钾血症。

（3）经皮肤失钾：高温或剧烈运动时大量排汗（汗液中含钾为 5 ～ 10mmol/L），可引起低钾血症。

3．细胞外钾向细胞内转移　在机体含钾总量并未减少时，可由于细胞外液的 K^+ 向细胞内转移而引起低钾血症。常见于下列原因。

（1）低钾性家族性周期性麻痹：该病发作时，细胞外 K^+ 向细胞内转移而引起低钾血症，其发生机制不明。

（2）碱中毒：碱中毒时细胞内的 H^+ 代偿性移至细胞外，以补充细胞外液 H^+ 的不足；同时细胞外液的 K^+ 向细胞内移动，这种代偿性细胞内外 H^+-K^+ 交换使细胞外液的 K^+ 减少。

（3）胰岛素的作用：胰岛素促进糖原合成时，K^+ 也随葡萄糖进入细胞内参与糖原合成。当大剂量使用胰岛素和葡萄糖时，可引起低钾血症。

（4）其他因素：如钡中毒、粗制棉籽油中毒、低镁血症等，因细胞 K^+ 转运障碍导致细胞内 K^+ 减少，形成缺钾。血液稀释也可形成稀释性低钾血症。

（二）对机体的影响

低钾血症对机体影响与 K^+ 的生理功能有关，主要有以下几个方面。

1．对神经、肌肉的影响　钾代谢紊乱时对兴奋细胞的膜电位和动作电位影响较大。急性低钾血症可引起神经、肌肉细胞超极化阻滞。这是因为细胞外液 $[K^+]_e$ 急剧下降，而细胞内液 $[K^+]_i$ 无明显变化，从而使 $[K^+]_i/[K^+]_e$ 的比值增大。细胞在静息状态时 K^+ 外流增多，导致静息膜电位负值增大，发生超极化。超极化时，膜电位与阈电位的距离增大，使细胞膜的兴奋阈值升高，细胞膜的兴奋性降低甚至消失，即发生超极化阻滞（图 6-5）。急性低钾血症时，患者表现有易疲倦，腱反射减弱或消失，神经、肌肉的应激性降低，肌无力甚至麻痹。一般以四肢肌肉最明显，下肢往往重于上肢，近端重于远端，股四头肌常受累。轻者丧失劳动能力，重者可卧床不起，严重者可发生呼吸肌麻痹并引起呼吸衰竭而死亡。

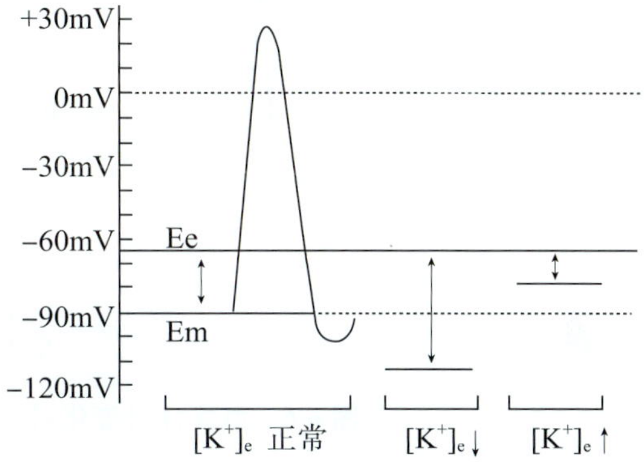

图 6-5　细胞外液 $[K^+]$ 对神经和骨骼肌细胞静息电位的影响

Em：静息膜电位　　Ee：阈电位

在慢性低钾血症时，由于血钾降低缓慢，细胞内 K^+ 可代偿性外移，因而 $[K^+]_i/[K^+]_e$ 的比值变化不明显，故对神经、肌肉的兴奋性并无明显影响。

2．对心脏的影响　低钾血症对心脏的影响主要表现在对心肌兴奋性、传导性、自律性和收缩性的影响，引起多种类型的心律失常，如心动过速、期前收缩、房室传导阻滞以及心室颤动等。

（1）心肌兴奋性增高：在急性低钾血症时，心肌细胞膜钾电导降低，即心肌细胞膜对 K^+ 的通透性降低。因此，在细胞静息电位形成时，K^+ 外流减少，使心肌的静息膜电位负值变小，膜电位与阈电位距离接近，使心肌兴奋阈值降低，从而导致心肌兴奋性增高。

（2）心肌自律性增高：急性低钾血症时，心肌细胞膜的 K^+ 外流减慢，相对 Na^+ 内流增强，内向 Na^+ 电流大于外向 K^+ 电流，使心肌动作电位 4 期自动去极化的速度增快，导致心肌细胞的自律性增高。

（3）心肌传导性降低：急性低钾血症时，心肌的静息膜电位变小，动作电位 0 期去极化速度和幅度均变小，从而导致传导性降低。

（4）心肌收缩性的变化：细胞外液中 K^+ 对 Ca^{2+} 内流有抑制作用，急性低钾血症时，这种抑制作用减弱，Ca^{2+} 内流增加，心肌兴奋 - 收缩耦联增强，从而引起心肌收缩性增强。

严重急性低钾血症可引起心肌细胞内缺钾，使心肌细胞代谢发生障碍，并可引起心肌坏死，导致心肌收缩力减弱。

低钾血症时，心电图特征性的变化有：① T 波低平，T 波后常出现 u 波，这与 3 期复极化时 K^+ 外流减缓有关；② P 波和 QRS 波群压低变宽，P-R 间期和 Q-T 间期延长，这与 0 期去极化速度减慢和传导速度减慢有关；③ ST 段下降，与 2 期平台期的 Ca^{2+} 内流与 K^+ 外流不平衡有关（图 6-6）。

3．对酸碱平衡的影响　低钾血症对机体酸碱平衡的影响主要是引起低钾性碱中毒和反常性酸性尿。这是由于急性低钾血症时，细胞内 K^+ 代偿性地移至细胞外，细胞外 H^+ 则移入细胞内，导致细胞外液 H^+ 浓度降低，从而发生代谢性碱中毒；同时，肾小管上皮细胞内 K^+ 浓度降低，肾小管排 K^+

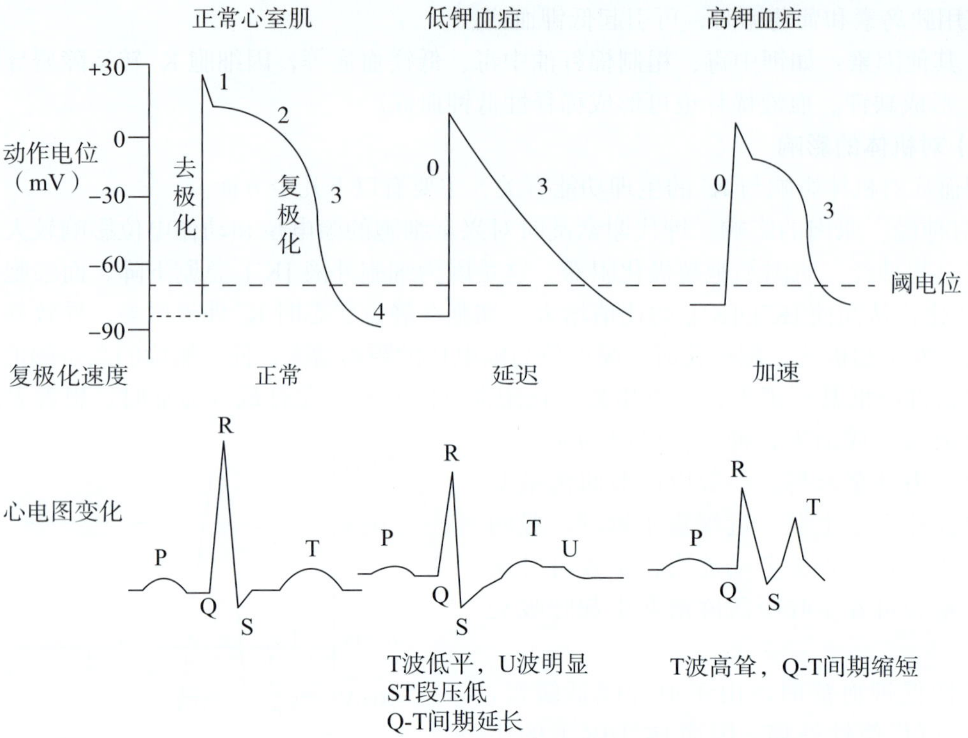

图 6-6　血清 [K^+] 变化对心肌细胞膜电位和心电图的影响示意图

减少，排 H^+ 增多，使尿液变酸性。这种在碱中毒时排酸性尿的现象，称为“反常性酸性尿”。

4．其他影响　低钾血症时，患者常出现胃肠道蠕动功能降低，出现腹胀或肠麻痹；肾小管上皮细胞因肿胀变性发生浓缩功能下降而排低渗尿，甚至发生肾性尿崩症；因中枢神经系统兴奋性降低而出现精神萎靡、表情淡漠、嗜睡、昏迷；物质代谢障碍可出现血糖升高、负氮平衡等。

（三）防治原则

1．消除病因，积极治疗原发病。

2．补钾　一般采取口服补钾，补钾时应注意尿量，少尿或无尿时应慎重补钾。缺钾患者补钾通常要持续 1 周以上。静脉补钾时要切忌过多、过快，以防高钾血症发生。

案例 6-2

男性患儿，6 岁，因腹泻 5 天，加重 3 天入院。患儿 5 天前饮食不当出现腹泻，为水样便，每日 7 ~ 8 次，量较多。近 3 天加重，每日排便 10 余次，伴有呕吐，每日 2 ~ 3 次，不能进食，并出现尿少。体检：血压 80/50mmHg，皮肤呈花纹状，全身肌肉软弱无力，皮肤弹性下降，腹胀，肠鸣音减弱，腱反射减弱，四肢发凉。实验室检查：pH7.20，血清［K^+］3.0mmol/L，血清［Na^+］140mmol/L，尿量 400ml/24h。

问题与思考：

患者出现了何种类型的水、电解质代谢紊乱？

二、高钾血症

血清钾浓度＞ 5.5mmol/L 称为高钾血症（hyperkalemia）。

（一）原因和机制

1．钾的排泄障碍　各种原因引起的急性和慢性肾衰竭，引起肾排钾减少是高钾血症的主要原因。此外，低肾素血症、醛固酮减少症、肾上腺皮质功能减退症、长期使用保钾利尿药（如螺内脂、氨苯蝶啶）均可致肾排钾功能降低而引起高钾血症。

2．细胞内钾释出过多　常见于下列情况。

（1）酸中毒：酸中毒时细胞外液 H^+ 浓度增高，H^+ 与细胞内的钾离子交换量增多而引起高钾血症，同时还可引起细胞内酸中毒。

（2）组织损伤：如严重创伤、挤压综合征、烧伤、外伤性横纹肌溶解、淋巴细胞白血病或恶性淋巴瘤化疗后等情况下，由于组织细胞大量崩解或坏死。细胞内的钾离子大量释放至细胞外液，引起高钾血症。

（3）高血糖合并胰岛素不足：多见于糖尿病患者，高血糖所致的细胞外液高渗和酮症酸中毒等情况下均能使血清钾浓度升高。

3．摄钾过多　钾摄取过多常见于静脉补钾过量或过快、含钾药物大量使用、输入大量库存血等。

（二）对机体的影响

1．对神经、肌肉的影响　当血清钾离子浓度急性轻度升高时（5.5 ～ 7.0mmol/L），由于细胞内钾浓度改变不大，故使 $[K^+]_i/[K^+]_e$ 比值变小，静息期细胞内钾外流减少，静息膜电位负值减小，并与阈电位的距离接近，使细胞的兴奋阈值降低，从而导致肌肉的兴奋性增高。临床上易出现手足感觉异常、肌肉刺痛、震颤、腹痛和腹泻等症状。在严重的急性高钾血症时（7.0 ～ 9.0mmol/L），由于细胞外液钾离子浓度显著升高，使细胞内、外钾浓度比值 $[K^+]_i/[K^+]_e$ 太小，静息膜电位负值显著减小。当静息膜电位达到－ 55mV ～－ 60mV 时，细胞膜上快速 Na^+ 通道失活，细胞的兴奋性下降，形成“去极化阻滞”，患者表现为肌无力或肌麻痹。

在慢性高钾血症时，由于血钾浓度是缓慢升高的，细胞外过多的 K^+ 可代偿性向细胞内移动，使细胞内、外的钾浓度都有一定升高，即 $[K^+]_i/[K^+]_e$ 比值变化不明显，因而不会引起静息电位的明显变化，故慢性高钾血症对肌肉兴奋性的影响不明显。

2．对心肌的影响

（1）心肌兴奋性变化：高钾血症对心肌兴奋性的影响类似于高钾对骨骼肌的影响。当血钾浓度轻度升高时（5.5 ～ 7mmol/L），心肌细胞静息膜电位轻度减小，与阈电位距离接近，使心肌细胞的兴奋性升高。当严重高钾血症时（7.0 ～ 9.0mmol/L），$[K^+]_i/[K^+]_e$ 比值进一步减小，心肌细胞膜的 Na^+ 通道蛋白处于失活状态，不易形成动作电位，即发生去极化阻滞。故使心肌细胞的兴奋性降低或消失。

（2）心肌自律性降低：高钾血症时，心肌细胞膜对 K^+ 的通透性增高，故 4 期复极 Na^+ 内流相对减弱，自动去极化速度变慢，使心肌细胞的自律性下降。

（3）心肌传导性降低：高钾血症时心肌静息电位减小，故 0 期 Na^+ 内流速度减慢，动作电位幅度变低，从而导致心肌细胞的传导性降低。

（4）心肌收缩性减弱：高钾血症时，细胞外液 K^+ 浓度增高可抑制 Ca^{2+} 内流，使心肌细胞胞质内的 Ca^{2+} 浓度降低，心肌兴奋 - 收缩耦联障碍，导致心肌收缩性减弱。

高钾血症时，因心肌的电生理特性发生改变，易出现心律失常，可表现为心动过缓、传导阻滞、窦性停搏，严重者可发生心室颤动并可导致死亡。

高钾血症时，心电图的改变为：① T 波高尖：因细胞膜对 K^+ 的通透性增高，3 期复极加速而形成高尖 T 波；② P-R 间期延长：传导性降低所致；③ P 波和 QRS 波振幅降低，间期增宽，与心肌细胞静息膜电位负值减小和传导性下降有关；④ Q-T 间期缩短：与 3 期复极加快有关（图 6-6）。

3．对酸碱平衡的影响　高钾血症可引起代谢性酸中毒伴有反常性碱性尿。这是因为血清 K^+ 升高时，细胞外 K^+ 移向细胞内，细胞内 H^+ 与细胞外 K^+ 交换而移出细胞外，从而导致代谢性酸中毒。此时，肾小管上皮细胞内 K^+-Na^+ 交换增强，H^+-Na^+ 交换减弱，尿排 K^+ 增多，排 H^+ 减少，尿液呈碱性，称为反常性碱性尿。

（三）防治原则

1．积极防治原发病。

2．立即停止钾的摄入，包括禁食含钾丰富的水果和牛奶等。

3．降低体内的钾含量，一方面减少钾摄入，另一方面增加肾排钾（如使用利尿药）。严重高钾血症患者也可通过透析而排除体内过多的钾。

4．促使钾进入细胞内，主要采用胰岛素和葡萄糖联合输入，促使糖原合成，也可静脉滴注 $NaHCO_3$ 促进 K^+ 进入细胞内。

本章小结

在疾病过程中，多种因素均可引起水、电解质代谢紊乱，破坏机体内环境的相对稳定，使全身各器官、系统的生理功能和物质代谢发生相应的障碍，使原发病进一步加重，甚至导致死亡。

低钠血症是临床上十分常见的水、钠代谢紊乱，包括：①低容量性低钠血症；②高容量性低钠血症；③等容量性低钠血症。

高钠血症包括：①低容量性高钠血症；②高容量性高钠血症；③等容量性高钠血症。

等渗性脱水是机体在体液丢失过程中，水和钠以血浆中的正常浓度等比例丢失；或者是非等比例丢失，但在脱水后经过机体调节使血清钠浓度维持在 130 ～ 150mmol/L，血浆渗透压仍维持在 280 ～ 310mmol/L 正常范围的病理过程。

水肿是指过多的液体积聚在组织间隙；如果过多的液体在体腔内积聚则称为积液。血管内外液体交换平衡失调和体内外液体交换平衡失调都会引起水肿的发生。毛细血管流体静压增高、血浆胶体渗透压降低、毛细血管壁通透性增大、淋巴回流受阻等均可导致血管内外液体交换平衡失调。肾小球滤过率下降，近曲小管、远曲小管和集合管重吸收钠、水增多均可导致体内外液体交换平衡失调（钠、水潴留）。水肿对机体的影响取决于水肿的部位、程度以及水肿发生的速度和持续时间，严重者可导致死亡。

钾代谢紊乱主要是指细胞外液钾离子浓度异常，包括低钾血症和高钾血症。血清钾浓度低于 3.5mmol/L 时称为低钾血症。急性低钾血症时，患者表现有易疲倦，腱反射减弱或消失，神经、肌肉的应激性降低，肌无力甚至麻痹。对心脏的影响主要是引起多种类型的心律失常。对机体酸碱平衡的影响主要是引起低钾性碱中毒和反常性酸性尿等。低钾血症一般采取口服补钾，静脉补钾时要切忌过多、过快，以防高钾血症发生。血清钾浓度 $>$ 5.5mmol/L 称为高钾血症，可导致神经、肌肉的兴奋性增高，临床上易出现手足感觉异常、肌肉刺痛、震颤、腹痛和腹泻等症状。在严重的急性高钾血症时，细胞的兴奋性下降，患者表现为肌无力或肌麻痹。对心肌的影响是易出现心律失常，可表现为心动过缓、传导阻滞、窦性停搏，严重者可发生心室颤动并可导致死亡。高钾血症可引起代谢性酸中毒伴有反常性碱性尿。对高钾血症患者应立即停止钾的摄入，降低体内的钾含量，严重者可通过透析排除体内过多的钾。同时采用胰岛素和葡萄糖联合输入，促使糖原合成，也可静脉滴注 $NaHCO_3$ 促进 K^+ 进入细胞内。

思考题

1．常见脱水有几种类型？各型对机体有哪些影响？
2．哪种类型的脱水最易引起休克，为什么？
3．简述水肿的发生机制及对机体的影响。
4．低钾血症和高钾血症对机体有哪些危害？如何防治？

（吴和平）

第七章　酸碱平衡紊乱

学习目标

1．掌握酸碱平衡常用指标变化的意义；各种单纯型酸碱平衡紊乱的概念、代偿调节和对机体的影响。
2．熟悉各种酸碱平衡紊乱的原因和酸碱平衡紊乱的判断方法。
3．了解混合型酸碱平衡紊乱的分类、原因、特点和各种酸碱平衡紊乱防治的病理生理学基础。

人体体液适宜的酸碱度是保证机体正常代谢和生理功能的基本条件。人体经常会摄入一些酸性或碱性食物，在机体代谢过程中也会不断产生酸性或碱性物质，但通过机体的缓冲和调节作用，体液的酸碱度仅在一个很小的范围内变化。正常人体动脉血 pH 为 7.35 ～ 7.45，平均值为 7.4。通过机体的缓冲和调节作用维持体液酸碱度相对稳定的过程称为酸碱平衡。

在临床上，很多疾病可导致机体体液 pH 偏离正常范围，使体液酸碱度稳定性破坏，称为酸碱平衡紊乱（acid-base disturbance）。发生酸碱平衡紊乱，可使原发病病情加重和复杂化，对患者生命造成严重威胁。因此，临床上及时发现和正确处理酸碱平衡紊乱是十分重要的。

第一节　酸碱物质的来源和调节

一、体液酸碱物质的来源

酸是指在化学反应中能释放 H^+ 的化学物质，如 HCl、H_2SO_4、NH_4^+、H_2CO_3；碱是指在化学反应中能接受 H^+ 的化学物质，如 OH^-、NH_3、HCO_3^- 等。人体内的酸性和碱性物质可以来自体内的细胞分解代谢，也可以从食物中获得。酸性物质主要通过体内代谢产生，碱性物质主要来自食物。在普通膳食条件下，体内酸性物质的产生量远远超过碱性物质的产生量。因此，酸中毒是临床上最常见的酸碱平衡紊乱。

（一）酸的来源

新陈代谢过程中，糖、脂肪和蛋白质通过氧化分解产生能量，同时不断脱氢、脱羧，释放的 CO_2 与水结合生成 H_2CO_3。成人在安静状况下每 24 小时产生的 CO_2 为 300 ～ 400L，若全部生成 H_2CO_3，释放的 H^+ 可多达 15mol。任何能使机体代谢速度加快的生理活动和病理过程，都可使 CO_2 和 H_2CO_3 生成量显著增加。H_2CO_3 很容易分解为 CO_2 经肺排出体外，故 H_2CO_3 属于挥发性酸。物质代谢过程中可产生许多非挥发性酸，如丙酮酸、乳酸、柠檬酸、脂肪酸和氨基酸等有机酸，在正常情况下，这些酸性物质能被彻底氧化成 CO_2 和 H_2O；代谢过程中还可产生一些磷酸、硫酸及尿酸等终末产物，这些酸都属于固定酸。正常成人 24 小时内由固定酸产生的 H^+ 为 50 ～ 90mmol，最终经肾排出体外。

人体酸性物质的另一类来源是直接摄入，包括饮食中所含的少量酸及服用的酸性药物等。

（二）碱的来源

机体代谢过程中也可产生少量碱性物质，如氨基酸脱氨产生的 NH_3 和肾小管上皮细胞分泌的 NH_3；碱性物质主要来源于所摄入的食物（蔬菜、水果），这些物质常含有较多的有机酸盐，如枸橼酸钠和苹果酸钠等，这些物质可在细胞内转变成柠檬酸、苹果酸而被彻底分解，正常时对体液酸碱度影响不大。

二、机体对酸碱平衡的调节

正常情况下机体虽然不断有酸性或碱性物质进入体液中，但是血液 pH 并不发生显著变化，这是因为机体存在着一整套酸碱平衡调节机制，保持了酸碱的稳定。机体通过以下几个方面对体液的酸碱平衡进行调节。

（一）血液缓冲系统的调节

血液缓冲系统是由血液中含有的弱酸和弱酸盐组成的缓冲系统。当强酸或强碱进入血液中时，血液缓冲系统可减弱其对血液酸碱度的影响，使 pH 的变化减小，称为缓冲。这些缓冲溶液中发生的化学反应称为缓冲反应。

血液缓冲系统主要包括：①血浆缓冲对：$NaHCO_3/H_2CO_3$、Na_2HPO_4/NaH_2PO_4、NaPr/HPr。②红细胞内缓冲对：$KHCO_3/H_2CO_3$、K_2HPO_4/KH_2PO_4、KHb/HHb、$KHbO_2/HbO_2$。这些缓冲对在血液中的含量是不相同的，其缓冲能力也有差异（表 7-1）。

表 7-1　血液中各缓冲对含量与分布

缓冲对	占全血缓冲对比例
血浆 HCO_3^- 缓冲对	35%
红细胞 HCO_3^- 缓冲对	18%
Hb 和 HbO_2 缓冲对	35%
血浆蛋白缓冲对	7%
无机磷酸盐缓冲对	3%
有机磷酸盐缓冲对	2%
总和	100%

其中以血浆碳酸氢盐缓冲系统以及红细胞中的血红蛋白和氧合血红蛋白缓冲系统最为重要。碳酸氢盐缓冲系统与细胞外液 pH 之间的关系密切，正常血浆 $[HCO_3^-]$ 平均为 24mmol/L，$[H_2CO_3]$ 平均为 1.2mmol/L，二者之比为 20 ： 1。按照 Henderson-Hasselbalch 方程式：

$$pH = pKa + \log [HCO_3^-] / [H_2CO_3]$$

公式中 pKa = 6.1，为碳酸的解离常数的负对数。将各数值代入公式，正常血浆 pH 值为 7.4。计算如下：

$$pH = 6.1 + \log（24/1.2）= 6.1+\log 20 = 6.1 + 1.3 = 7.4$$

可见，细胞外液的 pH 主要取决于 $[HCO_3^-] / [H_2CO_3]$ 的比值。其中一方的浓度发生改变时，只要另一方相应增减，使两者仍能维持 20/1 的比值，pH 则仍可保持在正常范围内。血浆碳酸氢盐缓冲对的优势在于：①其缓冲能力大，占全血缓冲碱的一半；②为开放性缓冲对，可通过肺排出 CO_2 和肾小管重吸收 $NaHCO_3$ 来维持其含量的相对稳定，从而保持 20 ：1 的比值。

非碳酸氢盐缓冲系统指碳酸氢盐缓冲对以外的各缓冲对，其功能相同，可用共同的符号 Buf 表示，对碳酸、固定酸和碱都有缓冲作用。其中 KHb/HHb 为主要缓冲对。

（二）肺在酸碱平衡调节中的作用

通过调节呼吸运动的频率和幅度来调节肺通气量进而调节 CO_2 的排出量，使血浆中 HCO_3^-/H_2CO_3 的比值维持在正常范围，以保持血浆 pH 的相对恒定。呼吸运动受中枢和外周化学感受器的调节，延髓的中枢化学感受器对动脉血 H^+ 浓度的变动非常敏感。H^+ 浓度升高刺激中枢化学感受器，使呼吸中枢兴奋，引起肺泡通气量增加。这是由于增加的 CO_2 改变了脑间质或脑脊液的 pH 值，使 H^+ 增加而造成的，并非 CO_2 本身的直接作用。当 $PaCO_2$ 由正常值 40mmHg（5.32kPa）上升到 60mmHg（8kPa）时，肺通气量可增加 10 倍。但 $PaCO_2$ 增高至大于 80mmHg（10.7kPa）时，呼吸中枢反而受到抑制，产生二氧化碳麻醉。外周化学感受器存在于主动脉体和颈动脉体。缺氧、$PaCO_2$ 和 H^+ 升高均可使其受到刺激，反射性地兴奋呼吸中枢，使肺泡通气量增加。在正常情况下，中枢化学感受器的作用远较外周化学感受器作用强。所以，$PaCO_2$ 升高或 pH 降低时，主要是通过兴奋延髓呼吸中枢，使呼吸加深、加快，CO_2 由肺排出增多，从而减少血中 H_2CO_3 的含量。反之，$PaCO_2$ 降低或 pH 值升高时，呼吸变浅、变慢，从而减少 CO_2 的排出，增加血中 H_2CO_3 的含量。机体通过调节肺泡通气量，维持血浆 HCO_3^-/H_2CO_3 的正常比值，保持血液 pH 值相对稳定。

（三）肾在酸碱平衡调节中的作用

肾对酸碱平衡的调节作用主要是通过改变排酸或保碱的量来调节血浆 HCO_3^- 的含量，以维持血浆正常的 pH 值。在普通膳食条件下，正常人体内酸性物质的生成量远远超过碱性物质的生成量，而肾主要是针对固定酸调节。每天需经肾排出代谢性 H^+ 量 50 ~ 100mmol，并且重吸收经肾小球滤出的 HCO_3^- 来维持血液 pH 的相对稳定。

肾的排酸和保碱可通过近曲小管 Na^+- H^+ 交换和重吸收 HCO_3^- 进行。肾小管上皮细胞内和刷状缘上有丰富的碳酸酐酶（carbonic anhydrase，CA），它在这一过程中起重要调节作用。因为 CA 的活性与酸碱度密切相关，酸中毒时 CA 活性增高，碱中毒时 CA 活性降低。体液 pH 变化时，通过影响 CA 活性而进一步调节 Na^+- H^+ 交换和 HCO_3^- 的重吸收，从而维持血浆 HCO_3^-/H_2CO_3 比值的正常。肾小球滤出的 HCO_3^- 约 90% 在近曲小管被重吸收（图 7-1）。

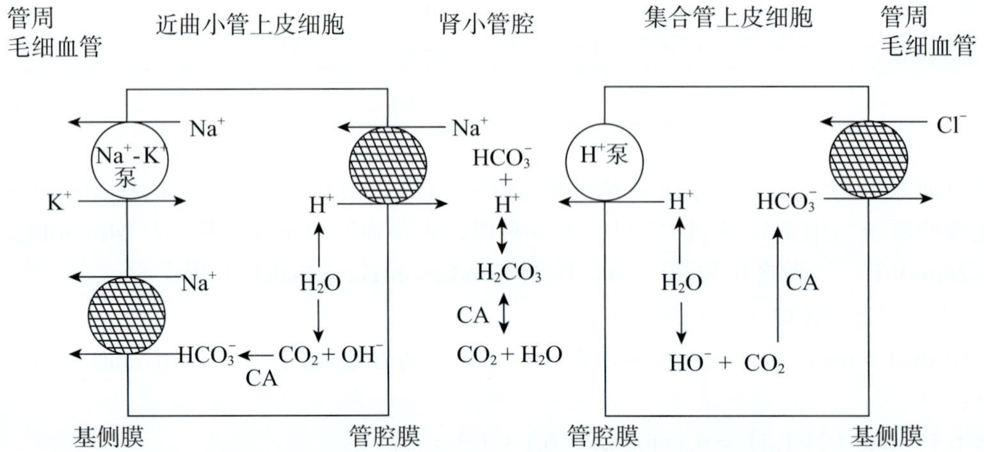

图 7-1 近曲小管和集合管的泌 H^+ 和 $NaHCO_3$ 的重吸收

○主动转运　●继发性主动转运

远曲小管和集合管的泌 H^+ 和 HCO_3^- 重吸收是通过闰细胞管腔膜上 H^+-ATP 酶向管腔中分泌 H^+，同时重吸收等量的 HCO_3^-，并伴有 Cl^--HCO_3^- 交换。当肾小球滤液中的 HCO_3^- 被重吸收后，仍不能恢复细胞外液中 HCO_3^- 的浓度时，则需依赖可滴定酸盐来调节酸碱平衡。可滴定酸盐一般是指尿中的 $H_2PO_4^-$。当血浆 pH 为 7.4 时，血浆中 Na_2HPO_4 与 NaH_2PO_4 的比值是 4 ∶ 1。当原尿流经远曲小管时，由于小管上皮细胞分泌 H^+ 与 Na^+ 交换，就使管腔液中的 Na_2HPO_4 变成 NaH_2PO_4，后者经尿排出体外，而 Na^+ 进入上皮细胞与细胞内生成的 HCO_3^- 结合成 $NaHCO_3$ 进入血液。随着 H^+ 的不断分泌，小管液中的大多数 Na_2HPO_4 变成 NaH_2PO_4，结果使两者的比值由原来的 4 ∶ 1 变为 1 ∶ 99，尿液 pH 值可降至 4.8 左右，这是肾排 H^+ 的一个重要方式，称为远端酸化作用（图 7-2）。

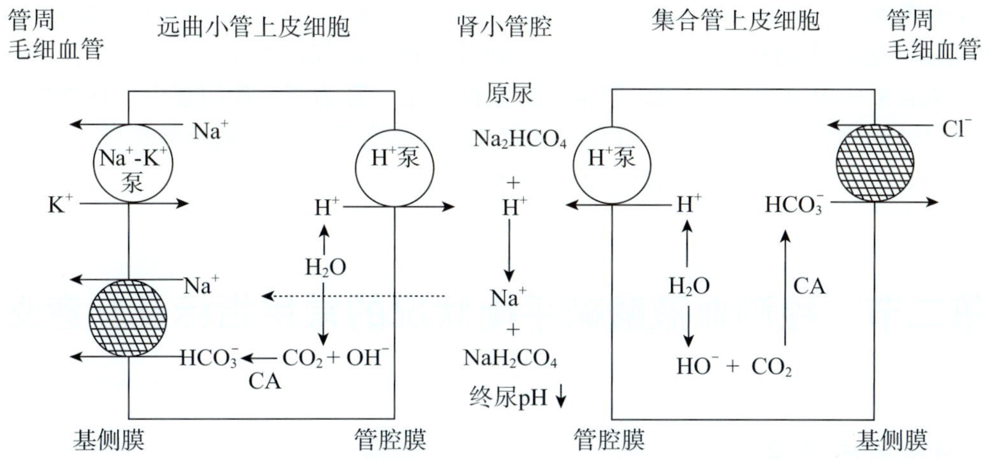

图 7-2　远曲小管和集合管的泌 H^+ 和尿液酸化

○主动转运　　●继发性主动转运

肾小管分泌 NH_4^+ 是 pH 依赖性的，酸中毒越重，尿排 NH_4^+ 量越多。近曲小管上皮细胞是产 NH_4^+ 的主要场所。在近曲小管上皮细胞内，谷氨酰胺在谷氨酰胺酶的作用下生成 NH_3 和 α- 酮戊二酸。后者进一步生成 HCO_3^- 进入血液，而 NH_3 分泌到管腔与肾小管上皮细胞排泌的 H^+ 结合成 NH_4^+。因 NH_4^+ 带电荷、呈水溶性，故不易通过管腔膜返回上皮细胞内，而以铵盐形式随尿液排出（图 7-3）。

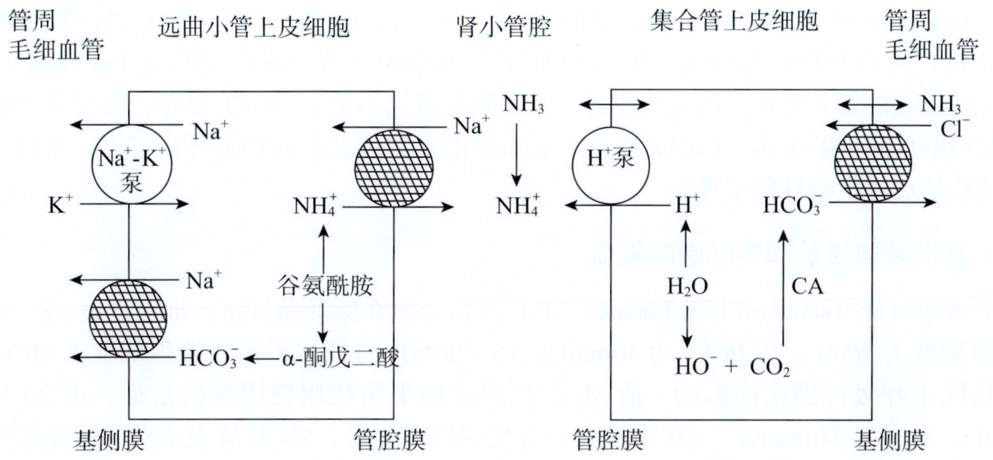

图 7-3　肾小管泌 NH_4^+ 示意图

○主动转运　　●继发性主动转运

肾通过上述的 HCO_3^- 重吸收、泌 H^+ 和泌 NH_4^+ 达到排酸保碱的目的，维持体液 pH 的相对稳定。因此，肾是酸碱平衡调节的重要器官。

（四）组织细胞对酸碱平衡的调节作用

机体组织细胞主要是通过离子交换对酸碱进行调节的。红细胞、肌细胞和骨组织均能发挥这种调节作用。当酸中毒时，由于细胞外液 H^+ 浓度增加，故 H^+ 弥散入细胞内，而细胞内的 K^+ 和 Na^+ 则移出细胞外，从而维持电中性。碱中毒时恰好相反，H^+ 移出细胞外，而 K^+ 和 Na^+ 则移入细胞内。这种离子交换的结果能缓冲细胞外液 H^+ 浓度的变化，同时也影响血 K^+ 的浓度。在酸中毒时，血 K^+ 浓度常升高，而碱中毒时，血 K^+ 浓度则降低。

机体的酸碱平衡通过上述四方面的调节共同维持体液的 pH 稳定，它们在作用时间及程度上又各有特点，相互配合与补充，以保持 HCO_3^-/H_2CO_3 的浓度比值为 20 ∶ 1。但它们在作用时间和强度上是有差别的。血液缓冲系统反应迅速，即刻就可起作用，但缓冲作用不能持久；肺的调节效能快而强，缓冲作用在 30min 左右时可达到最高峰，但仅对 CO_2 有调节作用；细胞的缓冲能力虽然较强，3 ～ 4h 时发挥作用，但常可致血钾异常；肾的调节作用强大，且维持时间较长，特别是在固定酸的排出和血浆 HCO_3^- 含量的恢复中起主要作用，但起效比较缓慢，常在酸碱平衡紊乱发生数小时后才能发挥作用，12 ～ 24h 后才达到高峰。

第二节　检测血液酸碱平衡状况的常用指标及其意义

一、pH 值和 H^+ 浓度

pH 和 H^+ 浓度是酸碱度的重要指标。由于血液中 H^+ 浓度很低，因此常用 H^+ 浓度的负对数，即 pH 表示体液的酸碱度。正常人动脉血 pH 为 7.35 ～ 7.45。$pH < 7.35$ 为酸中毒（失代偿性酸中毒）；$pH > 7.45$ 为碱中毒（失代偿性碱中毒）。pH 值在正常范围时，也可能存在着酸碱失衡，如代偿性酸碱平衡紊乱时，通过机体的调节作用，使 HCO_3^-/H_2CO_3 的比值维持在 20 ∶ 1，则 pH 值处在正常范围。另外，机体同时存在酸中毒和碱中毒时，pH 值也可能在正常范围。

二、动脉血二氧化碳分压

动脉血二氧化碳分压（$PaCO_2$）是指物理溶解在血浆中的 CO_2 分子所产生的张力。正常值为 33 ～ 46mmHg（4.39 ～ 6.25kPa），平均值为 40mmHg（5.32kPa）。由于 CO_2 通过肺呼吸膜的弥散速度很快，所以 $PaCO_2$ 与肺泡气中的 CO_2 分压（P_ACO_2）基本相等，因此 $PaCO_2$ 是反映酸碱平衡呼吸性因素的重要指标。$PaCO_2$ 增高，表示肺泡通气不足，有 CO_2 潴留，常见于呼吸性酸中毒或代偿后的代谢性碱中毒；$PaCO_2$ 降低，表示肺泡通气过度，有 CO_2 呼出过多，常见于呼吸性碱中毒或代偿后的代谢性酸中毒。

三、标准碳酸氢盐和实际碳酸氢盐

标准碳酸氢盐（standard bicarbonate，SB）是指全血在标准条件下，即在温度 38° C，血红蛋白氧饱和度为 100%，用 PCO_2 为 40mmHg（5.32kPa）的气体平衡所测得的血浆 HCO_3^- 含量。因为已排除了呼吸性因素的影响，故 SB 是反映酸碱平衡代谢性因素的指标。正常值为 22 ～ 27mmol/L，平均为 24mmol/L。SB 降低表示有代谢性酸中毒，SB 升高表示有代谢性碱中毒。但在呼吸性酸中毒或碱中毒时，由于肾的代偿作用，SB 也可相应地升高或降低。

实际碳酸氢盐（actual bicarbonate，AB）是指隔绝空气的血液标本，在实际体温、$PaCO_2$ 和血氧饱和度条件下所测得的血浆 HCO_3^- 含量。AB 受呼吸和代谢两方面因素的影响。正常人 AB 值与 SB 值相等。

AB 和 SB 的差值反映呼吸性因素对酸碱平衡的影响。AB 增加，AB ＞ SB，表示有 CO_2 潴留，见于呼吸性酸中毒或代偿后的代谢性碱中毒；AB 减少，AB ＜ SB，表明有 CO_2 排出过多，见于呼吸性碱中毒或代偿后的代谢性酸中毒。AB 与 SB 两者均降低，见于代谢性酸中毒或代偿性呼吸性碱中毒；两者均升高，则见于代谢性碱中毒或代偿性呼吸性酸中毒。

四、缓冲碱

缓冲碱（buffer base，BB）是指血液中一切具有缓冲作用的负离子碱的总和，包括 HCO_3^-、Hb^-、HbO_2^-、Pr^-、HPO_4^{2-} 等，通常以氧饱和的全血在标准状态下测定，正常值为 45 ～ 55mmol/L，平均值 48mmol/L。其中 HCO_3^- 为 22 ～ 27mmol/L，Hb^- 为 6.3mmol/L，Pr^- 为 16 ～ 18mmol/L。缓冲碱数值是反映代谢性因素的指标，$PaCO_2$ 高低对其无明显影响。代谢性酸中毒时，BB 降低；代谢性碱中毒时，BB 升高。

五、碱剩余

碱剩余（base excess，BE）是指在标准条件下，即体温在 38℃，$PaCO_2$ 40mmHg（5.32kPa），血红蛋白 150g/L 和氧饱和度 100%，将 1L 全血或血浆滴定至 pH=7.4 时所用的酸或碱的量。如需用酸滴定，说明受测血样碱过剩，用正值（即 +BE）表示，见于代谢性碱中毒；如需用碱滴定，说明受测血样碱缺失，用负值（即 -BE）表示，见于代谢性酸中毒。但在呼吸性酸中毒或碱中毒时，由于肾的代偿作用，BE 也可增加或减少。慢性呼吸性酸中毒时，BE 正值升高，慢性呼吸性碱中毒时 BE 负值增大。血浆 BE 的正常值为 0±3mmol/L。在测定 BE 时，已用 $PaCO_2$ 为 40mmHg 气体平衡，排除了 $PaCO_2$ 升高或降低对酸碱平衡的影响，所以 BE 主要是反映代谢性酸碱平衡紊乱的指标。

六、阴离子间隙

阴离子间隙（anion gap，AG）是指血浆中未测定的阴离子（undetermined anion，UA）与未测定的阳离子（undetermined cation，UC）的差值，即：

$AG = UA - UC$

由于细胞外液中阴、阳离子的总当量数相等，从而维持正、负电荷的平衡。总阳离子量应为已测定阳离子量加上未测定阳离子量，即 Na^++UC；总阴离子量为已测定阴离子量加上未测定阴离子量，即 Cl^-+HCO_3^-+UA。这样就可以列出下列等式：

$Na^+ + UC = Cl^- + HCO_3^- + UA$

移项后：　$AG = Na^+ - (Cl^- + HCO_3^-) = UA - UC$

已知血清中正常 Na^+=140mmol/L，Cl^-=104mmol/L，HCO_3^- = 24mmol/L，代入上式：

$AG = 140 - (104 + 24) = 12$（mmol/L）

AG 的平均正常值为 12mmol/L（10 ～ 14mmol/L）。未测定的阴离子包括各种有机酸，如乙酰乙酸、b- 羟丁酸、丙酮酸、乳酸和 Pr^-、HPO_4^{2-}、SO_4^{2-} 等。

AG 增高常见于固定酸增多的情况，多数是由于有机酸和无机酸的阴离子在体内蓄积所致。AG 减少常见于低蛋白血症。目前通常以 AG ＞ 16mmol/L 作为判断是否有 AG 增高型代谢性酸中毒的界限。AG 的测定对区分不同类型的代谢性酸中毒和诊断某些混合型酸碱平衡紊乱有重要意义（图 7-4）。

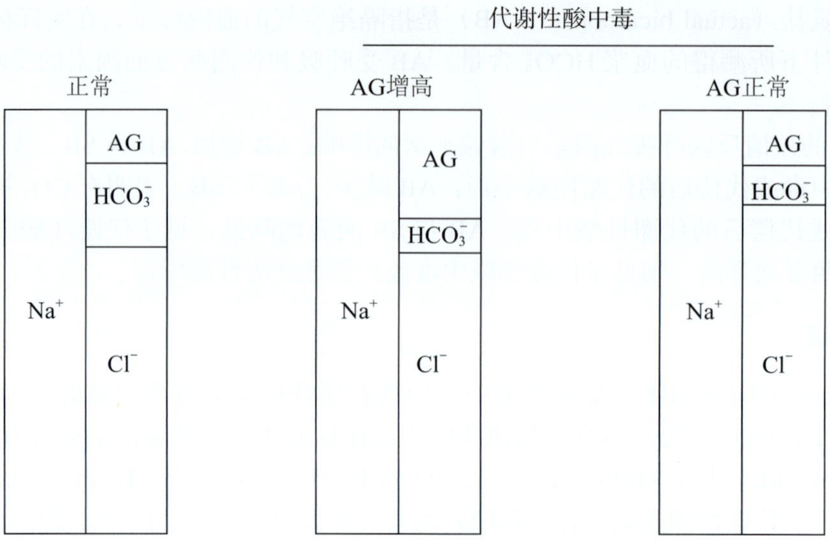

图 7-4　正常 AG 和代谢性酸中毒时 AG 的变化

知识链接

血气分析仪

血气分析仪是指利用电极在较短时间内对动脉血的酸碱度（pH）、二氧化碳分压（PCO_2）和氧分压（PO_2）等相关指标进行测定的仪器。由于其检测参数的特殊性，血气分析仪要求在采集的最短时间得以测定，从而保证所获取的数据准确性，帮助医生对患者进行快速诊断并及时治疗。目前它已成为 ICU 和 CCU 以及手术室和急诊等部门必不可少的设备。同时，全自动血气分析仪已经从传统的单一判断酸碱平衡的分析发展到符合现代临床医学要求的全面危重症参数监测系统，可以对患者进行心肺功能，肝肾功能，酸碱平衡，氧合状态以及代谢功能等进行综合诊断。

第三节　单纯型酸碱平衡紊乱

一、代谢性酸中毒

代谢性酸中毒（metabolic acidosis）是指以血浆 HCO_3^- 浓度原发性降低为特征的酸碱平衡紊乱，在临床上十分常见。血气分析呈现出 SB、AB、BB 均降低，BE 负值增大，$PaCO_2$ 代偿性降低，失代偿时 pH 下降。

根据 AG 变化可将代谢性酸中毒分为两类：AG 增高型（正常血氯型）代谢性酸中毒与 AG 正常型（高血氯型）代谢性酸中毒。

（一）原因与机制

1．AG 增高型代谢性酸中毒　其特点是因血中固定酸增加，血浆 HCO_3^- 含量降低，血 Cl^- 含量多数正常，AG 增高。常见的原因有：

（1）乳酸酸中毒（lactic acidosis）：见于各种原因引起的组织血流低灌注或缺氧时，例如休克、心力衰竭、心搏骤停、严重贫血、肺水肿、一氧化碳中毒等，因糖酵解增强导致乳酸生成大量增加。严重的肝功能障碍也可因乳酸利用降低而引起血浆乳酸过高。

（2）酮症酸中毒（ketoacidosis）：多发生于糖尿病、严重饥饿及酒精中毒时，因葡萄糖利用减少或糖原储备不足，使脂肪分解加速，产生大量酮体（b- 羟丁酸和乙酰乙酸等），当酮体生成量超过外周组织的氧化能力及肾排泄能力时，便可发生酮症酸中毒。

（3）肾功能障碍：急性和慢性肾衰竭晚期，肾小球滤过率降低到正常值的 25% 以下时，机体在代谢过程中生成的 $H_2PO_3^-$、SO_4^{2-} 等酸性物质不能充分随尿液排出，使血中固定酸增加。

（4）酸性药物摄入过多：服用过量的阿司匹林等水杨酸类药物，使血浆中有机酸阴离子增加。

2．AG 正常型代谢性酸中毒　其特点是血浆 Cl^- 含量增高、HCO_3^- 含量降低，AG 值正常。常见的原因有：

（1）消化道丢失 HCO_3^-：胰液、肠液和胆汁中碳酸氢盐的含量均高于血浆，严重腹泻、小肠及胆道疾病、肠吸引术等均可引起 $NaHCO_3$ 大量丢失。血浆和原尿中 $NaHCO_3$ 减少，使肾小管 H^+-Na^+ 交换减少，Na^+ 更多地与 Cl^- 一起被重吸收，使血氯浓度升高。

（2）含氯酸性药物摄入过多：长期或大量服用氯化铵、盐酸精氨酸等含氯酸性药物，可引起 AG 正常型代谢性酸中毒，其机制是：①此类药物在代谢过程中可生成 H^+ 和 Cl^-；② Cl^- 增多可促进近曲小管以 NaCl 的形式重吸收 Na^+ 增加，远曲小管内 Na^+ 含量减少，使 H^+-Na^+ 交换减少，$NaHCO_3$ 重吸收也相应减少。大量输入生理盐水，除可造成 HCO_3^- 稀释外，亦可因生理盐水中 Cl^- 浓度高于血浆，引起 AG 正常型代谢性酸中毒。

（3）肾泌 H^+ 功能障碍：①当肾功能减退但肾小球滤过率在正常值的 25% 以上时，$H_2PO_3^-$、SO_4^{2-} 等酸性阴离子尚不致发生滞留，此时因肾小管泌 H^+ 和重吸收 HCO_3^- 减少而引起 AG 正常型代谢性酸中毒。②肾小管性酸中毒（renal tubular acidosis，RTA），受某些原因［如遗传性缺陷、重金属（汞、铅等）或药物（磺胺类等）］的影响，肾小管排酸障碍。近端肾小管性酸中毒（RTA- Ⅱ型）是由于近曲小管上皮细胞重吸收 HCO_3^- 的功能降低，使肾小球滤出的 HCO_3^- 不能被充分重吸收而部分随尿排出，导致血浆 HCO_3^- 浓度降低。远端肾小管酸中毒（RTA- Ⅰ型）的发病环节是远曲小管泌 H^+ 障碍，尿液不能被酸化，H^+ 在体内潴留，血浆 HCO_3^- 浓度降低。③应用碳酸酐酶抑制剂（如乙酰唑胺）可抑制肾小管上皮细胞内碳酸酐酶活性，使 H_2CO_3 生成减少，泌 H^+ 和重吸收 HCO_3^- 减少。

（4）高钾血症：各种原因引起的细胞外液 K^+ 浓度增高时，细胞外 K^+ 与细胞内 H^+ 交换，引起细胞外 H^+ 增加，形成代谢性酸中毒。在肾远曲小管因小管上皮细胞泌 H^+ 减少，尿液呈碱性，呈反常性碱性尿。

（二）机体的代偿调节

酸碱平衡紊乱发生后，机体通过体液缓冲系统、肺、肾的调节和细胞内外的离子交换进行代偿调节，以维持体液 pH 的稳定。代谢性酸中毒时机体的代偿调节主要表现为：

1．血液的缓冲作用　代谢性酸中毒时，血液中增多的 H^+ 可立即被血浆的缓冲碱系统缓冲，血浆 HCO_3^- 及其他缓冲碱被消耗，生成的 H_2CO_3 可由肺排出。由于 H^+ 不断地消耗缓冲碱，导致血浆 HCO_3^- 含量明显下降。

2．肺的调节　血液中 H^+ 浓度增加或 pH 降低可通过刺激外周化学感受器反射性兴奋呼吸中枢，增加呼吸的深度和频率，增加肺的通气量。肺的代偿反应迅速，在数分钟内可使肺通气量明显增加，CO_2 排出增多，$PaCO_2$ 代偿性降低。当代谢性酸中毒使血浆 HCO_3^- 浓度原发性降低后，血浆 H_2CO_3 继发性降低，若两者比值接近 20 ∶ 1，血液 pH 可保持在正常范围。

3．肾的调节　除肾功能异常引起的代谢性酸中毒外，其他原因引起的代谢性酸中毒，肾可通过排酸保碱来发挥重要的代偿功能。酸中毒时肾小管上皮细胞中碳酸酐酶活性增高，促进肾小管泌 H^+ 和重吸收 HCO_3^-，尿液酸化增强，泌 NH_4^+ 增加。通过排酸保碱过程加强酸性物质的排泄和血浆碱性物质的补充，尿液一般呈酸性。

4．细胞和组织的缓冲　在酸中毒 2 ～ 4h 后，通过细胞内外离子交换，细胞外液中增多的 H^+ 向细胞内转移，为细胞内缓冲碱所缓冲，而细胞内 K^+ 则向细胞外转移，以维持细胞内外电平衡，故酸中毒易引起高钾血症。慢性代谢性酸中毒时，骨骼中磷酸钙和碳酸钙可释放入血，对 H^+ 进行缓冲，但可引起骨质脱钙等病理变化。

经过机体的代偿调节过程，若能使血浆 $[NaHCO_3]/[H_2CO_3]$ 的浓度比值接近 20 ：1，使血液 pH 在正常范围内，则称为代偿性代谢性酸中毒；经机体的代偿调节，血浆 $[NaHCO_3]/[H_2CO_3]$ 的浓度比值仍低于正常，则血浆 pH 下降，称为失代偿性代谢性酸中毒。

（三）对机体的影响

代谢性酸中毒对机体的影响主要是引起心血管系统和中枢神经系统的功能障碍。

1．心血管系统变化

（1）心肌收缩力减弱：H^+ 浓度升高除使心肌代谢障碍外，还可通过减少心肌 Ca^{2+} 内流、抑制肌质网 Ca^{2+} 释放和竞争性抑制 Ca^{2+} 与肌钙蛋白结合，使心肌收缩力减弱。

（2）心律失常：酸中毒使细胞内 K^+ 外移，加之肾小管细胞泌 H^+ 增加，排 K^+ 减少，故血钾升高。高钾血症可引起多种心律失常，甚至心室纤颤、心脏停搏。

（3）血管对儿茶酚胺的敏感性降低：H^+ 浓度增高可使血管平滑肌对儿茶酚胺的反应性降低，尤其是毛细血管前括约肌及微动脉平滑肌的舒张，导致外周血管阻力下降，血管扩张，大量毛细血管网开放，回心血量减少，引起低血压甚至休克。

2．中枢神经系统变化　代谢性酸中毒时，中枢神经系统主要表现为抑制性变化，如倦怠、反应迟钝、嗜睡等，严重者可出现昏迷。其发生与下列因素有关：

（1）H^+ 增多抑制生物氧化酶类的活性，使氧化磷酸化过程减弱，ATP 生成减少，脑组织能量供应不足。

（2）酸中毒使脑内谷氨酸脱羧酶活性增高，抑制性神经递质 γ- 氨基丁酸生成增多，对中枢神经的抑制作用增强。

3．骨骼的变化　慢性代谢性酸中毒时，如慢性肾衰竭或肾小管性酸中毒，由于 H^+ 不断进入骨组织被缓冲，骨骼不断释放碳酸钙或磷酸钙，从而影响骨骼的生长发育，甚至发生骨质软化，纤维性骨炎或佝偻病。

（四）防治原则

1．积极治疗原发病　去除引起代谢性酸中毒的病因是治疗的基本原则和主要措施，如纠正水和电解质代谢紊乱，恢复有效循环血量和改善肾功能等。

2．碱性药物的应用　对严重代谢性酸中毒患者可给予一定量的碱性药物对症治疗。碳酸氢钠因直接补充血浆缓冲碱，作用迅速，为临床治疗所常用。乳酸钠经肝代谢生成乳酸和 $NaHCO_3$，是作用较为缓慢的碱性药物，但对肝病和乳酸性酸中毒患者要慎用。三羟甲基氨基甲烷（THAM）是不含钠的有机胺碱性药，在体内的作用是 $THAM+H_2CO_3 \rightarrow THAM \cdot H^+ + HCO_3^-$，即 THAM 不仅可缓冲挥发酸，其生成的 HCO_3^- 还可中和固定酸，可用于代谢性酸中毒和呼吸性酸中毒的治疗，但对呼吸中枢有抑制作用，值得注意。

案例 7-1

某患者，女性，被诊断为：慢性肾炎，慢性肾衰竭、尿毒症。血气检查结果为：pH 7.2，$PaCO_2$ 24mmHg，BB 36.1mmol/L，BE -13.9mmol/L，SB 13.6mmol/L，AB 9.7mmol/L。

问题与思考：

1．该患者发生了何种形式的酸碱平衡紊乱？判断的依据是什么？

2．该酸碱平衡紊乱原发和继发的血气指标是什么？会出现哪些功能代谢变化？

二、呼吸性酸中毒

呼吸性酸中毒（respiratory acidosis）是由于肺通气障碍使 CO_2 排出减少或因 CO_2 吸入过多而引起的以血浆 H_2CO_3 浓度原发性增高为特征的酸碱平衡紊乱。临床上多见于呼吸功能障碍的患者，其血气指标的变化特点是 $PaCO_2$、AB 增高，AB > SB。经代偿调节后，SB、BB 也增高，BE 正值增大，失代偿时 pH 下降。

（一）原因和机制

引起呼吸性酸中毒的主要原因是肺通气不足而致的 CO_2 排出受阻，也可见于 CO_2 吸入过多。根据病因不同可分为急性和慢性呼吸性酸中毒。

1．呼吸中枢抑制　颅脑损伤、脑炎、脑膜脑炎、脑血管意外、麻醉药或镇静药使用过量均可抑制呼吸中枢，导致通气不足或呼吸停止，使 CO_2 在体内滞留。

2．呼吸肌麻痹　见于急性脊髓灰质炎、多发性神经根炎、重症肌无力、有机磷毒物中毒、重度低钾血症和脊髓高位损伤等。由于呼吸运动失去动力，引起通气障碍，CO_2 潴留。

3．呼吸道阻塞　喉头痉挛、喉头水肿、溺水、异物堵塞气管等，常引起急性呼吸性酸中毒。

4．胸廓病变　胸部创伤、严重气胸或大量胸腔积液和胸廓畸形等，均可严重影响肺通气功能，而使体内 CO_2 潴留。

5．肺部疾患　严重的肺炎、肺水肿、肺气肿、肺广泛纤维化、支气管哮喘、慢性阻塞性肺疾病等。慢性阻塞性肺疾病是导致慢性呼吸性酸中毒的最常见原因。

6．CO_2 吸入过多　在通风不良的场所（如矿井）、人多拥挤的密闭场所，因空气中 CO_2 浓度过高而引起 CO_2 吸入过多。

7．呼吸机使用不当　人工呼吸机若使用不当，通气量设定过小，使 CO_2 排出减少。

（二）机体的代偿调节

呼吸性酸中毒的基本发病机制是肺通气功能障碍，故肺常不能发挥有效的代偿作用。HCO_3^- 对 H_2CO_3 亦无缓冲能力，因而代偿调节的主要方式是细胞和肾的调节。

1．细胞内、外离子交换和细胞内缓冲　这是急性呼吸性酸中毒时的主要代偿方式。

（1）细胞内、外 K^+ 与 H^+ 交换：因 CO_2 的潴留，使血浆 H_2CO_3 不断升高，H_2CO_3 解离为 H^+ 和 HCO_3^-。H^+ 进入细胞，可被细胞蛋白阴离子所缓冲；细胞内 K^+ 外移，使血浆 K^+ 浓度升高。

（2）红细胞内、外 HCO_3^- 与 Cl^- 交换：血浆 CO_2 弥散进入红细胞，在碳酸酐酶催化下生成 H_2CO_3，进一步解离为 H^+ 和 HCO_3^-。H^+ 被 Hb^- 所缓冲，生成的 HCO_3^- 与血浆中的 Cl^- 进行交换入血，使血浆 HCO_3^- 有所增高（图 7-5）。

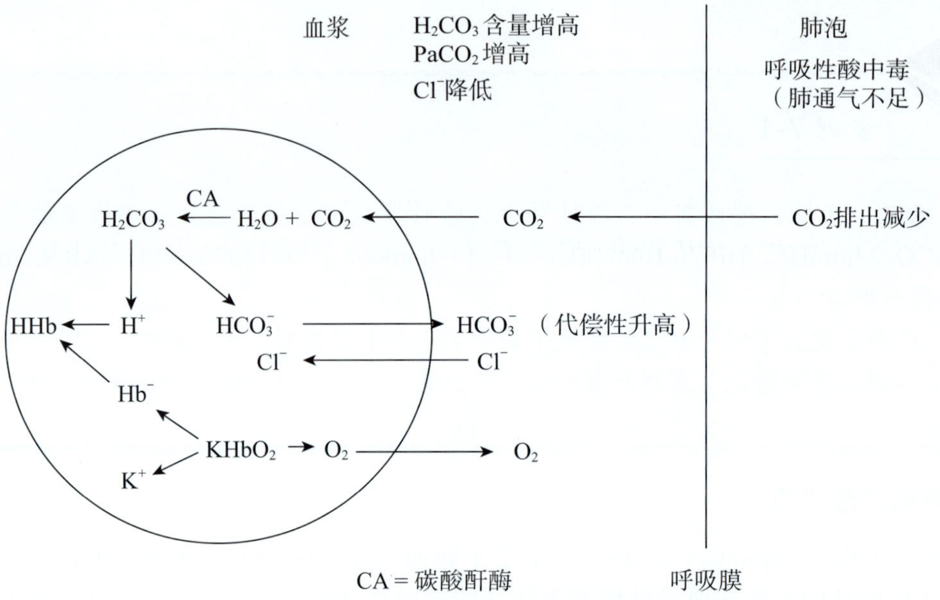

图 7-5　呼吸性酸中毒时红细胞的代偿作用

但是 $PaCO_2$ 每升高 10mmHg（1.33kPa），血浆 HCO_3^- 仅增加约 1mmol/L，所以不足以维持 $[NaHCO_3]/[H_2CO_3]$ 的正常比值，因此急性呼吸性酸中毒常是失代偿性的。其酸碱指标变化是：$PaCO_2$ 升高，pH 降低，其他指标（如 BB、SB、BE 等）变化不明显。

2．肾的代偿调节　这是慢性呼吸性酸中毒时的主要代偿方式。由于 $PaCO_2$ 和 H^+ 升高，肾小管上皮细胞的碳酸酐酶和谷氨酰胺酶活性增强，促进肾小管泌 H^+、泌 NH_4^+ 和重吸收 HCO_3^-，使 H^+ 随尿排出，而血浆 HCO_3^- 有较大程度的提高。这种调节作用在发病 3 ～ 5 天之后才发挥最大的效应。一般 $PaCO_2$ 每升高 10mmHg（1.33kPa），血浆 HCO_3^- 可增加 3.5 ～ 4.0mmol/L，可使血浆 $[NaHCO_3]/[H_2CO_3]$ 的比值恢复至正常范围，pH 恢复正常，称代偿性呼吸性酸中毒。此时酸碱指标 AB、SB、BB 值均高于正常，BE 正值增大。严重的 CO_2 潴留，当 $PaCO_2$ > 80mmHg（10.64kPa）时，因其超过了机体的代偿能力可转变为失代偿性呼吸性酸中毒。

（三）对机体的影响

呼吸性酸中毒对人体的危害与代谢性酸中毒相似，但它对中枢神经系统的危害更为突出，常致中枢神经系统功能障碍。

1．中枢神经系统功能障碍　在严重失代偿的急性呼吸性酸中毒时，早期表现为头痛、视物模糊、疲乏无力；进一步发展可出现精神错乱、震颤、谵妄或嗜睡等，即易发生“CO_2 麻醉”，临床上称为肺性脑病。其发生机制是：①高浓度 CO_2 可使脑血管扩张，引起颅内压和脑脊液压力升高，并可有视神经盘水肿；② CO_2 进入脑内引起脑脊液的 pH 下降，脑细胞酸中毒使其能量代谢障碍，发生水肿、变性，甚至坏死等变化。

2．循环系统功能障碍　CO_2 可直接引起脑血管扩张，表现为头痛、意识障碍等，严重时可促进脑水肿发生。CO_2 可引起外周血管扩张，导致血压下降、球结膜充血等症状。

（四）防治原则

首先治疗原发病，改善肺泡通气，逐渐排出过多的 CO_2，必要时须做气管插管以进行人工呼吸，保证足够通气。但应当注意过快地排出潴留的 CO_2 有可能引起代谢性碱中毒发生。这是因为肾对 HCO_3^- 的调节过程是缓慢的，不能迅速降低已经升高的血浆 HCO_3^-。对于阻塞性肺疾病患者，则要采取控制感染、祛痰等措施。对于慢性呼吸性酸中毒患者，因肾代偿作用使血中 HCO_3^- 明显增高，故应慎重使用碱性药物。严重患者可以适当使用三羟甲基氨基甲烷（THAM）碱性药物。

案例 7-2

某患者，男性，患慢性支气管炎并发慢性肺阻塞性肺气肿 20 余年，血气检查结果为：pH7.30，$PaCO_2$ 72mmHg，BB 59mmol/L，BE +8mmol/L，SB 31mmol/L，AB 39.5mmol/L。

问题与思考：

1．该患者发生了何种形式的酸碱平衡紊乱？判断的依据是什么？

2．该酸碱平衡紊乱原发和继发的指标是什么？这些变化如何发生？

三、代谢性碱中毒

代谢性碱中毒（metabolic alkalosis）是由于固定酸大量丢失或碱性物质摄入过多等原因所引起的以血浆 HCO_3^- 浓度原发性增高为特征的酸碱平衡紊乱。其血气变化的特点是血浆 SB、AB、BB 均增高，同时 $PaCO_2$ 也可发生代偿性增高，BE 正值增大，失代偿后 pH 增高。血浆 Cl^- 浓度可降低或正常。临床上按照代谢性碱中毒对生理盐水治疗的反应性可分为两大类：盐水反应性碱中毒和盐水抵抗性碱中毒。

（一）原因和机制

1．酸性物质丢失过多　是代谢性碱中毒发生的常见原因。

（1）胃肠道 H^+ 丢失过多：常见于幽门梗阻、高位肠梗阻等引起的剧烈呕吐，使 HCl 大量丢失，而肠道内的 $NaHCO_3$ 不能被来自胃的 HCl 中和消耗，肠内 $NaHCO_3$ 被吸收入血，使血浆 HCO_3^- 升高。在胃液丢失时，往往伴有 Cl^- 和 K^+ 的丢失，引起低氯血症和低钾血症，并促进代谢性碱中毒发生。

（2）低氯性碱中毒：主要见于长期应用利尿药（如呋塞米、依他尼酸等），它们主要作用于肾小管髓袢的升支，抑制 Cl^- 的主动重吸收，导致远端小管内 Na^+ 含量增高，H^+-Na^+ 交换加强，排 H^+ 增多，使肾小管重吸收 HCO_3^- 相应增加，故血浆 HCO_3^- 浓度升高，而 Cl^- 则以 NH_4Cl 形式随尿排出。

上述原因引起的代谢性碱中毒常伴有低血氯，用生理盐水治疗有效，属于盐水反应性碱中毒。

（3）肾上腺皮质激素过多：①肾上腺皮质增生或肿瘤引起的原发性肾上腺皮质激素增多；②创伤、细胞外液减少等引起的继发性醛固酮分泌增多；③库欣综合征引起的糖皮质激素分泌过多。肾上腺皮质激素能促进肾远曲小管和集合管对 Na^+ 和 HCO_3^- 的重吸收，促进 K^+ 和 H^+ 的排出。当这些激素过多时，使肾小管泌 H^+ 增加和 HCO_3^- 重吸收增加，引起代谢性碱中毒，同时还可引起 K^+ 丢失。生理盐水治疗效果不好，属于盐水抵抗性碱中毒。

2．低钾血症　机体缺钾可引起代谢性碱中毒。这是由于低钾血症时，细胞外液 K^+ 浓度降低，细胞内 K^+ 向细胞外转移，细胞外液 H^+ 向细胞内转移；同时，肾小管上皮细胞 K^+ 浓度降低，使 K^+-Na^+ 交换减弱，而 H^+-Na^+ 交换增强，远曲小管泌 H^+ 增强，HCO_3^- 重吸收增多，而发生代谢性碱中毒，此时尿液呈酸性（反常性酸性尿）。

3．碱性物质输入过多　主要见于口服或静脉补充 $NaHCO_3$ 过量的患者；也可见于大量输入用枸橼酸钠抗凝的血液时，由于枸橼酸经代谢产生 HCO_3^-，使血浆 HCO_3^- 浓度升高。

（二）机体的代偿调节

1．细胞外液缓冲作用　血液缓冲系统的酸性成分，因含量较低，对碱中毒的缓冲调节作用较小。当细胞外 H^+ 浓度降低时，OH^- 浓度升高，可与缓冲系统中的弱酸（H_2CO_3、$HHbO_2$、HHb、HPr、$H_2PO_4^-$）所缓冲，但使 HCO_3^- 和 Buf^- 浓度增高。AB、SB、BB、BE 值均增高。

2．肺的代偿调节　代谢性碱中毒时，由于细胞外液 H^+ 浓度降低对呼吸中枢有抑制作用，使呼吸运动变浅、变慢，肺泡通气量减少，CO_2 的排出减少，从而使 $PaCO_2$ 和血浆 HCO_3^- 浓度升高，$[HCO_3^-]/[H_2CO_3]$ 比值趋于正常。但肺的这种代偿调节是有一定限度的，因为呼吸变浅、变慢虽然可提高 $PaCO_2$ 水平，却降低了 PaO_2。当 $PaO_2 < 60mmHg$（8kPa）时反而引起呼吸中枢兴奋使肺的代偿受到限制，通常 $PaCO_2$ 的代偿极限是 55mmHg（7.32kPa）。

3．肾的代偿调节　肾对代谢性碱中毒的代偿调节起重要作用。血浆 H^+ 减少和 pH 值升高使肾小管上皮细胞内的碳酸酐酶和谷氨酰胺酶活性抑制，肾小管泌 H^+、泌 NH_4^+、HCO_3^- 重吸收均减少，使血浆 HCO_3^- 代偿性降低。因此，代谢性碱中毒时，肾排酸减少，排 HCO_3^- 增加，尿呈碱性。但在缺钾、缺氯、醛固酮分泌增多等引起的代谢性碱中毒时，肾小管泌 K^+ 减少而泌 H^+ 增加，尿液却呈酸性（反常性酸性尿）。

4．细胞内外离子交换　细胞外液 H^+ 浓度降低时，细胞内液 H^+ 外移，同时细胞外液 K^+ 进入细胞内以维持离子平衡，因而碱中毒常伴有低钾血症。

经过上述代偿调节，若能使 $[HCO_3^-]/[H_2CO_3]$ 的比值维持在 20 ∶ 1，则血浆 pH 值可在正常范围，称为代偿性代谢性碱中毒；如果通过代偿调节后，血浆 $[HCO_3^-]/[H_2CO_3]$ 的比值仍明显大于 20 ∶ 1，则血浆 pH 值升高，称为失代偿性代谢性碱中毒。

（三）对机体的影响

临床上一般轻度代谢性碱中毒患者无明显症状，可有呼吸变浅、变慢。但严重代谢性碱中毒则可出现以下功能、代谢变化。

1．中枢神经系统功能改变　严重代谢性碱中毒患者常有烦躁不安、精神错乱、谵妄、意识障碍等症状。这是由于血浆 pH 值升高时，脑组织内 γ- 氨基丁酸转氨酶活性增高，而谷氨酸脱羧酶活性降低，使 γ- 氨基丁酸分解加强而生成减少。γ- 氨基丁酸作为抑制性神经递质，其含量减少则对中枢神经系统抑制作用减弱，因此出现中枢神经系统兴奋症状。另外，碱中毒时血红蛋白与氧的亲和力增加，氧解离曲线左移，氧合血红蛋白不易释放氧，造成脑组织缺氧，引起中枢神经功能障碍。

2．对神经、肌肉的影响　代谢性碱中毒时，神经、肌肉的兴奋性增高，常出现腱反射亢进、四肢麻木、震颤、手足搐搦等症状。这与 pH 值升高时血浆游离钙，Ca^{2+} 浓度降低有关。但如果患者伴有低钾血症，可出现肌肉软弱无力、麻痹等症状，掩盖了碱中毒对神经、肌肉的影响。

3．低钾血症　碱中毒与低钾血症往往互为因果。碱中毒时，细胞外液 H^+ 浓度降低，细胞内 H^+ 外移而细胞外 K^+ 进入细胞内；同时，由于肾小管上皮细胞排 H^+ 减少，故 H^+-Na^+ 交换降低而 K^+-Na^+ 交换增强，肾排 K^+ 增多，形成低钾血症。低钾血症可使肌肉无力或麻痹、心律失常等，严重者可发生心室颤动。

（四）防治原则

积极治疗原发病。对生理盐水治疗有效的，轻者只需输入生理盐水或葡萄糖盐溶液即可纠正。对低氯、低钾患者，则需补充氯化钾促进碱中毒的纠正。对于严重碱中毒患者可给予一定量的弱酸性药物予以纠正。

对生理盐水治疗无效的，可用碳酸酐酶抑制剂（如乙酰唑胺），抑制肾小管上皮细胞内碳酸酐酶的活性，使肾排酸保碱抑制，增加 Na^+ 和 HCO_3^- 的排出。肾上腺皮质激素分泌过多者，可用抗醛固酮药物（如螺内酯），同时也要适当补钾。

案例 7-3

某溃疡病并发幽门梗阻患者，因反复呕吐入院，钡餐检查结果发现幽门梗阻。血气检查结果为：pH 7.52，$PaCO_2$ 50mmHg，BB 63mmol/L，BE +13mmol/L，SB 36mmol/L。

问题与思考：

1．该患者发生了何种形式的酸碱平衡紊乱？判断的依据是什么？

2．该种酸碱平衡紊乱原发和继发的指标是什么？患者会出现哪些功能代谢变化？

四、呼吸性碱中毒

呼吸性碱中毒（respiratory alkalosis）是由于各种原因引起的肺通气过度导致 CO_2 排出过多，引起以血浆 H_2CO_3 浓度原发性降低为特征的酸碱平衡紊乱。血气变化特点为 $PaCO_2$ 降低，AB、SB、BB 均代偿性降低，AB ＜ SB，BE 值升高。失代偿时 pH 值升高。

（一）原因和机制

各种原因引起的肺通气过度，使 CO_2 排出过多，导致血浆 H_2CO_3 浓度下降是呼吸性碱中毒发生的基本发病环节。

1．低氧血症　各种肺疾患引起的呼吸性缺氧（如肺炎、间质性肺疾病、肺水肿等），高原和环境缺氧，因 PaO_2 降低而引起肺通气增强。

2．中枢神经系统疾病　如颅脑损伤、脑炎、脑膜炎、脑内肿瘤及脑血管意外等均可刺激呼吸中枢引起过度通气。

3．药物刺激呼吸中枢　大剂量应用水杨酸或含氨盐类药物可兴奋呼吸中枢，增强肺通气。

4．机体代谢旺盛　见于高热、甲状腺功能亢进症、革兰阴性菌败血症患者，由于体温升高，机体分解代谢亢进，以及炎症刺激引起呼吸中枢兴奋，使肺通气过度。

5．精神性通气过度　癔症发作时出现的呼吸过快、过深，使 CO_2 排出过多。儿童的长时间啼哭不止，也可引起 CO_2 排出过多。

6．人工呼吸机使用不当　使用呼吸机时因通气量过大而引起 CO_2 排出过多。

（二）机体的代偿调节

呼吸性碱中毒时，虽然 $PaCO_2$ 降低对呼吸中枢有抑制作用，但由于刺激肺通气过度的原因持续存在，肺的代偿调节作用则不明显。因此，机体的代偿主要是通过细胞内外离子交换和肾的调节，使血浆相对过剩的 HCO_3^- 排出，进行代偿调节。

1．细胞内外离子交换和细胞内缓冲　这是急性呼吸性碱中毒时的主要代偿方式。由于血浆 H_2CO_3 浓度迅速降低，细胞内 H^+ 移出细胞外并与 HCO_3^- 结合，使血浆 HCO_3^- 浓度降低，H_2CO_3 浓度有所回升。同时细胞外 K^+ 进入细胞内而出现低钾血症。另外，部分血浆 HCO_3^- 可进入红细胞，与红细胞内 H^+ 结合生成 H_2CO_3，再分解成 CO_2 和 H_2O，CO_2 逸出红细胞以提高 $PaCO_2$。在 HCO_3^- 进入红细胞时，有等量 Cl^- 从红细胞进入血浆，故血浆 Cl^- 可增高（图 7-6）。在急性呼吸性碱中毒时，一般 $PaCO_2$ 每下降 10mmHg（1.33kPa），血浆 HCO_3^- 浓度降低 2mmol/L，所以细胞的代偿作用是极为有限的，常表现为失代偿性呼吸性碱中毒。

2．肾的代偿　急性呼吸性碱中毒时，肾来不及发挥代偿调节作用。而在慢性呼吸性碱中毒时，肾可充分发挥其调节能力，表现为肾小管上皮细胞泌 H^+、泌 NH_4^+ 减少，重吸收 HCO_3^- 减少，尿液呈碱性。慢性呼吸性碱中毒时，$PaCO_2$ 每下降 10mmHg（1.33kPa），血浆 HCO_3^- 浓度下

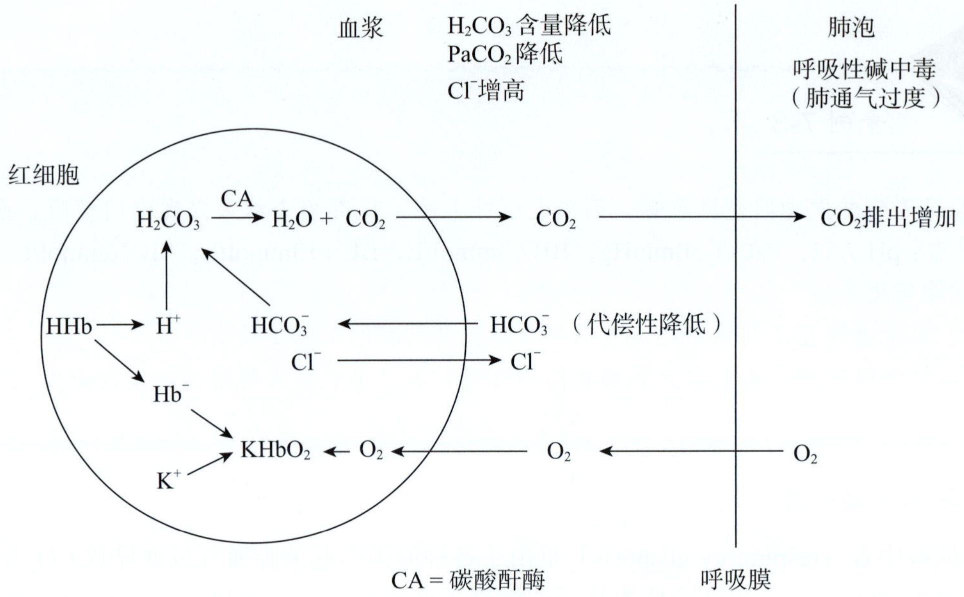

图 7-6 呼吸性碱中毒时红细胞的代偿作用

降约 5mmol/L，从而可有效地减缓细胞外液 pH 的变化。多数慢性呼吸性碱中毒患者通常表现为代偿性呼吸性碱中毒。

（三）对机体的影响

呼吸性碱中毒对机体的损伤作用与代谢性碱中毒相似，亦可引起感觉异常、意识障碍、抽搐、低钾血症及组织缺氧。但急性呼吸性碱中毒引起的中枢神经系统功能障碍往往比代谢性碱中毒更明显，这除与碱中毒对脑细胞的损伤外，还与脑血流量减少有关。$PaCO_2$ 降低可使脑血管收缩痉挛，脑血流量减少。据报道 $PaCO_2$ 下降 20mmHg（2.66kPa），脑血流量可减少 30% ～ 40%。

（四）防治原则

首先应积极治疗原发病，去除引起通气过度的原因，大多数呼吸性碱中毒可自行缓解。对发病原因不易很快去除或者呼吸性碱中毒比较严重者，可用纸袋罩于患者口鼻，令其再吸入呼出的气体（含 CO_2 较多），或让患者吸入含 5% CO_2 的混合气体，以提高血浆 H_2CO_3 浓度。对精神性通气过度患者可用镇静药。

案例 7-4

某患者癔症发作时因呼吸加快而出现：血 pH 7.55，$PaCO_2$ 20mmHg，BB 46.5mmol/L，BE+4mmol/L，SB 22mmol/L，AB 17mmol/L。

问题与思考：

1．该患者发生了何种形式的酸碱平衡紊乱？判断的依据是什么？

2．该种酸碱平衡紊乱对机体有何影响？如何防治？

各种单纯型酸碱平衡紊乱常用酸碱指标的变化及离子变化见表 7-2。

表 7-2 各种单纯型酸碱平衡紊乱的血浆酸碱指标和离子变化

类型		pH	$PaCO_2$	AB	SB	BB	BE	Cl^-	K^+
代谢性酸中毒		↓ (-)	↓	↓	↓	↓	↓	↑ (-)	↑
呼吸性酸中毒	急性	↓	↑	↑ (-)	↑ (-)	(-)	(-)	↓	↑
	慢性	↓ (-)	↑	↑	↑	↑	↑	↓	↑
代谢性碱中毒		↑ (-)	↑	↑	↑	↑	↑	↓	↓
呼吸性碱中毒	急性	↑	↓	↓ (-)	↓ (-)	(-)	(-)	↑	↓
	慢性	↑ (-)	↓	↓	↓	↓	↓	↑	↓

↑：升高 ↓：降低 (-)：无变化

第四节 混合型酸碱平衡紊乱

混合型酸碱平衡紊乱（mixed acid-base disorders）是指同一患者有两种或两种以上的单纯型酸碱平衡紊乱同时存在。若两种紊乱的 pH 向同一方向变化，则称为酸碱一致型酸碱平衡紊乱；如果是酸中毒和碱中毒同时合并存在，使 pH 向相反的方向变化，则称为酸碱混合型酸碱平衡紊乱。在上述四种单纯型酸碱平衡紊乱中，只有呼吸性酸中毒和呼吸性碱中毒不能同时并存（因机体不能同时发生通气过度和通气不足），其余各型均可同时并存。按其组合的状态可分为双重或三重混合型酸碱平衡紊乱。

一、双重混合型酸碱平衡紊乱

（一）酸碱一致型

1．呼吸性酸中毒合并代谢性酸中毒 因严重的通气障碍引起呼吸性酸中毒，同时因持续缺氧而发生代谢性酸中毒，发病机制是由于 CO_2 潴留，同时伴有固定酸生成增多，是较为常见的一种双重性酸碱平衡紊乱，常见于：①心搏呼吸骤停；②慢性阻塞性肺病严重缺氧或合并心力衰竭、休克等；③糖尿病酮症酸中毒合并肺部感染引起呼吸衰竭。

血气变化特点：①由于呼吸性和代谢性因素均朝向酸性方面变化，pH 值显著降低；②由于肺功能障碍使 $PaCO_2$ 升高，而乳酸等物质增多使血浆 HCO_3^- 浓度降低，AB、SB、BB 值均降低，AB ＞ SB，血 K^+ 浓度增高，AG 值增大。

2．呼吸性碱中毒合并代谢性碱中毒 常见原因有：①肝衰竭、败血症和严重创伤患者可以分别因血氨增高、细菌毒素和疼痛等刺激呼吸中枢而发生通气过度，加上利尿药使用不当或呕吐引起代谢性碱中毒；②慢性呼吸性酸中毒患者体内有代偿性 HCO_3^- 增多，如果人工呼吸机使用不当，则可使 CO_2 排出太快而转变为呼吸性碱中毒合并代谢性碱中毒；③高热合并呕吐患者，因发热使呼吸中枢兴奋引起通气过度，反复呕吐使胃液丢失而出现代谢性碱中毒。

血气变化特点：①血浆 pH 值显著升高；② $PaCO_2$ 降低，血浆 HCO_3^- 浓度升高，AB、SB、BB 值均升高，AB ＜ SB；③血清 K^+ 浓度降低。

（二）酸碱混合型

1．呼吸性酸中毒合并代谢性碱中毒 临床上常见于慢性肺源性心脏病和慢性阻塞性肺病患者，因肺通气障碍引起慢性呼吸性酸中毒。当伴有呕吐时，胃酸大量丢失可并发代谢性碱中毒；伴有心力衰竭时，可因长时间限制 NaCl 的摄入和使用排 K^+ 利尿药等，使机体不断丢失 Cl^- 和 K^+。因此，可在呼吸性酸中毒的基础上发生代谢性碱中毒。

血气变化特点：由于两种紊乱都使 $PaCO_2$ 和血 HCO_3^- 浓度增加，故患者血浆 HCO_3^- 浓度和

$PaCO_2$ 都显著增高。血浆 pH 值的变化取决于两种紊乱的严重程度，pH 可在正常范围内，也可低于或高于正常。AB、SB、BB 及 BE 均升高。

2．代谢性酸中毒合并呼吸性碱中毒　常见原因有：①糖尿病、肾衰竭和感染性休克等患者伴有发热时或呼吸机使用不当引起过度通气时，在原有代谢性酸中毒的基础上因通气过度而发生呼吸性碱中毒；②慢性肝衰竭并发肾衰竭时，因血氨增高刺激呼吸中枢引起呼吸性碱中毒，而肾功能障碍又引起代谢性酸中毒；③水杨酸中毒时，可刺激呼吸中枢引起呼吸兴奋，同时作为有机酸消耗血浆 HCO_3^-，所以可发生代谢性酸中毒合并呼吸性酸中毒。

血气变化特点：两种紊乱都使 $PaCO_2$ 和血浆 HCO_3^- 浓度降低，血浆 pH 值多数在正常范围内，但也可增高或降低。AB、SB、BB、BE 均降低。

3．代谢性酸中毒合并代谢性碱中毒　常见于：①某些急性胃肠炎患者常有剧烈的呕吐、腹泻症状，严重的呕吐，可大量丢失 H^+ 和 Cl^-，严重腹泻又可丧失 HCO_3^-；②肾衰竭或糖尿病伴剧烈呕吐，因原发病引起代谢性酸中毒，合并的剧烈呕吐引起代谢性碱中毒。

血气变化特点：由于导致血浆 HCO_3^- 浓度升高和降低的原因同时存在或相继发生，因此互相抵消，常使血浆 HCO_3^- 浓度和血液 pH 在正常范围内，或偏高、偏低。AG 值对诊断有一定帮助。单纯性代谢性酸中毒时，在高 AG 值型，AG 增大部分应等于 HCO_3^- 减少部分。对 AG 值正常型，则不能用 AG 值判断，需要结合病史进行分析。混合型酸碱平衡紊乱的特点见表 7-3。

表 7-3　混合型酸碱平衡紊乱的主要酸碱指标变化

类型	pH	$PaCO_2$	HCO_3^-
酸碱一致型			
呼吸性酸中毒合并代谢性酸中毒	↓↓	↑↑	↓
呼吸性碱中毒合并代谢性碱中毒	↑↑	↓	↑
酸碱混合型			
呼吸性酸中毒合并代谢性碱中毒	不定	↑	↑
呼吸性碱中毒合并代谢性酸中毒	不定	↓	↓
代谢性酸中毒合并代谢性碱中毒	不定	不定	不定

↑↑：显著升高　↑：升高　↓↓：显著降低　↓：降低

二、三重混合型酸碱平衡紊乱

由于机体内的 CO_2 不可能同时发生过多和过少，所以，呼吸性酸中毒和呼吸性碱中毒不可能同时存在于同一患者。因此，三重混合型酸碱平衡紊乱只有两种类型。

（1）呼吸性酸中毒合并代谢性酸中毒和代谢性碱中毒：主要见于严重肺源性心脏病患者。血气特点是 $PaCO_2$ 明显增高，AG ＞ 16mmol/L，HCO_3^- 一般也增高，Cl^- 明显降低。

（2）呼吸性碱中毒合并代谢性酸中毒和代谢性碱中毒：可见于充血性心力衰竭和严重创伤性休克患者。血气特点是 $PaCO_2$ 明显降低，AG ＞ 16mmol/L，HCO_3^- 变化不定，Cl^- 常低于正常。

三重混合型酸碱平衡紊乱比较复杂，必须结合原发病、病情变化及临床经过、实验室检查等多方面的情况进行综合分析才能得出正确结论。

第五节　分析判断酸碱平衡紊乱的方法

临床上所见到的酸碱平衡紊乱常因病因不相同、严重程度有差异、机体代偿能力因人而异等多方面因素，使病情变化较为复杂。因此，在判断酸碱平衡紊乱时，需要密切联系临床实际，全面分析血气指标和实验室其他检查结果，才能做出准确的判断。

所有的血气指标实际上反映 3 个变量，即 HCO_3^-、$PaCO_2$ 和 pH 值。第一个是 AB 或 SB，是代谢性因素的指标，它们反映血浆 HCO_3^- 浓度的变化。第二个是 $PaCO_2$，它反映血液 H_2CO_3 浓度的变化，是呼吸性指标。第 3 个是 pH 值，它实际反映前两类指标的比值，即 HCO_3^-/H_2CO_3 的浓度比值变化。因此，血气分析是判断酸碱平衡紊乱的重要依据，但必须结合原发病和临床表现进行综合分析。运用代偿预计值有助于对酸碱平衡紊乱做出正确判断。

一、以 pH 变化判断酸中毒或碱中毒

血浆 pH $<$ 7.35 是酸中毒；pH $>$ 7.45 是碱中毒。pH 在正常范围时，可能有三种情况：①无酸碱紊乱；②代偿性的酸中毒或碱中毒；③酸中毒合并碱中毒。因此，若要得出正确的判断，应当结合 $PaCO_2$ 和 HCO_3^- 的变化。当三个参数均在正常范围时，多数情况是属于正常人，但也应注意代谢性酸中毒合并代谢性碱中毒。如果 pH 异常，则一定是酸碱平衡紊乱，再结合原发病因，根据 $PaCO_2$ 和 HCO_3^- 的变化，进一步做出判断。

二、以病因判断代谢性或呼吸性酸碱平衡紊乱

病因是引起酸碱平衡紊乱的基础，原发性 HCO_3^- 增多或减少是代谢性碱中毒或酸中毒的特征；原发性 H_2CO_3 增多或减少是呼吸性酸中毒或碱中毒的特征。所以，从病因和病史中判断出原发性变化是判断代谢性或呼吸性酸碱平衡紊乱的重要依据。若患者有长期慢性呼吸系统疾病，则发生呼吸性酸碱平衡紊乱的可能性很大。若患者为糖尿病、肾衰竭，应首先考虑代谢性酸碱平衡紊乱。若患者病情复杂又有并发症及多项措施治疗过程，则应考虑混合型酸碱平衡紊乱。

三、以代偿预计值确定酸碱平衡紊乱类型

大量临床研究和统计资料表明，单纯型酸碱平衡紊乱时，H_2CO_3 的原发性变化，由继发性 HCO_3^- 变化进行代偿；相反，HCO_3^- 的原发性变化，则是由继发性 H_2CO_3 变化进行代偿。在原发性和继发性变化之间有一定的数量关系，可用代偿预计值公式计算得出，而且机体的代偿有一定的限度。如果实测值在代偿范围内，即可判定为单纯型酸碱平衡紊乱，如果超出代偿范围，则为混合型酸碱平衡紊乱（表 7-4）。

表 7-4 单纯型酸碱平衡紊乱的代偿预计公式及范围

酸碱紊乱类型	原发性变化	代偿性变化	代偿范围预测公式	代偿极限	代偿时间
代谢性酸中毒	$[HCO_3^-]$ ↓↓↓	$PaCO_2$ ↓↓	$DPaCO_2=DAB\times1.2\pm2$	10mmHg	12 ~ 24 小时
代谢性碱中毒	$[HCO_3^-]$ ↑↑↑	$PaCO_2$ ↑↑	$DPaCO_2=DAB\times0.7\pm5$	55mmHg	12 ~ 24 小时
急性呼吸性酸中毒	$PaCO_2$ ↑↑↑	$[HCO_3^-]$ ↑	$DAB=DPaCO_2\times0.1\pm1.5$	30mmol/L	数分钟
慢性呼吸性酸中毒	$PaCO_2$ ↑↑↑	$[HCO_3^-]$ ↑↑	$DAB=DPaCO_2\times0.35\pm3$	45mmol/L	3 ~ 5 天
急性呼吸性碱中毒	$PaCO_2$ ↓↓↓	[HCO3-] ↓	$DAB=DPaCO_2\times0.2\pm2.5$	18mmol/L	数分钟
慢性呼吸性碱中毒	$PaCO_2$ ↓↓↓	[HCO3-] ↓	$DAB=DPaCO_2\times0.5\pm2.5$	15mmol/L	3 ~ 5 天

注：有“D”表示变化值，无“D”表示绝对值；代偿极限指单纯型酸碱平衡紊乱机体代偿所能达到的最大值或最小值；代偿时间指机体达到最大代偿反应所需的时间

混合型酸碱平衡紊乱的判断还可通过代偿调节的变化进行分析。当发生酸碱一致型的酸碱平衡紊乱时，即两种酸中毒并存或两种碱中毒并存，机体代偿性的 $PaCO_2$ 和 HCO_3^- 的变化方向将是相反的。当发生混合型酸碱平衡紊乱时，即酸中毒和碱中毒并存时，机体代偿性的 $PaCO_2$ 和

HCO_3^- 的变化方向将是一致的。

AG 值作为判断代谢性酸中毒的指标，也可用于判断单纯型或混合型酸碱平衡紊乱。对病情复杂的患者，计算 AG 值能将潜在的代谢性酸中毒显露出来。

例如：慢性阻塞性肺病合并有心力衰竭和肺性脑病的患者，使用糖皮质激素、利尿药等治疗。实验室检查：pH 7.43，$PaCO_2$ 62mmHg，AB 39mmol/L，$[Na^+]$ 143 mmol/L，$[Cl^-]$ 75 mmol/L，$[K^+]$ 3.5 mmol/L。根据原发病首先考虑 $PaCO_2$ 原发性增高引起慢性呼吸性酸中毒，AB 的代偿预计值应为 31.7 ± 3mmol/L，实测值为 39mmol/L，表示有代谢性碱中毒存在。计算 AG 值，AG=143-39-75=29，明显升高，提示有潜在代谢性酸中毒存在。综合分析，该患者为慢性呼吸性酸中毒合并有代谢性酸中毒和代谢性碱中毒，为三重型酸碱平衡紊乱。

四、酸碱图

酸碱图（acid - base map）是各种不同酸碱紊乱时动脉血 pH（或 H^+ 浓度）、$PaCO_2$ 及 HCO_3^- 浓度三个变量关系的相关坐标图（图 7-7）。纵坐标代表 $PaCO_2$，横坐标代表 pH（或 H^+ 浓度），

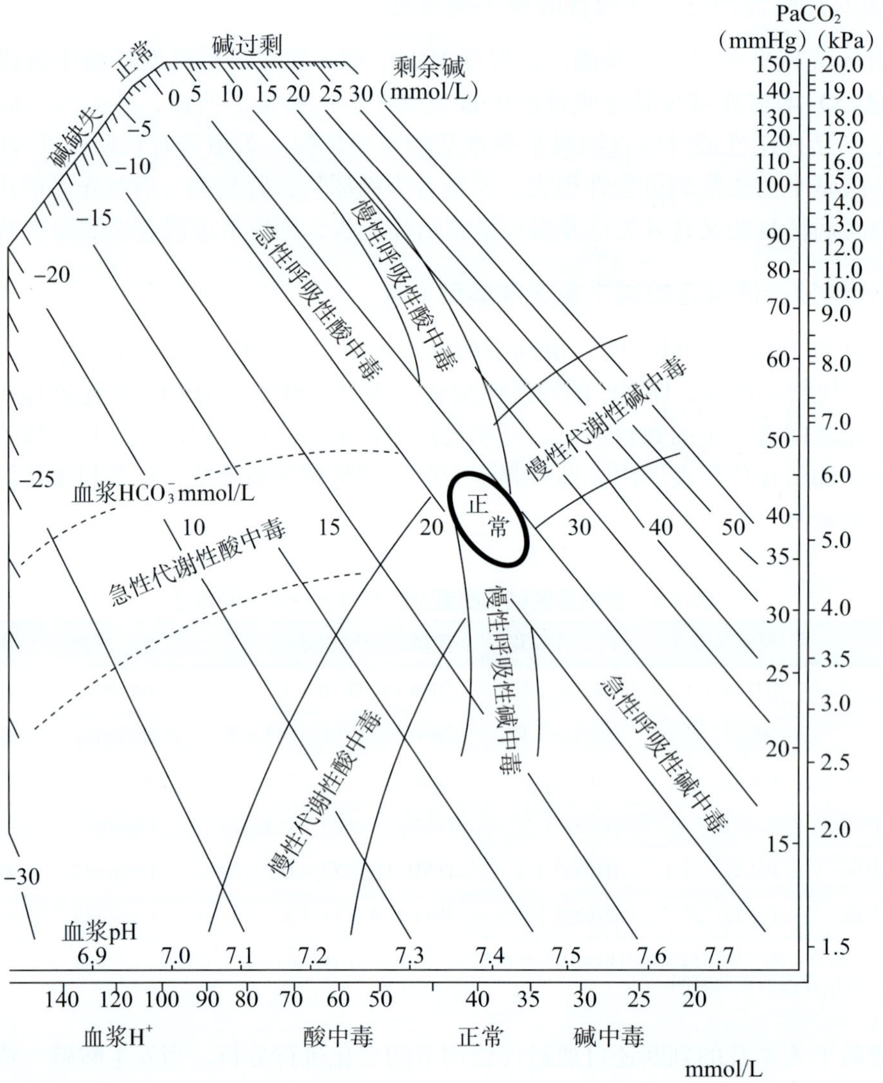

图 7-7 各型酸碱平衡紊时血浆 pH、P_aCO_2 和 HCO^-_3 的变化

根据这两项参数可查出中线的血浆 HCO_3^- 值，并判断单纯性或双重性酸碱失衡。单纯性酸碱平衡紊乱落在其相应的线区内；线区外为混合性酸碱平衡紊乱。如某肺源性心脏病患者血气分析 pH 7.22，$PaCO_2$ 50mmHg，横坐标与纵坐标的交点落在呼吸性酸中毒与代谢性酸中毒范围以外，但在两者中间。沿等位线下移得出 HCO_3^- 为 20 mmol/L；沿等位线上移 BE 为 -5 mmol/L，诊断为呼吸性酸中毒合并代谢性酸中毒。

本章小结

临床上很多疾病可导致酸碱平衡紊乱，及时发现和正确处理酸碱平衡紊乱是十分重要的。检测血液酸碱平衡状况的常用指标有：① pH 和 H^+ 浓度；②动脉血二氧化碳分压（$PaCO_2$）；③标准碳酸氢盐（SB）和实际碳酸氢盐（AB）；④缓冲碱（BB）；⑤碱剩余（BE）；⑥阴离子间隙（AG）。

单纯型酸碱平衡紊乱包括：①代谢性酸中毒，是指以血浆 HCO_3^- 浓度原发性降低为特征的酸碱平衡紊乱，血气分析呈现出 SB、AB、BB 均降低，BE 负值增大，$PaCO_2$ 代偿性降低，失代偿时 pH 下降。代谢性酸中毒对机体的影响主要是引起心血管系统和中枢神经系统的功能障碍，前者可导致心肌收缩力降低、心律失常、血管对儿茶酚胺的敏感性降低；后者可导致中枢神经系统抑制性变化，如倦怠、反应迟钝、嗜睡等，严重者可出现昏迷。去除引起代谢性酸中毒的病因是治疗的基本原则和主要措施，对严重的代谢性酸中毒患者可给予一定量的碱性药物对症治疗。②呼吸性酸中毒，是由于肺通气障碍而引起的以血浆 H_2CO_3 浓度原发性增高为特征的酸碱平衡紊乱，血气指标的变化特点是 $PaCO_2$、AB 增高，AB ＞ SB。经代偿调节后，SB、BB 也增高，BE 正值增大，失代偿时 pH 下降。呼吸性酸中毒对人体的危害与代谢性酸中毒相似，但它对中枢神经系统的危害更为突出，常致中枢神经系统功能障碍，如肺性脑病。呼吸性酸中毒也可引起循环系统功能障碍，CO_2 可直接引起脑血管扩张，表现为头痛、意识障碍等，严重时可促进脑水肿发生。呼吸性酸中毒应首先治疗原发病，改善肺泡通气，逐渐排出过多的 CO_2，必要时须做气管插管以进行人工呼吸，保证足够通气。③代谢性碱中毒，是由于固定酸大量丢失或碱性物质摄入过多等原因所引起的以血浆 HCO_3^- 浓度原发性增高为特征的酸碱平衡紊乱，血气变化的特点是血浆 SB、AB、BB 均增高，同时 $PaCO_2$ 也可发生代偿性增高，BE 正值增大，失代偿后 pH 增高。血浆 Cl^- 浓度可降低或正常。严重代谢性碱中毒患者常有烦躁不安、精神错乱、谵妄、意识障碍等症状。神经、肌肉的兴奋性增高，常出现腱反射亢进、四肢麻木、震颤、手足搐搦等症状。如果患者伴有低钾血症，可出现肌肉软弱无力、麻痹等症状。碱中毒与低钾血症互为因果，低钾血症可使肌肉无力或麻痹、心律失常等，严重者可发生心室颤动。代谢性碱中毒应积极治疗原发病，对于严重碱中毒患者可给予一定量的弱酸性药物予以纠正。④呼吸性碱中毒，是由于各种原因引起的肺通气过度，导致以血浆 H_2CO_3 浓度原发性降低为特征的酸碱平衡紊乱。血气变化特点为 $PaCO_2$ 降低，AB、SB、BB 均代偿性降低，AB ＜ SB，BE 值升高。失代偿时 pH 值升高。呼吸性碱中毒可引起感觉异常、意识障碍、抽搐、低钾血症及组织缺氧。呼吸性碱中毒应首先治疗原发病，对发病原因不易很快去除或者呼吸性碱中毒比较严重者，可用纸袋罩于患者口鼻，令其再吸入呼出的气体或让患者吸入含 5% CO_2 的混合气体，以提高血浆 H_2CO_3 浓度。

本章小结

混合型酸碱平衡紊乱是指同一患者有两种或两种以上的单纯型酸碱平衡紊乱同时存在。若两种紊乱的 pH 向同一方向变化，则称为酸碱一致型酸碱平衡紊乱；如果是酸中毒和碱中毒同时合并存在，使 pH 向相反的方向变化，则称为酸碱混合型酸碱平衡紊乱。按其组合的状态可分为双重或三重混合型酸碱平衡紊乱。

判断酸碱平衡紊乱需要密切联系临床实际，全面分析血气指标和实验室其他检查结果，才能做出准确的判断。

思考题

1．机体是如何发挥对酸碱平衡的调节作用的？

2．判断酸碱平衡的常用指标有哪些？有何意义？

3．代谢性酸中毒抑制心血管系统和神经系统功能的机制是什么？

4．急性和慢性呼吸性酸中毒时的主要代偿调节方式有何异同？

5．酸碱平衡紊乱和钾代谢的关系如何？

6．分析下列病例：

患者，女性，60 岁，3 年前确诊为 2 型糖尿病，经治疗血糖控制在 10mmol/L 左右。2013 年 11 月 15 日出现下腹疼痛，伴头痛、恶心、呕吐，来院就诊。查体：T38℃，BP175/95mmHg。实验室检查：GLU19.6mmol/L，WBC12 $\times 10^9$/L，N89%、L11%，RBC4.7 $\times 10^{12}$/L，PLT1.64 $\times 10^9$/L。BUN9.59mmol/L，Cr152μmol/L，UA 379μmol/L，血气分析：pH7.3，$PaCO_2$ 32mmHg，$PaO_2$64mmHg，BE 为 -0.6，乳酸（LAC）7.71mmol/L，立即给予小剂量胰岛素静脉滴注、抗感染及大量补液。

次日 23 时病情加重，持续高热，血压下降至 80/50mmHg，烦躁、意识不清，ECG 提示心肌梗死，转入 ICU 治疗，经营养心肌、降血压、抗休克、抗感染、控制血糖等治疗后出院。

（1）该患者出现了何种酸碱平衡紊乱？判断的依据是什么？

（2）该患者酸碱平衡紊乱的原因是什么？对机体造成了什么影响？

（吴和平）

第八章　糖代谢紊乱

学习目标

1．掌握高血糖症、低血糖症的概念，高血糖症的主要代谢、功能变化。
2．熟悉高血糖症、低血糖症的原因和发病机制。
3．了解高血糖症、低血糖症的防治原则。

糖是一大类有机化合物，在生命活动中的主要作用是提供能源和碳源，人体所需能量的50% ~ 70% 来自糖。食物中的糖类主要是淀粉。淀粉被消化成其基本组成单位葡萄糖后，以主动方式被吸收入血。1mol 葡萄糖完全氧化可释放 2840kJ（679kcal）的能量，其中约 40% 转化为ATP，以供应机体生理活动所需的能量。正常人体血浆中含有一定浓度的葡萄糖，即血糖。在正常情况下，机体的内在调节系统能够将血糖水平维持在 3.89 ~ 6.11mmol/L，这是血糖的来源和去路相对平衡的结果（图 8-1）。血糖水平主要受多种激素的调控。胰岛素具有降低血糖的作用；而胰高血糖素、肾上腺素、糖皮质激素具有升高血糖的作用。当机体糖代谢发生障碍时可引起血糖水平的紊乱，常见的临床症状有高血糖症（血糖浓度过高）及低血糖症（血糖浓度过低）。

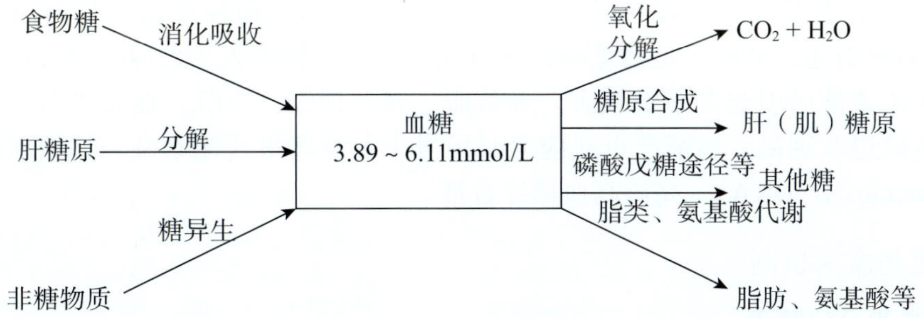

图 8-1　糖的来源和去路

第一节　高血糖症

案例 8-1

女性，45 岁，教师，因多食、多饮、消瘦半年，双下肢麻木半个月来诊。患者半年前无明显诱因逐渐食量增加，由原来每天 400g 逐渐增至 500g 以上，最多达 750g，而体重逐渐减轻，半年内减轻达 7kg 以上，同时出现烦渴多饮，伴尿量增多。半个月来出现双下肢麻木，有时呈针刺样疼痛。大、小便正常，睡眠好。

既往体健，无药物过敏史。个人史和家族史无特殊。

查体：T 36℃，P 80 次 / 分，R 18 次 / 分，BP 130/80mmHg。无皮疹，浅表淋巴结无肿大，巩膜无黄染，双眼晶状体透明无混浊，甲状腺（-）。心肺（-），腹平软，肝、脾肋下未触及。双下肢无水肿，感觉减退，膝腱反射消失，Babinski 征（-）。

实验室检查：Hb 110g/L，WBC 6.5×10^9/L，N 65%，L35%，PLT 235×10^9/L；尿常规：尿蛋白（-），尿糖（+++），镜检（-）；空腹血糖（11mmol/L）。

问题与思考：

你认为患者发生了什么病？依据是什么？

高血糖症（hyperglycemia）指空腹时血糖水平高于 6.9mmol/L（125mg/dl）。当血糖浓度高于肾糖阈 9.0mmol/L（160mg/dl）时，即超过了肾小管的重吸收能力，则可出现糖尿。

在某些生理情况下，如精神突然紧张、情绪激动导致交感神经系统兴奋和肾上腺素分泌增加，或一次性摄入大量糖会使血糖浓度迅速升高，出现暂时性的高血糖和糖尿，但空腹血糖均属正常。持续性的高血糖和糖尿，特别是空腹血糖和糖耐量曲线高于正常范围，主要见于糖尿病（diabetes mellitus，DM）。

糖尿病是一组由多病因引起的以慢性高血糖为特征的代谢性疾病，是由于胰岛素分泌和（或）作用缺陷所引起。糖尿病是常见病、多发病，严重威胁着人类健康。持续高血糖及以及脂肪、蛋白质代谢紊乱可引起多系统损害，导致眼、肾、神经、心脏、血管等组织器官慢性进行性病变、功能减退及衰竭。病情严重或应激时可发生急性严重代谢紊乱，如糖尿病酮症酸中毒（diabetic ketoacidosis，DKA）、高渗高血糖综合征。

一、病因与发病机制

（一）胰岛素分泌障碍

胰岛 B 细胞分泌的胰岛素是体内唯一降低血糖的激素。任何引起胰岛 B 细胞破坏和功能衰竭的因素，都可引起胰岛素分泌绝对或相对不足，出现高血糖症。

1．遗传因素　高血糖症的发生与遗传因素有密切关系。研究发现，在同卵双生子中 1 型糖尿病的同病率达 30% ～ 40%，说明遗传易感性起到一定的作用。遗传易感性涉及多个基因，包括组织相容性抗原（histocompatibility antigen，HLA）基因和非 HLA 基因，现尚未被完全识别。已知位于人类 6 号染色体短臂上的 HLA 基因，对胰岛素分泌障碍具有促进作用；其他为次效基因。HLA 按其分布和功能分为Ⅰ类抗原和Ⅱ类抗原。Ⅰ型抗原包括 HLA-A、HLA-B 和 HLA-C，广泛存在与各种组织细胞中；Ⅱ型抗原包括 HLA-DP、HLA-DQ 和 HLA-DR，存在于 B 细胞、巨噬细胞和活化 T 细胞中。HLA-Ⅰ、Ⅱ类抗原参与了 $CD4^+$ T 淋巴细胞及 $CD8^+$ 杀伤 T 淋巴细胞的免疫耐受。特定的 HLA 基因和单倍体与胰岛 B 细胞免疫损伤有关：DR3-DQ2/DR4-DQ8 为高危基因；DR4-DQ8（DRBl * 04-DQAl * 0301-Bl * 0302）和 DR3-DQ2（DRBl * 03-DQAl * 0501-Bl * 0201）为高危单倍体；DR15-DQ6（DRBl * 15-DQAl *0102-B1 *0602）和 DR14-DQ5（DRBl *14-DQAl * 0101-Bl * 0503）为保护性单倍体。大约 65% 的 1 型糖尿病患者有 DR3/DR4 的表达。

除 HLA 基因外，其他非 HLA 基因可能也参与了高血糖症的发生。CTLA4（细胞毒性 T 淋巴细胞抗原 4 基因，染色体 2q）在 T 淋巴细胞作用和调控中起作用，导致胰岛 B 细胞自身免疫反应性破坏。INS 5'VNTR（胰岛素基因的非编码启动区，染色体 11p）可能影响胰岛素基因的表达，继而影响胸腺对胰岛素反应 T 淋巴细胞的选择。PTPN22（非受体型蛋白酶氨酸磷酸酶 N22 基因，染色体 lp）也是 T 淋巴细胞作用的调控因子。表达于 $CD4^+$、$CD25^+$ 调节性 T 细胞的叉头蛋白 3 基因（FoxP3）影响 $CD4^+$、$CD25^+$T 细胞的发育和功能。叉头蛋白 3 基因表达异常，$CD4^+$、$CD25^+$Treg 细胞减少，不足以维持自身免疫耐受，经由 T 淋巴细胞介导可引起胰岛 B 细胞选择性破坏。

2．免疫因素　胰岛 B 细胞的进行性损害是胰岛素分泌不足的关键环节，其中 90% 是由细胞免疫介导的。

（1）细胞免疫：目前认为细胞免疫异常在胰岛自身免疫性损伤过程中起更重要的作用。细胞免疫异常表现为致病性和保护性 T 淋巴细胞比例失衡及其所分泌细胞因子或其他介质相互作用紊乱。可能的作用包括：①介导细胞毒性 T 淋巴细胞针对胰岛 B 细胞特殊抗原产生破坏作用。②激活的 T 淋巴细胞使辅助性 T 淋巴细胞分泌针对相应抗原的各种抗体。③激活的 T 淋巴细胞、巨噬细胞释放各种细胞因子，如白细胞介素 -1（interleukin-1，IL-1）、肿瘤坏死因子（tumor necrosis factor，TNF）、干扰素（interferon，IFN）-γ 等，在 B 细胞自身免疫损伤中起重要作用。

（2）自身抗体：与胰岛 B 细胞损伤有关的胰岛细胞自身抗体包括抗胰岛素细胞抗体、胰岛素自身抗体（autoantibody to insulin，IAA）、谷氨酸脱羧酶抗体（antibody to tyrosine phosphatases，GADA）、蛋白酪氨酸磷酸酶样蛋白抗体（IA-2A 及 IA-2B）、锌转运体 8 抗体（ZnT8A）等。这些抗体可作为胰岛 B 细胞自身免疫损伤的标志物。其可能机制为多种因素导致抗原错误提呈至辅助性 T 细胞（T helper cells，TH cell），产生针对 B 细胞的特异性抗体，大量的胰岛 B 细胞出现自身免疫性损伤破坏。

3．环境因素　研究发现，在同卵双生子中 2 型糖尿病的同病率接近 100%，但起病和病情发展却变异甚大，提示高血糖症的发生与环境因素有一定的关系。环境因素包括病毒、化学因素、饮食因素等，以病毒感染最为重要。

（1）病毒感染：已知的与胰岛 B 细胞损害有关的病毒包括柯萨奇 B4 病毒、巨细胞病毒、腮腺炎病毒、肝炎病毒、风疹病毒等。病毒感染可通过诱导细胞直接溶解而破坏胰岛 B 细胞，还可通过损伤细胞而暴露其抗原成分，打破自身免疫耐受，进而启动胰岛 B 细胞自身免疫反应。

（2）化学毒物和饮食因素：链脲佐菌素和四氧嘧啶糖尿病动物模型以及灭鼠剂吡甲硝苯脲所造成的人类糖尿病属于非免疫介导性胰岛 B 细胞破坏（急性损伤）或免疫介导性自体细胞破坏（小剂量、慢性损伤）。某些食物蛋白也可触发胰岛 B 细胞的自身免疫性破坏，如牛奶蛋白与胰岛 B 细胞表面的某些抗原相似，可以通过“分子摸拟机制”，诱发交叉免疫反应，引发胰岛 B 细胞的自身免疫性损害。

（二）胰岛素抵抗

胰岛素降低血糖是多方面作用的结果：①抑制肝葡萄糖产生；②刺激内脏组织（如肝）对葡萄糖的摄取；③促进肌肉、脂肪组织等对葡萄糖的利用。胰岛素抵抗（insulin resistance）指胰岛素作用的靶组织和靶器官（主要是肝、肌肉和脂肪组织）对胰岛素生物作用的敏感性降低，可引起高血糖症，而血液中胰岛素含量可正常或高于正常。胰岛素抵抗的发生机制至今尚未阐明。可能与下列因素有关。

1．遗传性因素　胰岛素抵抗的发病与遗传缺陷高度相关，如胰岛素的结构异常、体内存在胰岛素抗体、胰岛素受体或胰岛素受体后的基因突变（如 Glut4 基因突变、葡萄糖激酶基因突变和胰岛素受体底物基因突变等）。

2．肥胖　肥胖是导致胰岛素抵抗最主要的原因，尤其是在遗传因素和上述环境因素共同作用下引起的向心性肥胖。肥胖主要与长期运动量不足和饮食能量摄入过多有关，2 型糖尿病患者诊断时 80% 伴有肥胖。

3．疾病　长期高血糖、高游离脂肪酸血症、某些药物（如糖皮质激素）、某些微量元素缺乏（如铬和钒缺乏）、妊娠和体内胰岛素拮抗激素增多等。

4．肿瘤坏死因子 α（TNF-α）增多　TNF-α 活性增强可以促进脂肪分解，引起血浆游离脂肪酸水平增高，从而导致胰岛素抵抗和高胰岛素血症。

5．其他　瘦素抵抗和脂联素水平的降低或活性减弱，骨骼肌细胞内三酰甘油含量增多，B 细胞内胆固醇积聚过多造成其功能减退。

（三）胰高血糖素分泌失调

胰高血糖素是一种由胰岛 A 细胞分泌的激素，由 29 个氨基酸组成直链多肽，是体内主要升高血糖的激素，在保持血糖稳态中起重要作用。影响胰高血糖素分泌的因素很多，血糖浓度是重要的因素。血糖降低时，胰高血糖素分泌增加；血糖升高时，胰高血糖素分泌则减少。胰岛素可通过降低血糖间接刺激胰高血糖素的分泌，但 B 细胞分泌的胰岛素和 D 细胞分泌的生长抑素可直接作用于邻近的 A 细胞，抑制胰高血糖素的分泌。交感神经兴奋亦可促进胰高血糖素分泌。胰高血糖素分泌失调是高血糖发病机制的重要环节。

1．胰岛素对胰高血糖素分泌的抑制作用减弱　胰岛素是抑制胰岛 A 细胞分泌胰高血糖素的主要因素，胰岛素缺乏造成其通过 IRS-1/PI3K 途径对胰高血糖素分泌的抑制作用减弱。

2．A 细胞对葡萄糖敏感性下降　长时间的高血糖可降低 A 细胞对血糖的敏感性，从而导致胰高血糖素水平升高，肝糖输出增加。

3．胰高血糖素对 B 细胞的作用异常　胰高血糖素可以调节 B 细胞的 cAMP 生成，cAMP 可进一步激活肝细胞内的磷酸化酶、脂肪酶及与糖异生有关的酶系，加速糖原分解、脂肪分解及糖异生，同时减少胰岛素分泌。胰高血糖素对 B 细胞的这一刺激作用可能是通过胰高血糖素受体和胰高血糖素样肽 1（glucagon like peptide-1，GLP-1）受体的双活化实现的。已证实，2 型糖尿病患者负荷后 GLP-1 的释放曲线低于正常个体；提高患者 GLP-1 水平后，可观察到葡萄糖依赖性的促胰岛素分泌和抑制胰高血糖素分泌，并可恢复 A 细胞对葡萄糖的敏感性。

4．胰岛 A 细胞的胰岛素抵抗　糖尿病时高胰岛素血症与高胰高血糖素血症可以同时存在，胰岛素水平的升高并不能抑制胰高血糖素的分泌，提示胰岛 A 细胞存在胰岛素抵抗。2 型糖尿病患者存在胰岛素抵抗而 B 细胞可代偿性增加，胰岛素分泌时，血糖可维持在正常；当 B 细胞无法分泌足够的胰岛素以代偿胰岛素抵抗时，则会进展为糖尿病。

（四）其他因素

1．肝源性高血糖　肝硬化，急、慢性肝炎，脂肪肝等可引起糖耐量减退，血糖升高。其主要机制是：①继发性胰岛功能不全；②胰高血糖素灭活减少，促进血糖升高；③胰岛素抵抗；④长期高糖饮食或静脉输注大量葡萄糖。

2．肾源性高血糖　尿毒症、肾小球硬化等严重肾功能障碍时，由于对胰岛素不同程度的抵抗，肝糖原分解增强，引起高血糖。

3．应激性高血糖　见于各种危重患者，如高热、急性心肌梗死、脑出血或脑血栓形成、大手术、创伤、重度烧伤等由于处于应激状态，糖皮质激素、胰高血糖素、儿茶酚胺、生长激素等分泌增多，暂时出现高血糖、尿糖以及糖耐量减低。

4．妊娠性高血糖　妊娠时胎盘可产生雌激素、黄体酮、催乳素和胎盘生长激素等多种拮抗胰岛素的激素。

5．其他因素引起的高血糖　内分泌、药物（重组人生长激素、他克莫司）、肥胖、高脂血症、遗传病以及有机磷中毒，均可引起高血糖。

二、高血糖对机体的影响

（一）对代谢的影响

1．代谢紊乱综合征　由于胰岛素作用相对或绝对不足，不仅引起糖代谢异常，而且造成脂肪和蛋白质代谢紊乱。

血糖升高后通过渗透性利尿引起多尿，继而出现口渴而大量饮水。外周组织对葡萄糖利用障碍，脂肪分解增多，蛋白质代谢负平衡，渐渐乏力、消瘦，儿童生长发育受阻。患者常有易饥饿、多食。故临床表现为“三多一少”症状，即多尿、多饮、多食和体重减轻。

2．酮症酸中毒　酮症酸中毒（ketoacidosis）以高血糖、酮症和酸中毒为主要表现，是胰岛素不足和拮抗胰岛素激素过多共同作用所致的严重代谢紊乱综合征。酮体包括 β- 羟丁酸、乙酰乙酸和丙酮。高血糖症时，由于机体不能很好地利用血糖，组织细胞处于糖和能量的饥饿状态，脂肪动员和分解加速，血中游离脂肪酸增加，在肝经 β 氧化产生大量酮体。当酮体生成增加超过了酮体的利用时，大量酮体堆积在体内形成酮症，发展成为酮症酸中毒和高血钾。

案例 8-2

女性，75 岁，因“烦渴、多饮、多尿 30 年余，神志不清 4 小时”入院。患者在 30 年前诊断为 2 型糖尿病，平素不规律服用降血糖药和保健品，家属诉血糖均在 10mmol/L 以上。2 天前，患者因受凉，出现发热、全身乏力、口齿不清、进食减少，空腹血糖 19mmol/L，4 小时前出现神志不清，呼之不应、呼吸急促。查随机血糖：48.5mmol/L。查体：T 36℃，P 85 次 / 分，R 30 次 / 分，BP 95/60mmHg。神志不清，心、肺无异常，肝、脾未触及。实验室检查：血糖 31mmol/L；尿糖（+++），酮体（+++）。血气分析：pH 7.20，$PaCO_2$ 28 mmHg，标准碳酸氢盐（SB）16 mmol/L，碱剩余（BE）-10.6 mmol/L。

问题与思考：

1．你认为患者患了什么病？依据是什么？

2．患者发生了何种酸碱平衡紊乱？

3．高渗性高血糖综合征　以严重高血糖、高血浆渗透压、脱水为特点，无明显酮症，患者可有不同程度的意识障碍或昏迷（< 10%），病情危重，并发症多，病死率可达 40%。常见的诱因为感染、外伤、手术、脑血管意外等应激状态，使用糖皮质激素、利尿药、甘露醇等药物，不合理限制水分，透析治疗，静脉内高营养等。

（二）高血糖对各系统的影响

1．高血糖对心血管系统的影响　高血糖对心血管系统的影响是多方面的：①高血糖可引起心肌细胞凋亡或心肌广泛灶性坏死，从而损伤心功能，诱发心力衰竭、心律失常、心源性休克和猝死。②高血糖对微血管损害，表现为微循环障碍、微血管瘤形成和微血管基底膜增厚。病变主要表现在视网膜、肾、神经和心肌组织，其中尤以高血糖肾病和视网膜病最为重要。③高血糖对大血管损害，主要表现为导致动脉粥样硬化的发生。与非高血糖症的人群比较，高血糖症人群中动脉粥样硬化的患病率较高，发病更早，病情进展较快。动脉粥样硬化主要侵犯主动脉、冠状动脉、脑动脉、肾动脉和肢体动脉等，引起冠心病、缺血性或出血性脑血管病、肾动脉硬化、肢体动脉硬化等。糖尿病使心血管病的死亡增加 1.5 ~ 4.5 倍，所有原因的死亡增加 1.5 ~ 2.7 倍，因而被认为是心血管疾病死亡的独立危险因素。

2．高血糖对神经系统的影响　高血糖引起的神经病变包括周围神经病变和自主神经病变，其发生机制可能与高血糖所致的代谢或渗透压张力的改变有关。

（1）周围神经病变：①远端对称性多发性神经病变：是最常见的类型，以手、足远端感觉和运动神经受累最多见。通常为对称性，典型者呈手套或袜套式分布；下肢较上肢严重，先出现肢端感觉异常，可伴痛觉过敏、疼痛；后期感觉丧失，可伴运动神经受累，手、足小肌群萎缩，出现感觉性共济失调及神经性关节病。②局灶性单神经病变：可累及任何脑神经或脊神经，但以动眼、正中及腘神经最常见，一般起病急，表现为病变神经分布区域疼痛，常为自限性。③非对称性多发局灶性神经病变：指同时累及多个单神经的神经病变。④多发神经根病变（糖尿病性肌萎缩）：最常见为腰段多发神经根病变，典型表现为初起股、髋和臀部疼痛，后骨盆近端肌群软弱、萎缩。

知识链接

糖尿病足

糖尿病足是指糖尿病患者足部由于神经病变使下肢保护功能减退，大血管和微血管病变使动脉灌注不足致微循环障碍而发生溃疡和坏疽的疾病状态。糖尿病足是糖尿病患者特有的临床表现，是糖尿病严重的血管并发症之一，也是糖尿病患者致残、致死的重要原因，多发生于年龄较大、病程长而病情控制不佳的患者。若合并下肢动脉硬化，则可引起肢体缺血，出现间歇性跛行及静止痛、夜间痛、严重时足背动脉搏动减弱或消失，导致组织缺血性坏死。若再合并神经病变，下肢感觉减退或消失，局部抵抗力减弱，微小的创伤（如不合脚的鞋挤压、局部出现胼胝、鸡眼处理不当、皮肤轻微外伤）即可造成感染。由于痛觉减弱或消失，不能及时发现病变，从而使伤口迅速扩大，造成足部感染，足底溃疡，足趾、足跟坏疽。

（2）自主神经病变：可较早出现，影响胃肠、心血管、泌尿生殖系统器官功能。临床表现为胃排空延迟（胃轻瘫）、腹泻（饭后或午夜）、便秘等胃肠功能失调；直立性低血压、QT 间期延长等，严重者可发生心源性猝死；残尿量增加、尿失禁、尿潴留、逆向射精、阳痿等。

3．高血糖对免疫系统的影响　高血糖对免疫系统的影响主要表现在吞噬细胞功能降低。其发生机制与高血糖减弱中性粒细胞和单核细胞黏附、趋化、吞噬和杀菌作用，高血糖升高血中超氧化物水平浓度，以及硝基酪氨酸（nitrotyrosine，NT）水平造成氧化损伤和诱导心肌细胞、内皮细胞和纤维原细胞的凋亡有关。

4．高血糖对血液系统的影响　高血糖可引起血液凝固性增高，导致血栓形成。其发生机制是：①增加纤溶酶原激活物抑制剂活性；②降低纤维蛋白及组织纤溶酶原激活物的活性；③全血黏度和血浆黏度增高不利于组织灌流，造成组织缺血，易形成血栓性疾病。

5．高血糖对眼的病变　除视网膜病变外，高血糖还可引起黄斑病、白内障、青光眼、屈光改变、虹膜睫状体病变等。其发生机制是：①过高浓度的葡萄糖进入晶状体后，形成的山梨醇和果糖不能再逸出晶状体，致使晶状体内晶体渗透压升高，水进入晶状体的纤维中，引起纤维积液、液化而断裂。②代谢紊乱，致使晶状体中的ATP和还原型谷胱甘肽等化合物含量降低、晶状体蛋白的糖基化等。

6．高血糖对其他器官、系统的影响　牙周病是高血糖常见的口腔并发症。高血糖时，由于组织蛋白糖基化作用（glycosylation）增加和血管病变，皮肤出现萎缩性棕色斑、皮疹样黄瘤等。长期血糖增高所引起的代谢紊乱、血管病变，可导致骨和关节的病变，如关节活动障碍、骨质疏松等。此外，糖尿病患者某些癌症（如乳腺癌、胰腺癌、膀胱癌等）的患病率升高，抑郁、焦虑和认知功能损害等也较常见。

知识链接

糖尿病的分型

糖尿病根据发病机制不同被分成四种类型：1型糖尿病（T1DM）、2型糖尿病（T2DM）、妊娠期糖尿病与其他特殊类型糖尿病。其中发病最多的是1型和2型糖尿病。1型糖尿病为胰岛B细胞破坏导致胰岛素绝对缺乏引起，又分为免疫介导1型糖尿病与特发性或非典型性糖尿病，约占糖尿病患者总数的10%，但多见于儿童和青少年。2型糖尿病主要表现以胰岛素抵抗为主，伴胰岛素相对不足，临床最多见，占糖尿病患者的90%左右。妊娠期糖尿病是指妊娠期间发现的任何程度的血糖稳定损害，已知有糖尿病又合并妊娠者不包括在内。其他特殊类型的糖尿病包括遗传性或感染、药物、内分泌腺疾病诱发的糖尿病。

三、高血糖症的防治原则

目前强调早期治疗、长期治疗、综合治疗、治疗措施个体化的原则。

（一）饮食治疗

合理的饮食治疗有利于控制高血糖，应严格和长期执行。对饮食治疗的依从性是决定患者能否达到理想代谢控制的关键影响因素。饮食治疗有利于减轻体重，改善高血糖、脂代谢紊乱和高血压，以减少降血糖药物剂量。

（二）运动疗法

应根据年龄、性别、体力、病情、有无并发症以及既往运动情况等，在医师指导下开展有规律的合适运动，循序渐进，并长期坚持。长期、合理的运动可降低机体儿茶酚胺的分泌，使血浆胰岛素水平降低，上调胰岛素受体数、提高肌肉等组织对胰岛素的敏感性和对葡萄糖的利用能力。同时，可以增强外周组织的脂蛋白酶活性，提高肌肉利用脂肪酸能力，改善脂质代谢紊乱，降低血脂水平，控制体重。

（三）药物治疗

1．降血糖药物　口服降血糖药物包括增加胰岛素敏感性或刺激胰岛素分泌的药物。主要有磺酰脲类（格列本脲、格列吡嗪、格列齐特等）、格列奈类、双胍类、噻唑烷二酮类、α葡萄糖苷酶抑制剂和二肽基肽酶-Ⅳ抑制剂（DPP-Ⅳ抑制剂）。在饮食和运动不能使血糖控制达标时应及时应用降血糖药物治疗。

2．胰岛素治疗　胰岛素是控制高血糖的重要和有效手段。注射制剂有胰岛素及胰岛素类似物和胰高血糖素样肽-1受体激动剂（GLP-1受体激动剂）。胰岛素治疗应在综合治疗基础上进行，从小剂量开始，根据血糖水平逐渐调整至合适剂量。

3．其他治疗　可进行胰腺移植、胰岛细胞移植和干细胞治疗等，以替代受损的胰岛 B 细胞分泌胰岛素。

（四）血糖监测

血糖监测基本指标包括空腹血糖、餐后血糖和糖化血红蛋白 A1。建议应用便携式血糖计进行血糖自我监测，为调整药物剂量提供依据。

第二节　低血糖症

低血糖症（hypoglycemia）是指空腹血糖浓度低于 2.8mmol/L（50mg/dl），临床上以交感神经兴奋和脑细胞缺糖为主要特点的临床综合征。

一、病因及发病机制

血糖动态平衡有赖于血糖的胰岛素和对抗胰岛素的反调节激素（如胰高血糖素、肾上腺素、皮质醇、生长激素等）的相互作用，相互制约。若上述两方面失去动态平衡，胰岛素分泌增多，对抗胰岛素的反调节激素分泌不足，均可导致低血糖症的发生。此外，饥饿、营养缺乏、吸收不良、肝损害、肾损害等均可引起低血糖症的发生。临床上按低血糖症的发生与进食的关系分为空腹（吸收后）低血糖症和餐后（反应性）低血糖症。

（一）空腹低血糖症

1．内分泌性低血糖

（1）胰岛素或胰岛素样因子增多：包括胰岛素瘤（包括良性、恶性），异位胰岛素瘤，胰岛 B 细胞增生，多发性内分泌腺瘤 I 型伴胰岛素瘤，胰外肿瘤（如巨大纤维瘤或纤维肉瘤）。

（2）抗胰岛素激素缺乏：常见于脑垂体功能低下，垂体瘤术后，垂体瘤放疗后或垂体外伤后；单一 ACTH 或生长激素不足；甲状腺功能减退症或黏液性水肿；原发性或继发性肾上腺皮质功能减退症，急性或慢性肾上腺皮质功能减退；多腺体功能减退。

2．肝源性低血糖　①严重弥漫性肝病，如重症肝炎、肝硬化、肝癌晚期；②重度心力衰竭伴肝淤血；③肝酶异常，如肝糖原贮积症、半乳糖血症、糖原合成酶缺乏症等。

3．营养不良性低血糖　①进食量过低，吸收、合成障碍。②长期饥饿或过度控制饮食。③小肠吸收不良，长期腹泻。④热量丢失过多，如妊娠早期，哺乳期，剧烈活动，长期发热，反复透析。

（二）餐后低血糖症

1．营养性低血糖症

（1）胃大部切除后低血糖症，又称饱餐后低血糖症。

（2）胃肠运动功能异常综合征。

2．原因不明的特发性（功能性）低血糖症。

3．儿童和婴幼儿特发性低血糖症　先天性酶缺乏，如半乳糖血症、果糖耐受不良症、亮氨酸敏感症等。

4．1 型糖尿病早期。

（三）药源性低血糖症

1．降血糖药诱导性低血糖症　①胰岛素用量过大或相对过大或不稳定性糖尿病；②磺脲类降血糖药，尤其是格列本脲（优降糖）较多见；③双胍类和 α- 糖苷酶抑制剂降血糖药较少见。

2．非降血糖类药诱导性低血糖症　常见有水杨酸盐类、抗组胺类、保泰松、对乙酰氨基酚、四环素类、异烟肼、酚妥拉明、利血平、甲巯咪唑、甲基多巴、单胺氧化酶抑制剂等约 50 种药可诱发低血糖症。

二、低血糖症对机体的影响

低血糖呈发作性，时间及频率随病因不同而异，非特异性症状千变万化。其对机体的影响以神经系统为主，尤其是交感神经和脑部。

（一）自主（交感）神经过度兴奋

低血糖发作时由于交感神经和肾上腺髓质释放肾上腺素、去甲肾上腺素和一些肽类物质，既可刺激胰高血糖素的分泌导致血糖水平增高，又可作用于 β 肾上腺素受体而影响心血管系统。临床多表现为出汗、颤抖、饥饿、感觉异常、流涎、心悸、紧张、焦虑、软弱无力、面色苍白、心率加快、四肢冰凉、收缩压轻度升高等。

（二）脑功能障碍

脑细胞所需能量几乎全来自于葡萄糖，但脑细胞糖储量有限。因此，一旦发生低血糖即可有脑功能障碍，亦称神经低血糖症状，是大脑缺乏足量葡萄糖供应时功能失调的一系列表现。临床表现为精神不振，思维和语言迟钝，头晕、嗜睡、视物不清、步态不稳，可有幻觉、躁动、易怒、行为怪异等精神症状。皮质下受抑制时可出现骚动不安，甚至强直性惊厥、锥体束征阳性。波及延脑时进入昏迷状态，各种反射消失。如果低血糖持续得不到纠正，常不易逆转甚至死亡。

三、低血糖症的防治原则

（一）防治原发病

积极寻找致病原因，进行病因治疗。若因药物引起者应及时停药或调整用药品种和剂量。若因胰岛素瘤或胰外肿瘤导致低血糖症者可行肿瘤切除术。营养不良，肝、肾疾病等所致的低血糖除对症处理外，应积极治疗原发病。

（二）低血糖的治疗

轻症神志清醒者经口给予糖水、含糖饮料，或糖果、饼干、面包、馒头等即可缓解。严重时应及时给予 50% 葡萄糖 60 ～ 100ml 静脉注射，迅速升高血糖。神志不清者，切忌喂食以避免呼吸道窒息。

本章小结

高血糖症指空腹时血糖水平高于 6.9mmol/L（125mg/dl），持续性的高血糖和糖尿，特别是空腹血糖和糖耐量曲线高于正常范围，主要见于糖尿病。糖尿病是一组由多病因引起的以慢性高血糖为特征的代谢性疾病，是由于胰岛素分泌和（或）作用缺陷所引起。

高血糖症的病因与发病机制包括：①胰岛素分泌障碍；②胰岛素抵抗；③胰高血糖素分泌失调等。

高血糖可引起机体出现代谢紊乱综合征，临床表现为“三多一少”症状，即多尿、多饮、多食和体重减轻。患者出现以高血糖、酮症和酸中毒为主要表现的酮症酸中毒，还可出现高渗性高血糖综合征，表现为严重高血糖、高血浆渗透压、脱水，无明显酮症。患者可有不同程度的意识障碍或昏迷（< 10%），病情危重，并发症多。

本章小结

高血糖对心血管系统的影响包括：①引起心肌细胞凋亡或心肌广泛灶性坏死，从而损伤心功能，诱发心力衰竭、心律失常、心源性休克和猝死。②高血糖对微血管的损害，表现为微循环障碍、微血管瘤形成和微血管基底膜增厚。③高血糖对大血管的损害，主要表现为导致动脉粥样硬化的发生。

高血糖对神经系统的影响包括周围神经病变和自主神经病变。周围神经病变常见的类型有：①远端对称性多发性神经病变；②局灶性单神经病变；③非对称性的多发局灶性神经病变；④多发神经根病变（糖尿病性肌萎缩）。自主神经病变临床表现为胃排空延迟（胃轻瘫）、腹泻（饭后或午夜）、便秘等胃肠功能失调；直立性低血压、QT 间期延长等，严重者可发生心源性猝死；残尿量增加、尿失禁、尿潴留、逆向射精、阳痿等。

高血糖对免疫系统的影响主要表现在吞噬细胞功能降低。高血糖可引起血液凝固性增高，导致血栓形成。高血糖还可引起黄斑病、白内障、青光眼、屈光改变、虹膜睫状体病变等。

高血糖症防治应遵循早期治疗、长期治疗、综合治疗、治疗措施个体化的原则，包括饮食治疗、运动疗法、药物治疗及血糖监测。

低血糖症是指空腹血糖浓度低于 2.8mmol/L（50mg/dl），临床上以交感神经兴奋和脑细胞缺糖为主要特点的临床综合征。胰岛素分泌增多，对抗胰岛素的反调节激素分泌不足，均可导致低血糖症的发生。此外，饥饿、营养缺乏、吸收不良、肝损害、肾损害等均可引起低血糖症的发生。低血糖症对机体的影响以神经系统为主，尤其是交感神经和脑部。引起自主（交感）神经过度兴奋，临床多表现为出汗、颤抖、饥饿、感觉异常、流涎、心悸、紧张、焦虑、软弱无力、面色苍白、心率加快、四肢冰凉、收缩压轻度升高等。引起脑功能障碍，表现为精神不振，思维和语言迟钝，头晕、嗜睡、视物不清、步态不稳，可有幻觉、躁动、易怒、行为怪异等精神症状。低血糖症的防治首先应积极寻找致病原因，进行病因治疗，同时经口给予糖水或静脉注射 50% 葡萄糖迅速升高血糖。

思考题

1. 什么是高血糖症和低血糖症？
2. 高糖血症的原因和发病机制是什么？
3. 高血糖症对机体有何影响？

（曾丽平）

第九章　脂代谢紊乱

学习目标

1．掌握各种脂蛋白的成分与主要功能；高脂蛋白血症的发病机制。
2．熟悉脂蛋白代谢的相关途径以及高脂蛋白血症形成的原因。
3．了解高脂蛋白血症的分类和低脂蛋白血症的危害；高脂蛋白血症和低脂蛋白血症的防治原则。

脂质是脂肪和类脂的总称，是一类不溶于水而易溶于有机溶剂，并能为机体利用的有机化合物。脂肪包括三酰甘油和胆固醇，类脂包括磷脂、糖脂、固醇及类固醇。临床上，脂质主要指三酰甘油和胆固醇，血脂指血浆中的三酰甘油和胆固醇。

正常脂质代谢包括内源性代谢途径、外源性代谢途径和胆固醇逆转运三个部分。脂代谢紊乱是指各种遗传性或获得性因素引起血液及其他组织器官中脂类及其代谢产物异常的病理过程。通常指血浆中三酰甘油或（和）胆固醇升高，即血脂异常。由于脂质不溶或微溶于水，必须与血液中的载脂蛋白（apolipoprotein，apo）结合在一起才能在血液中运输并进入组织细胞。脂蛋白是脂质成分在血液中存在、转运及代谢的形式。因此，血脂异常实际上表现为脂蛋白异常血症，血浆脂蛋白代谢紊乱是脂代谢紊乱的主要形式，主要表现为高脂蛋白血症和低脂蛋白血症。脂代谢紊乱可引起一些严重危害人体健康的疾病（如动脉粥样硬化性心脑血管疾病、肥胖症、脂肪肝）或使肿瘤发生的风险性增加等。

第一节　概　述

一、脂蛋白的分类

脂蛋白是由蛋白质、胆固醇、三酰甘油和磷脂所组成的球形大分子复合体。含三酰甘油多者密度低、少者密度高。由于其外壳中部分为亲水性，部分为亲脂性，所以能介于水和脂的交界面，使非水溶性脂类溶于血浆，运送到全身组织进行代谢。由于血浆脂蛋白的密度、颗粒大小、分子量、带电荷强度各不相同，利用超速离心法可将血浆脂蛋白分为四类，即乳糜微粒（chylomicron，CM）、极低密度脂蛋白（very-low-density lipoprotein，VLDL）、低密度脂蛋白（low-density lipoprotein，LDL）和高密度脂蛋白（high-density lipoprotein，HDL）。除上述四类脂蛋白外，还有一种 VLDL 代谢产生的中间密度脂蛋白（intermediate-density lipoprotein，IDL），其组成和密度介于 VLDL 和 LDL 之间。这些脂蛋白的密度依次增加，而颗粒直径则依次变小。转运和代谢血浆中非水溶性的胆固醇和三酰甘油是脂蛋白的一个主要功能。

各类脂蛋白的组成成分及其比例不同，其理化性质、代谢途径和生理功能也各有差异（表 9-1）。

表 9-1 脂蛋白的分类及主要特性

脂蛋白	主要来源	主要脂质	主要 Apo	主要功能
CM	肠道	饮食三酰甘油	B48，C，E	运送外源性三酰甘油到外周组织
VLDL	肝	肝三酰甘油	B100，C，E	运送内源性三酰甘油到外周组织
LDL	VLDL 分解代谢	胆固醇酯	B100	运送内源性胆固醇酯到外周组织
HDL	肝、肠道	胆固醇酯	A，C	逆向转运胆固醇酯

二、脂蛋白的正常代谢

（一）脂蛋白代谢相关的蛋白

脂蛋白颗粒中的蛋白质起到运载脂质的作用而被命名为载脂蛋白（apo）。已发现有 20 多种载脂蛋白，主要在肝和小肠黏膜细胞中合成，按组成分为 Apo A、Apo B、Apo C、Apo D 和 Apo E 等。由于氨基酸组成的差异，每一型又可分若干亚型。例如，Apo A 可分 AⅠ、AⅡ、AⅣ、AV 等；Apo B 可分 B_{48}、B_{100}；Apo C 可分 CⅠ、CⅡ、CⅢ；Apo E 有 EⅠ、EⅢ等。载脂蛋白在脂蛋白功能和代谢等方面具有非常重要的作用，主要体现在：①与血浆脂质结合形成水溶性物质，成为转运脂类的载体；②作为配体参与脂蛋白受体识别，使脂蛋白被细胞摄取和代谢；③调节多种脂蛋白代谢酶的活性。

血浆中还存在着能将三酰甘油和胆固醇在脂蛋白间转移的蛋白质，包括胆固醇酯转运蛋白（cholesterol ester transfer protein，CETP）、磷脂转运蛋白（phospholipid transfer protein，PLTP）、微粒体三酰甘油转运蛋白（microsomal triglyceride transfer protein，MTP）等。

（二）脂蛋白代谢中的主要受体和酶

脂类在血液中以脂蛋白形式进行运送，并可与细胞膜上存在的特异受体相结合，被摄取进入细胞内进行代谢。迄今为止报道的脂蛋白受体已有很多种，如 LDL 受体（LDL receptor，LDLR）、LDL 受体相关蛋白（LDL receptor related protein，LRP）、ApoE 受体、VLDL 受体和清道夫受体（scavenger receptor，SR）等。

与脂代谢相关的酶包括卵磷脂胆固醇酰基转移酶（lecithin cholesterol acyltransferase，LCAT）、脂蛋白酯酶（lipo-protein lipase，LPL）、肝酯酶（hepatic lipase，HL）、3-羟-3 甲基戊二酰辅酶 A 还原酶（3-hydroxy-3-methyl glutaryl coenzyme A reductase，HMG-CoAR）和胆固醇酰基转移酶（cholesterol acyltransferase）等。这些受体和酶的缺乏或活性降低都可能影响脂蛋白代谢，导致脂代谢紊乱。

（三）脂蛋白代谢途径

脂蛋白代谢有三条代谢途径（图 9-1）：外源性代谢途径、内源性代谢途径和胆固醇逆转运。外源性代谢途径指饮食摄入的胆固醇和三酰甘油在小肠中合成 CM 及其代谢过程。内源性代谢途径是指由肝合成 VLDL 后，转变为 IDL 和 LDL，以及 LDL 被肝或其他器官代谢的过程。胆固醇逆转运途径指 HDL 将胆固醇从周围组织转运到肝进行代谢再循环。

1. 乳糜微粒　颗粒最大，密度低，富含三酰甘油，但载脂蛋白比例最小。主要功能是将外源性三酰甘油和胆固醇运送到体内肝外组织。食物中的脂质在小肠中形成新生的 CM，新生 CM

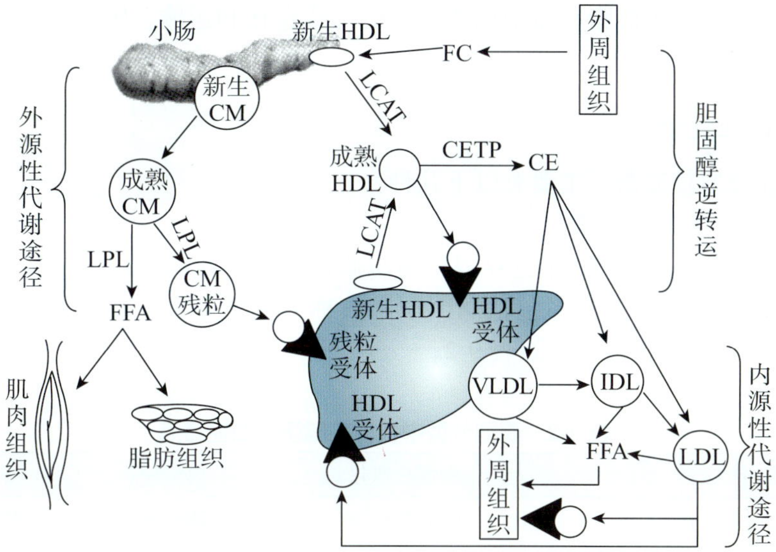

图 9-1 正常脂蛋白代谢途径

经淋巴管进入体循环，通过脂蛋白交换成为成熟的 CM，成熟 CM 在 LPL 的作用下使三酰甘油被水解，释放出的 FFA 被外周组织摄取利用，形成 CM 残粒并被肝细胞摄取代谢。

2．极低密度脂蛋白　颗粒比 CM 小，密度约为 1，也富含三酰甘油，但所含胆固醇、磷脂和 Apo 比例增大。主要功能是把内源性三酰甘油运送到体内肝外组织，也向外周组织间接或直接提供胆固醇。肝合成 VLDL 并分泌入血，VLDL 在 LPL 水解的作用下转变成 VLDL 残粒（又称为 IDL），部分 IDL 被肝细胞摄取代谢，其余的 IDL 被 LPL 和 HL 进一步水解，转变为 LDL，LDL 与全身各组织细胞膜表面的 LDLR 结合并被细胞摄取和降解。

3．低密度脂蛋白　颗粒比 VLDL 小，密度比 VLDL 高，胆固醇所占比例特别大，Apo B_{100} 占其 Apo 含量的 95%。人血浆中的 LDL 是由 VLDL 转变而来的，主要功能是将内源性胆固醇转运到肝外组织。

4．高密度脂蛋白　颗粒最小，密度最高，蛋白质和脂肪含量约各占一半，载脂蛋白以 Apo AⅠ 和 Apo AⅡ 为主。主要功能是将外周组织（包括动脉壁在内）的胆固醇转运到肝进行代谢，这一过程称为胆固醇的逆转运。胆固醇逆转运过程分为三个步骤：①细胞内游离胆固醇从肝外组织细胞中移出，腺苷三磷酸结合盒转运子 A1（ATP-binding cassette transporter A1，ABCA1）介导游离胆固醇转运到细胞膜上，HDL 中 Apo AⅠ 作为细胞膜胆固醇移出的接受体；② HDL 接受的游离胆固醇在 LCAT 的作用下生成胆固醇酯进入 HDL 的核心，形成成熟的 HDL，在 CETP 作用下，胆固醇酯由 HDL 转移到 CM、VLDL 和 LDL 颗粒中；③ HDL 及这些接受了胆固醇酯的脂蛋白在代谢过程中被肝摄取时，其中的胆固醇酯也就同时被运回肝，在肝转化为胆汁酸后被清除。胆固醇的这种双向转运既保证了全身组织对胆固醇的需要，又避免了过量的胆固醇在外周组织的蓄积，具有重要的生理意义。

第二节　高脂蛋白血症

血脂水平高于正常上限即为高脂血症（hyperlipidemia），我国一般以成人空腹血总胆固醇（total cholesterol，TC）≥ 6.22mmol/L（240 mg/dl）和（或）三酰甘油 ≥ 2.26mmol/L（200mg/dl）

作为高脂血症的标准。由于血脂在血中以脂蛋白的形式存在和运输，因此，高脂血症也表现为高脂蛋白血症。

一、高脂蛋白血症分型

高脂蛋白血症分型较复杂，主要有以下几种：

（一）高脂蛋白血症表型分类

目前国际上仍通用的是 1970 年世界卫生组织修订的分类系统。根据各种血浆脂蛋白升高的程度不同而进行分型。该分类法不包括病因学，故称为表型分类。高脂蛋白血症分为Ⅰ、Ⅱa、Ⅱb、Ⅲ、Ⅳ、Ⅴ共六型，各型特点如表 9-2。

表 9-2　表型分型中各型高脂蛋白血症特点

表型	脂质变化	脂蛋白变化	易患疾病	相当于简易分型
Ⅰ	TC ↑或正常，TG ↑↑↑	CM ↑	胰腺炎	高三酰甘油血症
Ⅱa	TC ↑↑	LDL ↑	冠心病	高胆固醇血症
Ⅱb	TC ↑↑，TG ↑↑	VLDL ↑，LDL ↑	冠心病	混合型高脂血症
Ⅲ	TC ↑↑，TG ↑↑	β-VLDL ↑	冠心病	混合型高脂血症
Ⅳ	TG ↑↑	VLDL ↑	冠心病	高三酰甘油血症
Ⅴ	TC ↑，TG ↑↑↑	CM ↑，VLDL ↑	胰腺炎	混合型高脂血症

（二）简易分类

临床上多采用此种分类，将高脂血症分为：①高胆固醇血症：血清 TC 水平升高，相当于 WHO 分型的Ⅱa 型。②高三酰甘油血症：血清 TG 水平升高，相当于 WHO 分型的Ⅰ、Ⅳ型。③混合型高脂血症：血清 TC 与 TG 水平均升高，相当于 WHO 分型的Ⅱb、Ⅲ、Ⅴ。

（三）病因分类

按是否继发于全身系统性疾病进行分类，可分为原发性和继发性高脂蛋白血症。

1．原发性高脂血症　一部分是由于先天性基因缺陷所致，如 LDLR 基因缺陷引起家族性高胆固醇血症。大部分原发性高脂血症是脂蛋白代谢相关基因突变与环境因素相互作用引起的。

2．继发性高脂血症　是全身性疾病引起的，常见的病因为糖尿病、甲状腺功能减退症、肾病综合征、肾衰竭、肝胆系统疾病、系统性红斑狼疮、糖原贮积症、骨髓瘤、脂肪萎缩症、多囊卵巢综合征等。此外，长期较大剂量使用某些药物（如利尿药、降压药、性激素、口服避孕药、糖皮质激素、免疫抑制剂等）也可能引起继发性高脂蛋白血症。

二、病因及发病机制

高脂蛋白血症主要由三方面的因素引起，即遗传性（基因突变及基因多态性）、营养性、疾病性和其他因素。此外，年龄、不健康的生活方式如缺乏运动和酗酒等因素也可引起高脂蛋白血症。

（一）遗传性因素

由于单基因缺陷或多基因缺陷，使参与脂蛋白转运和代谢的受体、酶或载脂蛋白异常所致。已知有几种基因异常能引起高脂蛋白血症：① LDLR 受体缺陷导致血浆胆固醇水平明显增加，是家族性高胆固醇血症发生的主要原因。② LPL 缺陷可导致Ⅰ型或Ⅴ型高脂蛋白血症。③ ApoB 基因突变及基因多态性与血脂代谢紊乱关系密切。④ ApoE 基因的多态性和基因插入与缺失均可改变 ApoE 分子的结构、分泌速率、释放入血及其功能状态，进而影响 CM 和 VLDL 残基的分解代谢。⑤其他如枯草溶菌素转化酶 9、腺苷三磷酸结合盒转运子 G5（ATP-binding cassette transporter G5，ABCG5）和 G8（ATP-binding cassette trans-porter G8，ABCG8）、LCAT、衔接子蛋白、胆固醇 7a- 羟化酶 1、酯酶成熟因子 1 等的基因突变均可导致血脂代谢紊乱。

（二）营养性因素

进食糖的比例过高，刺激胰岛素分泌增加，胰岛素可促进肝合成三酰甘油和 VLDL 增加，因而引起血浆三酰甘油浓度升高。此外，高糖饮食还可诱发 ApoC Ⅲ基因的表达，使血浆 ApoC Ⅲ浓度升高，而 ApoC Ⅲ是 LPL 的抑制因子，可造成 LPL 的活性降低，继而影响 CM 和 VLDL 中三酰甘油的水解，引起高三酰甘油血症。高糖、高胆固醇、高饱和脂肪酸饮食能够促进胆固醇合成，肝胆固醇含量增加，LDLR 合成减少，降低细胞表面 LDLR 活性，降低 LDL 与 LDLR 的亲和性，从而使血胆固醇升高。

（三）疾病性因素

继发于一些疾病，如糖尿病、甲状腺功能减退症、库欣综合征、肝、肾病、系统性红斑狼疮、骨髓瘤、过量饮酒等，这种情况一般称为继发性高脂血症。

（四）其他因素

体力活动不足、肥胖、年龄增加、长期精神紧张、药物（如噻嗪类利尿药、自受体拮抗剂、糖皮质激素等）以及吸烟、酗酒等多种因素均可引起血脂异常。

三、对机体的影响

（一）动脉粥样硬化

动脉粥样硬化（atherosclerosis，AS）是指在多种危险因素作用下，血管内膜结构或功能受损，导致通透性发生改变，胆固醇和胆固醇酯等脂质沉积到血管壁为主要特征的渐进性病理过程，同时伴有平滑肌细胞和纤维组织增生，逐渐在动脉壁局部形成斑块。As 危险因素较多，按其是否可以实施干预，分为可控危险因素和不可控危险因素（表 9-3），其中脂代谢紊乱导致的高脂蛋白血症是 As 发生的最主要的危险因素。

表 9-3　动脉粥样硬化发生的危险因素

可控危险因素	不可控危险因素
不合理的饮食结构	遗传
高脂肪、高糖等	性别
不健康的生活方式	年龄
吸烟、酗酒、缺乏运动、心理应激等	种族
疾病	
高脂蛋白血症、糖尿病、肥胖、高血压、高同型半胱氨酸血症、感染等	

AS 的发病机制仍不清楚，近年来多数学者认为 AS 是各种主要危险因素造成动脉内皮损伤后慢性纤维组织增生反应的结果。As 发生的基本过程如下：各种危险因素导致血管内皮细胞结构和（或）功能障碍，血管壁通透性增加，血液中脂质向内膜下转运增加，同时血液中的单核细胞向内膜下浸润增加并分化为巨噬细胞。内皮细胞和单核 - 巨噬细胞可使 LDL 发生氧化修饰而成为 ox-LDL，氧化修饰的脂质通过以下几种作用参与动脉粥样硬化斑块的形成：①浸润的巨噬细胞的清道夫受体吞噬 ox-LDL 衍变成巨噬细胞源性的泡沫细胞，促进脂质在血管壁蓄积，同时本身具有抗动脉粥样硬化作用的 HDL 氧化修饰后，其作用类似于氧化修饰的 LDL 成为致动脉粥样硬化因素。②氧化修饰脂质成为抗原，通过模式识别受体 -Toll 样受体激活机体免疫炎症反

应，表现为动脉粥样硬化病变中单核 - 巨噬细胞、T 淋巴细胞、肥大细胞等炎症细胞浸润持续增加，肿瘤坏死因子 -α（tumor necrosis factor-α，TNF-α），白细胞介素（interleukins，ILs），C- 反应蛋白（C-reactive protein，CRP）等炎症因子大量分泌，使得免疫炎症反应成为动脉粥样硬化发生、发展以及动脉粥样硬化斑块破裂导致急性临床事件发生的重要机制。③氧化修饰脂质诱导血管壁中膜的平滑肌细胞穿过内弹力板向内膜下迁移增殖，经其表面的 LDL 受体介导吞噬 ox-LDL 衍变成平滑肌细胞源性的泡沫细胞，并分泌大量的细胞外基质成为斑块纤维帽的主要组成成分。④氧化修饰脂质诱导动脉粥样硬化病变中细胞的凋亡，内皮细胞凋亡导致血管壁通透性进一步增加，巨噬细胞凋亡导致血管壁脂质沉积由细胞内转向细胞外，平滑肌细胞凋亡导致细胞外基质合成减少，斑块纤维帽变薄而容易发生破裂。

多种危险因素造成内皮细胞反复损伤、功能紊乱是 AS 发生的始动环节，在此基础上血小板黏附聚集，单核细胞移入内膜下吞噬大量脂质转化为泡沫细胞。泡沫细胞、T 淋巴细胞和沉积的脂质构成了早期的脂质斑块。随着内皮细胞、血小板和淋巴细胞的激活，释放出多种生物活性分子，调控平滑肌细胞移入内膜并发生表型转变而活化、增殖，同时伴有内皮细胞增殖、间质增生，在脂质和坏死物质所构成的斑块外被覆一层纤维帽，形成纤维斑块和粥样斑块。粥样斑块进行性发展，使动脉管腔不断狭窄，动脉壁肌层、弹力层受到破坏而弹性及抗张能力降低，最终导致组织器官发生以缺血为基础的各种并发症。

案例 9-1

患者，男性，50 岁，因胸骨后持续性疼痛 3 小时急诊入院。患者于 3 小时前生气后突然感到胸骨后疼痛，呈压榨性，向左肩部放射，有濒死感，休息与含服硝酸甘油均不能缓解，伴大汗，无心悸、气促，大、小便正常。

患者 2 年前查血清 TC 6.55mmol/L，三酰甘油 4.8mmol/L，低密度脂蛋白胆固醇 4.53mmol/L。既往无高血压和心绞痛病史，无药物过敏史。

吸烟 20 余年，每天 1 包，不嗜酒。

查体：T 36.8℃，P 100 次 / 分，R18 次 / 分，BP 130/70mmHg。急性痛苦病容，平卧位，无皮疹和发绀，浅表淋巴结未触及，巩膜无黄染，颈静脉无怒张，叩诊心界不大，心率 100 次 / 分，有期前收缩 5 ～ 6 次 / 分，心尖部有 S_4，未闻及杂音和心包摩擦音，肺清无啰音，腹平软，肝、脾肋下未触及，下肢无水肿。

辅助检查：TC 6.68mmol/L，三酰甘油 5.0mmol/L，低密度脂蛋白胆固醇 4.6mmol/L，高密度脂蛋白胆固醇 0.92mmol/L。心电图：ST 段Ⅱ、Ⅲ、aVF 升高呈弓背向上型，QRS 段Ⅱ、Ⅲ、aVF 呈 Qr 型，T 波倒置和室性期前收缩。

问题与思考：

该患者的诊断是什么？有何诊断依据？

（二）非酒精性脂肪性肝病

非酒精性脂肪性肝病（non-alcholic fatty liver disease，NAFLD）是除外酒精和其他明确的损肝因素所致的肝细胞内脂质过度沉积为主要特征的临床病理综合征，包括非酒精性脂肪肝、非酒精性脂肪性肝炎、非酒精性脂肪性肝炎相关肝硬化。肝中沉积的脂质主要是三酰甘油

(triglyceride，TG)。脂代谢紊乱是NAFLD的主要危险因素之一，反之，NAFLD也将促进脂代谢紊乱的发生。

（三）肥胖

肥胖是指由于食物能量摄入过多或机体代谢异常而导致体内脂质沉积过多，造成以体重过度增长为主要特征并可能引起人体一系列病理、生理改变的一种状态。WHO已将肥胖定义为一种疾病。肥胖症常与2型糖尿病、高血压、血脂异常等集结出现。高脂蛋白血症时，脂质摄取或合成持续增加，使得脂肪组织中脂质贮存也相应增加，同时脂肪组织中脂质的动员分解降低，导致脂质在脂肪组织中的大量沉积，诱发了肥胖的发生。肥胖时的脂质沉积以三酰甘油为主。肥胖分为单纯性肥胖和继发性肥胖。单纯性肥胖主要与遗传因素和饮食营养过剩有关。继发性肥胖主要为神经内分泌疾病所致。

（四）对大脑的影响

大脑因为血脑屏障的存在而具有一个独立的脂质代谢系统，但大量流行病学资料发现，高脂蛋白血症是神经退行性疾病（如阿尔茨海默病）的一个重要危险因素，降血脂治疗可以降低神经退行性疾病发生的危险性。高脂蛋白血症可能通过两种机制影响脑组织脂质代谢：①血脑屏障受损，通透性增加，使本来不能通过血脑屏障的血脂进入脑组织异常沉积。②血液中能通过血脑屏障的脂质合成必需的成分（如不饱和脂肪酸）进入脑组织增加，使得脑组织中脂质合成增加。

（五）对肾的影响

高脂蛋白血症对肾的损伤表现在两个方面：肾动脉粥样硬化病变和肾小球损伤。高脂蛋白血症导致肾动脉粥样硬化斑块形成，肾血流量减少，导致肾性高血压的发生；若斑块造成肾动脉狭窄进一步加重，肾脏将发生缺血、萎缩、间质纤维增生，甚至肾梗死。高脂蛋白血症导致肾小球损伤的机制较为复杂：①脂质以脂滴的形式存在于肾小球细胞内，或沉积于系膜基质中，并发生氧化修饰，脂质尤其是氧化脂质可导致肾小球上皮细胞的损害和基底膜通透性增加，肾小球通透性增加，蛋白尿发生。②脂质还可导致系膜细胞弥漫性增生，系膜基质合成增加使系膜增宽，趋化成纤维细胞、巨噬细胞等炎症细胞，发生一系列炎症反应，最终造成小管间质纤维化和肾小球硬化。

此外，高脂蛋白血症对机体的影响还包括脂质在真皮内沉积形成黄色瘤，在角膜周缘沉积形成角膜弓、沉积在眼底小动脉上引起光散射等。

四、防治原则

高脂血症与冠心病和其他动脉粥样硬化的患病率和病死率密切相关，应早期干预高脂血症的可控危险因素并坚持长期综合治疗。

（一）消除病因

1．防治原发病　众多的疾病可以影响胃肠道脂质的消化及吸收、肝脂质合成与分解以及脂质在各个器官的分布。通过消除此类原发病病因，合理应用药物控制原发病临床表现，可极大降低脂代谢紊乱性疾病的发病风险。

2．控制其他影响因素

（1）合理饮食：无论哪一型高脂蛋白血症，饮食治疗是首要的基本治疗措施，应长期坚持。应适当减少脂质的摄入，并控制其他能量物质（如糖和蛋白质）的摄入，促进体内的脂肪动员，避免超重或肥胖的发生。目的是降低血浆胆固醇，保持均衡营养。

（2）适度地参加体力劳动和体育活动：增加能量消耗，改善脂质代谢。

（3）戒除吸烟、酗酒等不良生活习惯。

知识链接

高脂血症患者的饮食

饮食治疗是高脂血症治疗的基础措施。应严格选择胆固醇含量低的食品，如蔬菜、豆制品、瘦肉、海蜇等，尤其是多吃含纤维素多的蔬菜，可以减少肠内胆固醇的吸收。但不能片面强调限制高脂肪的摄入，因为一些必需脂肪酸的摄入对身体是有益的。适量摄入含较多不饱和脂肪酸（控制饱和脂肪酸）的饮食是合理的。各种植物油类（如花生油、豆油、菜籽油等）均含有丰富的不饱和脂肪酸，而动物油类（如猪油、羊油、牛油）则主要含饱和脂肪酸。食物的胆固醇全部来自动物油食品（蛋黄、动物内脏、鱼子和脑等），此类食物含胆固醇较高，应忌用或少用。

（二）药物治疗

根据血脂异常的类型及其治疗需要达到的目的，选择合适的调脂药物。需要定期进行调脂疗效和药物不良反应的监测。调节血脂的药物主要有羟甲戊二酰辅酶 A 还原酶抑制剂（他汀类）、苯氧乙酸类调脂药（贝特类）和烟酸类调脂药等。

知识链接

他汀类降血脂药

3- 羟基 -3- 甲基戊二酰辅酶 A（HMG-CoA）还原酶抑制药，简称他汀类，为新型的治疗高胆固醇血症的药物。

本类药物主要通过与 HMG-CoA 还原酶竞争性抑制作用，干扰胆固醇前体二羟甲戊酸的生成，从而减少胆固醇的合成，达到降低血清总胆固醇浓度之目的。此外，本类药物能刺激细胞合成低密度脂蛋白受体加速，使细胞膜低密度脂蛋白受体数目增多和活性增加，导致血中极低密度脂蛋白残粒及低密度脂蛋白的清除加速，干扰脂蛋白的生成，并有轻度降低三酰甘油的作用，还可使血清高密度脂蛋白水平轻度升高。

常用药物有：辛伐他汀（舒降之）、普伐他汀（普拉固）、氟伐他汀（来适可）、阿伐他汀、洛伐他汀、美伐他汀。鉴于胆固醇在夜间合成较强，故一般主张上述药物在晚餐后一次服用。

HMG-CoA 还原酶抑制药是目前最理想的降血清总胆固醇和低密度脂蛋白的药物，且兼有降三酰甘油和升高高密度脂蛋白的作用，具有较广的临床使用前景。

（三）基因治疗

单基因突变是导致遗传性脂代谢紊乱的重要因素，尤其在高脂蛋白血症的发生中具有重要意义。矫正这些基因的异常表达，从而恢复正常的脂质代谢是脂代谢紊乱基因治疗的病理生理学基础。

第三节 低脂蛋白血症

目前对低脂蛋白血症没有统一的判断标准，一般认为血浆 TC 低于 3.1mmol/L（120mg/dl）为有临床意义的判断标准，分为原发性低脂蛋白血症和继发性低脂蛋白血症两类。

一、低脂蛋白血症的分类及临床表现

（一）原发性低脂蛋白血症

1．无 β 脂蛋白血症　是一种较罕见的常染色体隐性遗传性疾病，可能由于 Apo B 的合成和分泌缺陷所致。在儿童早期出现生长缓慢和脂肪吸收不良，后期逐渐发展成 Frieriech 样运动失调、眼底视网膜色素变性，也可有夜盲症。50% 患者可见棘红细胞症、贫血、脂溶性维生素（A、K、E）吸收障碍，多有脂肪肝伴肝功能障碍。

2．家族性低 β 脂蛋白血症　常染色体显性遗传性疾病。其临床症状与无 β 载脂蛋白血症相同，但较轻。

3．乳糜微粒停滞症（Anderson 病）　常染色体隐性遗传性疾病，多见于婴幼儿，患者可出现腹泻，发育障碍，低 LDL 血症，低 HDL 血症，脂溶性维生素 A、E 降低，部分病例伴神经系统症状。

4．低 HDL 血症　为先天性代谢异常，患者 HDL 降低，呈现各种特征性临床症状。虽实质为低脂血症，但可有高三酰甘油血症。主要为胆固醇脂生成障碍的疾病。

（二）继发性低脂蛋白血症

由各种原因影响脂质代谢过程而引起的一种或多种脂蛋白浓度继发性降低称为继发性低脂蛋白血症，常继发于营养不良和消化不良、贫血、恶性肿瘤、感染和慢性炎症、甲状腺功能亢进症、慢性严重肝胆和肠道疾病等。需要指出的是，长时间大剂量降血脂药物治疗也已成为低脂蛋白症发生的一个重要影响因素。

二、病因与发病机制

（一）脂质摄入不足

常见于食物短缺、疾病引起的长期营养不良和长期素食，以及各种原因引起的脂质消化与吸收不良，如“吸收不良综合征”。其主要机制是：①小肠黏膜原发性缺陷或异常，影响脂质经黏膜上皮细胞吸收、转运，造成乳糜泻；②胰酶或胆盐缺乏造成的脂质消化不良，如胰腺疾病、胆道梗阻等；③小肠吸收面积不足，如短肠综合征、胃结肠瘘等；④小肠黏膜继发性病变，如小肠炎症、寄生虫病、克罗恩病等；⑤小肠运动障碍，动力过速见于甲状腺功能亢进影响小肠吸收时间，动力过缓见于假性小肠梗阻、系统性硬皮病，导致小肠细菌过度生长；⑥淋巴回流障碍（如淋巴管梗阻、淋巴发育不良等），使得乳糜微粒经淋巴进入血液循环受阻。

（二）脂质代谢增强

1．脂质利用增加　常见于贫血引起的低脂蛋白血症。贫血引起的红细胞增殖增加，使得作为细胞膜主要组成成分的胆固醇利用增加，导致血脂降低，而血脂降低又使得红细胞膜脆性增加，红细胞容易破碎，贫血进一步加重，形成恶性循环。

2．脂质分解增强　常见于甲状腺功能亢进症、恶性肿瘤等引起的低脂蛋白血症。甲状腺激素具有刺激脂肪合成和促进脂肪分解的双重功能，总的作用是减少脂肪的贮存，降低血脂浓度。恶性肿瘤引起低脂蛋白血症的机制在于：①肿瘤细胞表面 LDL 受体活性增加；②厌食导致的营养不良。

（三）脂质合成减少

常见于严重的肝脏疾病，以及由各种原因引起的脂质合成所需原料减少。不管何种原因引起的晚期慢性肝病，都会导致 ApoA 和 ApoB 的合成障碍，血浆中浓度降低。严重创伤或烧伤时，有可能导致胆固醇合成前体羊毛固醇和 7- 胆甾烯醇丢失，两者的缺乏将直接导致胆固醇合成不足。

（四）脂蛋白相关基因缺陷

脂蛋白相关基因缺陷是原发性低脂蛋白血症发生的重要遗传学机制。遗传性低脂蛋白血症分为低 α- 脂蛋白血症和低 β- 脂蛋白血症。①低 α- 脂蛋白血症，主要包括家族性 α- 脂蛋白缺乏症（Tangier 病）和 LCAT 缺乏症。Tangier 病由 ABCAI 基因突变所致，是一种常染色体隐性遗传病。LCAT 缺乏症虽然 α- 脂蛋白降低，但其游离胆固醇和总胆固醇水平是增加的。②低 β- 脂蛋白血症，主要包括家族性低 β- 脂蛋白血症和无 β- 脂蛋白血症，两者皆因 ApoB 基因突变所致。ApoB 基因突变引起家族性低 β- 脂蛋白血症的机制尚未完全清楚，已有研究表明至少有两方面的机制参与：① ApoB 基因突变导致不完善的 ApoB 蛋白分子产生，后者与 LDL 受体的结合力较 ApoB100 更强，促进了经 LDL 受体清除血浆 LDL；② ApoB 分泌速度降低，导致 VLDL 和 LDL 合成降低。无 β- 脂蛋白血症是 ApoB 基因突变导致 ApoB 合成分泌缺陷，含 ApoB 的脂蛋白（如 CM、VLDL 和 LDL）合成代谢障碍。

三、对机体的主要影响

（一）对血液系统的影响

细胞膜脂质的降低导致红细胞的渗透脆性显著增加，红细胞出现自溶现象，血小板活力下降，可伴有贫血和凝血机制异常，易引起脑出血。

（二）对消化系统的影响

无 β- 脂蛋白血症患者出现脂肪痢，导致脂肪吸收不良，小肠肠壁细胞中充满脂滴，少数有肝肿大和转氨酶升高。

（三）对神经系统的影响

无 β- 脂蛋白血症患者出生早期出现精神运动发育迟缓，如出现伸张反射和腱反射减弱，以及定位感觉丧失、步态不稳和语言障碍等。随着中枢和周围神经系统发生慢性退行性脱髓鞘，多数个体出现智力障碍、小脑性震颤、共济失调、肌肉软弱无力、视力减退、视野缩小、夜盲甚至全盲。

四、防治原则

低脂蛋白血症在临床上比较少见，其主要防治措施是消除原发病，补充脂溶性维生素，保护靶器官。

本章小结

脂蛋白是由蛋白质、胆固醇、三酰甘油和磷脂所组成的球形大分子复合体。利用超速离心法可将血浆脂蛋白分为四类，即乳糜微粒、极低密度脂蛋白、低密度脂蛋白和高密度脂蛋白。除上述四类脂蛋白外，还有一种 VLDL 代谢产生的中间密度脂蛋白，其组成和密度介于 VLDL 和 LDL 之间。载脂蛋白（Apo A、Apo B、Apo C、Apo D 和 Apo E）、

本章小结

脂蛋白受体（LDL受体、LDL受体相关蛋白、ApoE受体、VLDL受体和清道夫受体等）、与脂代谢相关的酶（LCAT、LPL、HL、HMG-CoAR、ACAT等）都可能影响脂蛋白代谢，导致脂代谢紊乱。脂蛋白代谢有三条代谢途径：①外源性代谢途径；②内源性代谢途径；③胆固醇逆转运。

血脂水平高于正常上限即为高脂血症，我国一般以成人空腹血总胆固醇（total cholesterol，TC）≥ 6.22mmol/L（240 mg/dl）和（或）三酰甘油≥ 2.26mmol/L（200mg/dl）作为高脂血症的标准。由于血脂在血中以脂蛋白的形式存在和运输，因此，高脂血症也表现为高脂蛋白血症。

按照高脂蛋白血症表型分类，分为Ⅰ、Ⅱa、Ⅱb、Ⅲ、Ⅳ、Ⅴ共六型。简易分类将高脂血症分为高胆固醇血症、高三酰甘油血症和混合型高脂血症。病因分类按是否继发于全身系统性疾病进行分类，可分为原发性和继发性高脂蛋白血症。

高脂蛋白血症主要由三方面的因素引起：遗传性（基因突变及基因多态性）、营养性、疾病性因素和其他因素。此外，年龄、不健康的生活方式（如缺乏运动和酗酒等因素）也可引起高脂蛋白血症。

高脂蛋白血症是动脉粥样硬化（AS）发生的最主要的危险因素，也是神经退行性疾病（如阿尔茨海默病）的一个重要危险因素。脂代谢紊乱是非酒精性脂肪性肝病（NAFLD）的主要危险因素之一。

高脂蛋白血症时，脂质摄取或合成持续增加，使得脂肪组织中脂质贮存也相应增加，同时脂肪组织中脂质的动员分解降低，导致脂质在脂肪组织中大量沉积，诱发肥胖的发生。

高脂蛋白血症对肾的损伤表现在两个方面：肾动脉粥样硬化病变和肾小球损伤。此外，高脂蛋白血症对机体的影响还包括脂质在真皮内沉积形成黄色瘤，在角膜周缘沉积形成角膜弓，沉积在眼底小动脉上引起光散射等。

一般认为血浆TC低于3.1mmol/L（120mg/dl）判断为低脂蛋白血症，分为原发性低脂蛋白血症和继发性低脂蛋白血症两类。脂质摄入不足、脂质代谢增强、脂质合成减少、脂蛋白相关基因缺陷均可导致低脂蛋白血症的发生。低脂蛋白血症可影响机体的血液系统、消化系统和神经系统。

思考题

1. 什么是高脂蛋白血症和低脂蛋白血症？
2. 简述高脂蛋白血症的原因和发病机制。
3. 高脂蛋白血症对机体有什么影响？

（曾丽平）

第十章 缺 氧

学习目标

1．掌握缺氧的概念、各型缺氧的原因及血氧变化的特点。
2．熟悉常用的血氧指标及缺氧时机体功能、代谢变化。
3．了解影响机体对缺氧耐受性的因素及氧疗与氧中毒的概念。

在维持机体生命活动的过程中，氧是一种不可缺少的必需物质。静息状态下，正常成人每分钟的需氧量约为250ml，而体内所贮存的总氧量仅约1.5L。所以，呼吸、心跳一旦停止，数分钟内即可因缺氧而危及生命。缺氧（hypoxia）是指组织供氧不足或利用氧发生障碍引起机体代谢、功能甚至形态结构改变的病理过程。缺氧是临床上许多疾病中一个极为常见的病理过程，也是处于低压环境、低氧环境和高空中所必然出现的现象。

第一节 常用血氧指标及其意义

氧的获得和利用过程相当复杂，包含外呼吸、气体运输和内呼吸。

组织的供氧量 = 动脉血氧含量 × 组织血流量，组织的耗氧量 =（动脉血氧含量 - 静脉血氧含量）× 组织血流量。因此，要客观、准确地反映它们真实的变化状况，则需运用有关血氧指标的知识。

一、氧分压

氧分压（partial pressure of oxygen，PO_2）是指物理溶解于动脉血浆中氧分子所产生的张力。在海平面静息状态下，正常成人 PaO_2 为100mmHg，静脉血液中的 PvO_2 为40mmHg 。血氧分压的高低主要取决于大气中的氧分压和外呼吸功能。

二、血氧容量

血氧容量（oxygen capacity，CO_2max）是指100ml血液中的Hb被氧充分饱和时的最大带氧量，即1L血液中血红蛋白最大限度带氧能力。若按1L血液含150gHb计算，正常血 CO_2max 约为200ml/L。CO_2max 的大小取决于血液中Hb的质和量。

三、血氧含量

血氧含量（oxygen content CO_2）是指 100ml 血液的实际带氧量，包括 Hb 实际结合的氧和血浆中物理溶解的氧。正常动脉血氧含量（CaO_2）约为 190ml/L，静脉血氧含量（CvO_2）约为 140ml/L。血氧含量均取决于 Hb 的质和量及动脉血氧分压。

四、氧饱和度

氧饱和度（oxygen saturation，SO_2）是指 Hb 结合氧的百分数。SO_2= 氧含量 – 物理溶解的氧量 / 氧容量 ×100%。正常动脉血氧饱和度（SaO_2）约为 95%，静脉血氧饱和度（SvO_2）约为 70%。SO_2 主要取决于动脉氧分压，两者关系可用氧合血红蛋白解离曲线表示（图 10-1）。

氧合血红蛋白解离曲线（oxygen dissociation curve，ODS）是指 PO_2 与 SO_2 之间的关系曲线，它反映 Hb 与 O_2 的亲和力。由于 Hb 结合 O_2 的生理特点，ODS 呈“S”形。当血浆 pH 降低、PCO_2 增高、2，3 二磷酸甘油酸（2，3-DPG）增多及血温升高时，使 Hb 和 O_2 的亲和力下降，SO_2 减小，ODS 右移。反之 SO_2 增大，ODS 出现左移。

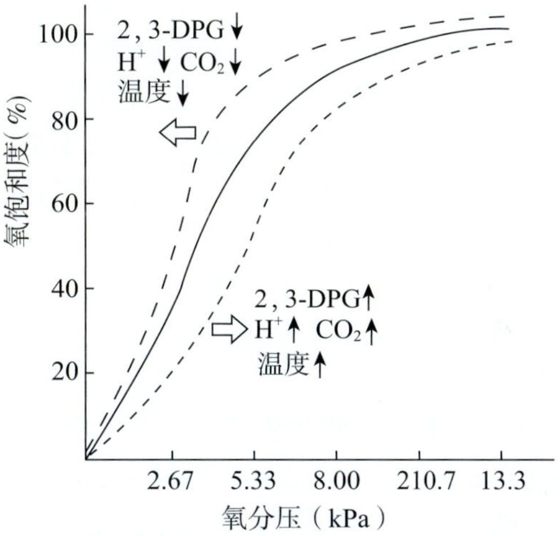

图 10-1 氧合血红蛋白解离曲线及其主要影响因素

五、动 - 静脉血氧含量差

动 - 静脉血氧含量差（A-VdO_2）是指 CaO_2 与 C_VO_2 之差，它代表组织对氧的消耗量，在各型缺氧都有变化。正常动 – 静脉血氧含量差约为 50ml/L，即通常 1L 血液流经组织时约有 0.05L 氧被利用。当 Hb 含量减少，Hb 与氧的亲和力异常增加，组织氧化代谢减慢或动 – 静脉分流时，动 – 静脉血氧含量差变小，反之则增大。

第二节 缺氧的类型、原因和发病机制

依据缺氧的原因和血氧变化状况，可将缺氧分为四种类型：低张性缺氧、血液性缺氧、循环性缺氧和组织性缺氧。

一、低张性缺氧

低张性缺氧也称乏氧性缺氧（hypotonic hypoxia），是指各种原因引起的 PaO_2 降低导致的组织供氧不足。

（一）原因

1．吸入气氧分压过低　多发生于高原（海拔＞ 3000m）或高空、通气不良的矿井、坑道、吸入被惰性气体过度稀释的空气等情况。患者往往因吸入 PO_2 过低而致缺氧（也称大气性缺氧）。

2．外呼吸功能障碍　肺的外呼吸功能包括肺通气和肺换气。通气功能障碍时，肺泡中氧分压降低；换气功能障碍时，扩散到血液中的氧减少，最终都导致 PaO_2 降低，引起机体缺氧。此类呼吸障碍引起的缺氧又称呼吸性缺氧，常见于慢性支气管炎、肺炎、肺气肿、气胸、呼吸中枢

抑制等疾病。

3．静脉血分流入动脉 多见于先天性心脏病，如心房或心室间隔缺损、动脉导管未闭，若伴有肺动脉高压或法洛四联症，则可出现右心压力高于左心，血液从右心向左心分流，静脉血直接掺入动脉血，导致 PaO_2 降低。

（二）血氧变化特点与缺氧的机制

1．PaO_2 降低 PaO_2 降低是低张性缺氧的基本特征。动脉血氧分压一般要降至 60mmHg 以下才会引起组织缺氧，这是因为氧分压在 60mmHg 以上时，氧解离曲线近似水平线，氧分压即使再增加对血氧饱和度的影响也很小。然而，当氧分压低于 60mmHg 时，氧解离曲线坡度转向陡直，此时 PaO_2 只要略有降低，血氧饱和度、血氧含量就会显著减少。

2．血氧容量正常 低张性缺氧时，血红蛋白质和量无异常变化，故血氧容量正常。

3．血氧含量降低 虽然血氧容量正常，但 PaO_2 降低，则动脉血氧含量降低。这样向细胞的供氧减少，组织虽可加强摄氧，但若不足以代偿供氧减少的影响，组织获得的氧量将减少。

4．血氧饱和度降低 由于血氧含量降低而血氧容量正常，则 SO_2 降低。

5．动 - 静脉血氧含量差减小 动脉血氧分压（100mmHg）与细胞内的氧分压（6 ~ 40mmHg）之差，是推动 O_2 从血液弥散入组织细胞内的动力，PaO2 明显降低时，动 - 静脉血氧含量差降低。若在慢性缺氧时，组织对氧的利用可代偿性增强，此时动 - 静脉血氧含量差可正常。

6．皮肤、黏膜颜色发绀 正常情况下，毛细血管中脱氧 Hb 平均浓度为 26g/L。当毛细血管中脱氧 Hb 平均浓度达到或超过 50g/L 时，可使皮肤、黏膜呈青紫色，称为发绀（cyanosis）。低张性缺氧时，由于动脉血氧含量降低，使氧合 Hb 浓度降低，脱氧 Hb 浓度则增加，故出现发绀。发绀是缺氧的表现，但缺氧患者不一定都有发绀，如血液性缺氧患者可无发绀；有发绀的患者也可以无缺氧，如红细胞增多症患者。

二、血液性缺氧

血液性缺氧（hemic hypoxia）是指由于血红蛋白的量减少或血红蛋白的性质发生改变，致使血液携带氧的能力降 低或血红蛋白结合的氧不易释出，造成血氧含量减少，导致 组织供氧不足。这型缺氧由于以物理状态溶解在血液中的氧不受血红蛋白的影响，因而 PaO_2 正常，故又称等张性低氧血症（isotonic hypoxemia）。

（一）原因

1．贫血 各种原因的贫血，使血红蛋白的量减少，血氧容量下降，血氧含量亦下降而导致组织供氧不足，又称贫血性缺氧（anemic hypoxia）。

2．CO 中毒 Hb 与 CO 结合形成碳氧血红蛋白（carboxyhemoglobin，HbCO），从而失去运氧功能。CO 与 Hb 结合的速率虽仅为 O_2 和 Hb 结合速率的 1/10，但 HbCO 的解离速度却为 HbO_2 解离速度的 1/210，因此，CO 与 Hb 的亲和力比 O_2 大 210 倍。CO 还能抑制红细胞内糖酵解，使其 2，3-DPG 生成减少，氧解离曲线左移，不利于氧的释放。所以 CO 中毒既妨碍 Hb 与 O_2 的结合，又妨碍氧的解离，从而造成组织严重缺氧，危害极大。当人体吸入 0.01% 的 CO 约 8 小时后，血中 HbCO 约为 10%，中毒症状不明显。CO 与 Hb 的结合是可逆的，停止与 CO 接触，氧便可取代 CO 重新形成 HbO_2。因此，中毒患者应立即离开 CO 环境，并吸入新鲜空气或吸氧。对 于严重中毒者，最好吸入纯氧，通过氧与 CO 竞争性地与 Hb 结合而明显加速 HbCO 的解离和 CO 的排出，并使 HbO_2 显著增加。

案例 10-1

患者，女性，68 岁，在家做晚饭后忘关天然气，半小时后晕倒，后被家人发现送往医院，患者平时身体健康。体检：体温 37.5℃，呼吸 21 次 / 分，脉搏 108 次 / 分，血压 100/72 mmHg，神志不清，口唇呈樱桃红色。血气指标检查为：动脉血氧分压 90mmHg，血氧含量 10.8ml/dl，动脉血氧饱和度 95%，HbCO 30%，经抢救后痊愈出院。

问题与思考：

1．该患者为什么会晕倒？发生机制为何？

2．对该患者应该采取什么样的治疗方法？为什么？

3．高铁 Hb 血症　在氧化剂的作用下，Hb 中的二价铁可氧化成三价铁，称高铁 Hb（$HbFe^{3+}OH$）。由于其分子结构中的 Fe^{3+} 与羟基牢固结合而不能携氧。正常情况下，血液高铁 Hb 含量仅为 Hb 总量的 1% ～ 2%。当大量食用含硝酸盐的腌菜或变质的剩菜后，硝酸盐会被肠道细菌还原为亚硝酸盐，将血红蛋白 Fe^{2+} 氧化为 Fe^{3+}，失去携氧能力。血中高铁 Hb 增至 20% ～ 50% 时，可见头痛、昏迷、呼吸困难和心动过速等表现。临床上将这种高铁 Hb 血症称为肠源性发绀。

4．Hb 与氧的亲和力异常增高　氧解离曲线明显左移见于大量输入库存血，因血液储存期间红细胞内 2，3-DPG 含量减少，使氧解离曲线左移；碱中毒亦使氧解离曲线左移；某些 Hb 分子病可使 Hb 与 O_2 的亲和力异常增大，导致氧解离曲线左移。氧解离曲线明显左移引起氧的释放障碍，导致缺氧。

（二）血氧变化特点与缺氧的机制

1．PaO_2 正常　血液性缺氧时，因吸入气中氧分压和外呼吸功能是正常的，所以动脉血氧分压正常。

2．血氧容量降低　由于血红蛋白数量减少或者性质有变化，因而血氧容量降低。一氧化碳中毒时，将血取出在体外用氧充分饱和后，测得的氧容量是正常的，因为此时氧已完全取代 CO，重新形成 HbO_2，但体内的“血氧容量”仍应是降低的。Hb 与氧的亲和力异常增高时，其血氧容量正常。

3．血氧含量降低　血红蛋白数量减少或者性质有变化者，其血氧含量降低；Hb 与氧的亲和力异常增高者，血氧含量可正常。

4．血氧饱和度正常　由于血氧容量和血氧含量均降低，其血氧饱和度可正常。

5．动 - 静脉血氧含量差减小　血液性缺氧患者的 PaO_2 虽然正常，但血液携带 O_2 量减少，因此，向组织释出少量 O_2 后，PO_2 迅速下降，使毛细血管的血氧分压与组织的氧分压梯度迅速降低，弥散动力减弱，向组织的供氧减少，动 - 静脉血氧含量差减小。Hb 氧解离曲线明显左移患者，O_2 释放障碍，动静脉血氧含量差也减少。

6．皮肤、黏膜颜色特点　严重贫血时，血红蛋白量显著减少，面色苍白，毛细血管内的脱氧血红蛋白达不到 50g/L，因此贫血患者一般不出现发绀。一氧化碳中毒时，因为血液中的碳氧血红蛋白呈鲜红色，致使患者的皮肤、黏膜呈樱桃红色。但是，严重 CO 中毒时，外周血管收缩，患者的皮肤、黏膜可呈苍白色。高铁血红蛋白血症时，因高铁 Hb 呈咖啡色或青石板色，故患者皮肤和黏膜呈咖啡色或青紫色的类似发绀的颜色。

三、循环性缺氧

循环性缺氧（circulatory hypoxia）是指组织血流量减少引起的组织供氧不足，又称低动力缺氧（hypokinetic hypoxia）。循环性缺氧还可分为缺血性缺氧（ischemic hypoxia）和淤血性缺氧（congestive hypoxia）。前者是由于动脉压降低或动脉阻塞，使毛细血管床血液灌流量减少；后者是由于静脉压升高使血液回流受阻，导致毛细血管床淤血所致。

（一）原因

1．全身性循环障碍　常见于休克和心力衰竭患者。休克患者心排血量的减少比心力衰竭者更严重，全身性缺氧也更严重，患者可死于因心、脑、肾等重要器官缺氧而发生的功能衰竭。

2．局部性循环障碍　常见于血栓形成、栓塞或血管其他病变，如动脉粥样硬化或脉管炎等疾病。

（二）血氧变化特点与缺氧的机制

1．动脉血的氧分压、氧容量、氧含量和氧饱和度正常　由于氧的摄入（外呼吸）、血液携带氧功能未受影响，因此上述指标正常。左心衰竭时常因肺部淤血和水肿而影响呼吸功能，可出现动脉血氧分压、氧含量和氧饱和度的降低，但这是因夹杂的低张性缺氧所致，而非循环性缺氧的直接效应。

2．动 - 静脉血氧含量差增大　由于血流缓慢和氧解离曲线右移（因缺氧、组织代谢不全产物堆积、pH 下降所致，右移时氧易与血红蛋白解离），组织从单位容积血液内摄取的氧增多，静脉血 PO_2、血氧饱和度和血氧含量降低显著，因而动 - 静脉血氧含量差加大。

3．皮肤、黏膜颜色特点　由于组织从单位容积血液内摄取的氧增多，毛细血管中脱氧血红蛋白量增大，因此循环性缺氧患者多有较明显发绀。在休克过程的缺血性缺氧期，微血管持续收缩，皮肤黏膜苍白；进入淤血性缺氧期后，皮肤黏膜发绀。

四、组织性缺氧

组织性缺氧（histogenous hypoxia）是指由于组织、细胞利用氧障碍，生物氧化不能正常进行而发生的缺氧，又称氧利用障碍性缺氧（dysoxidative hypoxia）。

（一）原因

1．组织中毒　如氰化物、硫化物等及某些药物使用过量可引起组织中毒性缺氧，最典型的是氰化物中毒。各种氰化物（如 HCN、KCN、NaCN、NH_4CN）可由消化道、呼吸道或皮肤进入体内，迅速与氧化型细胞色素氧化酶的三价铁结合为氰化高铁细胞色素氧化酶，中断呼吸链，导致组织用氧障碍。只需 0.06gHCN，即可使人死亡。硫化氢、砷化物和甲醇等中毒也是通过抑制细胞色素氧化酶而抑制细胞氧化过程。

2．细胞损伤　如大量放射线照射、细菌毒素作用等损伤线粒体，引起氧的利用障碍。吸入高压氧（氧分压超过半个大气压）可能通过氧的自由基生成过多而损伤线粒体。组织供氧严重不足，使细胞线粒体氧分压低于 1mmHg（0.133kPa）时，也可抑制线粒体呼吸功能，甚至使其结构破坏，导致氧的利用障碍。

3．呼吸酶合成障碍　如硫胺素为丙酮酸脱氢酶的辅酶成分，尼克酰胺组成的 NAD^+ 及 $NADP^+$ 和核黄素组成的黄素辅酶，均为许多氧化还原酶的辅酶，这些维生素的严重缺乏可导致氧的利用障碍。

（二）血氧变化特点与缺氧的机制

1．动脉血氧分压、血氧容量、血氧含量和血氧饱和度均正常。

2．动 - 静脉血氧含量差减小　由于组织利用氧障碍，故静脉血氧分压及氧含量高于正常，动 - 静脉血氧含量差小于正常。

3．皮肤、黏膜颜色特点 由于组织用氧障碍，毛细血管中 HbO_2 增多，故组织性缺氧患者肤色可呈玫瑰红。

上述四种类型缺氧可以单独存在，但实际上临床所见的缺氧多为混合性缺氧。例如感染性休克时，主要引起循环性缺氧；内毒素还可引起组织利用氧的功能障碍而发生组织性缺氧；并发休克肺时，又有低张性缺氧。即使单纯的低张性缺氧，严重时也可造成细胞和线粒体损伤，继发组织性缺氧。

各型缺氧的血氧变化及皮肤、黏膜颜色变化特点见表 10-1。

表 10-1 各型缺氧的血氧变化及皮肤、黏膜颜色变化特点

缺氧类型	PaO_2	SaO_2	CO_2max	CaO_2	A-VdO_2	皮肤、黏膜颜色变化
低张性缺氧	↓	↓	N	↓	↓或 N	青紫色
血液性缺氧	N	N	↓或 N	↓或 N	↓	苍白色（贫血）、樱桃红色（CO 中毒）、青石板色（高铁 Hb 血症）
循环性缺氧	N	N	N	N	↑	青紫色、苍白
组织性缺氧	N	N	N	N	↓	玫瑰红色

注：↑升高；↓降低；N 正常。

第三节 缺氧时机体的功能和代谢变化

缺氧对机体的影响，取决于缺氧的程度、速度、持续时间和机体的功能、代谢状态。轻度缺氧主要引起机体代偿反应，快速严重的缺氧而机体代偿反应不全时，则出现代谢功能障碍，并可引起严重损伤，甚至死亡。现以低张性缺氧为例，叙述缺氧对机体的影响。

一、呼吸系统的变化

（一）代偿反应

缺 O_2 时的主要代偿表现为呼吸加深、加快，肺泡通气量增加。其原因在于：当 PaO_2 低于 60mmHg（8kPa）时可刺激颈动脉体和主动脉体化学感受器，反射性地兴奋呼吸中枢，不仅使呼吸加深、加快，肺泡通气量增多，PaO_2 随之增高，而且造成胸廓运动增强，胸膜腔内负压加大，静脉回流增快，心排血量增多，促进氧的摄取和运输，以缓解缺氧对机体的损害作用。通常，急性缺氧最重要的代偿反应是肺通气量增加。单纯血液性缺氧和组织性缺氧因 PaO_2 基本正常，呼吸运动变化不大。若循环性缺氧（如心力衰竭所致的肺淤血与肺水肿）使肺循环障碍，也可增强呼吸运动。

（二）呼吸功能障碍

急性低张性缺氧可导致急性呼吸功能障碍，如快速进入海拔 4000m 以上高原，少数人可在 1 ~ 4 天内发生肺水肿，称高原性肺水肿。临床表现为呼吸困难，发绀，咳嗽、咳出大量白色或粉红色泡沫样痰，肺部湿啰音等。高原性肺水肿的发病机制不明。重度缺氧可直接抑制呼吸中枢，此时化学感受器反射不足以对抗呼吸中枢的抑制作用，从而使呼吸变浅、变慢，肺内通气量减少，形成中枢性呼吸衰竭。

知识链接

急性高原病

急性高原病是指人体进入高原后所出现的一系列临床综合征。最常见的症状是头痛。失眠、眩晕、耳鸣、精力不集中、判断能力下降等神经系统的症状也常发生。胃肠道的症状为食欲缺乏、腹胀，严重者有恶心、呕吐，甚至腹痛。呼吸加深、加快，胸闷，气促，呼吸困难常为劳力性。静息时出现呼吸困难，是高原性肺水肿的先兆。

进入高山前应对心理和体质进行适应性锻炼，有条件者最好在低压舱内进行间断性低氧刺激与习服锻炼，以使机体能够对于由平原转到高原缺氧环境有某种程度的生理调整。目前认为阶梯式上山是预防急性高原病最稳妥、最安全的方法。到达高原后，不要做重体力活动，避免寒冷，注意保温，主张多用高糖饮食等。这些措施对预防和减轻急性高原病的症状有效。

二、循环系统的变化

（一）代偿反应

1．心排血量增加　初进高原的人，心排血量增加，久居高原后逐渐降低。心排血量增加可提高全身组织供氧，故对急性缺氧有一定的代偿意义。其机制为：①心率增快：很可能是通气增加所致肺膨胀对肺牵张感受器的刺激，反射性通过兴奋交感神经引起；②心肌收缩力增强：通过机体对缺氧的应激反应，兴奋交感神经，作用于心肌β-肾上腺素能受体，增强心肌的收缩力；③静脉回流增加：是胸部运动增强，心率加快所致。

2．血流分布变化　急性缺 O_2 时，不仅因应激反应使交感神经兴奋，皮肤、腹腔器官等处血管（α-受体较多）收缩，血流量锐减，而且可刺激组织细胞产生多种舒血管物质（如乳酸、腺苷、PGI_2 等），引起心、脑血管（β-受体较多）扩张，血流量相应增多。这种血流的重分布，对确保心、脑等生命重要器官的血液供应，具有相当重要的代偿调节作用。

3．肺血管收缩　肺血管对缺氧极其敏感。肺泡气及混合静脉血 PO_2 降低时，均可造成细小动脉收缩，相应的肺泡血流量减少。这样有利于局部肺组织维持适当的通气/血流比值，使流经该区域肺泡的血液充分动脉化，以保持较高的 PaO_2。此外，正常情况下由于重力作用，肺尖部的肺泡通气量与血流量的比值过多，肺泡气中氧不能充分被血流运走。当缺氧引起较广泛的肺血管收缩导致肺动脉压升高时，肺上部的血流增加，肺上部的肺泡通气能得到更充分利用。缺氧致肺血管收缩的机制尚未完全阐明，目前认为与三方面因素有关：①交感神经作用：缺氧致交感神经兴奋，直接作用于肺血管的α-受体，引起肺血管收缩。②体液因素作用：缺氧促使肺组织一些细胞（肺泡巨噬细胞、肥大细胞、血管内皮细胞等）生成释放各种血管活性物质，缩血管物质（白三烯、TxA_2、血管紧张素-Ⅱ等）作用强于舒血管物质（PGI_2、NO、组胺等）作用时，可致肺血管收缩。③缺氧直接对血管平滑肌作用：受缺氧的影响，血管平滑肌细胞不仅 K^+ 通道关闭，K^+ 外流减少，膜电位下降，而且 Ca^{2+} 通道开放，Ca^{2+} 内流增多，促进肺血管收缩。

4．毛细血管增生　主要见于慢性缺氧。此时，机体毛细血管广泛增生，尤以脑、心和骨骼肌为甚，有利于增加对组织细胞的供氧量。

（二）循环功能障碍

重度全身性缺氧可导致循环功能障碍，甚至心力衰竭。高原性心脏病发生与肺血管收缩引起的肺动脉高压，缺氧直接使心肌结构破坏（变性、坏死）以及与呼吸中枢抑制造成胸廓的运动减弱，静脉血液回流减少等环节密切相关。

三、血液系统的变化

（一）红细胞增多

常见于慢性缺氧。其发生机制在于：流经肾的低氧血流可刺激肾小管旁间质细胞，可大量生成和释放促红细胞生成素（erythropoietin），不仅促使干细胞逐步分化、增殖、发展为成熟的原红细胞，以加快 Hb 的合成，而且可动员骨髓内的网织红细胞大量释放入血，结果使红细胞明显增多，血氧容量和血氧含量相应增加，组织供氧状况得以改善。急性缺氧还可反射性地收缩肝、脾等储血器官，使体循环血液中红细胞短暂性升高，以促进氧的摄取和输送。但红细胞过度增多也可产生一些负面效应，如血液黏度增高、心脏后负荷加重等不良反应。

（二）氧合血红蛋白解离曲线右移

缺氧时红细胞内糖酵解过程的中间产物 2，3-DPG 增加，导致氧解离曲线右移。这时 Hb 与 O_2 亲和力下降，容易将结合的氧释放给细胞。2，3-DPG 导致氧解离曲线右移的机制为：① 2，3-DPG 增多，有利于 2，3-DPG 与 Hb 结合，进而稳定 Hb 的细胞构型，使之难以与氧结合；② 2，3-DPG 是一种不能通过红细胞膜的有机酸，其含量越多，则红细胞内 pH 越低，于是可通过 Bohr 效应（H^+ 可以改变血红蛋白构型，使血红蛋白与氧结合力下降，尤其对曲线中段影响更显著，此现象称 Bohr 现象）来降低 Hb 与氧的亲和力。

四、中枢神经系统的变化

在机体所有器官中，脑是氧耗最高、对缺氧最为敏感的一个生命重要器官。脑重约为体重的 2%，而脑血流量却占心排血量的 15%，脑耗氧量为总耗氧量的 23%，所以脑对缺氧十分敏感。其中脑灰质比白质的耗氧量多 5 倍，对缺氧耐受性更差。正常人脑静脉血氧分压约为 34mmHg（4.53kPa），当降低到 28mmHg（3.73kPa）以下时可出现精神错乱，降至 19mmHg（2.53kPa）以下时可出现意识丧失，低于 12mmHg（1.6kPa）时危及生命。急性缺氧可引起头痛，情绪激动，思维力、记忆力、判断力降低或丧失以及运动不协调等。缺氧引起的脑组织形态学变化主要是脑细胞肿胀、变性、坏死及脑间质水肿。这些损伤往往在缺氧几分钟内发生。

缺氧引起中枢神经系统功能障碍机制较复杂。神经膜电位降低、神经递质合成减少、ATP 生成不足、酸中毒、细胞内游离 Ca^{2+} 增多、溶酶体酶释放及细胞水肿等，均可致神经系统功能障碍，神经细胞结构破坏。PaO_2 低于 50mmHg（6.67kPa）可使脑血管扩张。缺氧与酸中毒还使脑微血管通透性增高，从而导致脑间质水肿。脑血管扩张，脑细胞及脑间质水肿可使颅内压增高，引起头痛、呕吐等临床症状。

五、组织细胞的变化

（一）代偿反应

在供氧不足的情况下，组织细胞可通过增强用氧能力和无氧酵解，而获得维持生命活动所必需的能量。

1．细胞用氧能力增强　慢性缺氧时，细胞内线粒体数目和膜面积均增加，呼吸链中的琥珀酸脱氢酶、细胞色素氧化酶等增加，使细胞内呼吸功能相应增加。

2．无氧糖酵解增强　缺氧时，ATP 生成减少，ATP/ADP 比值下降，以致磷酸果糖激酶活性增强，其活性增强可促使糖酵解过程加强，在一定的程度上可补偿能量的不足。

3．肌红蛋白增加　与氧亲和力大是肌红蛋白的一大特点。慢性缺氧状态下肌肉中的肌红蛋白明显增多，肌红蛋白可释放大量氧供组织细胞利用，具有储存氧的功能。

4．低代谢状态　缺氧可抑制细胞的各种合成代谢和离子泵功能，使之耗能减弱，细胞处于低代谢状态，从而有利于机体在缺氧环境中生存。

近年研究表明，细胞缺氧不仅有能量代谢改变使细胞适应在缺氧环境中生存，而且有些组织细胞对缺氧发生特有的反应，有利于整体的生存。如颈动脉体化学感受器在缺氧时分泌神经递质，引起反射性呼吸运动增强。血管平滑肌细胞对缺氧发生的舒缩反应，可改变血流分布；肾小球球旁细胞缺氧释放促红细胞生成素，使骨髓红细胞生成增多；细胞缺氧时血管内皮生长因子基因表达增强，促进血管增生等，这些细胞反应可提高机体对缺氧的适应能力。

（二）细胞损伤

缺氧性细胞损伤主要表现为细胞膜、线粒体及溶酶体的改变。

1．细胞膜的变化　细胞膜电位下降，原因是膜对离子通透性增高，导致：① Na^+ 内流增多：缺氧使细胞 ATP 生成减少，Na^+-K^+ 泵功能障碍，细胞内钠、水潴留，致细胞水肿。② K^+ 外流加快：直接造成细胞内缺钾，使合成代谢障碍，各种酶生成减少，进一步妨碍离子泵的功能和减少 ATP 的生成。③ Ca^{2+} 内流增多：严重缺氧可增高细胞膜对 Ca^{2+} 的通透性和损害 Ca^{2+} 泵的功能，使 Ca^{2+} 内流增多，泵出减少，使胞质 Ca^{2+} 浓度增高，抑制线粒体的呼吸功能；并可激活磷脂酶，加速膜磷脂分解，造成溶酶体膜损伤，水解酶释放，加重细胞损伤。

2．线粒体的变化　轻度缺氧可增强线粒体呼吸功能，重度缺氧除明显抑制线粒体功能和氧化过程外，还可使线粒体肿胀，嵴内腔扩张、崩解、外膜破裂等结构损害。

3．溶酶体的变化　缺氧时因糖酵解使乳酸等酸性物质增多，导致酸中毒。使磷脂酶活性增高，使溶酶体膜磷脂被分解，膜通透性增高，结果使溶酶体肿胀、破裂和大量溶酶体酶释出，进而导致细胞及其周围组织的溶解、坏死。

除上述外变化，肝、肾、胃肠道及内分泌等器官的功能均可因严重缺氧而受到损害。

第四节　影响机体缺氧耐受性的因素

影响机体对缺氧耐受性的因素有很多，如年龄、健康状况、环境等，可归纳为代谢耗氧率与机体的代偿能力两个方面。

一、代谢耗氧率

基础代谢率增高者（如发热或甲状腺功能亢进患者），由于耗氧多，对缺氧耐受性较低。寒冷、体力劳动、情绪激动等可增加机体耗氧量，也可使缺氧耐受性降低。体温降低、神经系统被抑制，因能降低耗氧率而使机体对缺氧的耐受性增强，故临床上在心脏外科手术时常用低温麻醉提高患者对缺氧的耐受性，以延长手术所必需的阻断血流的时间。

二、机体的代偿能力

机体通过呼吸、循环和血液系统的代偿反应增加向组织的供氧，通过组织、细胞的代偿反应能提高利用氧的能力，这些代偿反应存在显著个体差异。有心、肺疾患者，血液病患者和老年人对缺氧的耐受性下降。轻度缺氧刺激可调动机体的代偿能力，如登山者采取缓慢阶梯式上升要比快速上升者能更好地适应。慢性贫血患者 Hb 很低仍能维持正常生命活动，而急性失血使 Hb 减少至同等强度就可能引起严重的代谢功能障碍。另外，通过加强身体锻炼可以提高机体的代偿能力。

第五节 氧疗和氧中毒

一、氧疗

由于吸氧可增加 PaO_2 和改善组织的供氧状况，故氧疗适用于各型缺氧，但其疗效因缺氧的类型而异。

低张性缺氧时，PaO_2 和 SaO_2 明显降低，正好可通过吸氧来加以矫正，因此，氧疗的效果最好。血液性、循环性或组织性缺氧时，尽管 PaO_2 和 SaO_2 正常，但因可与 O_2 结合的 Hb 已达 95% 左右，故吸氧难以使 SaO_2 明显增加，然而可增加血浆中溶解的 O_2，有利于改善组织供氧状况。特别是 CO 中毒时，通过吸入纯氧，升高 PaO_2，增强 O_2 与 CO 竞争性结合 Hb 的能力，促使 HbCO 解离和 CO 排出。组织性缺氧时，因组织用氧障碍，吸氧效果欠佳。

知识链接

高压氧

将机体置于高压氧舱内，在高于 1 个大气压的条件下吸纯氧称为高压氧。用高压氧治疗疾病的方法叫高压氧疗法。用于实施高压氧疗法的设备称为高压氧舱。高压氧舱是按压力容器规定和高压氧治疗需求标准设计制造的耐高压的密闭舱体。通过向舱内输入压缩气体（空气或氧气），在舱内形成一个高气压环境，患者在内实施吸氧治疗。

高压氧对临床急、慢性缺血，缺氧性疾病和因缺氧引起的继发性疾病起到有效的治疗作用，特别对一氧化碳中毒、厌氧菌感染性疾病、潜水减压病、空气栓塞、组织缺血缺氧性疾病、皮肤和骨移植及血红蛋白携氧障碍等疾病有显著的疗效，对颅脑损伤、脊髓损伤及各种外伤及其后遗症也有良好的效果。

二、氧中毒

氧中毒（oxygen intoxication）是指因吸入气 PO_2 过高（> 0.5 个大气压）或吸高浓度氧过久所致的一种临床综合征，它的发生主要取决于 PO_2。常见表现为恶心、抽搐、听觉和视觉障碍、溶血反应，甚至重度呼吸衰竭等。一般可分为脑型氧中毒和肺型氧中毒两种类型。其发生机制与活性氧对组织细胞产生毒性损害作用有关。当吸入气 PO_2 过高时，直接明显升高肺泡气和动脉血的 PO_2，增大血液与组织细胞之间的氧分压差，加速氧的弥散而引发氧中毒。

（一）脑型氧中毒

脑型氧中毒指因吸入 2 ~ 3 个大气压以上的氧所致的氧中毒，以视觉及听觉障碍、恶心、抽搐、晕厥、昏迷甚至死亡为常见临床表现。高压氧疗时应注意与缺氧性脑病相鉴别。本型氧中毒时患者先抽搐后昏迷，抽搐时患者是清醒的，须严格控制吸氧，而缺氧性脑病患者先昏迷后抽搐，应加强氧疗，并注意鉴别。

（二）肺型氧中毒

肺型氧中毒指因持续吸入（8 小时）约 1 个大气压的氧所致的氧中毒，主要临床表现为胸骨后疼痛、咳嗽、呼吸困难、PaO_2 降低、肺部炎性病变（充血、水肿、出血、肺不张及炎症细胞浸润）。氧疗时要严格控制吸入氧的浓度与时间，积极预防氧中毒。

本章小结

氧是人体必需的物质之一。当组织供氧不足或用氧障碍时，机体发生代谢、功能甚至形态结构改变的病理过程称为缺氧。反映组织供氧量与耗氧量的常用血氧指标有：①动脉血氧分压（PaO_2）；②血氧容量（CO_2max）；③血氧含量（CO_2）；④氧饱和度（SO_2）；⑤动 - 静脉血氧含量差（$A\text{-}VdO_2$）。

缺氧分为四种类型：①低张性缺氧，各种原因（如吸入气氧分压过低、外呼吸功能障碍、静脉血分流入动脉等）均可导致低张性缺氧。其血氧变化特点是PaO_2、血氧含量、血氧饱和度均降低，动 - 静脉血氧含量差减小，血氧容量正常。②血液性缺氧，是由于血红蛋白的量减少或血红蛋白的性质发生改变所致，如贫血、CO 中毒、高铁 Hb 血症等。其血氧变化特点是血氧含量和血氧容量降低、动 - 静脉血氧含量差减小、PaO_2和血氧饱和度正常。③循环性缺氧，是指组织血流量减少引起的组织供氧不足所致。其血氧变化特点是动 - 静脉血氧含量差增大，而动脉血的氧分压、氧容量、氧含量和氧饱和度正常。④组织性缺氧，是指组织、细胞利用氧障碍，生物氧化不能正常进行而发生的缺氧，如组织中毒、细胞损伤、呼吸酶合成障碍等。其血氧变化特点是动 - 静脉血氧含量差减小，动脉血氧分压、血氧容量、血氧含量和血氧饱和度均正常。

缺氧对机体的影响，取决于缺氧的程度、速度、持续时间和机体的功能、代谢状态。轻度缺氧主要引起机体代偿反应，快速严重的缺氧而机体代偿反应不全时，则出现代谢功能障碍，并可引起严重损伤，甚至死亡。

影响机体对缺氧耐受性的因素有很多，如年龄、健康状况、环境等，主要有代谢耗氧率与机体的代偿能力两个方面。

针对各类缺氧的治疗，除了消除引起缺氧的原因以外，均可给患者吸氧。吸入氧分压较高的空气或较高浓度氧对各种类型缺氧进行治疗，称为氧疗。氧疗的效果因缺氧类型而异，低张性缺氧疗效最好。血液性缺氧、循环性缺氧患者动脉血氧分压和氧饱和度均正常，此时氧疗的作用主要是通过提高动脉血氧分压，增加血液中溶解的氧量，改善对组织的供氧，故有一定的治疗效果。组织性缺氧无供氧障碍，组织用氧能力降低，故氧疗效果欠佳。吸入纯氧对治疗高原性肺水肿具有特殊的疗效，对严重高原病患者采用高压氧治疗，可收到满意效果。

吸入气氧分压过高（超过 0.5 个大气压的氧）或长时间吸入高浓度氧，引起细胞损害、器官功能障碍称为氧中毒。它主要取决于PO_2。氧中毒分为两种类型：①肺型氧中毒；②脑型氧中毒。在常压下吸入 40% 氧是安全的，吸入纯氧不应超过 12 小时，采用高压氧吸入时，应严格控制氧压和使用时限，以防止氧中毒。

思考题

1．什么叫缺氧？临床上常见有几种类型缺氧？

2．为什么不同原因引起的缺氧，患者皮肤黏膜颜色会不同？

3．慢性缺氧时红细胞增多的机制和意义是什么?
4．影响机体对缺氧耐受性的因素有哪些?
5．什么叫氧中毒？如何预防?

（马海芬）

第十一章 发 热

学习目标

1. 掌握发热的概念，发热时机体代谢、功能变化。
2. 熟悉发热的原因和发病机制。
3. 了解体温升高的分类、发热的分期、生物学意义和处理原则。

第一节 概 述

人和哺乳类动物都具有相对稳定的体温，以适应正常生命活动的需要。正常体温在体温调节中枢控制下，通过产热和散热保持着动态平衡。正常人体温昼夜间上下波动幅度不超过1℃。

体温调节的高级中枢位于视前区下丘脑部（preoptic anterior hypothalamus，POAH），延髓、脊髓等部位也对体温信息有一定程度的整合功能，被认为是体温调节的次级中枢所在。另外，大脑皮质也参与体温的行为性调节。至于体温中枢的调节方式，目前仍以“调定点（set point，SP）”学说来解释。调定点理论认为体温调节类似于恒温器的调节，在体温调节中枢内有一个调定点，体温调节即围绕此调定点来调控体温。当体温偏离调定点时，由反馈系统将偏差信息输送到控制系统，后者对信息进行分析，然后通过对效应器的调控把中心温度维持在与调定点适应的水平。据此，所谓发热（fever）是在致热原的作用下，使体温调节中枢的调定点上移而引起调节性体温升高。此时体温调节功能并无障碍。

在某些生理条件下，如月经前期、妊娠、剧烈运动和婴幼儿哭闹等，体温也可升高，尤其是剧烈运动时更明显。据报道，大鼠或家兔疾驰时体温可升高2℃，人赛跑时可升高3℃。但当运动停止后，通过机体的散热加强，可很快回复到正常水平，故这种体温变化属于生理性体温波动。

在有些情况下，机体的体温调节中枢调定点未发生上移也会发生体温升高，如体温调节障碍（如颅脑损伤）、散热障碍（如中暑、皮肤鱼鳞病等）、产热加强（如甲状腺功能亢进症）等，属非调节性体温升高，称为过热（hyperthermia）。

综上所述，可将体温升高的分类总结如下（图11-1）。

- 体温升高
  - 生理性体温升高
  - 病理性体温升高
    - 发热（调节性体温升高，与体温调定点上移相适应）
    - 过热（被动性体温升高，超过体温调定点）

图 11-1 体温升高的分类

第二节 发热的原因与机制

一、发热激活物

通常把引起人或动物发热的物质称为发热激活物（pyrogenic activator）。发热激活物激活机体内的内生致热原细胞使之产生和释放内生致热原（endogenous pyrogen，EP），继而经由后续环节引起体温升高。发热激活物又称 EP 诱导物，可以来自于体外，也可以是体内合成的。

（一）感染性发热

多数发热性疾病都是由病原微生物及其产物引起的，由病原微生物引起的发热称感染性发热。这些病原微生物及其产物即为来自体外的发热激活物，又称为外致热原（exogenous pyrogen）。

1．细菌　革兰阳性细菌（如葡萄球菌、链球菌、肺炎球菌等）和革兰阴性细菌（如伤寒杆菌、淋球菌、脑膜炎球菌等）的菌体、代谢产物和毒素均是发热激活物。革兰阴性细菌释放的内毒素（endotoxin，ET）是典型的发热激活物，它耐热性强（干热 160℃持续 2 小时才能灭活），一般方法难以清除，是血液制品和输液过程中的主要热源污染物，其致热的活性成分是脂多糖（lipopolysaccharide，LPS）。另外，结核分枝杆菌的菌体及细胞壁中所含多糖和蛋白质都具有致热作用。

2．病毒　常见的有流感病毒、麻疹病毒、柯萨奇病毒以及新发现的 SARS 病毒等。病毒是以其全病毒体和其所含的血细胞凝集素致热。

3．真菌　常见的有白色念珠菌、新型隐球菌等。真菌的致热因素是全菌体、荚膜多糖和蛋白质。

4．螺旋体　常见的有钩端螺旋体、回归热螺旋体和梅毒螺旋体。其致热因素是其代谢产物、裂解产物、毒素和细胞毒因子等。

5．疟原虫　疟原虫感染人体后，引起周期性红细胞破裂，大量裂殖子和代谢产物（疟色素等）释入血液，可引起高热。

（二）非感染性发热

由非生物性因素引起的发热称为非感染性发热。这类发热激活物为体内合成产物。

1．抗原 - 抗体复合物　在某些自身免疫性疾病患者的循环血中长期存在抗原 - 抗体复合物，其可激活产内生致热原细胞不断释放内生致热原，引起发热。

2．类固醇　体内某些类固醇（steroid）产物有明显致热性，睾酮的中间代谢产物本胆烷醇酮（etiocholanalone）是典型代表。它可激活产内生致热原细胞而引起发热。石胆酸也有类似的作用。

3．非感染性致炎物　如硅酸盐结晶、尿酸盐结晶等，在体内不但可引起炎症反应，其本身还具有激活产致热原细胞的作用。无菌性炎症可引起发热，见于大面积烧伤、创伤、手术、各种理化因素的作用等。在这些情况下，由于组织细胞坏死、组织蛋白分解、组织坏死产物引起无菌性炎症，这些致炎物本身以及炎性渗出液中均含有发热激活物，后者可激活产内生致热原细胞，产生和释放内生致热原而引起发热。

二、内生致热原

发热激活物一般不能通过血脑屏障作用于体温调节中枢。研究发现，中性粒细胞、嗜酸粒细胞和单核细胞被激活后，都能产生和释放一种有致热作用的小分子蛋白质，其性质与各种发热激活物截然不同，遂命名为白细胞致热原（leukocyte pyrogen，LP），因其来自体内，又称为内生致热原（EP）。目前认为，内生致热原是指在发热激活物作用下，激活产内生致热原细胞，产生和释放的一组可作用于体温调节中枢，使调定点上移，引起调节性体温升高的物质。多数学者认为，内生致热原是引起发热的基本信息分子。

（一）内生致热原的来源

体内哪些细胞能产生和释放内生致热原？早在 20 世纪 40 年代，研究人员用无菌生理盐水灌注家兔腹腔，从家兔腹腔渗出液中发现有致热原产生，由于渗出液中中性粒细胞占 95% 以上，故将其命名为白细胞致热原（LP），因其来自体内故又称为内生致热原（EP）。因此，早期认为内生致热原主要来自中性粒细胞。以后发现单核细胞在激活物的刺激下也可产生和释放大量内生致热原，而中性粒细胞产生和释放的内生致热原还不及单核细胞的 1%，从而提出单核细胞是产生内生致热原的主要细胞。目前认为产生内生致热原的细胞主要有三大类：①巨噬细胞类：包括单核细胞、巨噬细胞、肝星状细胞等；②肿瘤细胞类：骨髓单核性肿瘤细胞、白血病细胞、霍奇金病瘤细胞、肾细胞瘤细胞；③其他细胞：包括朗汉斯巨细胞、神经胶质细胞等。

（二）内生致热原的种类

EP 是一组内源性、不耐热的小分子蛋白质。已经证实的 EP 有以下几种：

1．白细胞介素 -1（interleukin -1，IL-1） IL-1 是在发热激活物作用下，主要由单核、巨噬细胞、内皮细胞、星状细胞及肿瘤细胞等合成和释放的，它是一种小分子多肽类物质，其致热成分是含有特殊肽链的蛋白质。它不耐热，加热 56℃ 30min 或 70℃ 20min 即可被破坏，也可被胃蛋白酶、胰蛋白酶破坏，在 pH8.0 的环境中也易被破坏。给动物静脉内微量注射，可引起单相热，大剂量注射可引起双相热，反复注射不产生耐受。IL-1 受体广泛分布于脑内，在靠近体温调节中枢的下丘脑周围密度最大。除致热效应外，IL-1 还能引起中性粒细胞增多、肝急性期蛋白合成增多及肌肉蛋白水解增多等效应。

2．肿瘤坏死因子（tumor necrosis factor，TNF） TNF 具有非特异杀伤肿瘤细胞的作用。多种外致热原（如葡萄球菌、链球菌和内毒素等）都可诱导巨噬细胞与淋巴细胞等产生和释放 TNF。TNF 具有许多与 IL-1 类似的生物学活性。目前认为，TNF 可能作用于中枢，引起发热中枢介质的产生和释放，从而导致发热。另外，体内或体外的 TNF 都能刺激 IL-1 的产生，并进而引起发热。TNF 不耐热，70℃ 20min 即可失去 50% 的活性。

3．干扰素（interferon，IFN） IFN 是一种具有抗病毒和抑制肿瘤细胞生长的蛋白质。其主要由单核细胞和淋巴细胞产生。IFN 不耐热，60℃ 40min 即可被灭活。

4．白细胞介素 -6（interleukin-6，IL-6） IL-6 是单核细胞、成纤维细胞和内皮细胞等分泌的细胞因子。内毒素、病毒、IL-1 、TNF 和血小板生长因子等都可诱导 IL-6 的产生和释放，IL-6 的致热作用弱于 IL- 1 和 TNF。

5．巨噬细胞炎症蛋白 -l（macrophage inflammatory protein-1，MIP-l） MIP-1 是 Wolpe 等于 1988 年新发现的一种单核细胞因子，为一种肝素 - 结合蛋白。皮下注射此因子能引起炎症反应及发热反应。

此外，睫状神经营养因子（ciliary neurotrophic factor，CNTF）、白细胞介素 -8（interleukin-8，

IL-8）以及内皮素等也被认为与发热有一定关系，但还需进一步系统的研究。

（三）内生致热原传入中枢的途径

近年来认为，内生致热原的作用部位可能是通过血脑屏障直接作用于下丘脑的温度敏感区，而引起发热。大剂量静脉注射 IL-1 或（和）TNF 等引起双相热，第一相的形成是直接作用于体温调节中枢所致，这一观点基本上得到公认。另一种可能，即内生致热原的作用部位可能位于血脑屏障外的脑血管区，称为下丘脑终板血管器（organum vasculosum terminalis，OVLT），它位于第三脑室壁的视上隐窝处。内生致热原能通过这里的有孔毛细血管作用于血管外间隙中的巨噬细胞，后者释放发热介质再作用于下丘脑终板血管器区神经元，或弥散通过室管膜血脑屏障的紧密连接，而作用于下丘脑视前区的神经元（图 11-2）。

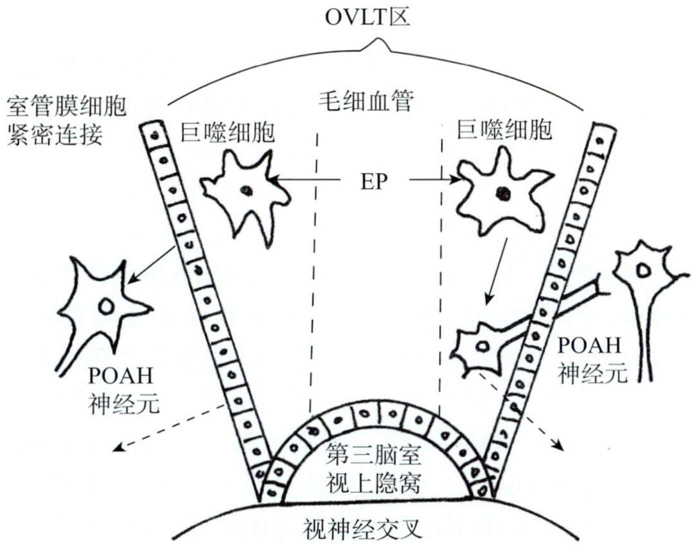

图 11-2 下丘脑终板血管器在发热发生中的作用示意图

三、发热时体温调节机制

（一）体温调节中枢

如前所述，体温调节中枢位于 POAH，内生致热原进入脑内后，作用于 POAH 使调定点上移，通过发放升温信息传递至效应器，引起体温上升。但在体温上升的同时，另一些部位（主要包括脑腹中隔区、中杏仁核和弓状核等相关中枢）发放限制体温上升的信息或其他效应而抑制体温升高，故临床上大多数传染性或炎症性发热时，体温不至于无限上升，超过 41℃者罕见。目前认为，发热时的体温调节中枢主要由两部分组成：一个是正调节中枢，主要包括 POAH 等；另一个是负调节中枢，主要包括脑腹中隔区、中杏仁核等。因此，发热时体温上升的高度是体温正、负调节机制相互作用的结果，从而避免了高热引起脑细胞损伤。这是机体的自我保护功能和自稳调节机制，具有极其重要的生物学意义。

（二）发热中枢调节介质

目前认为内生致热原仍然不是引起调定点上移的最终物质。无论内生致热原能否通过血脑屏障到达下丘脑，它们引起发热都有一个潜伏期，提示内生致热原需要通过一定作用方式才能引起发热。大量的研究证明，内生致热原进入脑内可能首先作用于体温调节中枢，引起发热中枢介质的释放，继而引起调定点的改变，引起体温升高。

发热中枢介质可分为两类：正调节介质和负调节介质。

1．正调节介质　是一类与体温变化呈正相关的介质，他们在脑组织中的含量增高，使体温上升，称为正调节介质。

（1）前列腺素 E（prostaglandin E，PGE）：动物实验发现，向脑内（下丘脑）注射 PGE 可引起动物发热，且呈剂量依赖关系。发热动物的脑脊液及第四脑室中 PGE 的浓度增高。用下丘脑组织分别与 IL-1、INF 和 TNF 进行体外培养，培养液中 PGE 也增高。阻断 PGE 合成的药物，对 LP、IFN 及 TNF 引起的发热都有解热效果。给予退热药后，前列腺素在脑脊液及脑室中含量降低，这都提示发热时脑部 PEG 水平是升高的。

（2）环腺苷酸（cyclic adenosine monophosphate，cAMP）：是重要的发热正调节介质之一。实验证明，给猫、家兔、大鼠脑内注射 cAMP 可引起发热；用 EP 静脉注射引起家兔发热时脑脊液中 cAMP 较正常水平增高 1 倍，这都说明脑内 cAMP 是 EP 发热的中枢介质。

（3）Na^+/Ca^{2+} 比值：实验显示，给多种动物脑室内灌注 Na^+ 可使体温很快升高，灌注 Ca^{2+} 则使体温很快下降，脑室内灌注降钙剂也引起体温升高。Na^+/Ca^{2+} 比值改变可能是发热信号传递的中间环节，EP 可能先引起体温中枢内 Na^+/Ca^{2+} 比值的升高，引起脑内 cAMP 增高而促使调定点上移。

（4）一氧化氮（nitric oxide，NO）：NO 作为一种新型神经递质，广泛分布于中枢神经系统，其引起发热的作用机制可能是：①通过作用于 POAH、OVLT，介导发热使体温升高；②使褐色脂肪组织的代谢旺盛导致产热增高；③可调节其他发热介质的合成和释放。

（5）促肾上腺皮质激素释放素（corticotrophin releasing hormone，CRH）：是一种 41 肽的神经激素，主要分布于室旁核和杏仁核。实验证明：IL-1 和 IL-6 能刺激下丘脑释放 CRH，脑内灌注 CRH 引起实验动物发热，CRH 受体阻断剂可完全抑制 IL-1 和 IL-6 的致热性。

2．负调节介质　临床和实验研究均表明，发热时的体温升高极少超过 41℃，即使显著增加致热源的量也难以超越此热限。说明体内存在着自我限制发热的因素。现已证明，体内的精氨酸加压素（arginine vasopressin，AVP）、黑素细胞刺激素（α-melanocyte-stimulating hormone，α-MSH）和脂皮质蛋白 -1（lipocortin-1）等能对抗体温的升高或能降低体温，称为负调节介质。

（1）精氨酸加压素（AVP）：是由下丘脑神经元合成的神经垂体肽类激素，也是一种与多种中枢神经系统功能（如心血管中枢和学习记忆功能）有关的神经递质。AVP 有 V_1 和 V_2 两种受体，解热可能是通过 V_1 受体起作用。大鼠 IL-1 所致发热可被 AVP 减弱，但脑内注射 AVP 拮抗去氨加压素（DDAVP）可完全阻断这种解热效应；V_1 受体阻断剂则可明显增强 IL-1 所致发热。

（2）黑素细胞刺激素（α-MSH）：是由腺垂体分泌的多肽激素，其有解热或降温作用，依据有：①脑室内或静脉内注射 α-MSH 都有解热作用，并且在不影响正常体温的剂量下就表现出明显的解热效应；②在 EP 所致发热期间，脑室中隔区 α-MSH 含量升高，而且将 α-MSH 注射于此区可使发热减弱；③ α-MSH 可增强散热；④内源性 α-MSH 能够限制发热的高度和持续时间。

（3）脂皮质蛋白 -1：是一种钙依赖性蛋白。它在体内分布十分广泛，但主要存在于脑、肺等器官之中。目前的研究发现糖皮质激素发挥解热作用依赖于脑内脂皮质蛋白 -1 的释放，研究中观察到大鼠中枢内注射重组的脂皮质蛋白 -1，可明显抑制 IL-1、IL-6 、IL-8 、CRH 诱导的发热反应。这些资料表明，脂皮质蛋白 -1 有可能是一种发热中枢的负调节介质。

在 EP 引起“调定点”上移形成机制中，正调节介质和负调节介质很可能同时或先后被激活，共同控制着“调定点”的上升和上升高度。

总之，发热的发生机制比较复杂，有不少细节仍未阐明，但基本环节已比较清楚。 概括起来有三个环节：第一是信息传递，即发热激活物作用于产致热原细胞，使其产生和释放内生致热原，并经血液循环将其传递到下丘脑体温调节中枢。第二是中枢调节，即内生致热原通过中枢介质引起体温调定点上移。第三是效应反应，此时由于中心体温低于体温调定点的新水平，从体温调节中枢发出调控指令，一方面通过运动神经引起骨骼肌紧张度增高或寒战，使产热增加；另一方面经交感神经系统引起皮肤血管收缩，使散热减少。于是产热大于散热，体温升至与新的调定点相适应的水平（图 11-3）。

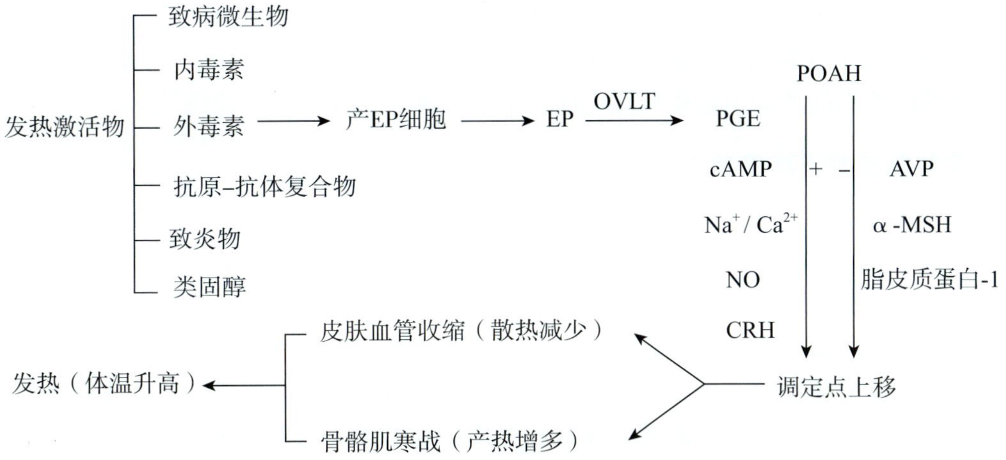

图 11-3 发热时体温调节机制示意图

案例 11-1

患者女性，22 岁。因淋雨后发热、咳嗽 2 天并胸痛 1 天入院。查体：体温 40℃，心率 128 次 / 分；面红，口唇干燥，两肺闻及湿啰音。实验室检查：WBC16.8 × 10^9/L，N 83.5%。X 线检查：见左肺下叶有大片致密阴影。入院后立即输液，抗生素治疗。7 日后痊愈。

问题与思考：

考虑患者是何原因引起的发热，发病机制是什么？

第三节 发热的时相变化及热代谢特点

多数发热尤其是急性传染病和急性炎症的发热，其临床经过大致可分为三个时相，每个时相有各自的临床及热代谢特点。

一、体温上升期（寒战期）

发热的第一时相是中心体温开始迅速或逐渐上升，快者几小时或一昼夜就可达高峰，有的约需几天才达高峰，称为体温上升期（fervescence period）。

在中枢发热介质使调定点上移后，原来的正常体温变成了“冷刺激”，中枢对“冷”信息起反应，发出指令经交感神经达到散热中枢，引起皮肤血管收缩，导致皮肤温度降低，散热随之减少；引起寒战和物质代谢加强，产热随之增加。

寒战是骨骼肌不随意节律性收缩引起的，由于是屈肌和伸肌同时收缩，所以不表现外做功，肢体不发生屈伸运动，产热可比正常高 4 ～ 5 倍。该过程是寒战中枢兴奋的结果，皮肤温度的下降也可刺激冷感受器，通过传入途径兴奋寒战中枢。此外，由于交感神经兴奋，各种物质代谢加快，特别是棕色脂肪细胞内脂质分解和氧化增强，产热增加。

热代谢特点：产热增加，散热减少，产热大于散热，体温不断升高。

临床表现：由于皮肤温度下降，患者感到发冷或恶寒（其实此时的中心体温已经上升）。另外，因交感神经传出的冲动引起皮肤竖毛肌收缩，皮肤可出现"鸡皮疙瘩"。

二、高热持续期（高峰期）

当体温升高达到新的调定点水平时，便不再继续上升，而是在这个新的调定点相适应的高水平上波动，所以称高热持续期（persistent febrile period），也称高峰期。此期体温与调定点相适应，所以寒战消失并开始出现散热反应。

热代谢特点：体温与上升的调定点水平相适应，产热与散热在较高水平上保持相对平衡。

临床表现：此时体温调节中枢在一个较高的水平上进行调节，因散热反应皮肤血管开始转为扩张，血流量增多，温度较高的血液灌注提高了皮肤的温度，患者不再感到寒冷，反而由于皮肤温度高于正常而有酷热的感觉，皮肤的"鸡皮疙瘩"也消失。另外，因皮肤温度升高和皮肤水分蒸发而表现为口唇皮肤比较干燥。

三、体温下降期（退热期）

体温下降期（defervescence period）由于发热激活物在体内被控制或消失，内生致热原及发热介质也被消除，体温调节中枢的调定点回到正常水平。此时由于血温高于调定点水平，故从下丘脑发出降温冲动，使交感神经的紧张性降低，使皮肤血管进一步扩张。

热代谢特点：散热增强，产热减少，散热大于产热。体温开始下降，逐渐恢复到与正常调定点相适应的水平。

临床表现：此时由于高血温及皮肤温度感受器传来的热信息对发汗中枢的刺激，汗腺分泌增加，引起大量出汗，严重者可致脱水。退热期持续几小时或一昼夜（骤退）甚至几天（渐退）。

第四节　发热时机体的代谢与功能变化

一、代谢变化

体温升高时物质代谢加快。一般认为，体温每升高 1℃，基础代谢率提高 13% 。例如，伤寒患者体温上升并保持在 39 ～ 40℃，其基础代谢率增高 30% ～ 40%。因此，持久的发热会使患者物质消耗明显增多，如果营养物质没有得到相应的补充，患者就会消耗自身物质，导致消瘦和体重减轻。

（一）糖代谢

发热时，由于交感 - 肾上腺髓质系统的活动增强，儿茶酚胺分泌增多，作为重要产热器官的肝和肌肉中的糖原将大量分解。肝糖原分解的糖原异生作用加强，可引起血糖升高，甚至出现尿糖。由于糖的分解代谢加强，氧的供应相对不足，则糖酵解加强，乳酸增多，这是发热时肌肉酸痛的原因之一，有时还会出现乳酸尿症。在慢性发热过程中，血糖水平一般升高不显著，甚至在消耗性发热过程中血糖还会降低。

（二）脂肪代谢

由于发热时糖原不断消耗，故机体的糖原贮存减少，加之患者食欲低下，糖的摄入不足，就会动用储备脂肪，故而脂肪分解加强，以增加能量供应。另外，交感 - 肾上腺髓质系统兴奋性增高，脂解激素分泌增加，也促进脂肪加速分解。已知正常人脂肪分解供能只占能量的

20% ~ 25%，而在长期发热的机体，脂肪分解供能可增至 60% ~ 80% 之多，由于大量脂肪分解并且氧化不全，患者可能出现酮症酸中毒和酮尿。体内脂肪消耗增强可使长期发热患者日渐消瘦。

（三）蛋白质代谢

发热时，机体在大量分解糖原和脂肪时，组织蛋白质也随之分解供能。50kg 体重的正常人，每天蛋白质分解量平均仅 12g，但同样体重的发热机体蛋白质分解量可增至 40g，为正常人的 3 ~ 4 倍。由此可见，发热时较多的热量来自蛋白质的分解代谢。蛋白质分解首先可发生在实质器官（如肝等），严重时可引起肌肉组织和实质器官变性萎缩，其次是腺体组织及血浆蛋白的减少。

由于蛋白质的分解代谢加强和氧化不完全，血中非蛋白氮增高，尿素氮排出增多，后者有时可达正常的 2 ~ 3 倍。发热时患者食欲和消化、吸收功能降低，摄入蛋白质减少，容易引起负氮平衡，从而影响组织的再生、修复能力和抗体形成，导致机体抵抗力降低。在发热时，如何防止蛋白质的过多消耗，是临床上值得重视的问题。一般主张对发热患者，应当给予易消化、吸收的糖类，适量补充蛋白质，对于防止蛋白质的过度消耗是有益的。

（四）维生素代谢

发热时，由于患者食欲缺乏和消化液分泌减少，可导致维生素的摄入不足和吸收减少；又因发热造成机体代谢亢进，维生素的消耗增多，故发热患者往往出现维生素特别是维生素 C 和维生素 B 族缺乏。因此，对长期发热和高热的患者，适当地补给多种维生素是有必要的。

（五）水和电解质代谢

在体温上升期和高热持续期，患者排尿减少可致水、钠和氯在体内潴留。在体温下降期，由于通过皮肤和呼吸道大量蒸发水分，出汗增多，又可引起脱水，此时如水分补充不足，可引起高渗性脱水。

此外，由于发热患者分解代谢加强，大量钾向细胞外释放，肾的排钾量亦增加，血钾与尿钾均增高。由于发热机体的代谢紊乱，酸性代谢产物（如乳酸、酮体）堆积，可出现代谢性酸中毒。

二、功能变化

（一）心血管系统

发热患者常出现心率增快，一般体温每升高 1℃，心率平均增加 18 次 / 分。其机制主要与交感肾上腺髓质系统活动增强以及血温升高对心脏窦房结的直接刺激作用有关。心率加快可增加心排出量，是增加组织血液供应的代偿性效应。但如果心率过快使心脏充盈不足，心排出量反而下降。因此，发热患者应当安静休息，尽量减少体力活动和情绪激动，以免心率过快。心率过快和心肌收缩力加强还会增加心脏负担和耗氧量，而心率过快又使冠状动脉血流量减少。所以在心肌劳损或心脏有潜在疾患的人，容易诱发心力衰竭，应特别予以注意。

另外，在某些情况下，如肠伤寒、病毒性肺炎、严重中毒、脑干损伤或有心脏传导阻滞时，虽体温升高，而心率却相对徐缓或减慢。因此，发热患者心率减慢或相对徐缓时，应注意有无传导阻滞或脑干损伤。此外，伴有颅内压升高的发热（如脑膜炎、脑脓肿）患者，有时也可出现心率相对缓慢。

在急性发热或体温上升期，由于心率加快和末梢血管收缩，外周阻力增加，动脉血压可有所升高；在高热持续期由于外周血管舒张，动脉血压可轻度下降；体温骤降时，特别是用解热药引起体温骤降时可因大量出汗而导致虚脱，甚至微循环衰竭。在某些慢性发热机体，由于营养不良和心脏损伤，亦可见血压下降。

（二）呼吸系统

发热时，由于血液温度升高和酸性代谢物的刺激，呼吸中枢兴奋性增强，以致患者常出现呼吸加深、加快。这种变化有助于机体散热，同时排出大量 CO_2，对代谢性酸中毒具有一定的代偿意义。但通气过度，可引起呼吸性碱中毒。持续的体温过高，可使大脑皮质和呼吸中枢发生抑制，以致呼吸变浅、变慢或不规则，甚至出现周期性呼吸。

（三）消化系统

发热机体的消化系统功能常出现异常，这主要与交感神经的紧张性增强以致消化液的分泌减少和胃肠蠕动减弱有关。唾液生成和分泌减少可导致口腔黏膜干燥，黏膜上皮脱落，有利于微生物的生长，故易发生口腔炎、舌炎等。胃液分泌减少、胃蠕动减弱和幽门括约肌痉挛，导致胃排空时间延长，使食物滞留在胃内腐败、发酵。分解的产物刺激胃黏膜，可引起患者恶心、呕吐、食欲缺乏和饱胀感等症状。肠液、胰液、胆汁分泌减少和肠蠕动减弱，可导致蛋白质和脂肪在肠内消化、吸收障碍，食物在肠道内停留时间过长，加重了发酵、腐败过程，引起气体在肠道内蓄积，故发热患者常有便秘和鼓肠。严重时由于腐败产物吸收入血，可引起自体中毒。所以，对发热患者应特别注意消化道的护理。

（四）泌尿系统

发热患者尿量常减少，尿色变深，尿相对密度增加，甚至可达 1.020 以上。尿量与尿相对密度的变化，可能与 ADH 的分泌增加致肾远曲小管对水的重吸收增加有关。持续性发热时肾小管上皮细胞可发生营养不良，出现混浊、肿胀，尿中可出现蛋白管型。体温下降时，尿量可逐渐增加，尿相对密度亦可回降。

（五）中枢神经系统

发热对中枢神经系统的影响较大，随着发热程度的不同，患者通常可表现有不同程度的中枢神经系统功能障碍症状。在发热初期，患者常出现头痛、头晕，高热患者可出现烦躁不安、失眠、谵语、幻觉等；持续性高热时，大脑皮质可转为抑制，患者的表情淡漠、嗜睡、甚至出现昏迷。

小儿发热时易出现全身或局部肌肉抽搐，多见于 6 个月至 6 岁的儿童，称为热惊厥。这种小儿脑功能正常，无既往脑病史，而有些有既往病史的小儿其热惊厥则表现为局部抽搐，发作持续时间也较长。热惊厥的发作与体温上升的程度和速度有一定关系，即体温上升的幅度大、速度快，热惊厥发作的机会可能多。热惊厥的发生机制是由于婴幼儿大脑发育不成熟，髓鞘发育不全，兴奋性和抑制性神经递质不平衡，使惊厥阈降低所致，同时婴幼儿易受病原体侵袭而引起发热，大脑处于过度兴奋状态而发生惊厥。因此，对于患儿既要注意预防高热的发生，又要对高热的患儿采取及时而有效的解热措施，并加强护理。

（六）内分泌系统

发热时，脑垂体、肾上腺皮质和甲状腺功能增强，激素分泌增多。因此，尿中促肾上腺皮质激素和肾上腺皮质激素的含量增加。但长期过高的发热时，往往出现内分泌功能减弱或衰竭。

第五节　发热的生物学意义及处理原则

一、发热的生物学意义

发热的生物学意义尚难确定，发热对机体的防御功能有利也有弊。多数人认为，一定程度的发热可以提高机体的防御功能，从而增强机体的抗病能力，一定程度的发热也表示机体有良好的反应能力。病情严重而发热却不明显者，常表示机体缺乏反应能力，说明机体的抗病能力较弱或极弱。大多数发热性疾病患者体温升高与体内病变有依赖关系，许多疾病是因早期出现发热而被觉察的，因而发热又是疾病的一个重要信号，可根据发热的特点及时探查病灶部位和疾病性质。疾病过程中的体温曲线变化往往可反映病情的变化，对判断病情、评价疗效和估计预后等方面有重要的参考价值。有的特殊热型还有助于疾病的诊断。

知识链接

肿瘤发热疗法

肿瘤发热疗法是泛指用加热来治疗肿瘤的一类治疗方法。肿瘤发热疗法已成为继手术、放疗、化疗和免疫疗法之后的第五大疗法，是治疗肿瘤的一种新的有效手段。其基本原理是利用物理能量加热人体全身或局部，使肿瘤组织温度上升到有效治疗温度，并维持一定时间。发热时产EP细胞所产生的大量EP（如IL-1、INF、TNF等）除可引起发热，还能在一定程度上抑制或杀灭肿瘤细胞。另外，肿瘤细胞长期处于相对缺氧状态，对高温比正常细胞敏感，当机体温度达到一定高度时，正常细胞尚可耐受，肿瘤细胞受到损伤，使其生长受到抑制甚至死亡。

但是，体温过高或持续时间过长时的发热对机体反而不利。除导致机体防御能力降低外，还会引起能量的过多消耗和机体内营养物质的过度消耗，从而引起代谢紊乱和功能障碍。如脱水、心脏与肺负荷增加和儿童的热惊厥等，尤其非感染性发热大多对机体有害无益。

因此，对发热的生物学意义，应一分为二地看待，不应绝对化，要结合患者情况具体问题具体分析，对发热患者做出适当处理。

二、发热的处理原则

由于人们对发热的生物学意义在认识上存在着分歧，现在认为发热本身不是疾病，而是疾病的临床表现。因此，在临床上处理发热患者必须既积极又慎重。基于发热本身的利弊和解热药的特点，对发热的处理应遵循以下原则：

1．治疗原发病　对确已查明发热原因的患者，应积极进行病因学治疗，特别是传染性发热，一旦感染被控制，则可自行退热。

2．一般发热不急于解热　对于原因尚未查明或体温不过高的发热，通常不急于应用解热药，因多数热型和热程特点可反应病情变化及转归。特别是某些有潜在病灶的病例，除了发热以外，其他临床征象不明显（如结核早期）。若过早予以解热，便会掩盖病情，延误原发病的明确诊断和治疗。

3．下列情况应及时解热　对高热（体温≥40℃），患者有明显不适、头痛、意识障碍或惊厥、抽搐或持续过久的发热，应及时退热。对消耗严重的疾病（如恶性肿瘤等）患者，孕妇高热以及原有心脏实质性损害者（如心功能不全和负荷过重的心脏病患者）的发热，也应及时退热，因这些患者已不能耐受发热引起的消耗和功能障碍。

4．加强对高热和长期发热患者的监护　如清洁口腔防止感染，监护心血管功能，特别要注意原有心脏疾病的患者，以防发生心力衰竭。纠正可能发生的水、电解质和酸碱紊乱。另外，发热期间，大量营养物质被消耗，因此应及时补充水、糖和维生素等物质，保证患者有足够的营养。

5．选用适宜的解热措施

（1）药物解热：其机制可能是①抑制致热性细胞因子生成，如糖皮质激素可以抑制TNF、

IL-6 的合成；②抑制前列腺素（PGs）合成，如吲哚美辛、乙酰水杨酸类等。

（2）中药退热：清热解毒中草药有解热作用。

（3）针刺退热：针刺大椎、曲池、合谷、内关等有解热作用。

（4）物理降温：在体温调定点未降之前用物理方法（冷敷、乙醇擦浴等）强行降低血温，会引起机体更明显的产热反应，但体温过高将损害中枢神经系统时，头部的局部性物理降温有助于保护大脑。

本章小结

发热（fever）是在致热原的作用下，使体温调节中枢的调定点上移而引起调节性体温升高。在有些情况下，机体的体温调节中枢调定点未发生上移也会发生体温升高，如体温调节障碍（如颅脑损伤）、散热障碍（如中暑）、产热加强（如甲状腺功能亢进症）等，属非调节性体温升高，称为过热。

发热激活物是引起发热的原因，可来源于体外，也可由体内形成。多数发热性疾病都是由病原微生物（如细菌、病毒、真菌等）及其产物引起的，由病原微生物引起的发热称感染性发热。由非生物性因素（如抗原 - 抗体复合物、类固醇等）引起的发热称为非感染性发热。

发热激活物一般不能通过血脑屏障作用于体温调节中枢，内生致热原是引起发热的基本信息分子。它是在发热激活物作用下激活产致热原细胞，产生和释放一组不耐热的具有致热活性的小分子蛋白质。内生致热原再通过某些介质作用于体温调节中枢，使调定点上移，引起调节性体温升高。

多数发热其临床经过大致可分为三个时相：①体温上升期；②高热持续期；③体温下降期。

发热时物质代谢加快，血糖升高，脂肪和蛋白质分解代谢加强，维生素消耗增多，水、电解质及酸碱平衡紊乱。

发热患者常出现心率增快，在心肌劳损或心脏有潜在疾患的人，容易诱发心力衰竭。发热时呼吸中枢兴奋性增强，患者常出现呼吸加深、加快，若通气过度可引起呼吸性碱中毒。发热时机体的消化液分泌减少和胃肠蠕动减弱。肾小管上皮细胞可水肿，出现蛋白尿。发热患者可出现中枢神经系统功能障碍症状，如头痛、头晕、烦躁不安、失眠、语语、幻觉等；持续性高热时，大脑皮质可转为抑制，患者的表情淡漠、嗜睡，甚至出现昏迷。小儿发热易出现抽搐，称为热惊厥。发热时，激素分泌增多，甚至出现内分泌功能减弱或衰竭。

一定程度的发热可以提高机体的防御功能，当病情严重而发热却不明显时，说明机体的抗病能力较弱。发热又是疾病的一个重要信号，医生可根据发热的特点及时探查病灶部位和疾病性质。但体温过高或持续时间过长时的发热对机体不利，可导致机体防御能力降低，引起能量过多消耗和机体内营养物质过度消耗，从而引起代谢紊乱和功能障碍。

对发热的处理应以治疗原发病为主，一般发热不急于解热。对高热（体温≥ 40℃）患者有明显不适、头痛、意识障碍或惊厥、抽搐或持续过久的发热，应及时退热。对消耗严重的疾病（如恶性肿瘤）患者、孕妇高热以及原有心脏实质性损害者，应及时退热 。

思考题

1．何为发热？发热有什么临床意义？

2．体温升高是否等于发热？为什么？

3．发热分为几个时相？每个时相热代谢有何特点？

4．发热患者都需要用抗生素治疗吗？为什么？

5．案例分析：患者李某，男性，19 岁，因“转移性右下腹痛 1 天”入院。有右下腹压痛，结肠充气实验阳性，体温 39.6℃，外周血中性白细胞为 18 × 109/L，中性粒细胞比例为 81%。患者无咳嗽、咳痰，无胃、肠溃疡病史，无黄疸，无血尿、尿痛。诊断为：阑尾炎。行阑尾切除术，患者的体温在手术切除阑尾后下降。术后病理检查：阑尾充血水肿，表面有少量渗出物，病理诊断为急性单纯性阑尾炎。

问题与思考：

1．患者体温在手术切除阑尾后为什么会下降？

2．试述该病例发热的过程、机制及治疗原则。

（张琳琳）

第十二章　弥散性血管内凝血

学习目标

1．掌握 DIC 的概念，发展过程及主要临床表现。
2．熟悉 DIC 的病因与发病机制。
3．了解 DIC 的类型及防治原则。

弥散性血管内凝血（disseminated intravascular coagulation，DIC）是指在某些致病因子作用下，凝血因子或血小板被激活，大量促凝物质入血，从而引起以凝血功能紊乱为主要特征的全身性病理过程。此时凝血因子和血小板被激活，或大量促凝物质释放入血，在微循环内形成广泛微血栓，同时消耗大量凝血因子和血小板，继发性纤维蛋白溶解功能增强，使患者出现明显的出血、休克、溶血性贫血和器官功能障碍等临床表现。

DIC 不是一种独立的疾病，而是许多疾病发展过程中的中间病理环节或重要并发症。大多数 DIC 发病急、发展快、病情复杂、诊断困难、预后差、死亡率高。

第一节　弥散性血管内凝血的病因和发病机制

一、弥散性血管内凝血的病因

正常状态下，机体的血液在心血管内流动不发生凝固，是由于体内凝血和抗凝血功能及纤维蛋白溶解系统之间保持动态平衡的结果。因此，凡能使凝血功能增强或抗凝血机制减弱及纤溶系统活性受抑制的各种因素均可引起 DIC 的发生。

1．感染性疾病　占 DIC 总发病数的 30% 以上，包括细菌、病毒、立克次体、霉菌等感染。如败血症、流行性脑脊髓膜炎、病毒性肝炎、流行性出血热等都可导致 DIC。感染性疾病是 DIC 最重要、最常见的病因，特别是败血症。

2．恶性肿瘤　占 DIC 总发病数的 20% 以上。恶性肿瘤晚期患者容易并发 DIC。主要见于造血系统恶性肿瘤，特别是急性白血病（尤其是急性早幼粒细胞白血病），与患者体内凝血及纤溶系统高活性状态和化疗对细胞的损伤均有密切关系。恶性淋巴瘤、前列腺癌、胰腺癌等肿瘤也可因组织因子在肿瘤细胞的表达而增强凝血活性，引发 DIC。

3．妇产科疾病　妊娠高血压综合征、流产、胎盘早期剥离、羊水栓塞、剖宫产术、宫内死胎滞留、子宫破裂及腹腔妊娠等。DIC 是产科大出血及产妇死亡的最重要原因之一。

4．手术及创伤 各种严重创伤及大手术都可造成大面积组织损伤，大量组织因子释放入血导致 DIC。如大面积烧伤、严重冻伤、挤压综合征、严重软组织创伤、富含组织因子器官的大手术等。

5．其他原因 急性胰腺炎、毒蛇咬伤及一些免疫性疾病（如系统性红斑狼疮等）也可引起 DIC。

二、弥散性血管内凝血的诱因

在 DIC 发病的复杂过程中，病因性疾病是其必备要素，此外，还存在一些可以促进 DIC 发生、发展的其他因素，称之为 DIC 的诱因。

1．单核 - 吞噬细胞系统功能受损 单核 - 吞噬细胞系统可吞噬血液中已活化的凝血酶、内毒素及细菌、病毒、羊水成分等促凝物质，也可清除纤溶酶、纤维蛋白降解产物等抗凝物质。当这一清除功能由于吞噬了大量坏死组织、细菌等吞噬物所“封闭”时，机体凝血能力相对加强，可促使 DIC 的发生。

2．肝功能严重障碍 血液中的许多抗凝物质，如蛋白 C、抗凝血酶Ⅲ以及纤溶酶原等均在肝内合成。许多凝血因子（如活化的凝血因子Ⅸ、Ⅹ、Ⅺ 等）均在肝灭活。当肝功能严重障碍时，使凝血、抗凝及纤溶过程失调。病毒感染、药物引起的肝细胞损害等既可导致肝细胞功能障碍，又可释放组织因子，这些因素在 DIC 的发生和发展中有一定作用。

3．血液的高凝状态 孕妇从妊娠第 3 周开始，血液中的血小板和各种凝血因子数量逐渐增多，而抗凝血酶和纤溶酶原激活物则降低，同时胎盘产生的纤溶酶原激活物抑制物也增多，使血液渐趋高凝状态，到妊娠末期最明显。故在宫内死胎、胎盘早剥、羊水栓塞等产科意外时，易发生 DIC。 酸中毒可损伤血管内皮细胞，启动凝血系统，引起 DIC 的发生；血液 pH 降低，使凝血因子的酶活性升高，肝素的抗凝活性降低，血小板的聚集性增强，使血液处于高凝状态，易引发 DIC。

4．微循环障碍 休克等原因导致微循环严重障碍，使血液淤滞、血浆成分外渗、血流速度减慢、红细胞聚集、血小板黏附和聚集。同时，伴有酸中毒及血管内皮的损伤均有利于 DIC 的发生。

5．其他因素 临床上不恰当地大量应用纤溶抑制剂（如 6- 氨基己酸等药物），可使纤溶系统过度抑制，血液黏稠度增加，也可促进 DIC 的发生。血脂升高也可成为 DIC 的发生因素。

三、弥散性血管内凝血的发病机制

机体凝血、抗凝、纤溶系统的相互作用、密切协调，是维持血流通畅的基础。DIC 起始于凝血系统的激活，其发病机制比较复杂，但基本病理变化是微血管内微血栓形成，因此启动凝血过程的动因和途径是 DIC 发病机制的重要方面（图 12-1）。

（一）组织因子释放，启动外源性凝血途径

严重的创伤、大手术、烧伤、产科意外等引起的组织损伤及坏死的肿瘤组织和破坏的白血病细胞（如白血病放疗和化疗后），可释放大量组织因子入血，与凝血因子 F Ⅶ / Ⅶ a 及血浆中的 C_a^{2+} 结合形成复合物激活凝血因子Ⅹ，启动外源性凝血途径，引起血液凝固。组织损伤是 DIC 最重要的起始环节之一。

（二）血管内皮细胞广泛损伤，启动内源性凝血途径

严重感染、缺血、缺氧、酸中毒、高热、抗原抗体复合物、内毒素等，均可损伤血管内皮细胞，可通过以下途径促进 DIC 的发生：①损伤的血管内皮细胞释放组织因子，启动外源性凝血途径；②血管内皮细胞受损，产生的组织因子途径抑制物（TFPI）减少，使血液的凝固性升高；③血管内皮细胞产生的组织型纤溶酶原激活物（tPA）减少，使纤溶酶原激活物抑制物 -1(PAI-1)

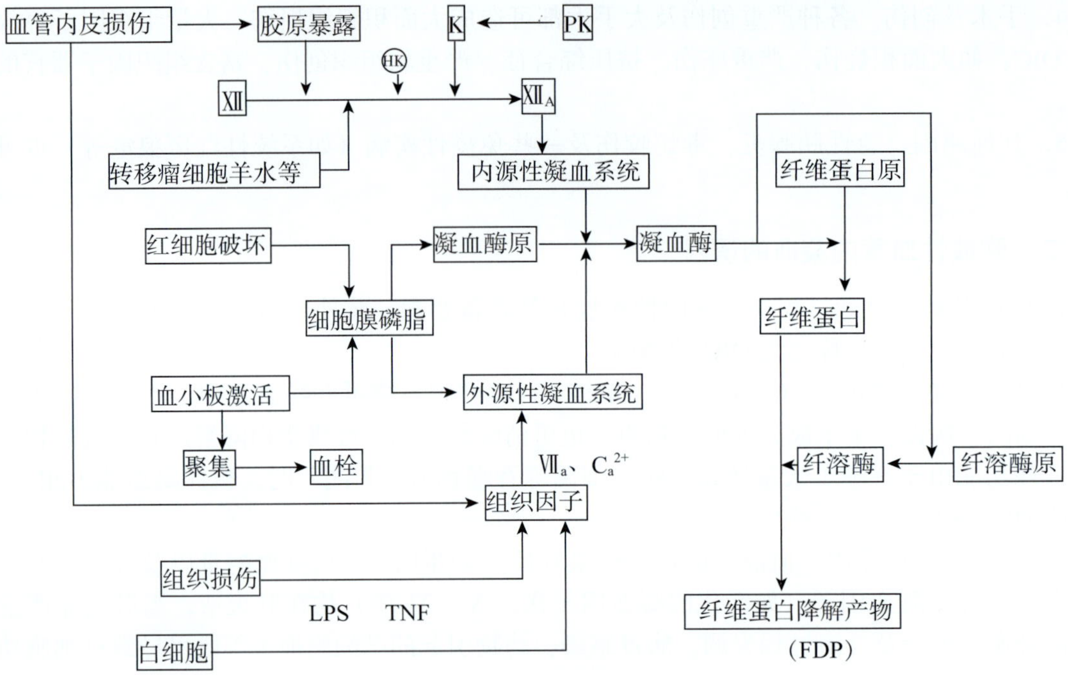

图 12-1 DIC 的发病机制

产生增多，使纤溶系统活性降低，血液凝固性增高；④血管内皮细胞损伤，使前列环素 I_2（PGI_2）及 ADP 酶等产生减少，抑制血小板的黏附和聚集功能降低，使血小板易于黏附、活化、聚集而促进血液凝固；⑤血管内皮细胞损伤，暴露了内皮下带负电荷的胶原纤维，既使血小板易于黏附、聚集，又可通过激活接触因子（Ⅻ）而启动内源性凝血途径，同时激活的接触因子分解激肽释放酶原变为激肽释放酶，而激活的激肽系统和补体系统，产生的激肽和补体产物也可促进 DIC 的发生。

（三）血细胞大量破坏，血小板被激活

各种致病因素使血液中红细胞、白细胞及血小板损伤，引发和促进凝血过程，对 DIC 的发生有重要作用：①红细胞大量破坏。如异型输血、恶性疟疾、药物等引起的急性溶血，释放大量红细胞膜磷脂和 ADP，膜磷脂可浓缩，局限Ⅶ、Ⅸ、Ⅹ及凝血酶原等凝血因子，生成大量凝血酶，促进 DIC 的发生。ADP 可促进血小板黏附、聚集，促进凝血反应及 DIC 的形成。②白细胞损伤。血液中的单核细胞和中性粒细胞在内毒素、白介素 -1（IL-1）、肿瘤坏死因子 -α（TNF-α）等的刺激下，诱导表达组织因子，启动凝血反应。在严重感染或急性早幼粒细胞白血病的化疗和放疗过程中，白细胞大量破坏，释放组织因子样物质，促进 DIC 的发生。③血小板被激活。血小板在 DIC 的发生、发展中有重要作用，但多为继发性。多种因素（如 ADP、凝血酶、血栓素 A_2、血小板激活因子、内毒素、免疫复合物等）均可激活血小板，引起血小板的释放反应，释放出的促凝物质又可促使血小板黏附和聚集；血小板表面的多种糖蛋白（如 GPI_b、GP $Ⅱ_b$、GP $Ⅲ_a$ 等）可促使血小板与血管内皮细胞下暴露的胶原黏附，使血小板聚集，释放多种血小板因子（PF_{1-7}），加快凝血反应，促进 DIC 的发生。

（四）其他促凝物质入血

羊水成分、抗原抗体复合物、细菌、肿瘤细胞及其他颗粒性物质入血，通过接触作用，激活凝血因子Ⅻ，启动内源性凝血系统。急性胰腺炎时，释放大量胰蛋白酶入血，激活凝血酶原为凝血酶；蛇毒有的可直接使凝血酶原变为凝血酶，也有的在 Ca^{2+} 参与下激活凝血因子Ⅹ或使凝血因子Ⅴ活性增强，促使 DIC 形成。

综上所述，DIC 的发生是多种因素作用的结果，表现为早期既有凝血功能的增强，又有抗凝血功能的降低，形成广泛的微血栓，导致 DIC 的发生和发展。晚期则由于凝血因子的过度消耗和纤溶系统功能亢进而使凝血功能降低，表现为出血等。

第二节 弥散性血管内凝血的分期和分型

一、弥散性血管内凝血的分期

DIC 的发展是一个动态过程，急性 DIC 的典型经过可依次分为以下三期。

1．高凝期　各种病因作用于机体，使凝血系统被激活，凝血因子产生增多，在微循环内形成大量微血栓，此时主要表现为血液的高凝状态。

2．消耗性低凝期　继高凝期之后，在微血栓形成过程中凝血因子和血小板被消耗而减少，同时，继发性纤溶系统被激活，使血液由高凝状态转变为低凝状态而表现为出血。

3．继发性纤溶亢进期　凝血过程中产生的凝血酶和$Ⅻ_a$等激活了纤溶系统，产生大量纤溶酶，使纤维蛋白（原）降解为纤维蛋白（原）降解产物（FDP），大量的纤维蛋白（原）降解产物使纤溶和抗凝作用增强，表现为明显的出血倾向。

二、弥散性血管内凝血的分型

（一）按 DIC 发生快慢分型

1．急性型　当病因作用迅速而强烈时，DIC 可在数小时或 1 ～ 2 天内发生。发病急，临床表现明显，以休克和出血为主，病情迅速恶化。常见于异型输血、各种严重感染、严重创伤、移植后急性排异反应等。

2．慢性型　较少见，病程长。由于机体有一定的代偿能力，而且单核 - 吞噬细胞系统功能较健全，使临床表现不明显。诊断比较困难，常以某器官功能不全为主要表现，有时仅有实验室检查异常，或在尸检病理检查时才被发现。在一定条件下可转为急性型，常见于恶性肿瘤、慢性溶血性贫血、肺栓塞等。

3．亚急性型　常在数天内逐渐形成 DIC。临床表现介于急性与慢性之间，多见于恶性肿瘤转移、宫内死胎等。

（二）按 DIC 的代偿情况分型

1．代偿型　属于轻度 DIC。其特点是在 DIC 的发生和发展过程中凝血因子和血小板的消耗与肝合成凝血因子和骨髓生成血小板的能力基本保持动态平衡。实验室检查可无明显异常，临床表现不明显或仅有轻度出血和血栓形成症状。易被忽视，也可转为失代偿型。

2．失代偿型　常见急性 DIC。其特点是凝血因子和血小板的消耗超过肝和骨髓的代偿能力。患者有明显的出血和休克表现。实验室检查可见纤维蛋白原等凝血因子和血小板明显减少。

3．过度代偿型　常见慢性 DIC。其特点是机体代偿功能较好，凝血因子和血小板代偿性生成迅速，甚至超过消耗，可出现血浆纤维蛋白原等凝血因子的含量暂时性升高，出血和栓塞症状不明显，也可见于 DIC 的恢复期。

第三节　弥散性血管内凝血对机体的影响

DIC 在临床上表现复杂多样，但其病理生理基础主要是凝血功能和抗凝血功能失调，所以临床表现以出血和微血管内微血栓形成最为突出。

一、出血

出血是 DIC 最常见、最突出的表现，常在早期出现，表现为多部位轻重不等的出血倾向，如皮肤瘀点、瘀斑、呕血、黑便、咯血、血尿、牙龈出血、鼻出血、阴道出血、颅内出血或伤口和手术切口渗血不止，或注射部位大片状渗血等。DIC 出血的临床特点可归纳为：①不易用原发病或原发病当时的病情来解释出血的原因；②多发性出血；③常合并休克、栓塞、溶血等 DIC 的其他表现；④常规止血药治疗效果欠佳。导致出血的主要机制如下：

1．凝血物质被消耗　在 DIC 的发生、发展过程中各种凝血因子和血小板大量消耗，超过了肝和骨髓的代偿能力，使血液中纤维蛋白原，凝血酶原，凝血因子Ⅴ、Ⅷ、Ⅹ及血小板明显减少，导致凝血过程障碍而引起出血。

2．纤溶系统被激活　血液中的凝血因子Ⅻ被激活，在启动凝血系统的同时，可使激肽释放酶原活化为激肽释放酶，激肽释放酶又可使纤溶酶原激活为纤溶酶，从而激活纤溶系统。机体的一些器官含有丰富的纤溶酶原激活物，如肺、子宫、前列腺等，当这些器官受损时即可释放出大量的纤溶酶原激活物，激活纤溶系统。血管内皮细胞在受损伤或受肾上腺素等作用时也可合成、释放纤溶酶原激活物增多，从而激活纤溶系统。激活的纤溶酶活性强，不仅水解纤维蛋白（原），而且能使凝血酶及凝血因子Ⅴ、Ⅷ、Ⅻ等降解，导致血液的凝固性进一步降低而引起出血。

3．FDP 的形成　激活的纤溶酶可水解纤维蛋白原和纤维蛋白，纤维蛋白原被水解后产生纤维肽 A 和纤维肽 B 及 X 片段、D 片段、Y 片段、E 片段；纤维蛋白被水解后产生 X、Y、D、E 及各种二聚体和多聚体等片段。这些 FDP 片段具有强烈的抗凝血作用，使患者出血进一步加重。临床对 FDP 片段的检查在 DIC 的诊断中具有重要意义。

二、器官功能障碍

DIC 高凝期，微血管内广泛微血栓形成，导致多器官微血管阻塞，血液灌流量减少，引起器官和组织严重缺血和坏死，出现器官功能障碍，严重者引起器官功能衰竭。肾是最易受损的器官，导致肾皮质坏死和急性肾衰竭，表现为少尿、无尿、血尿等。肺血管广泛栓塞，可导致肺出血、肺水肿、呼吸困难，引起呼吸衰竭。冠状血管栓塞引起心肌缺血，可致心肌梗死而发生心力衰竭。神经系统受损，可引起脑皮质出血、蛛网膜下腔出血、脑干出血等，患者可表现为神志模糊、精神障碍、昏迷等。累及肾上腺可引起肾上腺皮质坏死，导致华 - 佛综合征。累及垂体，因出血、坏死可出现席汉综合征。肝受损可导致肝衰竭，消化系统受损则有呕吐、腹泻及消化道出血等。

总之，DIC 发生的原因及病情不同，累及的范围和严重程度也不同，轻者可影响个别器官的功能，重者可累及两个或两个以上器官，导致多器官功能衰竭，甚至死亡。

三、休克

DIC 和休克可互为因果，形成恶性循环，使病情不断恶化，继而危及生命。在 DIC 的发生和发展过程中，由于微血管内广泛微血栓形成和出血，导致严重循环功能障碍，引起休克。尤其是急性 DIC 时，常伴有休克。而严重休克的晚期又常继发 DIC 的形成。DIC 时引起休克的机制有：

1．微血栓广泛形成　在 DIC 发生过程中，由于微循环内广泛微血栓形成，引起严重循环障碍，如回心血量不足，冠状血管供血不足，心肌缺血、缺氧，导致心功能降低，心排血量减少。

2．血容量减少　DIC 引起严重的出血，直接使血容量减少，有效循环血量不足，进一步加重心肌缺血，心功能障碍，促进休克的发生。

3．血管容量增加　在 DIC 发生过程中，由于激肽系统、补体系统和纤溶系统的激活，产生一些血管活性物质，如激肽及补体成分 C_3a、C_5a，C_3a、C_5a 又可使嗜酸性粒细胞和肥大细胞释放组胺等，激肽和组胺等均可使微血管扩张，通透性增高，使外周阻力降低，真毛细血管开放，回心血量减少等。FDP 可增强组胺和激肽的作用，进一步使微血管扩张，微循环障碍，促进休克的发生、发展。

四、贫血

DIC 的早期，纤维蛋白丝在微血管内形成细网，血流中的红细胞流经网孔时，被黏着、滞留或挂在纤维蛋白索上。在血流的冲击下，红细胞破裂，也可使微循环血流通道受阻，红细胞被挤压而扭曲、变形、破裂（图 12-2）。某些病因（如内毒素等）也可使红细胞的变形能力降低而容易破裂，形成裂体细胞，外形呈盔形、星形、新月形等（图 12-3），在外周血涂片中可见到这些特殊的形态各异的变形红细胞。这些红细胞碎片脆性高，易发生溶血，因其与微血管病变关系密切，故称之为微血管病性溶血性贫血。

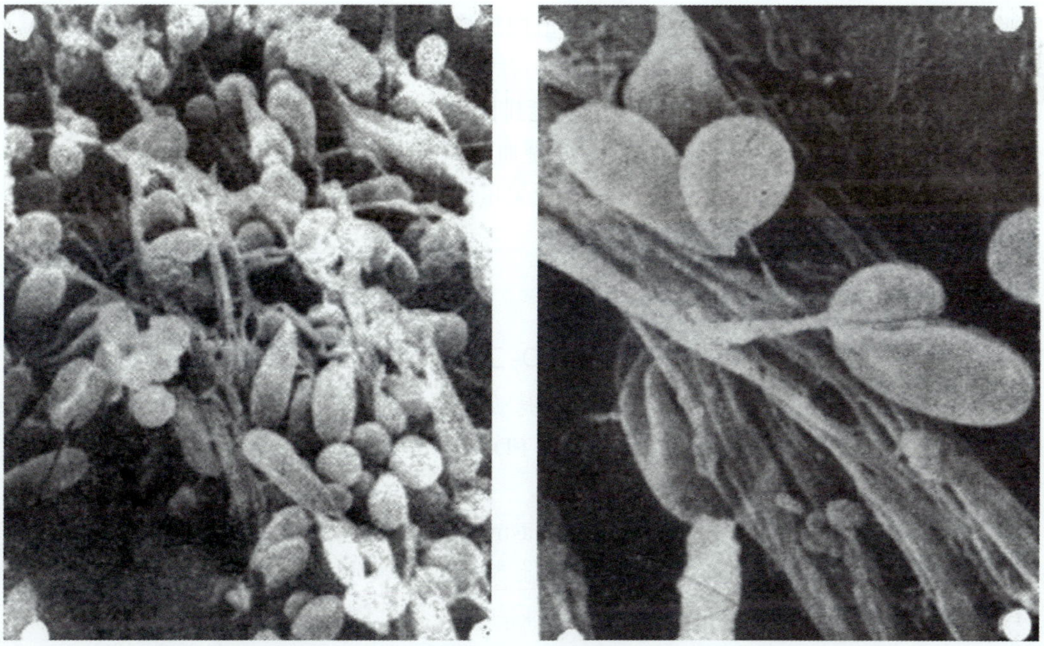

图 12-2　RBC 悬挂在纤维蛋白索上（扫描电镜，左 ×2000，右 ×5200）

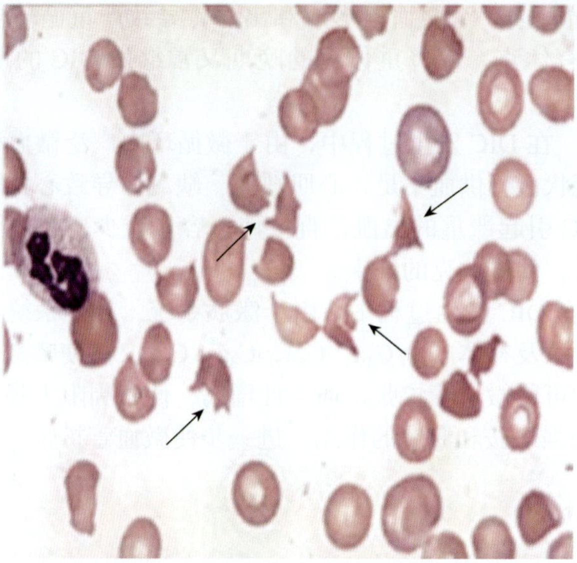

图 12-3 DIC 血象（裂体细胞）

第四节 弥散性血管内凝血的诊断与防治原则

一、弥散性血管内凝血的诊断原则

DIC 的诊断原则主要包括：①存在引起 DIC 的原发病；②存在 DIC 的临床表现；③存在 DIC 的实验室检查依据，如血小板和血浆纤维蛋白原含量减少、血浆凝血酶原时间（PT）延长、"3P"试验和 D- 二聚体检查阳性等。毫无疑问，存在引起 DIC 的原发病是其诊断的前提。至于临床表现，"有"可支持 DIC 诊断，"无"并不能排除 DIC 诊断。实验室检查主要针对 DIC 病理过程中血管内皮细胞、血小板数量、凝血、抗凝血及纤溶等变化，进行多指标、同步、动态检测，综合分析判断，对 DIC 的诊断及防治具有至关重要的意义。

知识链接

"3P"试验与 D- 二聚体检查

了解纤溶功能状况，尤其是继发性纤溶是否增强，对 DIC 的诊断及病情估计具有重要参考价值。各种纤维蛋白（原）降解产物（FDP）片段检查在 DIC 的诊断中具有重要意义，其中主要有"3P"试验和 D- 二聚体检查。

"3P"试验即血浆鱼精蛋白副凝试验（plasma protamine paracoagulation test）。其原理是：鱼精蛋白可与 FDP 结合，将其加入患者血浆后，血浆中原与 FDP 结合的纤维蛋白单体与 FDP 分离后彼此聚合，形成不溶的纤维蛋白多聚体。DIC 患者呈阳性反应。

D- 二聚体检查：D- 二聚体（D-dimer，DD）是纤溶酶分解纤维蛋白多聚体的产物。原发性纤溶亢进时，因血中没有纤维蛋白多聚体形成，故 D- 二聚体并不增高。换言之，只有在继发性纤溶亢进时，血液中才会出现 D- 二聚体。因此，D- 二聚体是反映继发性纤溶亢进的重要指标。

二、弥散性血管内凝血的防治原则

1．防治原发病及消除诱因　积极治疗原发病和消除诱因是防治 DIC 的根本措施。如及时、有效地控制感染，清除宫内死胎，及时抢救休克等对 DIC 的预防和治疗具有非常重要的意义。

2．改善微循环　疏通被微血栓阻塞的微循环，增加器官和组织微循环的灌流量，是防治 DIC 发生和发展的重要措施。通常采取补充血容量，解除血管痉挛，对抗血小板的黏附和聚集，如使用阿司匹林、双嘧达莫等，可改善微循环。

3．建立新的凝血与纤溶间的动态平衡　在 DIC 的高凝期，以抗凝措施减少对凝血因子和血小板的消耗，如使用肝素治疗。在继发性纤溶亢进期则慎用或不用抗凝治疗，而考虑给予抗纤溶治疗，如使用 6- 氨基己酸，也可酌情输入新鲜血液，补充凝血因子和血小板等，以利于恢复凝血和纤溶之间的动态平衡。

案例 12-1

患者男性，42 岁，因全身黄染、厌油、腹胀诊断为急性黄疸型肝炎入院。入院后查患者神志清楚，巩膜及全身皮肤黄染，肝大，肝区压痛，血小板 120×10^9/L。入院后病情逐渐加重，入院第 7 天，腹部及背部皮肤出现瘀斑，尿中有少量红细胞，尿量减少，血小板 50×10^9/L。第 10 天，血小板 36×10^9/L，凝血酶原时间 30s，纤维蛋白原定量 2.4g/L，给予输血、肝素抗凝、6- 氨基己酸。第 15 天，患者大量便血、呕血，血小板 30×10^9/L，凝血酶原时间 28s，纤维蛋白原 0.8g/L，3P 试验（+ +），尿量＜ 100ml，血压下降，出现昏迷，死亡。

问题与思考：

1．患者死亡的原因是什么？有何依据？

2．用你所学的病理生理学知识，解释患者的临床表现。

本章小结

弥散性血管内凝血（DIC）是指在某些致病因子作用下，凝血因子或血小板被激活，大量促凝物质入血，从而引起以凝血功能紊乱为主要特征的全身性病理过程。此时凝血因子和血小板被激活，或大量促凝物质释放入血，在微循环内形成广泛微血栓，同时消耗大量凝血因子和血小板，继发性纤维蛋白溶解功能增强，使患者出现明显的出血、休克、溶血性贫血和器官功能障碍等临床表现。

DIC 的病因很多，凡能使凝血功能增强或抗凝血机制减弱及纤溶系统活性受抑制的各种因素均可引起 DIC，如感染性疾病、恶性肿瘤、妇产科疾病、手术及创伤等。此外，还存在一些可以促进 DIC 发生、发展的诱因，如单核 - 吞噬细胞系统功能障碍、肝功能严重障碍、酸中毒、微循环障碍等。

本章小结

DIC发病机制比较复杂，但基本病理变化是微血管内微血栓形成，启动凝血过程的动因和途径是DIC发病机制的重要方面，包括：①组织因子释放，启动外源性凝血途径；②血管内皮细胞广泛损伤，启动内源性凝血途径；③血细胞大量破坏，血小板被激活；④其他促凝物质（如羊水成分、细菌、肿瘤细胞等）入血均可促使DIC的形成。

DIC的发展是一个动态过程，急性DIC的典型经过可依次分为三期：①高凝期；②消耗性低凝期；③继发性纤溶亢进期。

DIC临床表现主要有：①出血，是DIC最常见、最突出的表现。②器官功能障碍，DIC高凝期，微血管内广泛微血栓形成，导致多器官微血管阻塞，血液灌流量减少，引起器官和组织严重缺血和坏死，出现器官功能障碍，严重者引起器官功能衰竭。③休克，在DIC的发生和发展过程中，由于微血管内广泛微血栓形成和出血，导致严重循环功能障碍，引起休克。DIC和休克可互为因果，形成恶性循环，使病情不断恶化。④微血管病性溶血性贫血。

思考题

1. 何谓DIC？其主要病理特征是什么？
2. 引起DIC的常见原因及诱因有哪些？
3. DIC分为几期？各期有何特点？
4. DIC的主要临床表现有哪些？主要机制是什么？

（王化修）

第十三章 休 克

学习目标

1. 掌握休克的概念，休克各期的病理生理变化和休克时机体代谢及功能变化。
2. 熟悉休克的发病原因、机制和临床表现。
3. 了解休克的分类、各类休克的特点和防治原则。

休克（shock）是多病因、多发病环节、多种体液因子参与，以机体循环系统功能紊乱，尤其是微循环功能障碍为主要特征，并导致器官功能不全甚至衰竭的全身调节紊乱性的复杂病理过程。临床上主要表现为面色苍白、四肢湿冷、脉搏细速、尿量减少、血压下降、神志淡漠，甚至昏迷。休克是临床上常见的危重病症之一，若抢救不及时，可因器官功能障碍和组织细胞的不可逆损害而死亡。

第一节 休克的病因与分类

一、休克的病因

各种强烈的致病因子作用于机体可引起休克，临床上常见的病因有：

1．失血和失液　大量失血可引起失血性休克，常见于外伤大出血、上消化道出血、异位妊娠、产后大出血和 DIC 等。休克的发生与否取决于失血量和失血速度，在短时间内失血超过总血量的 20% 以上，即可引起休克；失血超过总血量的 50% 则迅速引起死亡。失液多见于剧烈呕吐、腹泻及肠梗阻、大量出汗等，使体液大量丢失，导致血容量和有效循环血量急剧减少，引起休克，过去称为虚脱。

2．严重创伤　严重的外伤、多发性骨折、大手术等可因失血和疼痛刺激引起休克。

3．烧伤　大面积烧伤可引起大量血浆外渗，导致体液丢失，有效循环血量减少而引起休克；也与疼痛有关，晚期可合并感染而引起感染性休克。

4．严重感染　细菌、病毒、立克次体、真菌等感染均可引起感染性休克，尤以革兰阴性细菌释放的内毒素引起的休克最常见。内毒素的有效成分为脂多糖，引起的休克又称内毒素性休克或中毒性休克。感染性休克常伴有败血症，故又称败血症性休克。

5．过敏　过敏体质者使用某些药物、血清制剂或疫苗等可引发 I 型变态反应。由于肥大细胞受刺激，释放大量组胺和缓激肽，使小血管扩张，毛细血管通透性增加，有效循环血量减少而引起休克。

6．心力衰竭　大面积心肌梗死、急性心肌炎、心包压塞、严重心律不齐（心房颤动、心室纤颤）和心脏破裂等急性心力衰竭及慢性心力衰竭失代偿期，因心排血量急剧减少，有效循环血量和微循环灌流量显著下降而引起休克。

7．强烈的神经刺激　强烈的疼痛刺激、高位脊髓损伤、高位脊髓麻醉等，使血管运动中枢抑制，血管扩张，外周阻力降低，回心血量减少，血压下降，引起休克。

二、休克的分类

（一）按病因分类

休克按病因分为低血容量性休克（失血失液性休克）、创伤性休克、感染性休克、烧伤性休克、过敏性休克、心源性休克和神经源性休克等。

（二）按休克发生的始动环节分类

休克发生的共同基础即有效循环血量的减少。机体有效循环血量的维持，正常微循环和组织灌流量的保证，是由三个因素决定的：①足够的循环血量；②正常的血管舒缩功能；③正常的心泵功能。引起休克的各种原因通过血容量减少、血管床容量增加和心泵功能障碍三个始动环节，使有效循环血量锐减，组织微循环灌注量不足，引起休克发生（图 13-1）。

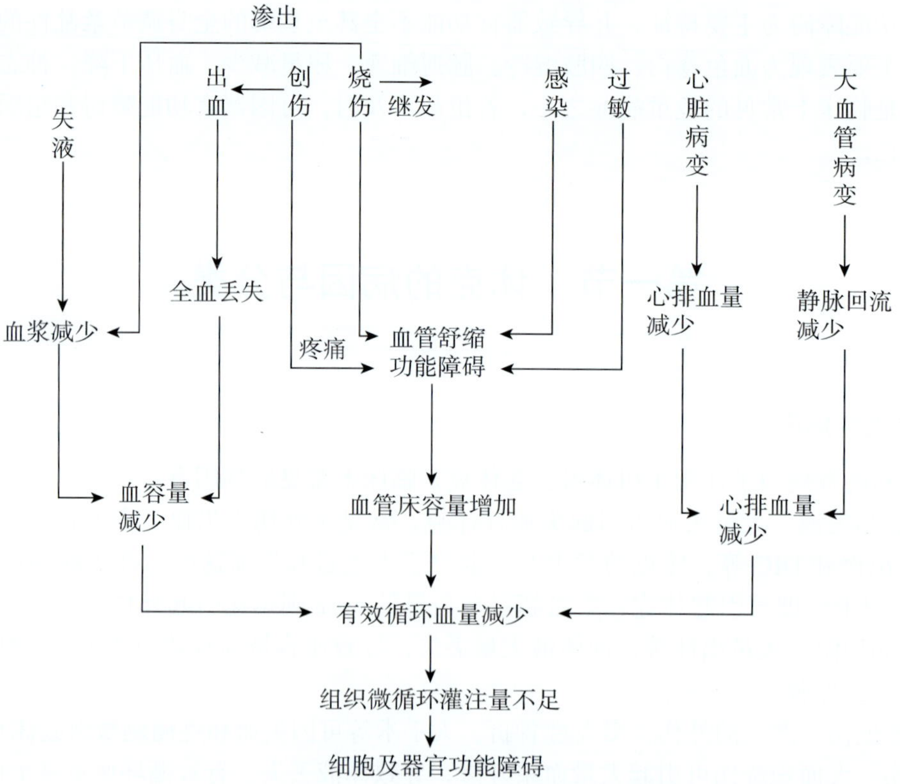

图 13-1　休克发生的病因、始动环节和共同基础

按始动环节，可将休克分为三类：

1．低血容量性休克　始动环节为血容量减少，见于失血、失液、大面积烧伤及创伤等。临床上常表现为三低一高：中心静脉压降低，心排血量减少，动脉血压下降；而由于交感神经兴奋，外周血管收缩，组织灌流量减少，总外周阻力增高。

2．血管源性休克　始动环节为血管床容量增加，见于感染、过敏和创伤、烧伤及神经源性休克等。主要由于病因作用于机体，通过内源性或外源性血管活性物质，使小血管舒张，尤其是腹腔内脏的小血管舒张，血管床容量增加，大量血液淤滞在舒张的小血管内，使有效循环血量相对不足，组织灌流和回心血量减少。正常状态下，微循环中 80% 的毛细血管处于关闭状态，仅有 20% 的毛细血管交替开放，以维持组织细胞新陈代谢的需要，毛细血管网中的血量仅占总血量的 6% 左右。

3．心源性休克 始动环节是心泵功能障碍，见于各种心脏病，如心肌梗死、心肌炎、心肌病、心瓣膜病、严重的心律失常等，最终导致心排血量下降，组织灌流量减少而引起休克。

第二节 休克的发展过程和发病机制

微循环障碍是大多数休克发生的共同基础。微循环是指微动脉和微静脉之间微血管的血液循环，是血液和组织进行物质代谢交换的基本结构和功能单位，主要受神经体液调节。根据微循环变化的特点，将休克的发展过程分为以下三期（图 13-2）。

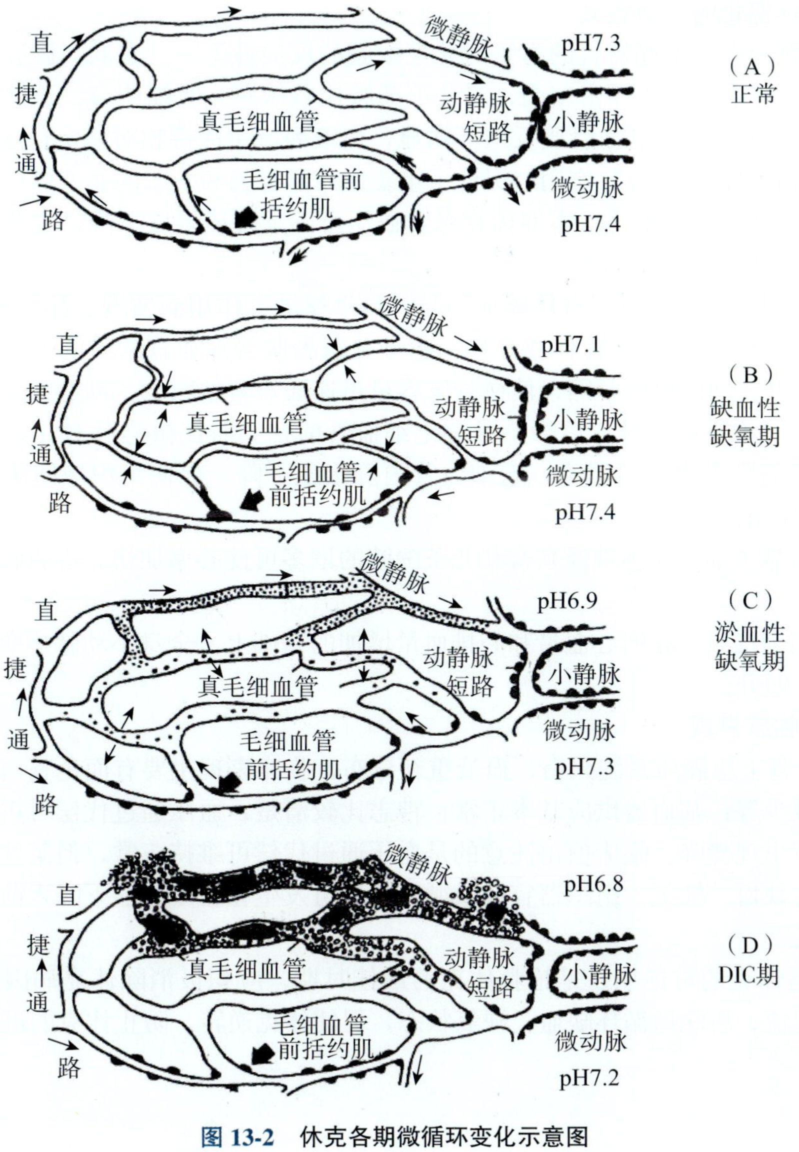

图 13-2 休克各期微循环变化示意图

一、微循环缺血性缺氧期（休克初期或休克代偿期）

（一）微循环变化的特点

此期主要特点是除心、脑以外组织器官的小血管收缩或痉挛，表现为：①微动脉、后微动脉、毛细血管前括约肌及微静脉持续收缩，毛细血管前、后阻力增加，尤其是前阻力增加更明显；②真毛细血管网关闭，而动 - 静脉吻合支和直捷通路开放。微循环灌流特点：少灌少流，灌少于流，组织呈缺血、缺氧状态。

（二）微循环变化的机制

1．交感 - 肾上腺髓质系统强烈兴奋　交感 - 肾上腺髓质系统兴奋使大量儿茶酚胺释放入血，引起皮肤、腹腔内脏和肾等部位的小血管发生强烈收缩（这些部位的小血管有丰富的交感缩血管纤维支配，α- 肾上腺素受体占优势），毛细血管前阻力明显增加，微循环灌流急剧减少；而 β- 肾上腺素受体受刺激，则使动 - 静脉吻合支开放，流经真毛细血管网的血流减少，导致微循环严重缺血、缺氧。

2．其他缩血管体液因子的作用　肾缺血导致肾素 - 血管紧张素 - 醛固酮系统被激活，使血液中血管紧张素Ⅱ增高，血液中增多的心肌抑制因子、血栓素、内皮素等缩血管物质也使血管收缩，加重微循环的缺血、缺氧。

（三）微循环变化的代偿意义

1．血液重新分布　不同器官的血管对儿茶酚胺的反应性不一。皮肤、腹腔内脏器官、骨骼肌和肾血管的 α- 肾上腺素受体密度高，对儿茶酚胺比较敏感，收缩明显，这些器官的血液灌流量明显减少；而脑血管和冠状血管则反应不明显，血液灌流量保持相对稳定，这种不均一的血液重新分布，起到了“移缓救急”作用，保证了重要生命器官脑和心脏的血液供应。

2．有助于动脉血压的维持　本期休克患者血压可不下降或轻度下降，主要通过三个方面机制来实现。

（1）回心血量增加：通过“自体输血”与“自体输液”作用而实现。静脉血管是容量血管，可容纳总血量的 60% ～ 70%。在休克早期，由于儿茶酚胺等缩血管物质的大量释放，使微静脉和小静脉收缩，肝、脾储血库紧缩，使血管床容量迅速而短暂地减少，回心血量增加，起到“自体输血”的作用。由于微动脉、后微动脉和毛细血管前括约肌比微静脉对儿茶酚胺的敏感性更高，使毛细血管前阻力大于后阻力，毛细血管内静水压下降，促使组织液回流进入血管，起到“自体输液”的作用。

（2）心排血量增加：交感神经兴奋和儿茶酚胺的增多可使心率加快，心肌收缩力增强，心排血量增加。

（3）外周阻力增高：在回心血量和心排血量增加的基础上，全身小动脉痉挛收缩，可使外周阻力增高，血压回升。

（四）主要临床表现

由于交感 - 肾上腺髓质系统兴奋，血液重新分布，临床表现主要有面色苍白、四肢湿冷、脉搏细速、尿量减少等；脑血流供应基本正常，神志比较清楚；血压通过代偿可正常或略降，大量失血患者血压可出现骤降。临床值得注意的是血压通过代偿可维持正常，但某些内脏器官血液灌流减少，组织有缺血、缺氧。组织器官的微循环障碍可发生在血压明显下降之前，所以脉压减小更具有诊断意义。

休克初期是休克的可逆期，是抢救休克的最佳时期，应积极消除休克病因，及时补充血容量，改善组织灌流，解除微循环缺血、缺氧状态，促使休克逆转，防止休克的进一步发展。

案例 13-1

患者，男性，30 岁，因车祸造成脾破裂及全身软组织挫伤，大失血约 1600ml，出现脉搏加快，皮肤苍白，出冷汗，血压 80/50mmHg，脉压减小和尿量减少。

问题与思考：

患者发生了哪些病理生理改变？试解释其发生机制？

二、微循环淤血性缺氧期（休克期或休克失代偿期）

（一）微循环变化的特点

缺血、缺氧持续一定时间，内脏微血管的自律运动现象消失，终末血管床对儿茶酚胺的反应性降低，表现为微动脉和后微动脉的痉挛减轻，毛细血管前括约肌松弛，血液不再局限于通过直捷通路回流，而大量进入真毛细血管网。微静脉虽也表现为扩张，但因血流缓慢，细胞嵌塞，使微循环流出道阻力增加，毛细血管后阻力大于前阻力。此期微循环灌流特点是：灌而少流，灌大于流，组织呈淤血性缺氧状态。

（二）微循环变化的机制

微循环淤血与长时间的微血管收缩，引起缺血、缺氧、酸中毒及多种体液因子有关。

1．酸中毒　微循环缺血、缺氧，组织细胞无氧酵解增强，乳酸、CO_2 等酸性代谢产物堆积，形成严重酸中毒，导致血管平滑肌对儿茶酚胺的反应性降低，使微血管由收缩转为舒张状态。

2．局部扩血管代谢产物增多　组织长时间的缺血、缺氧、酸中毒，使肥大细胞释放组胺增多，ATP 的分解产物腺苷堆积，内啡肽、激肽类物质生成增多等，引起小血管扩张，毛细血管通透性增加。同时，细胞解体释放 K^+ 增多，使 K^+ 外流增加，抑制了 Ca^{2+} 的内流，导致血管反应性和收缩性降低，也是微血管舒张的一个重要原因。

3．血液流变学的改变　由于微血管内血流缓慢以及组胺、激肽等使血管通透性增加，血浆外渗，血液黏度增高，灌流压下降，使红细胞易聚集，白细胞则通过滚动、附壁黏附于内皮细胞之间，使毛细血管嵌塞或在微静脉附壁黏着，使血流受阻或毛细血管后阻力增加。黏附并激活的白细胞可释放氧自由基和溶酶体酶，损伤血管内皮细胞和其他组织细胞，进一步加重微循环障碍和组织损伤。

另外，内毒素及肠源性毒素入血激活巨噬细胞，促进一氧化氮生成增多，也可引起血管扩张。休克时产生的多种体液因子也参与微循环障碍的发生和发展。

（三）微循环变化的后果

休克期血管反应性降低，重要生命器官的血流调节功能丧失，使心血管系统功能严重受损。

1．“自体输血”和“自体输液”作用停止　由于静脉系统容量血管扩张，血管床容量增加，使回心血量减少，“自体输血”功能丧失。微循环内血液淤滞，毛细血管内流体静压升高且通透性增加，不仅使“自体输液”作用停止，而且有大量血浆外渗到组织间隙。同时组织内酸性代谢产物和溶酶体水解产物的作用，使组织间隙胶原蛋白的亲水性增加，也可导致血浆外渗，血液浓缩。

2．恶性循环形成　由于微血管床大量开放，血液淤滞，使有效循环血量锐减，回心血量减少，心排血量和血压进行性下降，使交感 - 肾上腺髓质系统更加兴奋，微循环血液灌流量进一步减少，组织缺氧更严重，形成恶性循环；同时，血液浓缩，血细胞比容增大，血液黏滞度进一步增高，又促进红细胞聚集，更加重了有效循环血量的进一步减少。

（四）主要临床表现

由于严重的淤血性缺氧，引起血压进行性下降，患者表现为表情淡漠、意识模糊、心率加快、脉搏细速、少尿、无尿、皮肤发绀呈花斑状。如能及时、有效地进行抢救，休克病情仍可逆转。否则，进入休克难治期。

三、微循环衰竭期（休克晚期或 DIC 期）

（一）微循环变化的特点

由于严重的淤血、缺氧及酸中毒，使微血管麻痹、扩张，微循环中可有微血栓形成，血流停止，出现不灌不流状态，组织几乎完全不能进行物质交换，得不到氧气和营养物质供应，甚至可出现毛细血管无复流现象。

（二）微循环变化的机制

微循环衰竭的发生机制与以下因素有关：①微血管麻痹、扩张，反应性显著下降。由于不断加重的淤血、缺氧、酸中毒及内毒素的作用，微循环血流停止，组织得不到足够的氧气和营养物质，微血管发生麻痹性扩张。② DIC 的发生。在微循环衰竭期，血流进一步缓慢，血浆外渗，血液浓缩，血细胞比容增大，血细胞聚集，血液黏滞度增加，血液处于高凝状态而发生 DIC。但并非所有休克患者都一定会发生 DIC，有些休克患者可无 DIC 的发生。

（三）微循环变化的后果

严重的缺血、缺氧、酸中毒及内毒素的作用和 DIC 的形成，引起内环境紊乱，细胞溶酶体酶的大量释放，补体系统和激肽系统的激活，以及其他体液因子和氧自由基的生成增多，导致重要器官功能障碍，甚至多器官功能衰竭而死亡。

（四）主要临床表现

1．循环衰竭　休克晚期，由于血管麻痹，微血管反应性降低，血压进行性下降。表现为脉搏细速，中心静脉压降低，意识障碍，甚至昏迷、死亡。

2．毛细血管无复流现象　休克晚期，即使大量输血补液，血压一度回升，仍不能恢复毛细血管血流，称之为毛细血管无复流现象。这主要由于白细胞黏着与嵌塞，毛细血管内皮细胞肿胀及并发 DIC 后微血栓阻塞微血管所致，也是休克难治的主要原因之一。

3．重要器官功能障碍或衰竭　休克晚期，微循环严重淤血和 DIC 的形成，使微循环灌流严重不足，组织细胞因严重缺血、缺氧及酸中毒而坏死，使心、脑、肺、肾等重要生命器官功能障碍或衰竭，甚至导致患者死亡。

休克的发生和发展是一个复杂的过程，在引起微循环障碍的过程中，有许多体液因子参与。除了前面已叙述的儿茶酚胺、组胺、激肽、血管紧张素等作用，还有血管加压素可引起血管收缩和少尿；心肌抑制因子可引起血管收缩和心肌收缩功能障碍；血栓素可引起微血管收缩，促进血小板聚集；内啡肽可抑制心肌收缩和使血压下降；氧自由基可加重细胞损伤；肿瘤坏死因子可损伤血管内皮细胞；白细胞介素 -1 可增加微血管的通透性；内皮素可引起强烈的微血管收缩等。

案例 13-2

患者，男性，65 岁，因发热、咳嗽、气促 7 天，全身散在出血点 1 天入院。

患者 7 天前因受凉而出现咳嗽、流涕，发热 38.7 ~ 39.8℃，自服“感冒胶囊”未见好转。患者 1 天前病情加重，咳黄色脓痰，呼吸急促，口唇发绀，四肢湿冷，双下肢出现散在出血点，遂入院就诊。门诊以“肺炎”收入院。患者曾患“慢性支气管炎”10 余年。

体格检查：体温 36.3℃，脉搏 104 次 / 分，呼吸 35 次 / 分，血压 70/50mmHg。神志欠清楚，嗜睡。全身散在出血点及瘀斑。呼吸急促，口唇发绀，双肺呼吸音粗糙，两侧中下肺可闻及湿啰音。脉搏细速，心律齐，未闻及病理性杂音。腹软，肝、脾未触及，双肾区无叩痛。尿量减少。

实验室检查：血常规：WBC 17×10^9/L，中性 92%，淋巴 8%，Hb 115g/L，RBC 4.36×10^{12}/L，PLT 40×10^9/L，痰培养，血培养提示革兰阴性（G^-）杆菌感染。APTT64.1s（对照 34.3s），PT 17.8s（对照 11.7s），TT 37.4s（对照 16.5s），Fg1.6g/L（正常 1.8 ~ 4.5g/L），D-二聚体 > 1.0mg/L（对照 < 0.5 mg/L），3P 试验（++）。

患者入院后，给予抗生素控制感染，低分子右旋糖酐及葡萄糖盐溶液扩充血容量，甘露醇 250ml 静脉加压滴注，纠正酸中毒，应用血管活性药物（654-2），复方丹参 40ml 加入 5% 葡萄糖静脉滴注，肝素静脉注射等治疗。经治疗后，患者血压逐渐恢复正常，面色转红润，尿量增多，未见新的出血点，双肺啰音逐渐减少，全身出血点逐渐消退。14 天后病愈出院。

问题与思考：

1．本病例出现哪些主要的病理生理过程？诊断依据是什么？

2．本病例主要病理生理过程的发病机制是什么？

3．根据本病例病理生理变化如何确定本病例的治疗原则？

第三节　休克时机体的代谢和功能变化

一、代谢障碍

（一）物质代谢变化

休克时，由于微循环严重障碍，血液灌流降低，组织细胞缺氧，糖酵解增强，乳酸生成增多；脂肪和蛋白质分解增加，合成减少，血中游离脂肪酸和酮体增多，血清尿素氮水平升高。

（二）水、电解质、酸碱平衡紊乱

休克时，由于 ATP 生成减少，细胞膜上的钠泵（Na^+-K^+-ATP 酶）运转失灵，导致细胞水肿和高钾血症。同时，乳酸、脂肪酸、酮体生成增多，加之微循环灌流不足和肾功能障碍，代谢产物不能及时清除，引起代谢性酸中毒。酸中毒又可加重高钾血症，促进 DIC 的发生，加重微循环障碍和器官功能障碍。另外，在休克早期，创伤、出血、感染等刺激呼吸加深、加快，呼出二氧化碳过多，导致呼吸性碱中毒，可减少脑血流和影响心功能。休克晚期，发生呼吸衰竭，导致严重的通气障碍，出现呼吸性酸中毒，加重酸碱平衡紊乱。

二、细胞损伤

（一）细胞膜的变化

休克时，细胞膜的变化出现较早。由于缺氧、酸中毒、高钾血症、ATP减少、溶酶体酶、氧自由基及其他炎症介质和细胞因子等均可导致细胞膜的损伤，通透性增加，离子泵功能障碍，水、Na^+、Ca^{2+}内流增加，引起细胞水肿。

（二）线粒体的变化

线粒体表现为肿胀，最后崩解破坏，导致呼吸链与氧化磷酸化障碍，能量生成进一步减少，最终致使细胞死亡。

（三）溶酶体的变化

休克时，由于缺血、缺氧及酸中毒引起溶酶体肿胀、破裂，溶酶体酶大量释放，其主要危害是引起细胞自溶，消化基底膜，激活激肽系统，产生心肌抑制因子等毒性多肽。溶酶体的非酶性成分可促进组胺等炎症介质的释放，增加毛细血管的通透性。因此，溶酶体酶在休克发生、发展和病情恶化中起着重要作用。

（四）细胞死亡

休克时的细胞损伤是细胞损伤的最终结果，包括坏死和凋亡两种形式。这是由于在休克过程中产生的各种细胞因子、炎症介质、氧自由基等攻击组织细胞所致，这些体液因子也可作为凋亡信号引发细胞凋亡。

三、重要器官功能衰竭

休克过程中，由于微循环血液灌注急剧减少而形成的缺血、缺氧导致组织细胞变性、坏死，引起器官功能障碍或衰竭，甚至死亡。现将主要器官发生的功能障碍简述如下。

（一）肺功能变化

休克时，呼吸功能障碍发生率较高且出现较早。病因作用于机体，早期使呼吸中枢兴奋，呼吸加深、加快，通气过度，出现低碳酸血症和呼吸性碱中毒。肺功能障碍较轻时，可称为急性肺损伤（acute lung injury，ALI）。病情继续恶化则引起肺淤血、肺水肿、肺出血、肺不张、微血栓形成及肺泡内透明膜形成等病理变化，称之为“休克肺”，或成人呼吸窘迫综合征（acute respiratory distress syndrome，ARDS）。临床主要表现是以进行性缺氧、呼吸困难、发绀、肺水肿和肺顺应性降低为特征的急性呼吸衰竭。发生机制是：①小血管内中性粒细胞聚集、黏附，既可引起微血管阻塞和微血栓，又可释放氧自由基和溶酶体酶，损伤血管内皮细胞，使毛细血管通透性增加，形成间质性肺水肿。如果累及肺泡上皮，则使其屏障功能受损，肺顺应性降低，引起肺泡型肺水肿。②严重缺氧使肺泡Ⅱ型上皮细胞分泌表面活性物质减少，使肺泡表面张力增高，顺应性降低，出现肺不张。③肺泡壁毛细血管通透性增高及肺泡表面张力的增高，使血浆蛋白透过毛细血管壁沉积在肺泡壁，形成透明膜。④肺循环内DIC的形成，引起出血。休克时发生ARDS，死亡率极高。

（二）肾功能变化

肾也是休克时最容易受损的器官之一，出现也较早，主要发生急性肾衰竭。在临床上表现为少尿、无尿，同时伴有高钾血症、代谢性酸中毒和氮质血症。近年发现非少尿型急性肾衰竭的发病率增高，尿量无明显减少，而尿钠排出明显增多。说明除了有肾血流量减少，肾小球滤过率降低外，还有肾小管的重吸收功能降低。

休克早期，出现急性肾衰竭是由于交感-肾上腺髓质系统兴奋，儿茶酚胺增多，肾血管收缩，肾血流量减少，肾小球滤过率降低；而醛固酮和抗利尿素增加，促使肾小管重吸收增加，表现为少尿和无尿等，称为功能性肾衰竭，及时恢复肾血液灌流，肾功能可立刻恢复。若休克持续时间过长，或不恰当地长时间大剂量使用缩血管药物，使肾缺血持续加重，导致急性肾小管坏死，而形成器质性急性肾衰竭。另外，肾毒素（包括药物、血红蛋白、肌红蛋白）、氧自由基作用、溶酶体酶及微血栓形成等也与器质性急性肾衰竭的发生有关。

知识链接

临床上常以尿量变化作为判断肾微循环灌流情况的重要指标之一，如果尿量每小时少于20ml，提示肾微循环灌流不足。因此在休克监护过程中仔细观察尿量的变化，对临床判断休克疗效和预后十分重要。

（三）心功能变化

休克时，除心源性休克伴有原发性心功能障碍外，其他类型的休克因心脏没有原发疾病，所以心力衰竭较少见。在休克早期，由于机体代偿，血液重新分布，维持冠状动脉的血流量，使心功能受影响不明显。但随着休克的发展，血压进行性下降，使冠状动脉血流量减少，心肌缺血、缺氧，加之其他因素，可发生急性心力衰竭。休克持续时间越久，心功能障碍也越严重。

心功能障碍的机制有：①血压下降和心率过快，使心室舒张期缩短，冠状动脉血流量减少和心肌供血不足；同时，交感-肾上腺髓质系统兴奋，儿茶酚胺大量释放，引起心率加快和心肌收缩增强，使心肌耗氧量增加，更加重了心肌缺氧。②酸中毒、高钾血症等对心肌的影响。③心肌抑制因子使心肌收缩力下降。④心肌内DIC的形成影响心肌的血液供应，使心肌受损。⑤细菌毒素、氧自由基、肿瘤坏死因子及内啡肽等使心肌受损，抑制心功能。

（四）脑功能变化

休克早期，由于血液重新分布及脑循环的自身调节，保证了脑的血液供应，而无明显脑缺血，患者神志清醒，除因交感神经兴奋引起大脑皮质兴奋而有烦躁不安外，脑功能没有明显的障碍。随着休克的发展，血压进行性下降及脑内DIC的发生，使脑血液供应不足，脑组织严重缺血、缺氧及酸中毒和能量衰竭，细胞内、外离子转运紊乱，导致神经功能损害。临床主要表现为神志淡漠、意识模糊、嗜睡，甚至昏迷；缺血、缺氧还使毛细血管通透性增加，引起脑水肿和颅内压增高，严重者形成脑疝，危及患者生命。

（五）肝功能变化

肝功能障碍主要表现为黄疸和肝功能不全，临床上由创伤和全身感染引起的休克多见，发生率高且出现早。其原因是在休克早期，血液重新分布，以及在休克的发展过程中，腹腔脏器血液供应不断减少，同时肝血窦和中央静脉内的微血栓形成，使肝严重缺血、缺氧，肝细胞坏死。另外，单核-吞噬细胞系统活化，释放氧自由基及肿瘤坏死因子、一氧化氮等体液因子，进一步损伤肝细胞，使肝细胞的生物转化和解毒功能障碍，导致能量生成减少及肠源性毒素引起内毒素血症，同时有蛋白和凝血因子合成障碍，引起低蛋白血症和出血，使休克进一步加重。

（六）胃肠道功能变化

休克时，胃肠道改变主要有胃黏膜损害、肠缺血和应激性溃疡。临床表现为腹痛、消化不良及消化道出血等。由于缺血、淤血、缺氧及DIC形成，肠黏膜变性、坏死、糜烂，形成应激性溃疡；如破坏血管则有胃肠道出血，而表现为呕血或黑便；胃肠功能紊乱，表现为胃肠蠕动减慢，消化液分泌减少，消化吸收不良；肠黏膜屏障功能减弱，肠源性毒素大量入血，引起菌血症和内毒素血症，可加重休克。

（七）多器官功能障碍综合征

见第十四章。

第四节 休克的防治原则

一、积极治疗原发病

根据引起休克的不同原因，采取措施，积极防治，如止血、镇痛、抗过敏、控制感染、补充血容量等。

二、改善微循环

按照休克发生的始动环节，各种休克都存在有效循环血量的绝对和相对不足，最终导致组织的微循环灌流减少，所以改善微循环的主要措施包括补充血容量和合理使用血管活性药物，对提高休克的抢救成功率有重要指导意义。

1．扩充血容量 扩充血容量是提高心排血量和改善组织微循环灌流的基本措施。在患者心、肺功能允许的条件下，应及时、尽早和充分扩充血容量，输液的原则是“需多少，补多少”，但要量需而入，不可超量输液。输液过多、过快会导致肺水肿。有条件的应在动态监测中心静脉压和肺动脉楔压的基础上指导输液，密切观察静脉充盈程度、尿量、血压和脉搏等指标，作为参照监控输液量的多少。

知识链接

肺动脉楔压和中心静脉压

肺动脉楔压（pulmonary artery wedge pressure，PAWP），也称肺毛细血管楔压，是临床上进行血流动力学监测时最常用，也是最重要的一项监测指标。肺动脉楔压能反映左心室充盈压，可用作判断左心室功能。正常值为 12 ～ 18mmHg，其值＞ 20mmHg 时，说明左心室功能轻度减退，＞ 25 ～ 30mmHg 时，提示左心功能严重不全，有肺水肿发生的可能；其值＜ 8mmHg 时，伴心排血量的降低，周围循环障碍，说明血容量不足。临床多维持在 12 ～ 18mmHg 范围内。

中心静脉压（central venous pressure，CVP）是指右心房及上、下腔静脉胸腔段的压力。它可判断患者血容量、心功能与血管张力的综合情况。CVP 测定常用于：①急性心力衰竭；②大量输液或心脏病患者输液时；③危重患者或体外循环手术时。CVP 正常值为 5 ～ 12cmH_2O，降低与增高均有重要临床意义。如休克患者 CVP ＜ 5cmH_2O，表示血容量不足，应迅速补充血容量。若补充血容量后，患者仍处于休克状态，而 CVP ＞ 10cmH_2O，则表示容量血管过度收缩或有心力衰竭的可能，应控制输液速度或采取其他相应措施。若 CVP ＞ 20cmH_2O，表示有明显心力衰竭，且有发生肺水肿的危险，应暂停输液或严格控制输液速度，并给予速效洋地黄制剂和利尿药或血管扩张药。

2．合理应用血管活性药物 血管活性药物包括血管扩张药和血收缩管药，合理应用血管活性药物的目的是疏通微循环，恢复微循环血液灌流，是抢救休克的关键措施。既不能单纯为了追求升高血压而长时间大量使用血管收缩药，使微循环灌流量明显下降，也不能过度使用血管扩张药，使血压明显降低。一般在休克早期，在补充血容量的基础上选择性地使用血管扩张药，舒张微血管，缓解微血管因过度代偿而出现的强烈收缩。休克后期，可适当使用血管收缩药，升高血压，防止容量血管过度扩张。对于过敏性休克和神经源性休克，因已有血管扩张，使用血管收缩药是首选。总之，应针对不同情况，合理配合使用血管活性药物，使之起到相辅相成的作用，达到改善微循环的目的。

三、纠正酸碱平衡紊乱

休克引起的缺血、缺氧必然导致乳酸血症性酸中毒，酸中毒又加重微循环障碍，促进DIC形成，引起高钾血症。所以，应根据酸中毒程度及时补碱纠酸，否则，酸中毒时 H^+ 和 Ca^{2+} 的竞争作用，将直接影响血管活性药物的使用和心肌收缩力。

四、防治细胞损伤和器官功能衰竭

休克引起的组织细胞不可逆损害，导致器官功能衰竭，也是临床上休克死亡的主要原因之一，所以，要积极改善细胞代谢，减少细胞损伤，防止引起器官功能衰竭。

1．防治细胞损伤　改善微循环是防止细胞损伤的主要措施之一，其他主要措施是：①吸氧、补充能量，如葡萄糖、胰岛素、能量合剂等，以改善细胞代谢和补充必要的能量；②使用糖皮质激素，以稳定细胞膜和溶酶体膜，抑制溶酶体酶的释放及体液因子的合成和表达；③使用氧自由基清除剂（如超氧化物歧化酶、维生素C等）减轻细胞损害；④使用抑肽酶，抑制纤溶酶、蛋白水解酶，阻止激肽和其他毒性肽分子的生成。

2．防治重要器官功能障碍与衰竭　除上述措施外，还应针对不同器官功能障碍采取相应防治措施，出现肺功能障碍时，应保持气道通畅，采用正压给氧，改善呼吸功能；出现肾功能障碍时应尽早改善肾灌流量、利尿和进行透析等措施；出现急性心功能障碍时应严格控制补液量，强心利尿，降低前、后负荷等措施，以防止多系统器官功能衰竭的发生。

本章小结

休克是各种强烈的致病因素作用于机体，引起有效循环血量急剧减少，使组织和器官微循环血液灌流量严重不足，导致重要器官功能、代谢障碍以及细胞损伤的全身性病理过程。

休克常见的病因有失血和失液、严重创伤和烧伤、严重感染、过敏、心力衰竭、强烈的神经刺激等。按休克发生的始动环节分为低血容量性休克、血管源性休克、心源性休克。

休克的发展过程分为三期：①微循环缺血性缺氧期（休克初期或休克代偿期），主要特点是除心、脑以外组织器官的小血管收缩或痉挛，微循环灌流表现为少灌少流，灌少于流，组织呈缺血、缺氧状态。此期出现血液重新分布，保证了重要生命器官脑和心脏的血液供应。同时，通过“自体输血”与“自体输液”使回心血量增加；交感神经兴奋和儿茶酚胺的增多使心率加快，心肌收缩力增强，心排血量增加；全身小动脉痉挛收缩，可使外周阻力增高，均有助于动脉血压的维持。②微循环淤血性缺氧期（休克期或休克失代偿期），此期微循环灌流特点是灌而少流，灌大于流，组织呈淤血性缺氧状态。③微循环衰竭期（休克晚期或DIC期），由于严重的淤血、缺氧及酸中毒，使微血管麻痹、扩张，微循环中可有微血栓形成，血流停止，出现不灌不流状态。

本章小结

休克时机体可出现能量代谢障碍，水、电解质、酸碱平衡紊乱，细胞损伤，重要器官功能衰竭，如“休克肺”、“休克肾”、急性心力衰竭、脑水肿、肝功能不全、多器官功能障碍综合征等。

休克的防治原则包括积极治疗原发病、改善微循环、纠正酸碱平衡紊乱、防治细胞损伤和器官功能衰竭等。

思考题

1．何谓休克？按其微循环障碍的变化过程分为哪几个阶段？
2．在休克不同的发展阶段，微循环有哪些主要变化？临床表现如何？
3．休克时机体的代谢和功能有哪些主要变化？
4．休克的防治原则是什么？

（王化修）

第十四章　多器官功能障碍综合征

学习目标

1．掌握多器官功能障碍综合征、全身炎症反应综合征、代偿性抗炎反应综合征的概念；多器官功能障碍综合征的功能、代谢变化。
2．熟悉多器官功能障碍综合征的病因、分型和发病机制。
3．了解多器官功能障碍综合征的防治原则。

多器官功能障碍综合征（multiple organ dysfunction syndrome，MODS）是指患者在严重创伤、感染、休克或复苏后，短时间内出现两个或两个以上系统、器官衰竭。MODS 主要出现在急性危重病中，此时体内的病理生理变化复杂，治疗比较困难，是一种危重的临床综合征。多器官功能障碍时某些器官不能维持其自身功能从而出现器官功能障碍，此时机体内环境必须靠临床干预才能维持，如能得到及时救治，可逆转。否则，病情加重，可发展为多器官衰竭（multiple organ failure，MOF），又称多系统器官衰竭（multiple system organ failure，MSOF）。但是 MSOF 和 MOF 这两个概念，容易使人将这类患者器官功能障碍的发生理解为不连续的过程，这显然是不正确的。而 MODS 的提出，强调医务人员应早期发现和早期治疗患者，以提高存活率。

第一节　多器官功能障碍综合征的病因与分型

一、多器官功能障碍综合征的病因

引起多器官功能障碍的病因很多，一般分成感染性因素和非感染性因素两大类。

（一）感染性因素

感染性因素多见于细菌、病毒等病原微生物引起的严重感染和败血症，尤其是感染性休克导致的败血症。引起败血症的细菌主要是大肠埃希菌和铜绿假单胞菌。腹腔内感染是引起多器官功能障碍的主要原因，腹腔内感染患者手术后发生 MODS 者占 30% ~ 50%，且死亡率较高。急性坏死性胰腺炎、肠道功能紊乱、肠源性感染和肺部感染也较常见。据报道有 70% 的 MODS 由感染所引起。老年患者中，以肺部感染作为原发病因者最多，青壮年则在腹腔脓肿或肺部侵袭性感染后 MODS 发生率高。有些 MODS 患者血细菌培养阳性，有感染症状，但找不到感染灶，可能是肠源性感染引发；而另有一些 MODS 患者有全身性感染症状，但血培养阴性，也未见感染灶，可能与肠源性内毒素血症或炎症介质引起的全身性炎症反应有关。

（二）非感染性因素

严重的组织损伤，如大出血、大面积烧伤、多发性骨折、严重创伤、病理产科及大手术后等，至今 MODS 仍是大手术后的一个重要并发症。休克也是引起 MODS 的一个主要原因，尤其是感染性休克和创伤出血性休克。在休克晚期合并 DIC 时，MODS 发生率更高。据报道，约 80% 的 MODS 患者入院时有明显休克，与休克时微循环障碍，组织灌流不足，导致严重缺血、缺氧有关。另外，临床诊疗不当也可引起 MODS，如对危重患者给予高浓度氧吸入，损伤肺泡内皮细胞，使肺泡表面活性物质破坏。在抗休克过程中过量使用去甲肾上腺素等血管收缩药，造成组织灌注不良而缺血、缺氧；血液透析和床旁超滤吸附造成不均衡综合征，引起血小板减少和出血；输血、输液过多及过快引起心、肺负荷过大；微循环障碍等均可导致 MODS 的发生。

二、多器官功能障碍综合征的分型

从病因作用于机体，到出现 MODS，再发展到 MSOF，是一个有规律的发病过程。根据临床发病形式，MODS 可分为两种不同类型。

1．单相速发型　常由病因直接作用引起，使原无器官功能障碍的患者同时或相继在短时间内出现两个或两个以上器官功能障碍。此类型的患者常在休克和创伤后迅速发生，患者常在休克复苏后 12 ～ 36h 发生呼吸衰竭，继之发生其他器官系统的功能障碍和衰竭，病变的进程只有一个高峰，故又称原发型。病情发展较快，患者可在短时间内死亡。

2．双相迟发型　此种类型的患者常出现在创伤、失血、休克后 1 ～ 2d 内，患者经处理后发病过程有一个稳定的缓解期，但以后很快被迅速发生的败血症所打断。败血症发生后才相继发生多器官功能衰竭。因此病情发展为双相，即病程中有两个高峰出现，故又称其为继发型。

第二节　多器官功能障碍综合征的发病机制

多器官功能障碍和衰竭的发生是一个复杂的过程，其确切的发生机制尚未完全阐明。目前的研究表明，原发型 MODS 的器官功能障碍主要由损伤直接引起，与机体的抗损伤 - 防御反应关系不大。继发型 MODS 既可由原发性损伤引起，也与机体的抗损伤 - 防御反应有关。目前一般认为，其发病可能与多个环节障碍有关。

一、失控的全身炎症反应

机体受到各种感染性和非感染性病因作用后，体内的代偿防御机制动员，出现全身炎症反应，针对全身炎症反应体内又可出现代偿性抗炎反应，两者均是机体炎症反应失控的表现，它是形成多器官功能障碍和衰竭的基础。

（一）全身炎症反应综合征

炎症的本质是活体组织对损伤的防御反应，包括局部反应和全身反应，如果炎症反应失控，产生大量炎症介质，就可导致全身炎症反应综合征（systemic inflammatory response syndrome，SIRS），它是机体受到严重侵袭后出现的自我持续放大和自我破坏的失控性炎症。其病理生理变化是全身高代谢状态和静息时全身耗氧量增高伴有心排血量增加等高动力循环变化及多种炎症介质的失控性释放。高代谢状态是由交感 - 肾上腺髓质系统高度兴奋引起机体的一种防御性应激反应，增加了组织器官的耗氧量。高代谢状态伴高动力循环可使能量消耗加剧及加重心、肺负担，同时有微循环障碍，导致组织缺氧和酸中毒，加重细胞损伤和代谢障碍，促使器官功能障碍的发生和发展。诊断 SIRS 需具备以下各项中的两项或两项以上：①体温＞ 38℃或＜ 36℃ ；②心率

> 90 次 / 分；③呼吸 > 20 次 / 分或 $PaCO_2$ < 4.3kPa（32mmHg）；④白细胞计数 > 12×10^9/L 或 < 4.0×10^9/L 或幼稚粒细胞 > 10%。

炎症介质的失控性释放是由于 SIRS 时大量炎症细胞活化，活化的炎症细胞释放多种促炎因子，进一步导致炎症细胞活化，二者互为因果，形成恶性循环。炎症细胞活化不仅发生在局部，也可发生在远隔部位，形成播散性炎症细胞活化。活化的炎症细胞突破了炎症细胞产生炎症介质的自限作用，通过自我持续放大，产生大量促炎介质，如肿瘤坏死因子 α（TNF_α）、白介素（IL-1,2,4,6,8）、干扰素（IFN）、白三烯（LT）、血小板活化因子（PAF）、活性氧、溶酶体酶、磷脂酶 A_2（PLA_2）、血栓素 A_2（TXA_2）、β- 内啡肽、缓激肽等，引起炎症介质的泛滥。炎症介质可直接损伤内皮细胞，导致血管通透性增加及血栓形成，引起远隔器官损伤；同时炎症介质还可激活凝血和纤溶系统，抑制心肌功能等，使血管张力失控，导致全身内环境紊乱。

（二）代偿性抗炎反应综合征

代偿性抗炎反应综合征（compensatory anti-inflammatory response syndrome，CARS）是指感染或创伤时，机体产生可引起免疫功能降低和对感染易感性增加的内源性抗炎反应。在代偿性抗炎反应综合征发展过程中，体内产生内源性抗炎介质或抗炎性内分泌激素，如前列腺素 E_2、白细胞介素（IL-4、IL-10、IL-11）、可溶性 TNF-α 受体、转化生长因子和糖皮质激素等，抑制炎症介质的释放及对抗炎症介质的作用，防止全身炎症反应综合征造成的自身组织损伤。因此，适量的抗炎介质有助于控制炎症，恢复内环境稳定。但抗炎介质释放过量，则造成免疫功能低下及增加宿主对感染的易感性，结果从另一个方面诱发或加重器官的损害。

正常时机体的炎症反应和抗炎反应保持平衡，共同维持内环境恒定。当炎症反应大于抗炎反应时表现为全身炎症反应综合征，反之表现为代偿性抗炎反应综合征。无论是哪一种其后果都使炎症反应扩散和失控。因此全身炎症反应综合征和代偿性抗炎反应综合征均是引起多器官功能障碍和衰竭的发病基础。

二、肠屏障功能损伤

正常肠黏膜具有屏障功能，因此一般情况下肠腔细菌不会进入血液循环，但是 MODS 时多种病因均可造成肠黏膜的机械屏障结构或功能受损，使大量细菌和内毒素被吸收、迁移至血液循环和淋巴系统，导致全身多器官功能损害。临床研究证实，严重创伤、休克等患者常可因肠道屏障功能受损、细菌移位，产生败血症或内毒素血症，最后导致 MODS 发生。MODS 的患者可无明显的感染病灶发现，但其血培养见到肠道细菌，因此人们把这种情况称为肠源性感染，并认为肠源性感染可能是 MODS 发生、发展的主要原因。

三、器官微循环灌注障碍

MODS 时持续的器官微循环灌流不足，导致进行性缺血、缺氧。越来越多的证据表明血管内皮细胞的功能是极其广泛和复杂的，其不仅仅作为屏障结构保持血管内壁的平滑与完整，而且能分泌和释放多种生物活性因子，在维持和调节血流动力学及血液流变学方面也起着极其重要的作用。正常情况下血管内皮细胞有抗多形核白细胞黏附功能，多形核白细胞在血管内自由流动，不会出现附壁和聚集现象。近年证实，血管内皮细胞在遭受各种致病因素刺激后能主动参与疾病的发生。已经观察到在缺血 - 再灌注组织血管出现多形核白细胞的附壁与聚集，这种黏附与聚集是在多种黏附分子及炎症介质的介导下产生的。当血管内皮细胞与多形核白细胞遭受各种因素刺激时，多种黏附分子被激活，这些黏附分子单独或交叉与血管内皮细胞及多形核白细胞相互作用，导致多形核白细胞在血管内皮细胞表面黏附、聚集。同时在多种炎症介质的作用下血管内皮细胞之间的间隙扩大，多形核白细胞可游出血管壁进入组织间质，随之出现间质水肿和细胞损伤。多形核白细胞在血管壁的黏附与聚集阻塞微血管导致“无复流”现象，“无复流”造成组织持续缺血、缺氧。因此，血管内皮细胞与多形核白细胞的相互作用导致微循环障碍和实质细胞受损参与了 MODS 的发生与发展。

第三节 各系统器官的功能代谢变化

MODS 可以累及机体各个重要器官系统，导致重要器官系统的功能和代谢障碍。其演变过程常为序惯性，多从一个器官开始，相继发生其他器官病变，也可几个器官同时发生功能障碍。现将常见的重要器官功能障碍简述如下。

一、肺功能变化

肺是全身静脉血液回流的主要过滤器，又是一个重要的代谢器官，全身组织中引流出的许多代谢产物在这里被吞噬、灭活和转换，因此极易受累。实验证明在 MODS 时，肺毛细血管管腔缩小，有明显的白细胞淤积，而白细胞激活释放的白三烯是引起肺血管通透性升高、中性粒细胞黏附、肺循环内大量白细胞滞留的重要物质。另外，内毒素通过激活补体，使白细胞在肺血管内聚集活化，造成损伤和水肿，肺防御功能明显削弱，因而更有利于细菌从气道入侵并进行繁殖。这些变化均是产生多器官功能障碍和衰竭时肺水肿、肺出血、肺不张和肺泡内透明膜形成的病理生理基础。呼吸功能障碍在多器官功能障碍和衰竭中发生率较高，其出现也较早，一般在发病早期 24 ~ 72h 内即出现急性肺损伤（acute luny injury）的变化，临床表现为急性呼吸窘迫综合征（acute respiratory distress syndrome，ARDS）。患者出现发绀、进行性低氧血症和呼吸窘迫，最后导致肺功能不全或呼吸衰竭。

二、肾功能变化

肾功能障碍严重时主要表现为急性肾衰竭，常与肺功能障碍同时发生或相继发生。临床表现为少尿或无尿、氮质血症和血肌酐升高，伴有水、电解质和酸碱平衡紊乱。目前认为，与败血症、MODS 相关的肾功能障碍最初表现为肾小球滤过压下降，随后出现蛋白尿和细胞管型，主要是因为严重的原发性损伤造成急性肾缺血或中毒。有人提出 MODS 中的肾衰竭是全身血流动力学紊乱的结果，循环中的一些肾毒性物质（如血红蛋白、肌红蛋白、某些胆汁成分、内毒素等）可损伤已经缺血的肾小管，造成亚临床型的肾损害，此时如有细菌毒素侵入则临床症状变得明显。肾功能障碍在决定多器官功能障碍病情的转归中起关键作用，MODS 患者如有急性肾衰竭，预后较差。

三、肝功能变化

MODS 时的肝功能障碍常继发于肺、肾功能障碍之后，但有时也可最先发生，临床主要表现为黄疸和肝功能不全，由创伤和全身感染引起者多见，但由于肝代偿能力较强，因此有时虽有肝的形态改变，但生化指标仍可正常，所以肝功能障碍常不能及时为临床和常规检查所发现。目前认为 MODS 时肝功能障碍的发生与以下因素有关：创伤、休克、重症感染都可以引起肝血液减少，肝细胞缺血、缺氧，同时多器官功能障碍和衰竭时肝线粒体功能障碍，导致氧化磷酸化障碍和能量产生减少，影响肝功能；各种损伤因素降低肠道屏障功能，促发内源性细菌与毒素吸收、迁移、进入血循环，除直接损害肝实质细胞或通过枯否氏细胞的介导造成肝细胞损害，还直接或间接通过单核巨噬细胞释放的介质（如 TNF、IL-1）等造成组织损伤或灌流障碍，影响蛋白质合成与能量代谢，最后导致多器官功能衰竭。

四、胃肠道功能变化

MODS 时，胃肠道血管痉挛，胃肠黏膜缺血、缺氧，以及炎症介质的损伤作用，引起胃肠黏膜的应激性溃疡、出血、坏死，导致屏障功能降低，肠道细菌移位，肠源性内毒素血症的发生，是 MODS 患者发病的重要原因。胃肠道功能障碍在临床上主要表现为肠蠕动减弱或消失，甚至麻痹，致消化和吸收障碍，表现为腹胀、腹痛、呕吐、呕血、黑便等。

五、免疫系统的变化

MODS 时，免疫系统功能变化较显著。一方面是血浆补体水平表现为 C_{3a} 和 C_{4a} 升高，而 C_{5a} 降低。C_{5a} 的降低与白细胞的清除作用有关，但在降低前，由它引起的作用已开始发挥。C_{3a} 和 C_{5a} 可增加微血管通透性，激活白细胞和组织细胞。革兰阴性细菌产生的内毒素具有抗原性，形成的免疫复合物可激活补体，产生一系列血管活性物质，导致组织细胞变性、坏死和器官功能障碍。另一方面，MODS 患者由于白介素（主要是 IL-4、IL-10、IL-13）等抗炎介质的过度表达，使免疫系统处于全面抑制状态，引起中性粒细胞和单核巨噬细胞的吞噬和杀菌能力降低，外周血淋巴细胞减少，抗体分泌能力减弱，特异性免疫功能降低，炎症反应失控，无法局限化，因此，感染容易扩散，引起菌血症和败血症，临床治疗困难，死亡率高。

六、心功能变化

与其他器官相比，MODS 时心功能障碍的发生率相对较低，为 10% ～ 23%。早期血流动力学变化主要表现为“高排低阻”，患者心脏指数超过正常，外周阻力降低，组织摄取氧和利用氧障碍。晚期若持续高代谢，高输出量则增加心脏负荷，心肌缺血、缺氧。另外，血浆中 TNF-α、IL-1 等增多时的心肌损害，以及水电解质、酸碱平衡紊乱等均可导致心律不齐和心肌收缩力降低，出现心功能衰竭。临床表现为心排出量减少，突然发生血压下降，组织供血进一步减少，加剧多器官功能障碍的发生与发展。

七、新陈代谢变化

MODS 引起的新陈代谢变化主要表现为高代谢状态和高动力循环。高代谢状态本质上是机体在致病因素作用下出现的一种防御性应激反应，在静息时全身氧和能量的消耗增高，蛋白质、脂肪和糖的分解利用增加，基础代谢率提高，组织耗氧量增加。高动力循环有心排血量增加，外周阻力降低。二者共同作用使机体能量和氧消耗加剧，加重组织细胞损伤，促进器官功能障碍。

第四节　多器官功能障碍综合征的诊断标准与防治原则

一、诊断标准

目前有关 MODS 的诊断标准国内外尚未统一。参考临床和国内外有关报道，对 MODS 的诊断首先要注意以下几点：①发生 MODS 要有两个基本条件：一是遭受到严重打击，二是采用积极治疗措施，包括复苏、生命支持、抗感染等，使许多患者经受住了严重创伤、感染或休克的早期打击，却往往难以摆脱随之而来的各种并发症，出现失控的全身炎症反应综合征，使器官功能受损。② MODS 与休克、感染和严重创伤及大手术等关系密切。③高分解代谢且外源性营养不能阻止自身消耗，有高排低阻的高动力循环。④病变缺乏特异性，有多种炎症介质参与。⑤具有可逆性，一旦治愈可不遗留器官损伤的痕迹，不转为慢性。

MOF 的诊断除了要注意上述几点外，还要注意：①原发性致病因素引起的继发性损伤多发生在远隔部位的组织器官；②致病与发生 MOF 必须间隔 24 小时以上，若患者发病 24 小时内死亡，属于复苏失败，不能属于 MOF 范围；③发生 MOF 前，患者大多数器官功能良好；④ MOF 与慢性病引起的脏器功能衰竭是两种完全不同的概念。

对 MODS 的诊断标准，提出如下建议供参考：

1．呼吸功能障碍　出现进行性呼吸困难和发绀，呼吸频率＞ 35 次 / 分，动脉血氧分压＜ 55mmHg（7.3kpa），使用人工呼吸机维持通气在 5 天以上，吸入氧浓度 50% 以上动脉血氧分压仍低于 60mmHg（8.0kpa）。

2．肾功能障碍　急性少尿型肾衰竭患者有少尿或无尿，而急性非少尿型肾衰竭患者则尿量可不减少。但血尿素氮＞ 28.6mmol/L，血清肌酐＞ 176.8μmol/L。

3．肝功能障碍　患者有黄疸，肝功能检查血清总胆红素＞ 34.2μmol/L，血清谷丙转氨酶和乳酸脱氢酶在正常上限的 2 倍以上，有可能出现肝性脑病。

4．心功能障碍　患者有心排出量减少，血压下降，中心静脉压＞ 15mmHg（1.96kpa），可有心肌梗死和心脏短暂停搏，也可有心律失常。

5．其他系统器官功能障碍　胃肠道有应激性溃疡、出血、穿孔或坏死性肠炎，肠蠕动消失，肠扩张；免疫系统功能严重降低，有出乎意料和难以控制的感染；血液系统有血小板进行性下降或 DIC；代谢功能表现为分解代谢增强，酸碱平衡紊乱，或者肌无力症。

对 MODS 的诊断应根据临床观察，对高危患者应用现代监测技术，结合实验室指标综合分析判断，及早防治。

二、防治原则

MODS 的防治应在消除病因的基础上进行综合治疗，重点是控制感染、阻止触发因素，有效地抗休克、改善微循环、重视支持疗法，维护机体内环境平衡，增强免疫力，防止并发症，严密观察脏器功能变化，预防 MODS 的发生和发展。

1．积极防治原发病　加强对休克、创伤、炎症、感染等原发疾病的预防和早期治疗，正确、及时使用抗生素，控制感染病灶和败血症，及时清创，清除坏死组织，补充血容量，积极防治休克，是防治 MODS 的关键。

2．密切观察病情　加强对呼吸、血压、脉搏、尿量、神志及实验室指标变化及器官功能状态的观察，采取有效措施预防 MODS 的发生和发展。

3．防治细胞损伤，保护器官功能　给予吸氧，纠正酸碱平衡紊乱，有效地补充血容量，合理使用血管活性药物，改善微循环，酌情使用自由基清除剂、抗氧化剂和细胞保护剂，预防缺血 - 再灌注损伤，正确使用肾上腺皮质激素对抗全身性炎症反应，防止细胞损伤，保护器官功能。

4．支持和保护疗法　针对 MODS 时的高代谢状态，给予营养支持，提高蛋白和氨基酸的摄入量，增加支链氨基酸的比例，以对抗芳香族氨基酸和含硫氨基酸对器官的损害。保护胃肠黏膜的屏障功能，应缩短患者的禁食时间，鼓励及早经口摄食。对一般患者，应予以营养支持，确保热量平衡；对危重患者，则应做代谢支持，确保正氮平衡。

5．免疫治疗　适当使用炎症介质的阻断剂与拮抗剂（如抗内毒素抗体、内毒素结合蛋白、糖皮质激素等），阻断或抑制炎症介质及其连锁反应，积极辅助机体恢复自身的免疫调控能力。

6．对症治疗　根据不同的器官功能障碍情况，采取相应的措施进行治疗。

知识链接

重症加强护理病房（ICU）

重症医学监护是一种集现代化医疗护理技术为一体的医疗组织管理形式。ICU把危重患者集中起来，在人力、物力和技术上给予最佳保障，以期得到良好的救治效果。ICU设有中心监护站，直接观察所有监护的病床。每个病床占面积较宽，床位间用玻璃或布帘相隔。ICU的设备必须配有床旁监护仪、中心监护仪、多功能呼吸治疗机、麻醉机、心电图机、除颤仪、起搏器、输液泵、微量注射器、气管插管及气管切开所需急救器材。在条件较好的医院，还配有血气分析仪、微型电子计算机、脑电图机、B超机、床旁X线机、血液透析器、动脉内气囊反搏器、血和尿常规分析仪、血液生化分析仪等。

ICU在世界上已有30多年的历史，现已成为医院中危重患者的抢救中心。

ICU主要收治对象是：①严重创伤、大手术后及必须对生命指标进行连续严密监测和支持者；②需要心肺复苏者；③某个脏器（包括心、脑、肺、肝、肾）功能衰竭或多脏器衰竭者；④重症休克、败血症及中毒患者；⑤脏器移植前后需监护和加强治疗者。

本章小结

多器官功能障碍综合征（MODS）是指患者在严重创伤、感染、休克或复苏后，短时间内出现两个或两个以上系统、器官衰竭。多器官功能障碍时必须靠临床干预才能维持，如能得到及时救治，可逆转，否则，病情加重，可发展为多器官衰竭（MOF），又称多系统器官衰竭（MSOF）。

引起多器官功能障碍的病因很多，包括感染性（如细菌、病毒）和非感染性（如大出血、大面积烧伤、严重创伤等）因素。多器官功能障碍和衰竭的发生是一个复杂的过程，其发病与多个环节障碍有关：①失控的全身炎症反应；②肠屏障功能损伤；③器官微循环灌注障碍。

MODS可以导致重要器官系统的功能和代谢障碍。①肺功能障碍；②肾功能障碍；③肝功能障碍；④胃肠道功能障碍；⑤免疫系统功能障碍等。

对MODS的诊断应根据临床观察、实验室指标等综合分析判断。MODS的防治应在消除病因的基础上进行综合治疗，重点是控制感染、抗休克、改善微循环、重视支持疗法，防止并发症。

思考题

1. 什么叫MODS、SIRS、CARS？

2．根据 MODS 的发病形式，一般将其分为哪两种类型？各型的特点是什么？

3．为什么说 MODS 时最易累及的是肺？

4．MODS 的防治原则是什么？

（张琳琳）

第十五章　应　激

学习目标

1．掌握应激、应激原、热休克蛋白、急性期反应蛋白、应激性溃疡的概念。
2．熟悉应激的神经 - 内分泌反应，细胞反应，应激与心理、精神障碍；应激时机体代谢和功能变化。
3．了解应激的防治原则。

应激（stress）是机体受到各种内外环境因素及社会、心理因素等刺激达到一定强度时出现的全身性非特异性适应反应，又称为应激反应（stress response）。这些刺激因素称为应激原。应激是机体的非特异性适应性保护机制，有利于在变动的环境中维持机体的自稳态，增强机体的适应能力，多数应激在应激原作用消除后可很快平静和恢复自稳态。应激原过于强烈，机体的各种适应、代偿反应不足以克服应激原的影响时，机体将出现器官功能的衰退，引起疾病，甚至死亡。

第一节　应激原与应激的分类

一、应激原的分类

凡能引起应激反应的各种刺激因素均可称为应激原（stressor），大致可分为三类：外环境因素，内环境因素，心理、社会环境因素。

1．外环境因素　包括物理性因素，如冷、热、射线、噪声、强光、电击、创伤等；化学性因素，如酸、碱、中毒、缺氧等；生物性因素，如细菌、病毒、寄生虫等各种病原微生物感染等。

2．内环境因素　自稳态失衡也是一类重要的应激原，如水、电解质紊乱，酸碱平衡紊乱，贫血，休克，心功能低下，心律失常及器官功能紊乱等。

3．心理、社会环境因素　大量事实说明，心理、社会环境因素是现代社会生活中的重要应激原。丧偶、生活孤独、居住环境拥挤、工作负担过重、工作得不到家庭及社会的支持、工作过于单调、担心不祥事件的发生、对个人所需要及所追求的东西得不到满足等都可成为应激原。这些因素是否产生应激以及引起应激的强度取决于人对这些环境变化和生活事件的认知和评价，以及由此而产生的情绪反应。由于心理应激是来源于应激原引起的喜、怒、哀、乐等情绪反应，因此人的心理应激也称之为情绪性应激。

二、应激的分类

（一）按应激的性质分类

1．躯体性应激　躯体性应激是指机体内、外环境应激原刺激引起的应激。

2．心理性应激　心理性应激是指机体在遭受到不良事件或主观感觉到的压力和威胁时产生的一种伴有生理、行为和情绪改变的心理紧张状态。

一些应激原既可导致躯体应激，又可导致心理应激。如严重创伤和长期的疾病使患者产生对残疾、治疗和预后的焦虑。

（二）按应激的持续时间分类

1．急性应激　急性应激是指机体受到突然刺激（如意外受伤、天灾人祸等）所致的应激，一般可持续数分钟到数天。过强的急性应激可诱发心源性猝死、急性心肌梗死（有冠心病基础者）以及精神障碍等。

2．慢性应激　慢性应激是指应激原持续作用所致，如长期处于高负荷的学习和工作状态等，可持续数天到数月。慢性应激可导致消瘦和影响生长发育，并可引发高血压和抑郁等。

（三）按应激的强度分类

1．生理性应激　生理性应激指适度的持续时间较短的应激，如适度的工作压力和体育竞赛等。适度的应激可增强机体的防御适应能力，对机体有利，这种应激又称为良性应激。

2．病理性应激　病理性应激指应激原过于强烈或作用时间过长导致的应激。病理性应激除对机体有一定的防御代偿意义外，还会引起机体非特异性损伤，甚至导致应激性疾病，对机体不利，这种应激又称劣性应激。

机体对应激原的反应除取决于应激原的种类、作用强度和时间外，还受个体遗传素质、性格特点、生活方式和经历等因素的影响，因此由于个体差异不同，同一应激原作用于不同个体，其耐受性和敏感性不同，强度相同的应激原可在不同个体引起程度不同的反应。

第二节　应激的全身反应

应激是一种非特异性的相当泛化的全身性反应，主要是通过神经 - 内分泌系统的协调作用做出的整体反应。当机体受到强烈刺激时，神经 - 内分泌系统的主要变化为蓝斑 - 交感 - 肾上腺髓质系统和下丘脑 - 垂体 - 肾上腺皮质系统的强烈兴奋，以及由其所引起的靶器官功能、代谢改变和其他内分泌激素的改变。

一、神经 - 内分泌反应

当机体受到应激原刺激时，主要的神经 - 内分泌反应为蓝斑 - 交感 - 肾上腺髓质系统和下丘脑 - 垂体 - 肾上腺皮质系统的强烈兴奋，使血中儿茶酚胺和糖皮质激素含量明显增高，并由此引起生理、生化的改变和心理、行为的变化（图 15-1）。

（一）蓝斑 - 交感 - 肾上腺髓质系统

1．基本组成　蓝斑是中枢神经系统对应激最敏感的部位，蓝斑位于脑桥，主要对蓝斑 - 交感 - 肾上腺髓质系统起中枢整合作用，此系统是应激时发生快速反应的系统，蓝斑的去甲肾上腺素能神经元具有广泛的上、下行纤维联系。其上行纤维主要投射到杏仁复合体、海马、边缘皮质和新皮质，是应激时情绪变化、学习记忆和行为改变的结构基础。蓝斑中肾上素能神经元的下行

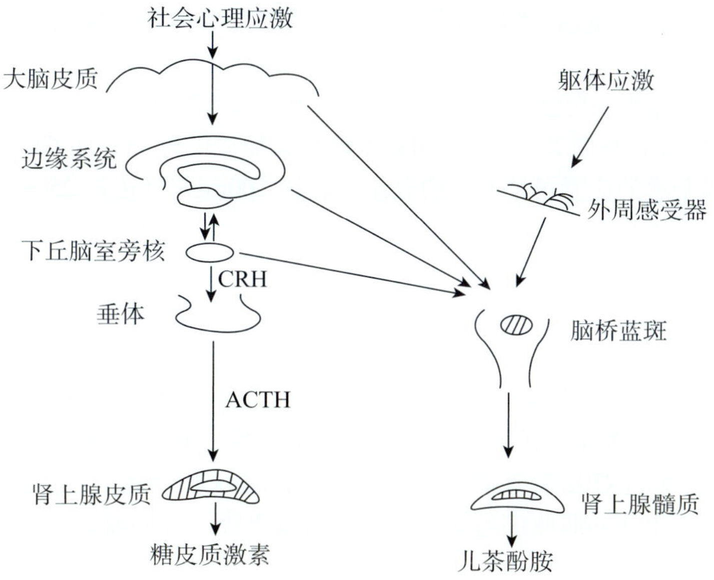

图 15-1 应激时神经 - 内分泌反应

纤维主要分布到脊髓侧角，调节交感神经张力和肾上腺髓质儿茶酚胺的分泌。

2．主要中枢效应 应激时蓝斑 - 交感 - 肾上腺髓质系统对中枢的效应主要是引起兴奋、警觉、焦虑等情绪反应，这与相应脑区中去甲肾上腺素的释放有关。利血平可消耗脑内儿茶酚胺引起抑郁，丙咪嗪可阻断脑内儿茶酚胺的重摄取，治疗抑郁症。

3．主要外周效应 应激时蓝斑 - 交感 - 肾上腺髓质系统的外周效应主要表现为血浆中肾上腺素、去甲肾上腺素和多巴胺等儿茶酚胺浓度的迅速升高。应激时，儿茶酚胺不单是释放增加，其生物合成速度也增加。

4．防御代偿意义 交感神经兴奋和儿茶酚胺的释放可使心率加快，心肌收缩力增强，心排血量增加。因 α 受体在外周血管分布不均，所以儿茶酚胺除使血压上升外，还导致血液重新分配，使心、脑等重要器官的血液灌流得到保证。有时骨骼肌的灌流也会增加，如格斗及逃避。此外，还可以引起支气管扩张，使肺泡通气量增加，满足应激时对氧的需求。同时使血糖升高，脂肪动员，满足应激时能量的需求。促使 ACTH、生长激素、肾素、甲状腺素及促红细胞生成素的分泌，以唤起机体应激时的各种生理变化。

5．对机体的影响 强烈及持久的交感 - 肾上腺髓质系统兴奋可对机体造成损害。腹腔内脏血管的持续收缩可导致内脏器官缺血，引起胃肠黏膜糜烂、溃疡和出血。外周血管的持续收缩可使血压升高。儿茶酚胺可使血小板数量增加，黏附聚集性增强，也可使白细胞数量和纤维蛋白原浓度升高，增加血液的黏滞度，促进血栓的形成。心率增快、心肌耗氧量增加，导致心肌缺血。

（二）下丘脑 - 垂体 - 肾上腺皮质系统

1．基本组成 下丘脑 - 垂体 - 肾上腺皮质系统（hypothalamus pituitary adrenal cortex system，HPA）主要由下丘脑的室旁核、腺垂体和肾上腺皮质组成。室旁核作为该神经内分泌轴的中枢部位，与边缘系统的杏仁复合体、海马和边缘皮质有广泛的皮质往返联系，下行神经纤维则通过促肾上腺皮质激素释放激素（corticotropin releasing hormone，CRH）控制腺垂体促肾上腺皮质激素（adrenocorticotropic hormone，ACTH）的释放，从而调控肾上腺皮质激素的合成和分泌。

2．中枢效应 应激时 HPA 兴奋可产生明显的中枢效应，这些效应主要由 CRH 分泌增多引起。CRH 的功能为：①促进 ATCH 的分泌，进而增加糖皮质激素（glu cocorticoids，GC）的分泌，这是 CRH 的最主要功能。②调控应激时的情绪行为反应。适量的 CRH 增多可促进适应反应，使机体兴奋或有愉快感。但大量的 CRH 增多，特别是慢性应激时的持续增加却造成机体适应机制的障碍，出现焦虑、抑郁、食欲和性欲减退等。③促进内啡肽的释放。④促进蓝斑 - 去甲肾上腺素能神经元的活性，与蓝斑 - 交感 - 肾上腺髓质系统形成交互影响。

3．外周效应　应激时外周效应主要由 HPA 轴兴奋释放的外周介质 GC 引起。应激时 GC 分泌迅速增加。如外科手术的应激可使 GC 的分泌量超过 100mg/d（正常 25 ～ 37mg/d）。若应激解除，GC 通常在 24 小时内回复正常水平。如应激原持续存在，则 GC 持续升高。临床上通过测定血浆皮质醇浓度和尿中 17- 羟类固醇排出量来判断应激的强度或术后是否存在并发症。

4．防御代偿意义　GC 分泌增多是应激最重要的一个反应，对机体抵抗有害刺激起着极其重要的作用。GC 升高是应激时血糖增加的重要机制，可促进蛋白质的糖异生，保证重要器官葡萄糖的供应，并对儿茶酚胺、胰高血糖素等的脂肪动员起容许作用；GC 对许多炎症介质及细胞因子的生成、释放和激活具有抑制作用，并稳定溶酶体膜，减少这些因子和溶酶体对细胞的损伤；GC 还是维持循环系统对儿茶酚胺正常反应性的必需因素，GC 不足时，心血管对儿茶酚胺的反应性明显降低，可出现心肌收缩力减低、心排血量下降、外周血管扩张、血压下降，严重时可导致循环衰竭。

5．对机体的影响　①免疫反应受抑制：在临床患者及实验动物中均观察到，慢性应激后多种细胞因子及炎症介质生成减少，免疫力下降，易并发感染；②生长发育迟缓：慢性应激时由于 GC 增高而使靶细胞对胰岛素样生长因子产生抵抗，从而导致生长迟缓、伤口愈合不良等；③甲状腺受抑制：GC 可拟制促甲状腺素释放素及 促甲状腺素的分泌，并阻碍 T_4 在外周转化为活性更强的 T_3；④性腺轴受抑制：GC 可拟制促性腺释放激素及黄体生成素的分泌，并使性细胞对上述激素产生抵抗，因而导致性功能减退、月经不调或停经、哺乳期妇女泌乳减少等；⑤行为改变：如抑郁症、异食癖及自杀倾向等。

二、机体的代谢变化

应激时代谢的特点是分解增加，合成减少，代谢率明显升高。应激时高代谢率由儿茶酚胺、糖皮质激素、胰高血糖素及某些炎症介质的大量释放及胰岛素的分泌减少等变化引起。在糖代谢方面，应激时糖原分解及糖异生明显增强，使血糖升高，甚至可超过肾糖阈而出现糖尿，称为应激性高血糖及应激性糖尿。应激时，机体脂肪分解增强，使血液中游离脂肪酸及酮体增加，同时机体对脂肪酸的利用也增加。严重创伤后，机体所消耗的能量大部分来自脂肪的氧化。应激时蛋白质分解代谢增强，血浆中氨基酸水平升高，尿氮排出增多，出现负氮平衡。上述代谢的变化为机体应对“紧急情况”提供了足够的能源，血中氨基酸水平的升高为机体合成急性期反应蛋白（acllte phase protein，APP）和热休克蛋白（heat-shock protein，HSP）提供了原料。但持续的应激状态可使机体能源物质大量消耗，引起消瘦、贫血、抵抗力下降、创面愈合延迟等。

三、机体的功能变化

（一）中枢神经系统

中枢神经系统是应激的调控中心。与应激密切相关的中枢神经部位主要为边缘系统的皮质、杏仁体、海马、下丘脑和脑桥的蓝斑等。边缘系统与情感活动关系密切，并与下丘脑及脑桥蓝斑之间具有广泛的纤维联系，在应激时出现活跃的神经传导。应激时脑桥蓝斑的去甲肾上腺素神经元激活，使其上行纤维投射区（下丘脑、海马、杏仁复合体、扣带皮质和新皮质等）的去甲肾上腺素水平升高，使机体出现兴奋、紧张、焦虑、恐惧及愤怒等情绪反应。同时其下行纤维分布于脊髓灰质侧角，使交感 - 肾上腺髓质系统兴奋。下丘脑室旁核与边缘系统也有广泛的联系，应激时分泌的促甲状腺激素释放激素通过边缘系统而导致情绪变化，通过腺垂体激活下丘脑 - 垂体 - 肾上腺皮质轴，同时 CRH 通过脑桥蓝斑促进蓝斑 - 交感 - 肾上腺髓质系统的活性。HPA 的适度兴奋有助于维持良好的认知学习能力和良好的情绪，但 HPA 兴奋过度或不足都可引起中枢神经系统功能障碍，出现抑郁、厌食，甚至自杀倾向等。

(二) 心血管系统

应激时，由于交感 - 肾上腺髓质系统兴奋，儿茶酚胺分泌增多，心血管系统的主要变化为心率增快，心肌收缩力增强，总外周阻力增高及血液重新分布等。这些改变有利于增加心排血量，升高血压，保证心脑的血液供应。在运动、战斗有关的应激时，交感神经引起骨骼肌血管明显扩张，可抵消交感神经兴奋引起的其他部位血管收缩导致的外周阻力升高，表现为总外周阻力下降。在失血、心源性休克或某些精神应激时，外周总阻力可升高。冠状动脉在应激时血流量通常是增加的。交感 - 肾上腺髓质系统的强烈兴奋亦可对心血管系统产生不利影响，可引起冠状动脉痉挛，血小板聚集，血液黏稠度升高而导致心肌缺血和心肌梗死。强烈的精神应激有时可诱发心室纤颤，导致猝死。

(三) 消化系统

慢性应激时，消化系统的典型变化为食欲减退。严重时可诱发神经性厌食症。食欲减退可能与 CRH 的分泌增加有关。但应激时部分人可出现进食增加并成为肥胖症的诱因，这可能与应激时内啡肽和单胺类（如 NE、多巴胺和 5-HT）介质在下丘脑的水平升高有关。应激时由于交感 - 肾上腺髓质系统强烈兴奋，胃肠血管收缩，血流量减少，特别是胃黏膜缺血，可致胃肠黏膜受损，出现“应激性溃疡”。

(四) 免疫系统

应激时的神经 - 内分泌变化对免疫系统有重要的调控作用，但免疫系统也可对神经 - 内分泌有反向的调节和影响。急性应激时，可见外周血中性粒细胞数目增多，活性增强，补体、C 反应蛋白、细胞因子、趋化因子和淋巴因子等释放增多。持续强烈的应激将导致机体免疫功能的抑制，甚至功能紊乱。由于应激时儿茶酚胺和糖皮质激素大量释放，二者对免疫系统的主要作用是抑制，因此持续应激通常会造成免疫功能的抑制，甚至功能障碍，诱发自身免疫性疾病。免疫系统对神经、内分泌系统也有调节作用。免疫细胞可释放多种神经 - 内分泌激素，参与应激的调控。如 T 淋巴细胞、B 淋巴细胞和巨噬细胞可产生 ACTH、内啡肽、生长激素等。免疫细胞产生的某些细胞因子也具有神经 - 内分泌激素样作用。如干扰素（IFN）可与阿片受体结合，产生阿片肽样的镇痛作用；肿瘤坏死因子（TNF）可促使下丘脑分泌 CRH，可作用于肾上腺皮质产生 ACTH 样的促进 GC 分泌作用。

(五) 血液系统

急性应激时，可见外周血白细胞数目增多、核左移，血小板数目增多、黏附力增强，纤维蛋白浓度升高，凝血因子Ⅴ、Ⅷ、纤溶酶原、抗凝血酶Ⅲ等的浓度也升高。表现为非特异性抗感染能力和凝血功能的增强，全血和血浆黏滞度升高，红细胞沉降率加快等。上述改变既有抗感染、抗损伤出血的有利方面，也又促进血栓形成、诱发 DIC 的不利方面。

慢性应激时，患者常出现贫血，贫血常呈低色素性，血清铁降低，类似于缺铁性贫血。但与缺铁性贫血不同的是骨髓中铁含量正常甚或增高，补铁治疗无效。其机制可能与单核吞噬细胞系统对红细胞的破坏加速有关。

(六) 泌尿、生殖系统

应激时泌尿系统的主要表现为尿少，尿比重升高及水、钠排泄减少。其主要机制是：①交感 - 肾上腺髓质的兴奋及肾素 - 血管紧张素系统的激活导致肾入球小动脉收缩，使肾小球滤过率下降；②醛固酮及抗利尿激素分泌增加，导致肾小管对钠、水的重吸收增加。如应激得到缓解，肾血液灌流恢复，尿功能变化可完全恢复。如应激原强烈持久存在，可导致肾小管坏死，引起肾衰竭。

应激时对生殖系统的影响主要是抑制下丘脑促性腺激素释放激素及垂体黄体生成素的分泌，表现为性功能减退，月经紊乱或闭经，哺乳期妇女乳汁分泌减少或泌乳停止等。

第三节 应激的细胞反应

细胞对多种应激原，特别是非心理性应激原可出现一系列细胞内信号转导和相关基因的激活，表达相关的、多半具有保护作用的蛋白质，如热休克蛋白、急性期反应蛋白、某些酶或细胞因子等，成为机体在细胞、蛋白质和基因水平上的应激表现。

一、热休克蛋白

热休克蛋白（heat-shock protein，HSP）是指应激时新合成或合成增加的一组蛋白质。它们主要在细胞内发挥功能，属非分泌型蛋白质。因其最初是从经受热刺激（从 25℃移到 30℃，30 分钟）的果蝇唾液腺中发现而得名，以后发现多种对机体有害的应激因素也可诱导热休克蛋白的生成，故又名应激蛋白（stress protein）。

1．基本组成 HSP 是一族在进化上十分保守的蛋白质，这提示它对于维持细胞的生命十分重要，从原核细胞到真核细胞的各种生物体，其同类型热休克蛋白的基因序列有高度同源性。目前已知，HSP 是一个具有多个成员的大家族。根据分子量大小可将其分为 HSP110、HSP90、SHP70、HSP60、HSP40、小分子 HSP、HSO10、泛素等多个亚家族。HSP 在细胞内的含量相当高，约占细胞总蛋白的 5%。

2．基本功能 HSP 的主要生物学功能是帮助蛋白质折叠、移位、复性和降解。由于其本身不是蛋白质代谢的底物或产物，始终伴随着蛋白质代谢的许多重要步骤，因此被称为“分子伴娘”。在正常状态下，从核糖体上新合成的蛋白质多肽链尚未经过正确折叠而形成具有一定空间构形的功能蛋白，其疏水基团常暴露在外。如果没有 HSP 分子伴娘的存在，这些蛋白质可通过其疏水基团相互结合、聚集而失去活性。HSP 通过其 C 末端的疏水区与这些新合成的多肽链相结合，从而防止其聚集，并帮助其在折叠的作用下逐步完成正确折叠。在应激状态下，各种应激原导致蛋白质变性，使之成为伸展性的或错误折叠的多肽链，其疏水区可重新暴露在外，因而形成蛋白质聚集物，对细胞造成严重损伤。正常时这些热休克蛋白与热休克转录因子（HSF）相结合，热休克蛋白与受损蛋白结合释放出游离的 HSF，游离 HSF 聚合成三聚体，向核内移位并与热休克基因上游的启动序列相结合，从而启动热休克蛋白的转录合成，使热休克蛋白增多。增多的 HSP 可在蛋白水平发挥防御和保护作用。如 HSP 的合成增加可使机体对热、内毒素、病毒感染、心肌缺血等多种应激原的抵抗力增强，从而维持细胞的正常功能和代谢，提高细胞的生存率。 增多的 HSP 一方面可增强细胞的抗损伤能力，同时还可和 HSF 结合，抑制其继续活化，对细胞的应激进行负反馈调控。

二、急性期反应蛋白

感染、炎症或组织损伤等应激原可诱发机体出现快速启动的防御性非特异性反应，如体温升高，血糖升高，外周血白细胞数增高、核左移，血浆中某些蛋白质浓度升高等，这种反应称为急性期反应，这些蛋白质被称为急性期反应蛋白（acute phase protein，APP），属于分泌型蛋白质。

1．急性期反应蛋白的主要构成及来源 急性期反应蛋白主要由肝细胞合成，单核巨噬细胞、成纤维细胞可产生少数急性期反应蛋白。正常时血中急性期反应蛋白含量很少，但在炎症、感染、发热时明显增加，如 C- 反应蛋白、血清淀粉样 A 蛋白、α1- 酸性蛋白、α1- 抗糜蛋白酶、结合珠蛋白、纤维蛋白原、铜蓝蛋白、补体 C3 等。少数蛋白在急性期反应时减少，被称为负急性期反应蛋白，如白蛋白、前白蛋白、运铁蛋白等。

2．急性期反应蛋白的主要生物学功能 急性期反应蛋白的种类很多，其功能广泛。总体来看，它是一种启动迅速的机体防御机制。机体对感染、组织损伤的反应大致分为两个时期：一期为急性反应时相，急性期反应蛋白浓度迅速升高为其特征之一；另一期为迟缓相或免疫时相，其主要特征为免疫球蛋白的大量生成。两个时相的总和构成了机体对外界刺激的保护系统。

（1）抑制蛋白酶：创伤、感染时体内蛋白分解酶增多，急性期反应蛋白中的蛋白酶抑制剂可避免蛋白酶对组织的过度损伤。如 α1 蛋白酶抑制剂，α1 抗糜蛋白酶等。

（2）清除异物及坏死组织：以急性期反应蛋白中 C 反应蛋白的作用最明显，它可与细菌细胞壁结合，起抗体样调理作用，激活补体经典途径，促进吞噬细胞功能，抑制血小板的磷脂酶，减少其炎症介质的释放等。在各种炎症、感染、组织损伤等疾病中均可见 C 反应蛋白的迅速升高，且其升高程度与炎症、组织损伤的程度呈正相关，因此临床上常用 C 反应蛋白作为炎症类疾病活动性的指标。

（3）抗感染、抗损伤：C 反应蛋白、补体成分的增多可加强机体的抗感染能力；凝血蛋白的增加可增强机体抗出血能力；铜蓝蛋白具有抗氧化损伤的能力等。

（4）结合、运输功能：结合珠蛋白、铜蓝蛋白、血红素结合蛋白等可与相应的物质结合，避免过多的游离 Cu^{2+}、血红素等对机体的危害，并可调节它们代谢过程和生理功能。

第四节 应激与疾病

许多疾病或病理过程都伴有应激。习惯上，常将由应激直接引起的疾病称为应激性疾病，如应激性溃疡（stress ulcer）。应激在某些疾病发生、发展中只是一个重要条件或诱因，在应激状态下加重或加速发生、发展的疾病称为应激相关疾病，如原发性高血压、动脉硬化、冠心病、自身免疫性疾病、糖尿病等。

一、应激与躯体疾病

（一）应激性溃疡

应激性溃疡是指患者在遭受各类重伤、重病和其他应激情况下所出现的胃、十二指肠黏膜的急性损伤，其主要表现为胃及十二指肠黏膜的糜烂、溃疡、出血等。其病变常较表浅，少数溃疡可较深甚至穿孔。当溃疡侵犯大血管时，可导致消化道大出血。应激性溃疡可在应激原作用数小时出现，其发病率可达 80% 以上。如应激原逐步解除，溃疡可在数日内愈合，而且不留瘢痕。如严重创伤、休克及败血症等患者并发应激性溃疡大出血，则其死亡率可达 50% 以上。

应激性溃疡的发生机制主要涉及下列几个方面。

1．黏膜缺血 应激时由于交感 - 肾上腺髓质系统兴奋，血液发生重分布而使胃和十二指肠黏膜小血管强烈收缩，血液灌流显著减少。黏膜缺血使黏膜上皮能量代谢障碍，碳酸氢盐及黏液产生减少，使黏膜细胞之间紧密连接及覆盖于黏膜表面的碳酸氢盐 - 黏液层所组成的黏膜屏障受到破坏。胃腔中的氢离子顺浓度差弥散进入黏膜组织中。在胃黏膜缺血的情况下逆弥散入黏膜内的氢离子不能被血液中的碳酸氢根离子中和或随血流运走，从而导致黏膜损伤。

2．糖皮质激素的作用 应激时明显增多的糖皮质激素既可抑制胃黏液的合成和分泌，又可使胃肠黏膜细胞的蛋白质分解增加，合成减少，黏膜细胞更新减慢，再生能力降低，使黏膜屏障功能削弱。

3．其他因素 酸中毒时血流对黏膜内氢离子缓冲能力降低，可促进应激性溃疡发生。胆汁反流在胃黏膜缺血的情况下可损害黏膜的屏障功能，使黏膜通透性升高，氢离子逆流入黏膜增多。

应激性溃疡若无出血或穿孔等并发症，在原发病得到控制后，常于数天内愈合，不留瘢痕。

案例 15-1

患者男性，31岁，工人，因胸腹部挤压伤1小时入院。查体：表情淡漠，脉搏98次/分，细弱；血压104/60mmHg；心律齐，未闻及杂音。B超显示肝破裂。

经过肝修补术后，第5天患者心率突然增快，上腹部疼痛、腹胀。次日上午排出柏油样黑便约1000ml，血红蛋白由110g/L下降到70g/L，诊断为消化道溃疡出血，当即用止血药物并输血800 ml，但血红蛋白仍继续下降至50 g/L，心率132次/分，精神萎靡，脉搏细弱，出汗，呈休克状态。即行手术探查胃和肠管，均有大量积血，胃后壁近幽门处有3个1cm×2cm的深溃疡，表浅，伴有出血。十二指肠降段内侧壁有一溃疡，并有大量鲜血随之涌出，十二指肠降段内侧壁有一1.5cm×2cm的深溃疡，出血来自胰十二指肠上动脉，该动脉壁被溃疡侵蚀破裂大出血。行“8”字缝扎，大出血即制止。缝合十二指肠残端，行胃部分切除术，结肠前胃空肠吻合。术中输血1500 ml。术后经多次输血，血红蛋白逐渐回升。术后22天，患者痊愈出院。

问题与思考：

1．患者的应激原是什么？这是良性应激还是劣性应激？

2．与应激相关疾病的主要发病机制是什么？

（二）应激与心、脑血管疾病

应激可诱发或加重多种心、脑血管疾病，如原发性高血压、动脉粥样硬化、心肌梗死、严重心律失常及脑血管意外等。

1．原发性高血压　原发性高血压主要由遗传因素和环境因素引起。过度的脑力工作负荷、持续紧张、长期精神刺激、烦恼、焦虑等可使心理长期处于紧张状态，诱发和加重高血压的发生、发展。其机制是：①交感-肾上腺髓质兴奋，血管紧张素和抗利尿激素分泌增加，使外周细小动脉收缩，外周阻力增加；②醛固酮系统、抗利尿激素分泌增多，导致钠、水潴留，循环血量增加；③糖皮质激素分泌增多使血管平滑肌对儿茶酚胺敏感性增加。

2．动脉粥样硬化　动脉粥样硬化的危险因素主要有高血脂、高血压、糖尿病等。各种应激原，特别是社会-心理应激原可直接或间接提高动脉粥样硬化的危险因素水平，从而促进动脉粥样硬化的发生。如应激可使血压升高，导致血管内膜损伤，加快血小板的黏附、凝集和脂质的沉积。应激时糖皮质激素持续升高，可使血胆固醇升高。这些变化都能促进脂质沉积及动脉粥样硬化斑块形成。

3．心律失常和猝死　心律失常的发生与应激，特别是强烈的情绪性应激或心理应激密切相关。在冠状动脉已有病变的基础上更易诱发，且可致心肌梗死和猝死。其发生机制主要由儿茶酚胺升高所致。儿茶酚胺可增加心肌耗氧量，使冠状动脉痉挛和血小板聚集，通过刺激受体使Ca^{2+}内流增加而致钙超负荷，氧自由基产生过多导致心脏损伤。

4．脑血管意外　在已有脑血管病变的基础上，应激所致的血管痉挛、血压升高、血小板聚集、血栓形成或栓子脱落引起血管阻塞或脑出血的发生。

（三）应激与其他躯体疾病

免疫系统是应激反应的一个重要的组成部分，免疫细胞具有大多数神经-内分泌激素的受体，受神经 - 内分泌的调控；同时又作为应激反应的感受器官，感受应激原，释放各种激素和细胞因子，对神经 - 内分泌系统进行反馈，或直接刺激靶器官产生效应。

应激所导致的免疫功能障碍主要表现在两方面：自身免疫病和免疫抑制。

1．自身免疫病　一些自身免疫性疾病（如类风湿关节炎、系统性红斑狼疮）和严重的心理应激有关，且严重的心理应激可诱发这些疾病的急性发作。如哮喘可因愤怒、惊吓等严重的心理应激而发作，甚至在公众面前讲话导致紧张都会成为哮喘发作的诱因。

2．免疫抑制　无论是躯体应激还是心理应激，都会导致免疫功能的改变，在一定条件下某些应激原（如创伤、感染等）可使免疫功能增强，但慢性应激和长期的心理应激对免疫功能表现为抑制。人体在遭受严重精神创伤或过度紧张、疲劳后可在一段时间内出现明显的免疫功能低下，对感染的抵抗力下降，特别容易遭受呼吸道感染，并可促进肿瘤的发生、发展。免疫功能低下主要由神经 - 内分泌变化引起，应激时明显增加的糖皮质激素和儿茶酚胺都对免疫系统产生抑制效应。

二、应激与心理、精神障碍

应激不但可引起躯体疾病，许多功能性精神疾病也与之有关。某些应激原，特别是社会 - 心理性应激原可直接导致精神疾病，或加重病情或加快病程。应激引起的心理精神障碍与边缘系统（如扣带回皮质、海马、杏仁复合体）和下丘脑等部位关系密切。

1．应激对认知功能的影响　生理性应激可使机体保持一定的唤起状态，对环境变化保持积极反应，增强认知功能。持续的病理性应激可损害认知功能。如噪声的持续刺激可使学习能力下降。

2．应激对情绪及行为的影响　慢性精神、心理应激可引起中枢兴奋性氨基酸的大量释放，导致海马区锥体细胞的萎缩和死亡，从而导致记忆力降低，出现焦虑、抑制及愤怒等情绪反应。愤怒的情绪易导致攻击性行为，焦虑使人变得冷漠，抑郁可导致自杀等消极行为的发生。

3．应激心因性反应　急性心因性反应是指由于急剧而强烈的社会 - 心理应激原刺激后，在数分钟至数小时内所引起的功能性精神障碍。临床可表现为情感迟钝的精神运动性抑制，如少言语，对周围事物漠不关心；也可表现为伴有恐惧的精神运动性兴奋，如兴奋、恐惧、紧张、无目的的外跑甚至痉挛发作。以上状态持续时间较短，数天或 1 周内缓解。

4．延迟性心因性反应　延迟性心因性反应是指受到严重而剧烈的精神打击而引起的延迟出现或长期持续存在的精神障碍，又称创伤后应激障碍。一般在遭受打击后数周至数月发病。患者易出现惊恐反应，如心悸、出汗、易惊醒，不与周围人接触等；也可表现为反复重现创伤性体验，做噩梦，易触景生情而增加痛苦。大多预后较好，少数呈慢性经过，病程可达数年之久。

知识链接

在伊拉克战争之初，美国 101 空降师在科威特北部的营地遭人袭击，事后调查是一名美军中士投掷 3 颗手榴弹，造成一名士兵炸死，另有 15 人受伤。在初期的进攻受挫后，美英联军方面曾宣布伊拉克战争无限期延长。得知这一消息，很多美英士兵出现了异常情绪反应。美军“小鹰”号航母上甚至有一名士兵跳海自杀，不过后来获救。据随舰心理医生透露，曾有多名士兵向他表露过想要自杀的想法。伊拉克战争中的这两件小事都反映了战争中越来越突显的战时心理应激反应问题。有军事专家预言，在今后的战争中，决定胜负的一个重要因素就是该部队处理军事应激反应方面的能力。

第五节　应激的防治原则

1．排除应激原　当应激原的性质十分明显时，应尽量排除。如控制感染，修复创伤，清除有毒物质等。

2．糖皮质激素的应用　在严重创伤、感染、败血症休克等应激状态下，糖皮质激素的释放是一种重要的防御保护机制，在生命受到威胁的紧要关头，补充糖皮质激素可能帮助机体度过危险期。

3．补充营养　应激时的高代谢率及脂肪、糖原与蛋白质的大量分解，对机体造成巨大消耗，可经胃肠或静脉补充氨基酸或白蛋白等。

4．综合治疗　对于精神、心理应激原所导致的躯体疾患或精神、心理障碍可采用抗焦虑药、抗抑郁药治疗，心理治疗及生物反馈治疗。此外，针灸、理疗、音乐疗法及气功、太极拳等也是行之有效的方法。

本章小结

应激是机体受到各种内外环境因素及社会、心理因素等刺激达到一定强度时出现的全身性非特异性适应反应，又称为应激反应。这些刺激因素称为应激原。

应激原包括外环境因素，内环境因素，心理、社会环境因素。按应激的性质将应激分为躯体性应激和心理性应激。按应激的持续时间将应激分为急性应激和慢性应激。按应激的强度分将应激分为生理性应激和病理性应激。

应激的全身反应包括：①神经 - 内分泌反应，即蓝斑 - 交感 - 肾上腺髓质系统和下丘脑 - 垂体 - 肾上腺皮质系统的反应。②机体的代谢变化，应激时代谢的特点是分解增加，合成减少，代谢率明显升高。③机体的功能变化，出现中枢神经系统、心血管系统、消化系统、免疫系统、血液系统、泌尿和生殖系统功能异常。

热休克蛋白的主要生物学功能是帮助蛋白质折叠、移位、复性和降解。增多的 HSP 可在蛋白水平发挥防御和保护作用。应激时血浆中出现急性期反应蛋白，其主要功能是抑制蛋白酶，清除异物及坏死组织，抗感染、抗损伤，结合、运输功能。

应激引起的疾病有：①躯体疾病，如应激性溃疡，心、脑血管疾病，其他躯体疾病。②心理、精神障碍。

应激的防治原则包括：①排除应激原；②糖皮质激素的应用；③补充营养；④综合治疗。

思考题

1．何谓应激、应激原、热休克蛋白、急性期反应蛋白？

2．应激的全身反应主要有哪些？

3．热休克蛋白和急性期反应蛋白的主要功能是什么？

4．应激导致的常见疾病有哪些？防治原则是什么？

（王 锦）

第十六章　心血管系统疾病

学习目标

1. 掌握良性高血压的病理变化及病理临床联系；动脉粥样硬化的基本病理变化、病理临床联系与结局；风湿性心内膜炎的病理变化及后果；心力衰竭和心功能不全的概念，心力衰竭时的功能代谢变化。
2. 熟悉原发性高血压与继发性高血压的概念；冠状动脉粥样硬化的病变特点；风湿病的基本病理变化，风湿性心肌炎、心外膜炎和其他组织器官的风湿性病理变化；心功能不全的原因、诱因。
3. 了解恶性高血压的病变特点、高血压的病因与发病机制；动脉粥样硬化病因、发病机制及其他器官动脉粥样硬化的病变特点；风湿病的病因及发病机制；感染性心内膜炎、病毒性心肌炎的病因和发病机制、病理变化、病理临床联系与结局；心力衰竭的分类及发病机制。

心血管系统疾病是对人类健康与生命构成威胁最大的一组疾病。在我国随着现代生活节奏加快、工作竞争加剧、各种社会压力和冲突、反复的心理矛盾、自然环境破坏与污染等，极大加重了心脏和动脉血管的负荷。在我国，心血管系统疾病总死亡率仅次于恶性肿瘤，居第二位。目前，心血管系统疾病已成为整个医学界和社会极为关注的首要疾病。

第一节　原发性高血压

高血压（hypertension）是以体循环动脉血压持续升高为主的疾病。世界卫生组织建议将成年人收缩压≥ 140mmHg（18.4kPa）和（或）舒张压≥ 90 mmHg（12.0 kPa）定为高血压。高血压可分为两类，少部分高血压是其他疾病（如慢性肾小球肾炎、慢性肾盂肾炎、肾上腺和垂体腺瘤等）的一种症状，称为症状性高血压（symptomatic hypertension）或继发性高血压（secondary hypertension），占 5% ~ 10%，较少见。绝大部分高血压是没有明显器质性疾病为原因的，称为原发性高血压（primary hypertension）或特发性高血压（essential hypertension），通称为高血压病。

知识链接

血压水平分类和定义

血压水平分类和定义（中国高血压防治指南，2010）

分类	收缩压（mmHg）		舒张压（mmHg）
正常血压	＜ 120	和	＜ 80
正常高值	120 ～ 139	和（或）	80 ～ 89
高血压	≥ 140	和（或）	≥ 90
1 级高血压（轻度）	140 ～ 159	和（或）	90 ～ 99
2 级高血压（中度）	160 ～ 179	和（或）	100 ～ 109
3 级高血压（重度）	≥ 180	和（或）	≥ 110
单纯收缩期高血压	≥ 140	和	＜ 90

一、病因与发病机制

原发性高血压的病因未完全清楚，目前比较明确的致病因素有如下几种。

（一）遗传因素与家族聚集性

原发性高血压有明显家族史，约 75% 的原发性高血压患者有遗传素质，患者有明显的家族发病倾向，其发病率比一般人群高 2 ～ 3 倍。近来研究表明高血压的发生与遗传缺陷或某些基因的变异和突变密切相关。目前认为原发性高血压是一种受多基因遗传影响的遗传模式，但不排除特殊群体高血压可能呈单基因显性遗传。

（二）膳食因素

摄钠过多可引起高血压。日均摄盐量高的人群，高血压患病率高于日均摄盐量少的人群，减少摄入或用药物增加 Na^+ 的排泄可降低血压。摄钠过多可使细胞外液增加，致心排血量增加，引起小动脉壁含水量增多，外周阻力增加，血压升高；由于血管壁平滑肌内 Na^+、Ca^{2+} 浓度增高，可使血管壁平滑肌细胞对去甲肾上腺素、血管紧张素Ⅱ等的反应性增强，即血管收缩，外周血管阻力增高，从而使血压升高。我国饮食结构普遍高钠、低钾、低钙，不利于高血压的控制。

（三）职业和社会 - 心理应激因素

精神处于长期紧张状态或从事相应职业的人，高血压患病率比对照组高。据认为，持久不良的心理状态导致大脑皮质兴奋和抑制失调，使大脑皮质功能紊乱，失去对皮质下心血管中枢的控制与调节，使血管舒缩中枢功能失调，形成了以血管收缩冲动占优势的兴奋灶，引起全身细小动脉痉挛，致外周阻力不断增加，血压逐步升高。

（四）神经 - 内分泌因素

1．中枢神经系统 - 下丘脑 - 腺垂体 - 肾上腺皮质系统紊乱　中枢神经系统 - 下丘脑 - 腺垂体 - 肾上腺皮质系统被激活，使皮质醇、皮质酮、醛固酮等分泌增加，引起血管收缩和肾小管对 Na^+、H_2O 的重吸收增加，从而血压升高。

2．中枢神经系统 - 交感 - 肾上腺髓质系统紊乱　中枢神经系统 - 交感 - 肾上腺髓质系统被激活，分泌大量的肾上腺素和去甲肾上腺素，加强心肌收缩力，提高心排血量，使全身细小动脉发生收缩，血压升高。

3．中枢神经系统 - 肾素 - 血管紧张素 - 醛固酮系统紊乱　中枢神经系统 - 肾素 - 血管紧张素 - 醛固酮系统被激活，由于交感神经兴奋，肾入球小动脉收缩，肾血流量减少，刺激肾小球旁细胞，分泌肾素。肾素将血液中的血管紧张素原分解为血管紧张素Ⅰ，在血管紧张素转换酶（angiotensin converting enzyme）作用下，进一步转化为血管紧张素Ⅱ和血管紧张素Ⅲ，血管紧张素Ⅱ具有强烈的缩血管作用，故可直接升高血压。另外，血管紧张素Ⅱ和Ⅲ引起醛固酮分泌增加，使 Na^+、H_2O 潴留，血容量增加，从而起到协同升高血压的作用。近年来临床使用血管紧张素转换酶抑制药控制血压，正是基于此机制。

（五）其他因素

超重或肥胖、吸烟、缺乏体力活动等，也是血压升高的重要危险因素，原发性高血压患者中，约 1/3 有不同程度肥胖，值得注意。

二、病理变化与病理临床联系

原发性高血压可分为缓进性高血压和急进性高血压两类。

（一）缓进性高血压

缓进性高血压（chronic hypertension），又称良性高血压（benign hypertension），约占原发性高血压的 95%，多见于中老年人，病程长，进程缓慢，可达十余年或数十年。其病变为全身细小动脉痉挛、硬化以及由此引起的内脏器质性病变。根据病变进程可将本病分为三期。

1．功能紊乱期　为原发性高血压的早期阶段。基本病变为全身细小动脉因间歇性痉挛致血压升高，动脉无器质性病变，解除痉挛后血压可恢复正常。临床症状为血压升高，但常有波动，偶有头晕、头痛等症状，经适当休息和治疗，血压可恢复正常。

2．动脉病变期

（1）细动脉硬化：是原发性高血压的主要病变特征，细动脉因长期痉挛而缺氧，内皮细胞与基底膜受损，通透性升高，致使血浆蛋白不断浸入血管壁沉积、凝固而发生玻璃样变，使血管壁增厚、变硬、变脆、管腔狭窄。细动脉玻璃样变最易累及肾入球小动脉和视网膜动脉（图 16-1）。

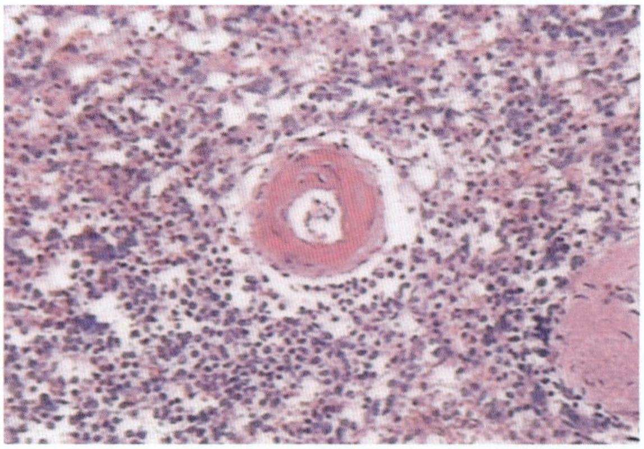

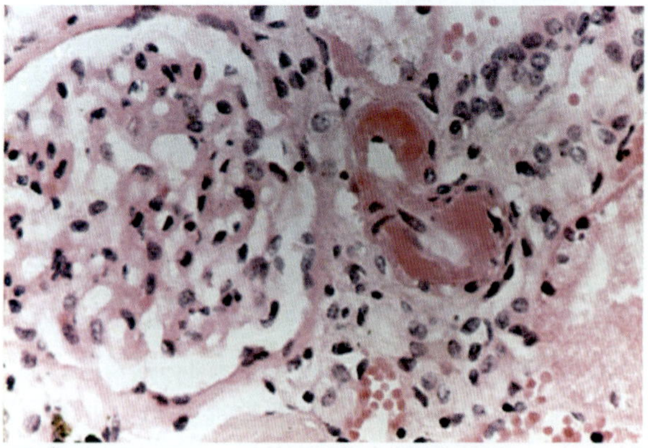

图 16-1　细动脉玻璃样变

左图：脾中央动脉玻璃样变；右图：肾入球小动脉玻璃样变

（2）小动脉硬化：主要累及肾叶间动脉、弓形动脉及脑内小动脉，可发生内膜纤维组织与弹性纤维弥漫性增生，中膜平滑肌细胞肥大和增生，使管壁增厚，管腔狭窄。

（3）大动脉硬化：如主动脉及其主要分支，并发动脉粥样硬化。

此期血压进一步升高，休息不能降为正常，内脏出现轻微器质性改变。

3．内脏病变期　患者多个脏器出现明显的器质性病变，治疗效果差，最后常死于脑出血、心力衰竭或尿毒症。

（1）心脏：由于血压长期升高，外周阻力增加，左心室因压力负荷增加发生代偿性肥大，表现为左心室肥厚，左心体积增大，重量增加，一般达 400g 以上，甚至 1000g（正常成年男性心脏约 260g，成年女性心脏约 250g）。肉眼观，左心室壁增厚，可达 1.5 ～ 2.0cm（正常 1.0cm 之内），乳头肌和肉柱均明显增粗，但心腔扩张不明显，称向心性肥大（concentric hypertrophy）（图 16-2）。镜下，心肌细胞变粗、变长，伴有较多分支。心肌细胞核肥大，呈圆形或卵圆形，核深染。左心室的这种代偿作用可维持相当长的时间，病变继续发展，肥大的心肌细胞与间质毛细血管供血不相适应，肥大心肌细胞逐渐出现供血不足，心肌收缩力减弱，左心室失代偿而出现心肌收缩力降低，逐渐出现心腔肌源性扩张，称为离心性肥大（eccentric hypertrophy），严重时可发生左心衰竭。由高血压引起的心脏病变称为高血压心脏病。高血压常可促进动脉粥样硬化的发生与发展，本病中、晚期常并发冠状动脉粥样硬化。

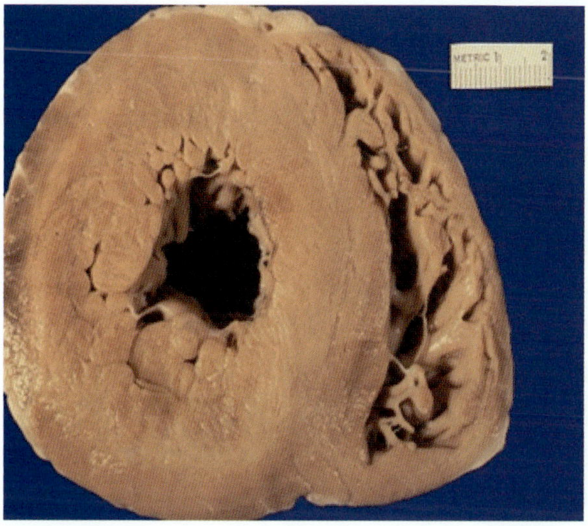
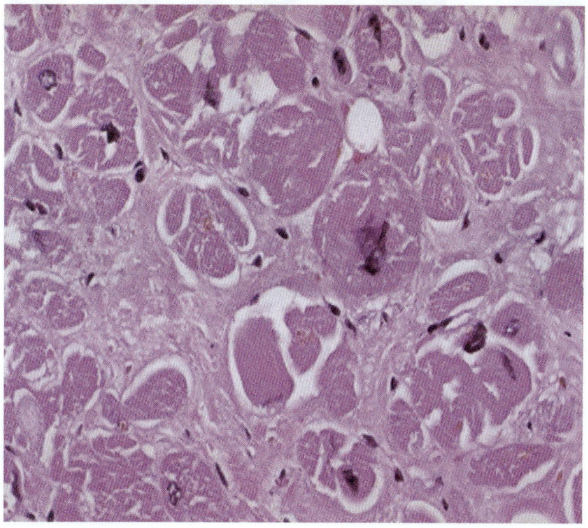

图 16-2　左心室向心性肥大

左图：心脏横断面示左心室壁增厚、乳头肌增粗、心腔缩小；
右图：心肌细胞变粗、变长，有较多分支，心肌细胞核肥大，呈圆形或卵圆形，核深染

（2）肾：高血压时，由于肾入球小动脉玻璃样变，使所属肾单位缺血，进而萎缩、消失。间质结缔组织增生及淋巴细胞浸润。周围相对健存的肾小球发生代偿性肥大，所属肾小管扩张。纤维化的肾单位和增生的间质结缔组织收缩，使表面凹陷，相对正常的肾单位代偿肥大使局部肾组织向表面隆起。肉眼观，双侧肾对称性缩小，重量减轻，单侧肾可小于 100g（正常成人肾约为 150g），质地变硬，肾表面呈细颗粒状，切面肾皮质变薄，皮、髓质交界处的叶间动脉和弓形动脉管壁增厚，肾盂和肾周围脂肪组织增多。这种形态特点称原发性颗粒性固缩肾（primary granulo-contracted kidney）（图 16-3）。随着纤维化和消失的肾单位越来越多，肾小球滤过率逐渐降低，最终发展为肾衰竭，严重者可导致尿毒症。

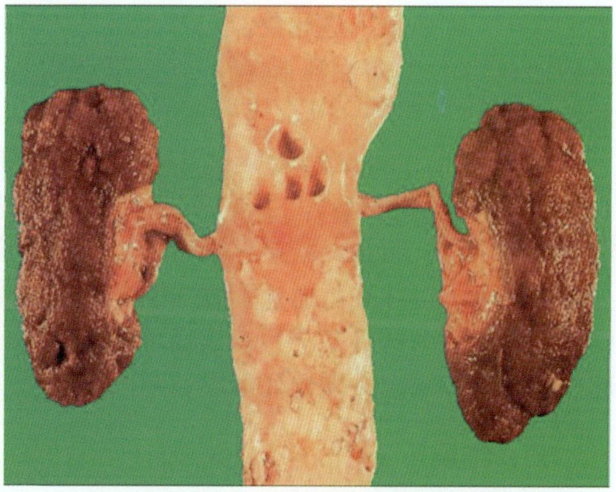

图 16-3　原发性固缩肾

肾体积对称性缩小，重量减轻，表面呈细颗粒状

（3）脑：由于脑细小动脉痉挛和硬化造成局部组织缺血，毛细血管通透性增加，脑可发

生一系列病变。主要有以下 3 种：

1）高血压脑病：由于脑内细小动脉广泛而剧烈痉挛，局部组织缺血，使毛细血管壁通透性升高，引起急性脑水肿和颅内压增高，患者表现为血压明显升高、剧烈头痛、呕吐、抽搐，甚至昏迷，称为高血压脑病（hypertensive encephalopathy）。如果短时间内血压急剧升高，有上述表现甚至呼吸困难，出现蛋白尿、管型尿、血尿，称为高血压危象（hypertensive crisis），可发生于高血压的各个时期。

2）脑软化：由于脑的细小动脉硬化和痉挛，供血区脑组织缺血而发生多数小坏死灶，形成质地疏松直径＜ 1.5 cm 的筛网状病灶，称之为脑软化，脑软化灶数量多且较小，即微梗死。光镜下，梗死灶组织液化、坏死，形成质地疏松的筛网状病灶，后期坏死组织被吸收，由胶原组织增生修复。

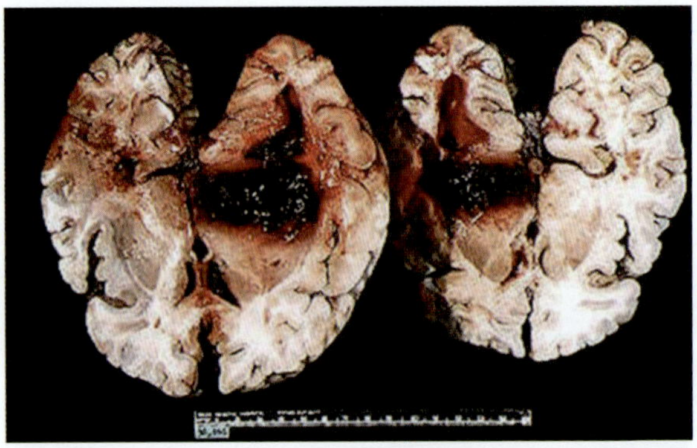

图 16-4 高血压脑出血

基底节、内囊部脑出血并破入侧脑室

3）脑出血：是晚期高血压最严重且常导致死亡的并发症，常发生于豆纹动脉供血的基底节和内囊部，少数也可发生于大脑白质、脑桥和小脑（图 16-4）。

由于高血压引起脑血管的细、小动脉硬化使血管壁变脆，局部膨出形成小动脉瘤和微小动脉瘤，当血压突然升高时引起破裂性出血。出血常为大片状，出血区脑组织受压或完全被破坏，当出血范围扩大时，可破入侧脑室。脑出血常因出血部位及出血量的不同而致临床症状不同。内囊出血可引起对侧肢体偏瘫和感觉消失；出血破入侧脑室时，患者发生昏迷，甚至死亡；左侧脑出血常引起失语；桥脑出血可引起同侧面神经及对侧上、下肢瘫痪；脑出血可因血肿占位及脑水肿，引起颅内压增高，并发脑疝形成。

（4）视网膜：其病变与高血压的三期变化相一致。高血压眼底改变为早期视网膜小动脉轻度狭窄和硬化，动脉变细；中期动、静脉交叉压迫现象，动脉反光增强呈银丝状；后期为视网膜水肿、渗出、出血和视神经乳盘水肿。这些变化可通过检眼镜直接观察到，临床上常用此方法判断高血压的发展阶段和预后。

（二）急进性高血压

急进性高血压（accelerated hypertension）又称恶性高血压（malignant hypertension），多见于中青年，起病急，进展快。患者血压显著升高，尤以舒张压升高明显，常超过 230/130mmHg，预后差，可发生高血压脑病，或较早就出现肾衰竭，也可继发于缓进性高血压，但常为原发性。

本病特征性病变是增生性小动脉硬化（hyperplastic arteriolosclerosis）和坏死性细动脉炎（necrotizing arteriolitis），主要累及肾。前者的突出改变是小动脉内膜增厚，内弹力膜分裂，平滑肌细胞增生、肥大，胶原纤维增多，管腔狭窄；后者的突出改变是细动脉内膜与中膜发生纤维蛋白样坏死，可并发微血栓形成，引起出血和微梗死。两种病变主要累及肾脏，亦见于脑和视网膜。肾入球小动脉最常受累，病变可波及肾小球，使肾小球毛细血管发生阶段性坏死。大脑常引起局部脑组织缺血，微梗死形成和脑出血。

三、结局

缓进性高血压第一期，经治疗和适当休息，可停止发展。进入第二期，病情仍可控制和好转。进入第三期，由于心、肾、脑发生器质性病变，加之肾素的持续作用以及动脉粥样硬化的形成，可出现恶性循环，治疗效果较差，最后患者常因脑出血、心力衰竭或尿毒症而死亡。急进性高血压患者多于1年内死于肾衰竭或脑血管意外。

第二节 动脉粥样硬化

动脉硬化是指动脉壁增厚、失去弹性的一类疾病，包括以下3种类型：①动脉粥样硬化；②细动脉硬化（arteriolosclerosis）；③动脉中层钙化（medial calcification）。本节仅讨论动脉粥样硬化。

动脉粥样硬化（atherosclerosis，AS）是心血管系统最常见的疾病，也是危害人类健康的常见病。病变主要累积大、中动脉，以血中脂质在动脉内膜沉积，内膜灶性纤维性增厚及其深部成分的坏死、崩解，形成粥样斑块，管壁失去弹性为特征。本病多发生于中、老年人，以40～50岁发展最快。近年来，本病在我国发病率明显增高，北方发病率略高于南方。

一、病因与发病机制

AS的病因与发病机制比较复杂，至今仍未完全阐明，下列因素被视为危险因素。

（一）高脂血症

高脂血症指血浆中总胆固醇和（或）三酰甘油的异常增高。高胆固醇和高三酰甘油血症是AS的最主要危险因素。流行病学调查证明，大多数动脉粥样硬化症患者血胆固醇水平比正常人高。血浆内脂质以脂蛋白形式存在，脂蛋白由脂质（胆固醇及胆固醇酯、三酰甘油和磷脂）与载脂蛋白组成。血浆脂蛋白按密度不同分为四类，即乳糜颗粒（CM）、极低密度脂蛋白（VLDL）、低密度脂蛋白（LDL）和高密度脂蛋白（HDL）。由于血中LDL含胆固醇最高，且分子较小，容易透入动脉内膜并引起巨噬细胞吞噬沉积和刺激血管壁平滑肌细胞增生而形成斑块，因此与本病发生的关系最为密切。VLDL可降解形成LDL，故VLDL也与本病的发生密切相关。因HDL能将血液中多余的胆固醇运至肝进行代谢，从而可减少胆固醇在动脉内膜的沉积，因此HDL是本病的拮抗因素。

引起血脂升高的因素很多。①外源性摄入过多：进食过多的动物脂肪和高胆固醇食物，如缺乏体力活动则更易使血脂升高；②继发性合成过多：见于各种引起高脂血症的疾病（如糖尿病），由于糖代谢紊乱，脂质分解，引起高三酰甘油血症，从而导致高脂血症。同时糖尿病患者血中HLD降低，使LDL糖基化、促进血液单核细胞迁入内膜及转变为泡沫细胞。甲状腺功能减退症和肾病综合征均可引起高胆固醇血症，使血浆LDL明显增高。

（二）高血压

正常动脉壁有清除脂蛋白的功能。高血压时，由于血流对血管壁的机械性压力和冲击作用较大，动脉内膜容易受损，这不仅使血中脂蛋白易于透入内膜，同时管壁因内皮细胞受损致胶原纤维暴露，还可引起血小板聚集，从而释放生长因子，刺激动脉中膜平滑肌细胞增生并移入内膜，吞噬并分解脂蛋白，同时产生大量胶原纤维、弹性纤维等，最终脂质、纤维等混合形成粥样斑块。

（三）吸烟

大量吸烟导致血内一氧化碳浓度升高，从而造成血管内皮缺氧性损伤，刺激内膜胶原纤维增生等。尼古丁还使肾上腺素分泌增加，导致血小板聚集和内皮细胞收缩，从而促进斑块的形成。大量吸烟还可使血液中LDL氧化。

（四）遗传因素

因细胞的LDL受体基因突变导致其功能缺损，LDL水平增高，故本病的发生具有家族聚集现象。

（五）其他因素

1．年龄与性别　AS的发生随年龄的增长而增加，多见于40岁以上的中、老年人。49岁以后进展较快，但青壮年亦可有早期病变。女性在绝经期前其发病率低于同年龄组男性，而HDL水平高于男性、LDL水平低于男性，是由于雌激素具有改善血管内皮功能、降低血胆固醇水平的作用。绝经期后，这种差别消失。

2．饮食结构不合理，肥胖等，都是促进AS发生的因素。

二、基本病理变化

1．脂斑和脂纹　是动脉粥样硬化肉眼可见的最早病变（图16-5）。肉眼观，见点状或条纹状黄色不隆起或微隆起于内膜的病灶。镜下可见泡沫细胞，泡沫细胞体积大，圆形或椭圆形，胞质内含有大量小空泡。泡沫细胞来源于巨噬细胞和中膜平滑肌细胞（smooth muscle cell，SMC）。血浆脂蛋白浸入内膜，进入内皮下的巨噬细胞和平滑肌细胞吞噬脂质，形成泡沫状细胞。此阶段的病变对机体无明显影响，当病因去除后病变可以消退。

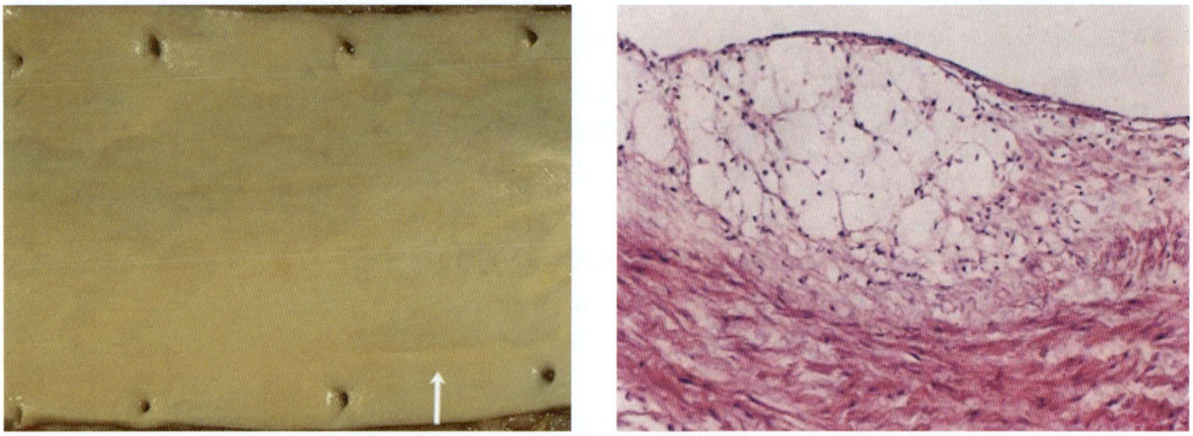

图16-5　动脉粥样硬化早期病变

左图：主动脉内膜表面点状或条纹状黄色不隆起或微隆起于内膜的病灶；
右图：动脉内膜见大量泡沫细胞

2．纤维斑块　由脂纹发展而来。肉眼观，内膜表面散在不规则隆起的浅黄或灰黄色斑块，随着斑块表层的胶原纤维不断增加和玻璃样变，脂质被埋于深层，变为瓷白色。光镜下，斑块表面为多层特殊形状的平滑肌细胞和胶原纤维、蛋白聚糖构成纤维帽，纤维帽之下有不等量的泡沫细胞、平滑肌细胞、巨噬细胞、细胞外基质和炎症细胞。

3．粥样斑块　是由纤维斑块深层细胞的坏死发展而来。肉眼观，内膜面可见灰黄色斑块向内膜表面隆起又向深部压迫中膜。切面，斑块的管腔面为白色质硬组织，深部为黄色或黄白色质软的粥样物质。光镜下，表层多为层状的并有部分玻璃样变的胶原纤维，深层为坏死、崩解物质，内含胆固醇结晶（石蜡切片呈针状空隙），斑块如蜡滴状的瓷白色。底部和边缘为肉芽组织，并有少量泡沫细胞、平滑肌细胞、淋巴细胞浸润。动脉中膜受压萎缩变薄，故动脉血管弹性降低（图16-6）。

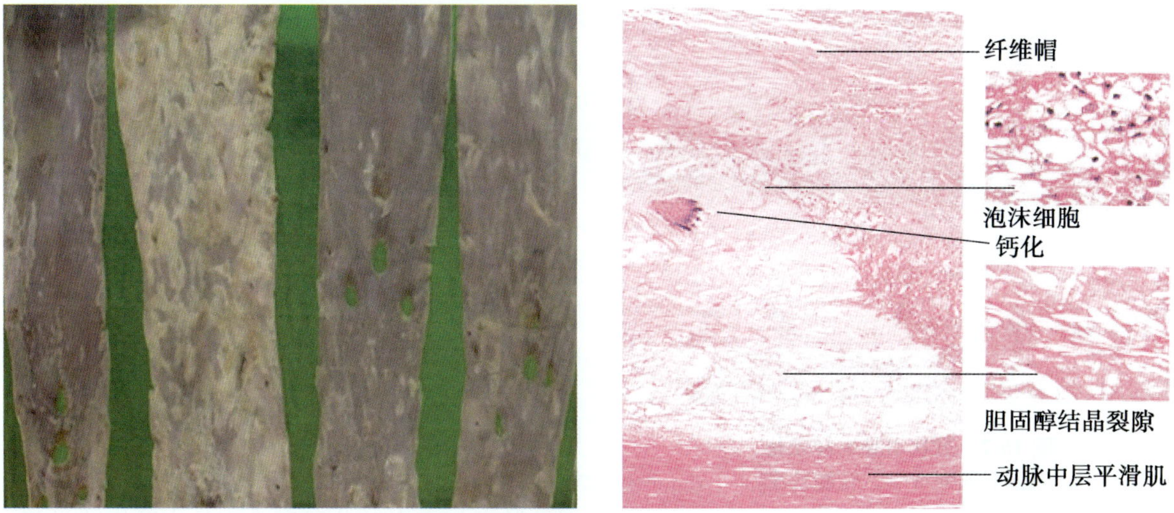

图 16-6 动脉粥样硬化

左图：内膜面向表面隆起的灰黄色粥样斑块；

右图：内膜表层的纤维组织、泡沫细胞、胆固醇结晶及钙化病灶

4．继发性改变 是指在纤维斑块和粥样斑块的基础上继发的病变。

（1）斑块内出血：斑块内新生的血管壁薄，易破裂出血，形成血肿，使斑块突然隆起增大。严重时可致某些动脉（如冠状动脉）完全闭塞，导致急性供血中断。

（2）斑块破裂：因纤维帽被血流冲击破裂，在局部形成粥样溃疡。粥样物质进入血流可引起栓塞。斑块破裂常见于腹主动脉下段、髂动脉下段和股动脉。

（3）血栓形成：病灶处内皮损伤和粥样溃疡形成后，胶原暴露，激活凝血系统，继发血栓形成，引起动脉管腔阻塞致组织供血减少甚至中断，可导致严重的后果。

（4）钙化：钙盐沉积于粥样灶内使斑块变硬，动脉壁也因此变硬、变脆，容易破裂，多见于年龄较大的患者。

（5）动脉瘤形成 ：粥样斑块的压迫使中膜萎缩，弹性下降，在血管内压的作用下，动脉逐渐不能承受而出现局限性扩张，形成动脉瘤（aneurysm)，多见于腹主动脉。若动脉瘤破裂可致大出血死亡。

（6）血管腔狭窄：弹力肌层动脉可因粥样斑块而导致管腔狭窄，引起所供应区域的血含量减少，致相应器官发生缺血性改变。

三、冠状动脉粥样硬化及冠状动脉粥样硬化性心脏病

冠状动脉粥样硬化性心脏病（coronary atherosclerotic heart disease）简称冠心病，是因冠状动脉狭窄所致心肌缺血而引起的心脏病，也称缺血性心脏病（ischemic heart disease)。冠状动脉粥样硬化是冠心病最常见的原因。冠状动脉粥样硬化最常受累的为左冠状动脉前降支，其余依次为右主干、左主干、左旋支、后降支。在横切面上，斑块多呈新月形，偏心位，管腔不同程度的狭窄。根据管腔狭窄的程度分四级：Ⅰ级＜ 25% ；Ⅱ级 26%-50% ；Ⅲ级 51%-75% ；Ⅳ级＞ 76% 。

冠状动脉粥样硬化的病变常呈多发性、节段性分布。早期粥样斑块可散在分布，随疾病进展，相邻斑块可相互融合。在血管横切面上病变处内膜增厚，管腔狭窄。有时可并发血栓形成，使管腔完全阻塞（图 16-7)。

冠心病的主要临床表现：

（一）心绞痛

心绞痛是由于心肌急剧的暂时性缺血、缺氧所引起的一种常见临床综合征。表现为胸骨后或

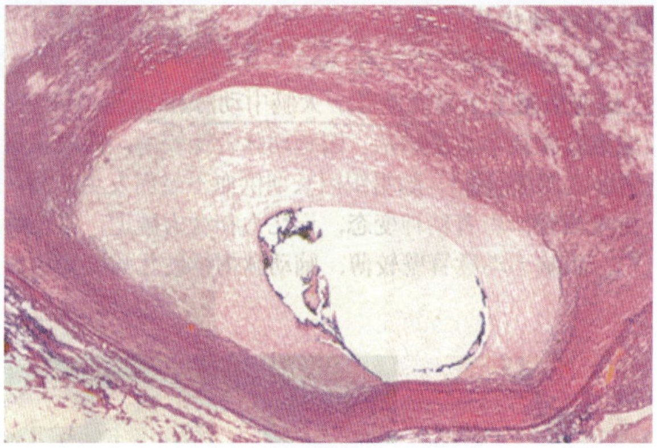

图 16-7 冠状动脉粥样硬化
内膜不规则增厚，管腔狭窄

心前区发作性疼痛或压榨感，并放射到左肩、左臂，每次发作经休息或口含硝酸甘油数分钟后缓解。心绞痛的发作常有明显诱因，如劳累、情绪激动、寒冷及暴食等，亦可无明显诱因。

心绞痛的发生机制：在冠状动脉粥样硬化导致管腔狭窄的基础上，某些诱因使冠状动脉发生痉挛，供血量减少；或由于运动及其他原因使心肌耗氧量急剧增加，从而引起心肌缺血、缺氧。由于代谢产物（如乳酸、组胺、缓激肽等）堆积并刺激心传入神经末梢，兴奋经第 1 ～ 5 胸交感神经节和相应脊神经节段到达疼痛中枢，最终传到大脑皮质产生痛觉，痛觉再扩散至相应脊髓节段所支配的皮肤表浅神经，引起疼痛的放射。

根据原因和疼痛的程度，国际上把心绞痛习惯分为：

1．稳定型心绞痛 又称轻型心绞痛，一般不发作，可稳定数月，仅在过度体力活动，心肌耗氧量增多时发作。冠状动脉横切面可见斑块阻塞管腔＞ 75%。

2．不稳定型心绞痛 是一种进行性加重的心绞痛，通常由冠状动脉粥样硬化斑块破裂和血栓形成而引发。光镜下，可见弥漫性心肌细胞坏死而引起的心肌纤维化。

3．变异型心绞痛 多无明显诱因，常在休息或梦醒时发作。患者冠状动脉明显狭窄，或冠状动脉痉挛所致。

（二）心肌梗死

心肌梗死是由于冠状动脉急性阻塞，引起心肌严重而持续性缺血、缺氧所导致的心肌坏死，多发生于中老年人。临床上患者有心前区或胸骨后剧痛，持续时间较长，可有发热、中性粒细胞增多、红细胞沉降率加快，血和尿中肌红蛋白升高，肌酸激酶（CK）及乳酸脱氢酶（LDH）的血浓度升高。其中尤以 CK 升高作为对心肌梗死诊断敏感而可靠的指标。用硝酸酯制剂或休息后症状不能完全缓解，可并发心律失常、休克或心力衰竭。

1．发生机制 引起冠状动脉急性阻塞的原因是冠状动脉发生粥样硬化后又并发：①血栓形成，使管腔完全阻塞；②斑块内出血，使斑块加大，阻塞血管；③冠状动脉持久性痉挛；④少数情况下，由于休克、大出血等使冠状动脉循环血量急剧减少；⑤因情绪激动或过度劳累使心肌负荷增加而供血不足。

2．类型 根据心肌梗死的范围和深度可分为心内膜下心肌梗死和透壁性心肌梗死两个类型。

（1）心内膜下心肌梗死：病变主要累及心室壁内层的 1/3 的心肌，并波及肉柱和乳头肌，常表现为多发性、小灶状坏死，不规则地分布于左心室四周，严重时病灶扩大融合累及整个心内膜下心肌，呈环状梗死。患者由休克、心动过速、不适当的体力活动等诱因可加重冠状动脉供血不足，造成各支冠状动脉最末梢的心内膜下心肌缺血、缺氧，导致心内膜下心肌梗死。

（2）透壁性心肌梗死：是典型的心肌梗死类型，也称为区域性心肌梗死，约占心肌梗死的 95%，累及心壁各层，梗死的部位与闭塞的冠状动脉供血区一致。此型心肌梗死多发生在左心室，其中，左冠状动脉前降支供血区，即左心室前壁、心尖部及室间隔前 2/3，约占全部心肌梗死的 50%。发生在右冠状动脉供血区的左心室后壁、室间隔后 1/3 及右心室约占全部心肌梗死的 25%。此外，左心室侧壁，相当于左冠状动脉回旋支供血区亦可受累。透壁性心肌梗死常有相应的一支冠状动脉病变突出，并常附加动脉痉挛或血栓形成。

3．并发症

（1）心律失常：这是心肌梗死最常见的早期并发症和死亡原因。由于梗死累及了传导束的左、右束支及其分支，可引起室性期前收缩或房室传导阻滞等，严重者可导致心搏骤停、猝死。

（2）心脏破裂：这是由于心肌坏死、中性粒细胞和单核细胞浸润，释放水解酶所致的酶性溶解作用，导致心壁破裂。

（3）室壁瘤：见于较大心肌梗死的愈合期，这是由于梗死或瘢痕组织在血流压力作用下，使局部心肌组织向外膨出所致。

（4）附壁血栓形成：梗死区心内膜面及室壁瘤内易形成附壁血栓，血栓脱落后可引起血栓栓塞及相应部位的梗死（图 16-8）。

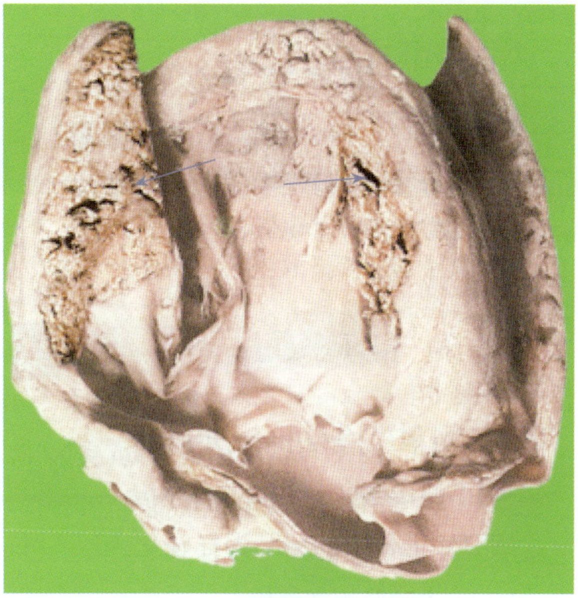

图 16-8 左心室梗死区附壁血栓

（5）心源性休克：梗死区心肌收缩力显著减弱甚至丧失，故常引起急性左心衰竭。当左心梗死范围达到 40% 时，心排血量明显减少，出现血压下降，引起心源性休克。

（6）急性心包炎：由于坏死组织累及心外膜可引起纤维素性心包炎。

（三）心肌纤维化

冠状动脉粥样硬化使动脉管腔长期狭窄，从而引起心肌慢性供血不足，心肌细胞萎缩，间质纤维组织增生而导致心肌硬化，从而影响心脏的收缩与舒张，可引起慢性充血性心力衰竭。

（四）冠状动脉性猝死

猝死是指自然发生的、出乎意料的突然死亡。冠状动脉性猝死是猝死中最常见的一种。患者在原有冠心病的基础上，由于某种诱因的作用（如过量饮酒、过度劳累、激动等）出现的突发死亡。临床表现为患者突然晕倒，四肢抽搐，大、小便失禁，或突然发生呼吸困难、口吐白沫，迅速昏迷、死亡，有不少病例死于夜间。尸检时大多数患者冠状动脉有不同程度的狭窄，有的可并发血栓形成，但部分病例仅有轻度甚至无明显动脉粥样硬化病变，可能与冠状动脉强烈而持续的痉挛引起心肌急性缺血、缺氧有关。

知识链接

冠状动脉造影、冠状动脉支架置入术与冠状动脉旁路移植术

目前冠状动脉造影是诊断冠心病的一种常用而且有效的方法。通过特制的心导管经皮穿刺入桡动脉或下肢股动脉，沿降主动脉逆行至升主动脉根部，然后探寻左或右冠状动脉口插入，注入造影剂，使冠状动脉显影。这样就可清楚地将整个左或右冠状动脉的主干及其分支的血管腔显示出来，可以了解血管有无狭窄病灶存在，对病变部位、范围、严重程度、血管壁的情况等作出明确诊断，决定治疗方案（介入、手术或内科治疗），还可用来判断疗效。这是一种较为安全可靠的有创诊断技术，现已广泛应用于临床，被认为是诊断冠心病的“金标准”。

知识链接

冠状动脉支架置入术，即心脏支架手术，是冠心病的治疗方法之一。冠状动脉支架置入术的基本原理是将球囊导管通过血管穿刺置入狭窄的血管内，在体外将球囊加压膨胀，撑开狭窄的血管壁，使病变血管恢复畅通。

冠状动脉旁路移植术是取患者本身的血管（如胸廓内动脉、下肢的大隐静脉等）或者血管替代品，将狭窄冠状动脉的远端和主动脉连接起来，让血液绕过狭窄的部分，到达缺血的部位，改善心肌血液供应。这种手术称为冠状动脉旁路移植术，是在充满动脉血的主动脉根部和缺血心肌之间建立起一条畅通的路径，因此，有人形象地将其称为在心脏上架起了“桥梁”，俗称“搭桥术”。

四、其他器官的动脉粥样硬化

（一）主动脉粥样硬化

病变好发于主动脉的后壁及其分支开口处，以腹主动脉最重，其次为降主动脉、主动脉弓，而升主动脉则较轻。严重时可见主动脉广泛受累，内膜满布粥样斑块和脂质条纹，并常发生钙化和溃疡，致使整个主动脉内膜凹凸不平，管壁僵硬，失去弹性。由于主动脉管径大、血流急，故不致引起血流障碍，很少继发血栓形成。

（二）颈动脉及脑动脉粥样硬化

病变最常见于颈内动脉起始部、基底动脉、大脑中动脉和 Willis 环。动脉内膜由于纤维斑块和粥样斑块呈现不规则增厚，管腔狭窄，血管伸长、弯曲。结果使脑组织长期供血不足而发生脑萎缩。也可并发血栓形成和小动脉瘤，前者常引起相应部位的梗死（脑软化），部位多在内囊、豆状核、尾状核及丘脑等处，可致患者失语、偏瘫，甚或死亡；后者常因脑动脉瘤破裂引起致命的大出血（图 16-9）。

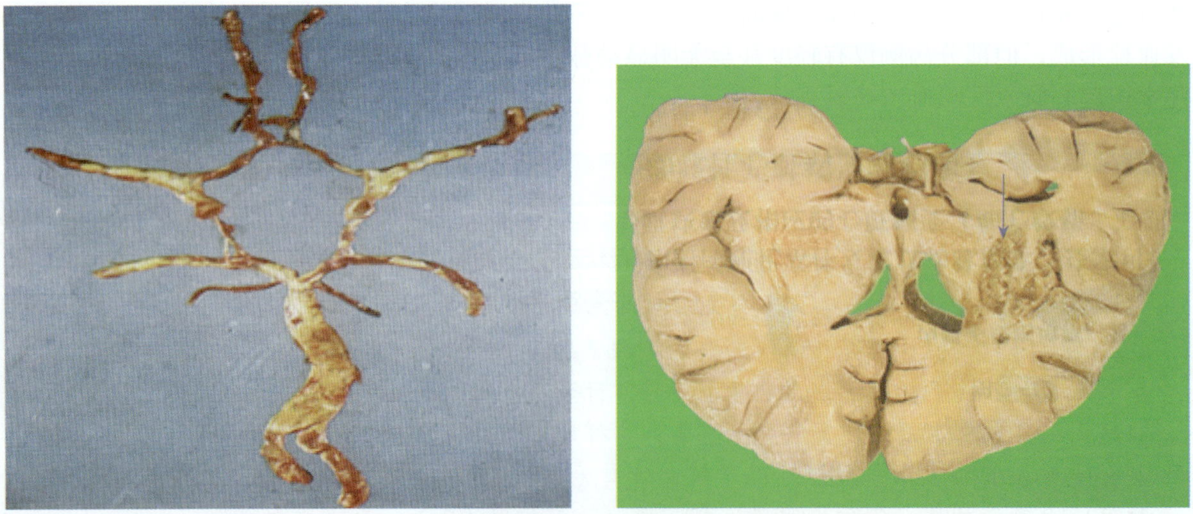

图 16-9 脑动脉粥样硬化

左图：基底动脉粥样硬化；右图：脑软化

第三节 风 湿 病

风湿病（rheumatism）是一种与A组乙型溶血性链球菌感染有关的变态反应性疾病。病变主要累及全身结缔组织、心脏、关节、皮肤、皮下组织、脑和血管等，其中以心脏病变最为严重。临床上除有上述脏器病变的相应临床表现外，还常伴有发热（急性期风湿病患者多有发热，称为风湿热）、心脏和关节损害、白细胞增多、红细胞沉降率加快、血中抗链球菌溶血素“O”（ASO）抗体滴度增高、心电图P-R间期延长等表现。风湿病与类风湿性关节炎、硬皮病、皮肤炎、结节性多动脉炎及系统性红斑狼疮等同属于结缔组织病，也称胶原病。

本病多发生于儿童和青少年，初次发病多在5～15岁，以6～9岁为发病高峰，男女发病率无差别。因该病极易反复发作，故在20～40岁时常造成轻重不等的心瓣膜器质性损害，形成风湿性心瓣膜病。

一、病因和发病机制

风湿病的发生与咽喉部A组乙型溶血性链球菌感染有关。风湿病的好发季节、发病率、病变严重程度与链球菌性咽喉炎感染特点较为一致，患者血中多项抗链球菌抗体增高。应用抗生素预防和治疗链球菌感染，可减少风湿病的发生。

风湿病的发病机制至今仍未完全阐明，曾提出以下几种学说，如链球菌感染学说、链球菌毒素学说、变态反应学说和自身免疫反应学说等。但目前多数倾向于自身免疫反应学说。链球菌感染可能激发患者对自身抗原的自身免疫反应，引起相应病变。

二、基本病理变化

风湿病根据病变发展过程大致可分为3期。

（一）变质渗出期

此期是风湿病的早期改变，病变部位的结缔组织发生黏液样变性，胶原纤维肿胀、断裂、崩解成无结构的颗粒状、片状或网状的红染物质，酷似纤维素，因此，称之为纤维素样坏死（纤维素样变性）。病灶中有少量淋巴细胞、单核细胞、浆细胞、嗜酸性粒细胞和中性粒细胞浸润，局部可查到少量免疫球蛋白。此期约持续1个月。

（二）增生期或肉芽肿期

此期的特点是形成对本病具有诊断意义的肉芽肿，即风湿性肉芽肿（风湿小体），又称阿绍夫小体（Aschoff body）。此种小体对诊断风湿病有意义。风湿小体体积很小，多呈球形、椭圆形或梭形。风湿小体的中心部为纤维蛋白样坏死灶，附近出现成堆的Aschoff细胞，外周有少量淋巴细胞和浆细胞。Aschoff细胞胞体肥大，圆形或多边形，胞质丰富，略呈嗜碱性，有一个或多个胞核，核大，核膜清楚，染色质集中于核中央，周围有空晕区，胞核横切面呈枭眼状，纵切面呈毛虫状。一般认为Aschoff细胞来自心肌间的组织细胞，由心肌的组织细胞吞噬纤维蛋白样坏死物后转化而来。此期为2～3个月（图16-10）。

（三）瘢痕期或愈合期

经过3～4个月后，随着残留的纤维蛋白样坏死物质被逐渐吸收，风湿细胞逐渐被成纤维细胞所代替，并产生胶原纤维，最后整个风湿小体演变成为梭形小瘢痕。此期为2～3个月。

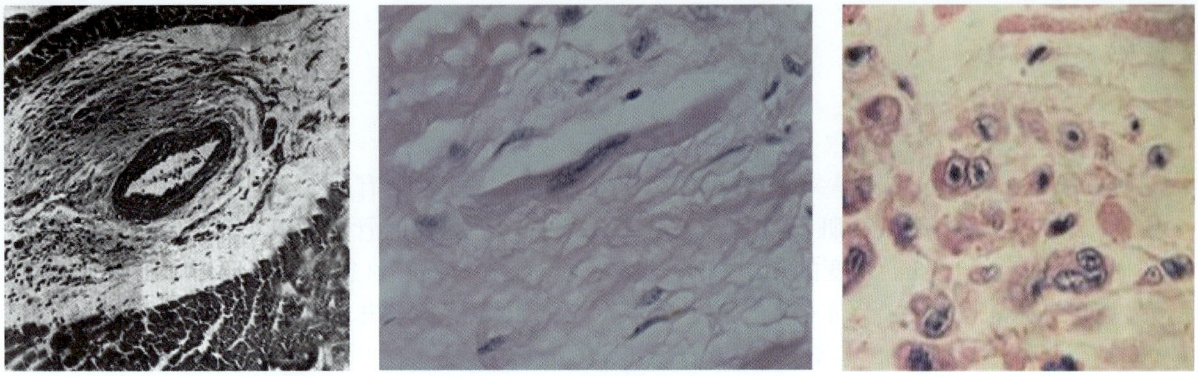

图 16-10 风湿小体

左侧图：心肌间质小血管附近可见到风湿小体；中间图：纵切面呈毛虫状 Aschoff 细胞；右侧图：横切面呈枭眼状的 Aschoff 细胞

三、各器官病变

（一）风湿性心脏病

风湿病患者 50% ~ 70% 有心脏损害，病变可分别累及心内膜、心肌或心外膜，引起相应部位的炎症。三者如同时受到侵犯，称风湿性全心炎。

1．风湿性心内膜炎　病变常侵犯心瓣膜，主要损害二尖瓣和主动脉瓣，或两者同时受损，二尖瓣的腱索和左心房内膜也可受累。主动脉瓣单独损害者少见，右心瓣膜一般不被累及。

早期，瓣膜的结缔组织发生黏液样变性、纤维蛋白样坏死和炎症细胞浸润，部分病例可有风湿小体形成。其后由于瓣膜肿胀及瓣膜受血流的不断冲击，局部内皮细胞受损脱落，其下胶原纤维暴露形成粗糙面，特别是在瓣膜闭锁缘上出现血小板及纤维蛋白沉积，形成一排粟粒大小，灰白色、半透明、串珠状的疣状赘生物（白色血栓），故称疣状心内膜炎（verrucous endocarditis）（图 16-11）。

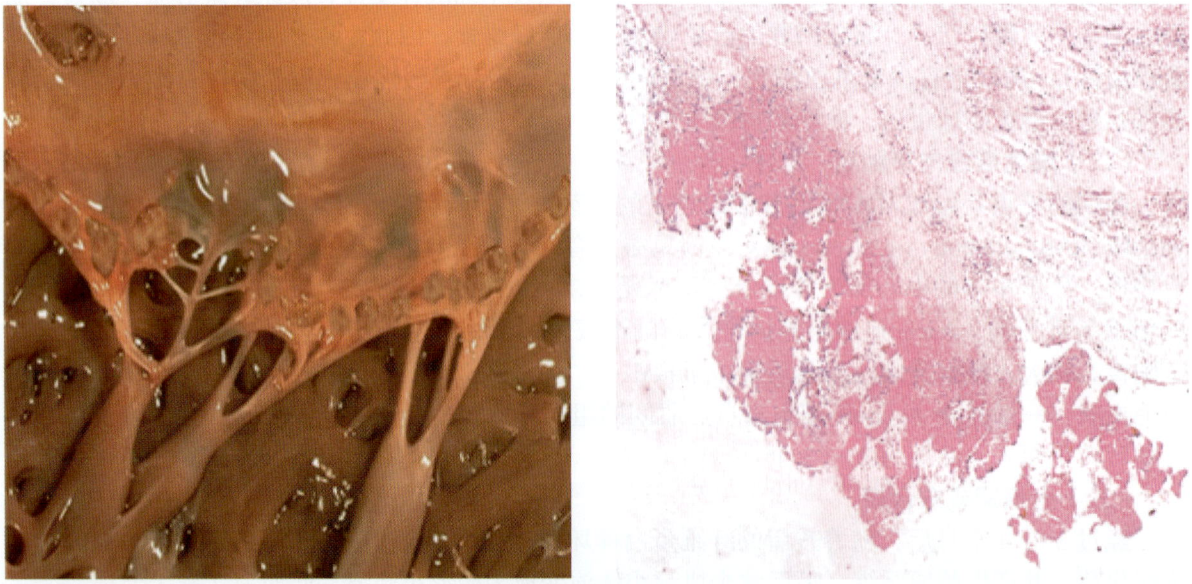

图 16-11 风湿性心内膜炎

左图：二尖瓣闭锁缘处见呈串珠状单行排列的疣状赘生物；右图：瓣膜表面附有白色血栓（赘生物）

此种赘生物体积小，与瓣膜连接紧密，不易脱落，对心瓣膜的开闭功能影响不大。随着病变的反复发作，内膜中的风湿病灶逐渐纤维化，赘生物也因肉芽组织长入而机化，最后形成瘢痕。经多次反复发作，最后使瘢痕增厚、变硬或相邻瓣叶粘连，腱索增粗、缩短，导致风湿性心瓣膜病。

2．风湿性心肌炎　病变主要累及心肌间质结缔组织，特别是小血管周围的结缔组织。早期以渗出性病变为主，中期在心肌间质内、小动脉旁出现特征性的风湿小体，主要见于左心室后壁、室间隔和左心室乳头肌等处。心肌纤维常有病变。后期，风湿小体纤维化，形成梭形小瘢痕。风湿性心肌炎可降低心肌收缩力，导致心率加快，第一心音减弱，严重时出现心力衰竭。病变累及传导束时，可导致心律失常。

3．风湿性心外膜炎　又称风湿性心包炎，主要累及心包脏层，呈浆液性或浆液纤维蛋白性炎症。心包腔内常有大量积液积聚。临床出现心界扩大、心音遥远，X 线检查时心影呈烧瓶状。若渗出液中含多量纤维蛋白，两层心包表面附着的纤维蛋白可因心脏的搏动呈绒毛状，故称为绒毛心（图 16-12），此时可闻及心包摩擦音。炎症消退后，浆液和纤维蛋白可完全吸收，过多的纤维蛋白未被吸收时，则因机化导致心包粘连，极少数可形成缩窄性心包炎，致心脏扩张受限。

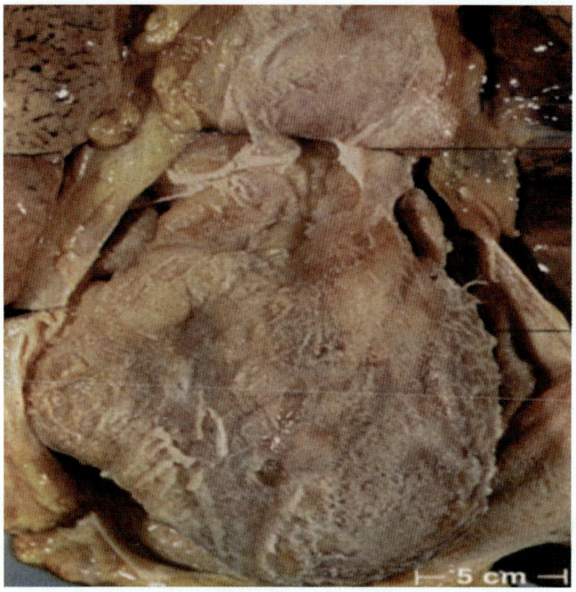

图 16-12　风湿性心包炎（绒毛心）
心包脏层表面可见渗出的浆液或浆液纤维蛋白

（二）风湿性关节炎

75% 风湿病患者出现关节病变，一般累及膝、踝、肩、肘和腕等大关节，各关节常先后受累并反复发作，有游走性关节炎之称。发作时关节红、肿、热、痛、功能障碍，关节腔内有浆液渗出和纤维蛋白形成。炎症缓解后，渗出物可完全被吸收，关节功能恢复正常，不留后遗症。

（三）其他器官的风湿性病变

1．环形红斑　见于躯干和四肢皮肤，为淡红色环形红晕，1 ～ 2 天消退。镜下观，红斑处真皮浅层充血、水肿，血管周围炎症细胞浸润。

2．皮下结节　多见于肘、腕、膝、踝等关节附近伸面皮下，直径 0.5 ～ 2cm，呈圆形或椭圆形，质硬，活动，无压痛。镜下观，结节内为风湿小体。数周后逐渐纤维化，最后变成瘢痕。

（四）风湿性脑病

该病多见于 5 ～ 12 岁儿童，女孩多见，病变以大脑皮质、基底神经节、丘脑及小脑处较为明显，表现为风湿性动脉炎、神经细胞变性和胶质细胞增生。当病变累及锥体外系时，肢体出现不自主的小动作，临床称为小舞蹈症。

（五）风湿性动脉炎

风湿性动脉炎大、小动脉均可受累，小动脉受累较为多见。急性期，血管壁发生黏液样变性、纤维素样坏死和淋巴细胞浸润，并伴有 Aschoff 小体形成。病变后期，血管壁纤维化而增厚，管腔狭窄，并发血栓形成。

案例 16-1

患者，女性，38 岁，因反复心悸、气促 10 余年，加重 3 天，于 2014 年 3 月 6 日来院就诊。

患者于 10 年前每当上山或走远路即感心悸、气促，经治疗稍有好转，但反复发作。2000 年冬季开始加剧，且患者不能平卧，气促，心悸，尿少，腹部肿大，双下肢水肿，咳粉红色泡沫痰。近 3 天来症状更加严重，食欲下降，服药无效，而来院急诊。

患者 10 多岁时患过关节炎，关节红、肿、疼痛，且膝、肩等关节交替发生，同时伴有发热，有喉痛史，医生诊断为扁桃体炎。12 年前因发热、心悸、气促、卧床不起，当时诊断为“心肌炎及心包积液”，经住院治疗而愈。

入院检查：神志清楚，面色及口唇青紫，呼吸加速，脉搏、血压测不满意。双肺大量水泡音。心律不齐，心率 140 次 / 分，有舒张期隆隆样杂音，心尖区明显，心界扩大。腹部膨胀，有腹水征，肝肋下六指，质较硬。双下肢凹陷性水肿，颈静脉怒张。WBC14.1 $\times 10^9$/L，RBC 4.5+10^{12}/L，入院后经多方抢救无效死亡。

问题与思考：

1．该患者被诊断为什么病？依据是什么？

2．推测死后解剖各脏器有何病变？

3．死亡原因是什么？

第四节　感染性心内膜炎

感染性心内膜炎（infective endocarditis，IE）是由病原微生物直接侵犯并累及心内膜和瓣膜引起的炎症，病原微生物包括各种细菌、真菌、立克次体等，细菌最为多见，故又称细菌性心内膜炎（bacterial endocarditis，BE），以局部形成感染性赘生物为特征。通常分为急性和亚急性两种。

一、急性感染性心内膜炎

急性感染性心内膜炎（acute infective endocarditis，AIE）或称急性细菌性心内膜炎，病原菌主要是致病力强的化脓菌，如金黄色葡萄球菌、乙型溶血性链球菌、肺炎链球菌等。通常病原体是在身体某部位发生感染（如化脓性骨髓炎、痈、产褥热等），当机体抵抗力降低时，细菌入血引起脓血症、败血症并侵犯心内膜。急性感染性心内膜炎的基本病变是在心内膜（主要是无病变的心瓣膜）上形成含菌赘生物，分别单独侵犯主动脉瓣或二尖瓣，引起急性化脓性心瓣膜炎，在瓣膜表面常形成较大质脆、含菌的疣状赘生物。因赘生物质地松脆，黏附不牢固，易脱落形成带菌的栓子。脱落的栓子随着血液运行，造成远处器官栓塞，导致感染性梗死或继发性、多发性脓肿。

本病起病急，病程短，病情严重，死亡率高，约 50% 的病例可于数日内或数周内死亡。

二、亚急性感染性心内膜炎

亚急性感染性心内膜炎（subacute infective endocarditis）也称为亚急性细菌性心内膜炎（subacute bacterial endocarditis，SBE），比急性感染性心内膜炎多见而重要，多由毒力相对较弱的草绿色链球菌引起（约占 75%），肠球菌、革兰阴性杆菌、立克次体、真菌等也可引起此病的发生。这些病原体可自感染灶（扁桃体炎、牙周炎、咽喉炎、骨髓炎等）入血，形成菌血症，再随血流侵入瓣膜。本病多发于青壮年，近年来老年患者渐多，病程较长，可迁延数月，甚至 1 ～ 2 年。

（一）病理变化

1．心脏　此病最常侵犯二尖瓣和主动脉瓣，并可累及腱索和邻近的心内膜，三尖瓣和肺动脉瓣极少受累。病变特点是在原来已有病变的瓣膜上进一步发生炎症并形成赘生物。瓣膜呈不同程度的变形，有时发生溃疡和穿孔，但较急性感染性心内膜炎为轻。赘生物分布较广泛，大小不等，一般较大，单个或多个，呈息肉状或菜花状，污秽呈灰黄色，干燥质脆，易脱落而引起栓塞。病变常扩散至邻近的心内膜和腱索。镜下见赘生物由血小板、纤维蛋白、坏死组织和细菌团块组成，瓣膜可见不同程度的肉芽组织增生和炎症细胞浸润，瓣膜的损害可造成瓣口狭窄和（或）关闭不全。临床上可听到相应的杂音。瓣膜变形严重可出现心力衰竭。

2．血管　由于心瓣膜上的赘生物脱落形成的栓子，可引起动脉性栓塞。栓塞最多见于脑，其次为肾、脾和心脏，并可引起相应部位的无菌性梗死，临床上出现相应症状。

3．因微栓塞的发生引起局灶性或弥漫性肾小球肾炎。皮肤出现红色、微隆起、有压痛的小结节，称 Osler 小结。

4．败血症　由于脱落的赘生物内有细菌，细菌和毒素进入血液，并在血液内生长、繁殖、产生毒素，故可引起患者长期发热，肝、脾、淋巴结肿大，白细胞增多，贫血，红细胞沉降率加快及血培养阳性等表现。

（二）结局

如原有心脏病，尤其是已有心内膜病变的患者，若出现上述症状，应考虑并发了亚急性细菌性心内膜炎。应及时使用大剂量抗生素及对症治疗，使患者痊愈。但治愈后有可能因赘生物的机化和瘢痕形成而引起严重的瓣膜变形，并发心瓣膜病而引起血流动力学的变化。

第五节　病毒性心肌炎

病毒性心肌炎（viral myocarditis）又称为“特发性”或“淋巴细胞性”心肌炎，幼婴儿和青壮年，是亲心肌病毒可直接破坏心肌细胞，也可通过 T 淋巴细胞介导的免疫反应引起心肌炎。

一、病因与发病机制

引起心肌炎的病毒种类很多，如流感病毒、柯萨奇病毒、风疹病毒、脊髓灰质炎病毒、腮腺炎病毒等。其中最常见的是柯萨奇 B 组病毒（Coxsackie B virus）、埃可病毒（ECHO virus）和流感病毒，患者常在病前 1 ～ 3 周内有上呼吸道或消化道感染史。病毒通过呼吸道、消化道等途径进入体内后，入血侵犯心肌，既可直接损伤心肌细胞，也可通过 T 淋巴细胞介导免疫应答引起心肌炎症。某些诱因（如细菌感染、营养不良、过度劳累等）使病毒易感染而发病。

二、病理变化与病理临床联系

病毒直接导致心肌细胞的损伤，也可以通过T淋巴细胞介导的免疫反应间接地引起心肌细胞的损伤。肉眼观，心脏略增大或无明显变化。光镜下，早期可见心肌细胞灶变性、坏死及间质内中性粒细胞浸润。晚期表现为淋巴细胞、巨噬细胞、浆细胞浸润及肉芽组织形成，将心肌分割成条索状，可见较广泛的心肌变性、坏死，有的心肌断裂，并伴有心肌间质纤维化等改变（图16-13）。临床表现轻重不一，病情严重者，如炎症累及传导系统，临床表现为不同程度的心律失常。炎症如累及外膜，可导致心包炎。成年人病情一般较轻，或仅有心悸、乏力、纳差等，多数预后良好。病变严重者或婴幼儿可并发各种严重心律失常，心电图检查可见ST段压低，T波平坦、双相或倒置。患者最终心力衰竭、心源性休克，甚至猝死。

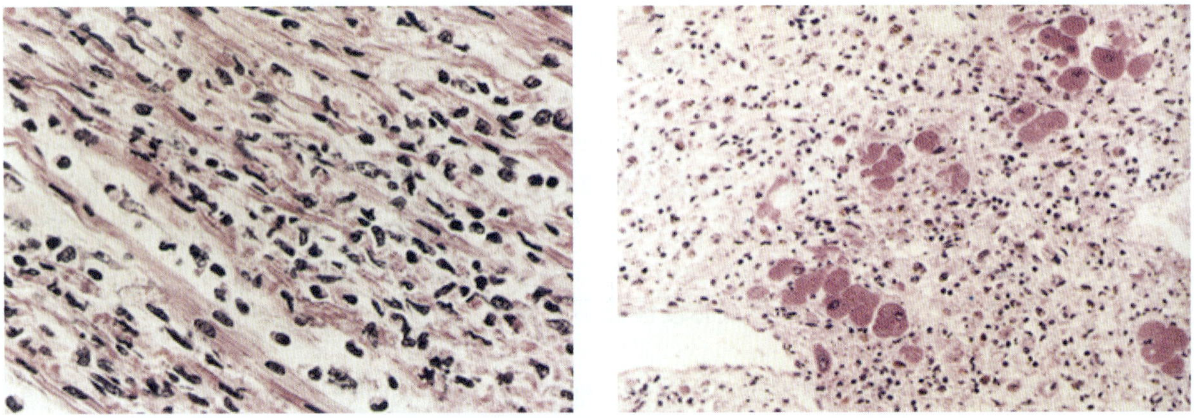

图16-13 病毒性心肌炎

左图：早期，心肌细胞变性、坏死，局部心肌被破坏，间质内较多炎症细胞浸润；右图：晚期，大片心肌细胞坏死后，被肉芽组织及纤维组织取代伴大量炎症细胞浸润，在陈旧性肉芽组织中可见残存的心肌细胞

第六节　心功能不全

在各种致病因素作用下，心脏的舒缩功能发生障碍，使心排血量绝对或相对减少，即心泵功能减弱，不能满足机体组织代谢需要的病理生理过程称为心功能不全（cardiac insufficiency）。它包括心脏泵血功能下降但尚未出现临床表现的代偿期和出现明显临床表现的失代偿期两个阶段。心力衰竭（heart failure）是心功能不全的失代偿阶段。心功能不全和心力衰竭本质相同，只是程度不同，临床上二者往往通用。

心脏泵血功能严重受损，使心排血量绝对或相对减少，以致不能满足组织代谢需要的病理过程。当心力衰竭呈慢性经过时，可出现水、钠潴留，静脉淤血，组织水肿及心腔扩大，称为充血性心力衰竭（congestive heart failure）。

一、心功能不全的病因与分类

（一）病因

心功能不全是多种心血管疾病发展到终末阶段的共同结果，其发生主要是通过心肌受损或心脏负荷过重两个始动环节而使心脏的泵血功能降低。常见的原因有：

1．心肌损害　因心肌本身的结构性或代谢性损害引起受累心肌收缩力降低。当心肌炎、心肌梗死及心肌病时，心肌细胞发生变性、坏死及心肌组织纤维化，进而导致心肌舒缩性能降低。当冠状动脉粥样硬化、严重贫血、维生素 B_1 缺乏时，心肌缺血、缺氧，能量代谢障碍，心肌舒缩性能降低。

2．心脏负荷过重　心脏的前负荷是指心脏收缩前所承受的负荷，相当于舒张末期容量，又称容量负荷。后负荷是指心室射血所需要克服的阻力，即心脏收缩时所承受的阻力负荷，又称压力负荷。

（1）容量负荷（前负荷）过度：常见于瓣膜关闭不全引起的血液反流，房室间隔缺损所致的心内分流，以及与甲状腺功能亢进症、严重贫血、维生素 B_1 缺乏有关的高动力循环状态。左心室容量负荷过重主要见于二尖瓣或主动脉瓣关闭不全。右心室容量负荷过重主要见于室间隔缺损、三尖瓣或肺动脉瓣关闭不全。严重贫血、甲状腺功能亢进症及动 - 静脉瘘等高动力循环状态时，左、右心室容量负荷都增加。

（2）压力负荷（后负荷）过度：左心室压力负荷过重主要见于高血压、主动脉瓣狭窄等。右心室压力负荷过重主要见于肺动脉高压、肺动脉瓣狭窄。血黏度明显增加时，左、右心室压力负荷都有所增加。

（二）心力衰竭的诱因

据统计，临床上 90% 以上的心力衰竭发生都有诱因存在。常见的心力衰竭诱因有：

1．感染　各种感染是心力衰竭最常见的诱因，如心内膜感染、泌尿道感染，特别是呼吸道感染。感染诱发心力衰竭的机制主要是：①感染时的发热可引起交感神经兴奋，代谢率增加，使心率加快，心肌耗氧量和心脏负荷增加；②感染产生的内毒素可直接抑制心肌的舒缩功能；③心率加快，缩短心脏舒张期，影响冠状动脉血液灌流量；④呼吸道感染时，可因气体交换障碍，引起缺氧，导致肺动脉收缩、肺血管阻力增高，加重右心后负荷，还可因呼吸困难使机体耗氧量增加而诱发心力衰竭。

2．水、电解质代谢和酸碱平衡紊乱

1）过量、过快输液可使血容量增加，加重心脏前负荷而诱发心力衰竭。

2）高钾血症和低钾血症易引起心肌兴奋性、传导性、自律性的改变，导致心律失常而诱发心力衰竭。

3）酸中毒主要是通过干扰心肌钙离子转运而抑制心肌的收缩力。

3．心律失常　心律失常尤其是快速型心律失常（如室上性心动过速、心房颤动、心房扑动等）可诱发和加重心力衰竭。心率过快（＞ 150 次 / 分）或过缓（＜ 40 次 / 分）、频繁的期前收缩、严重的房室传导阻滞等，均可因心肌耗氧量增加、心室充盈障碍等导致心排血量降低，诱发心力衰竭。

4．妊娠与分娩　妊娠和分娩常诱发心力衰竭，主要是由于：①妊娠期血容量增多，到产前可较妊娠前增加 50%，使心脏前负荷增加；同时由于血浆量的增加超过红细胞的增加，导致生理性贫血，更加重心脏负荷。②分娩时宫缩阵痛、精神紧张及腹内压升高等因素，均可促使静脉回流增加和外周血管阻力增高，加重心脏的前、后负荷和心肌耗氧量。

5．其他　劳累、饱餐、情绪激动、气候急剧变化、洋地黄中毒、外伤与手术等均可加重心脏负荷，进一步使心肌缺血、缺氧而诱发心力衰竭。

（三）分类

按心肌受损的部位、发生速度、病变程度和舒缩特性，心力衰竭有多种分类方法。

1．按心肌受损的部位分类

（1）左心衰竭：常见于高血压、冠心病、二尖瓣关闭不全、主动脉瓣狭窄或关闭不全等。

（2）右心衰竭：常见于肺源性心脏病、二尖瓣狭窄等。

（3）全心衰竭：常见于严重心肌炎、严重贫血以及长期左心衰竭并发右心衰竭时。

2. 按心力衰竭发生速度分类

(1) 急性心力衰竭：起病急骤，心排血量急剧减少。常见于急性心肌梗死、严重心肌炎等，多并发急性肺水肿和心源性休克。

(2) 慢性心力衰竭：起病缓慢，经较长时间的心功能代偿后才发生心力衰竭，常有静脉系统淤血，故又称充血性心力衰竭。常见于慢性心瓣膜病、高血压和肺源性心脏病等。

3. 按心力衰竭时心排血量多少分类

(1) 低排血量性心力衰竭：心排血量在基础状况下低于正常，如心瓣膜病、冠心病、高血压等，临床较常见。

(2) 高排血量性心力衰竭：心排血量绝对值虽高于或等于正常值，但仍不能满足原发病高动力循环状态下机体组织代谢的需要。常见于甲状腺功能亢进症、贫血、维生素 B_1 缺乏等。

4. 按心力衰竭的发病机制分类

(1) 收缩性心力衰竭：因心肌收缩力减弱而引起的心力衰竭，常见于高血压心脏病、冠心病等，主要由于心肌变性、坏死、凋亡所致。

(2) 舒张性心力衰竭：因心室舒张功能异常而引起的心力衰竭，常见于二尖瓣狭窄、缩窄性心包炎、肥厚型心肌病、心肌缺血等。临床上，心力衰竭时心肌收缩和舒张功能障碍多同时或先后发生，但这两种功能不全程度相同或平衡发展较少见，而是以一种（收缩或舒张）功能不全为主，同时存在另一种功能不全。

二、心力衰竭时机体的代偿

心脏泵血功能受损时，心排出量减少可以通过多种信息传递途径，引起内源性神经 - 体液调节机制的改变。

（一）神经 - 体液调节机制激活

在初始的心肌损伤后，患者循环血或组织中去肾上腺素、血管紧张素Ⅱ、醛固酮、内皮素、肿瘤坏死因子等含量增加或活性升高。早期这些因子含量增高有一定的代偿作用。但是，随着时间的推移，神经 - 体液调节机制失衡的有害作用也逐渐显现出来，血管紧张素Ⅱ等长期慢性激活又是加重心肌损伤，促使心脏泵血功能降低及心力衰竭进展的基础。

1. 交感神经系统激活　心力衰竭时，因有效循环血量减少，使交感神经兴奋，去甲肾上腺素释放增多。一方面使肾血流量减少，肾小球滤过率降低；另一方面经肾交感神经作用和肾小球滤过分数增加，促进近曲小管对 Na^+ 的重吸收，导致钠、水潴留。

2. 肾素 - 血管紧张素 - 醛固酮系统激活　心力衰竭时，由于交感神经兴奋，肾血流量降低，对入球小动脉牵张感受器的刺激减弱，促使近球细胞分泌肾素；交感神经兴奋直接刺激近球细胞 β 肾上腺素受体分泌肾素；心力衰竭时的利尿、限盐，使致密斑的钠负荷降低，促进肾素分泌。由于肾素 - 血管紧张素系统被激活，醛固酮分泌增加，加之心力衰竭时肝对醛固酮灭活减少导致醛固酮增多，使远曲小管对 Na^+ 重吸收增加。

3. 轻度心力衰竭时，心房钠尿肽分泌增多，部分抵消钠、水潴留的效应。严重心力衰竭时，心房肌组织生成心房钠减少，对钠、水潴留可能起一定的促进作用。

（二）心脏本身的代偿反应

心脏本身的代偿形式包括心率加快、心脏紧张源性扩张、心肌收缩力增强和心室重塑。其中，心率加快、心脏紧张源性扩张、心肌收缩力增强属于功能性调整，可以在短时间内被调动起来；而心室重塑是伴有明显形态、结构变化的综合性代偿，是心脏在长期负荷过重时的主要代偿方式。

1. 心率加快　心率加快是一种快速而有效的代偿反应，贯穿于心功能不全发生和发展的全过程。其机制主要是：①心力衰竭时心排血量减少，动脉血压下降，对颈动脉窦和主动脉弓压力感受器刺激减少，使交感神经兴奋，儿茶酚胺释放增多；②严重心力衰竭时，心室舒张末期容积和压力增高，致使静脉回流受阻，心房和腔（肺）静脉淤血，刺激容量感受器，使迷走神经紧张性降低、交感神经兴奋、心率增快；③血液中氧分压降低、二氧化碳分压增高、H^+浓度增高以及动脉血流不足等，刺激主动脉体和颈动脉体化学感受器，冲动沿窦神经和迷走神经传入延髓，刺激呼吸中枢，使呼吸加深、加快。

一定程度的心率加快，可提高心排血量而具有代偿意义。但是，心率过快（> 150 ~ 170 次 / 分），对机体不利。一方面，过快的心率增加心肌耗氧量；另一方面心率过快，心室舒张期明显缩短，使冠状动脉血液灌流降低，心室的血液充盈不足，导致心排血量明显减少。

2．心肌收缩力增强　交感神经兴奋，血浆儿茶酚胺增多，直接使心肌收缩力加强，称为正性肌力作用。这种收缩力增强因不伴有肌纤维的伸长，故称为等长性自身调节。

正性肌力作用的机制可能是去甲肾上腺素与心肌细胞膜上的肾上腺素能受体结合，激活腺苷酸环化酶，使心肌细胞内 cAMP 浓度升高，继而激活蛋白激酶，触发靶细胞内蛋白质的磷酸化过程，从而引起：①心肌细胞膜 Ca^{2+} 通道开放，Ca^{2+} 内流增加；肌质网释放 Ca^{2+} 增加，使肌质内 Ca^{2+} 浓度增高。②促进收缩蛋白磷酸化，直接加强心肌收缩力。③加强糖、脂肪分解，为心肌收缩提供能量。

这种心肌收缩力的增强，在不改变前负荷的前提下，可显著增加每搏输出量，为一种有效而经济的代偿方式。但在心力衰竭者，由于心肌收缩功能已经受损，故此种代偿作用受到很大限制。另外，心肌收缩力加强，导致耗氧量增加，也不利于心功能改善。

3．心脏紧张源性扩张　这是心脏对急性血流动力学变化的一种重要代偿机制。通常情况下，当心室舒张末期容积和压力增大时，可因心腔扩张而使心肌纤维初长度增加。根据 Frank-Starling 定律，心肌的收缩力和每搏输出量在一定范围内随着心肌纤维初长度的增加或心室舒张末期容积的增大而增加，即心肌纤维初长度越长或心室舒张末期容积越大，心肌的收缩力越强，心排血量也越多。这种能使心肌收缩力和每搏输出量相应增加的心脏扩张称为紧张源性扩张。目前认为，这种代偿机制与粗、细肌丝相互重叠的情况有关。当心肌纤维拉长时，肌调节的长度也发生变化。如肌节长度不超过 2.2μm，则肌节越长，粗、细肌丝间可能形成的横桥联结也越多，产生的收缩效果亦越好；当肌节长度为 2.2μm 时，粗、细肌丝处于理想的重叠状态，横桥联结数目最多，产生的收缩效果最大，称为最适长度（L_{max}）。正常情况下，由于心室舒张末期压力较低，肌节的初长度变动在 1.7 ~ 2.1μm，尚未达到 L_{max}，故当前负荷增加时，心排血量随着心室舒张末期容积增大而增加，直至肌节初长度达到 L_{max} 为止。当肌节初长度超过 2.2μm 时，由于粗、细肌丝重叠程度减少，使心肌收缩力降低，心排血量减少。肌节长度超过 3.65μm 时，粗、细肌丝不能重叠，心肌的收缩力降至最低点。这种不伴有心肌收缩力增强的心脏扩张称为肌源性扩张。肌源性扩张已丧失代偿意义。

4．心室重塑　心脏由心肌细胞、非心肌细胞及细胞外基质组成。心室重塑是心室在长期容量和压力负荷增加时，通过改变心室的结构代谢和功能而发生的慢性代偿适应性反应。心脏的结构性适应不仅有量的增加即心肌肥大，还伴随着质的变化，即细胞表型改变。

（1）心肌肥大：心肌肥大（myocardial hypertrophy）是指心肌细胞体积增大，即直径增宽、长度增加和肌节数量和（或）伴有间质增生，使心脏重量增加。心肌肥大是心脏对长期负荷过度发生的一种非自然生长的慢性代偿机制。

一般而言，心肌肥大的早期，虽然单位重量肥大心肌的舒缩性能是降低的，但由于整个心脏的重量增加，心肌总的收缩力还是增强的，心功能曲线向左上移位（图 16-14），使肥大心脏在相当长一段时间内处于功能稳定状态，维持机体对心排血量的需求，不发生心力衰竭。与心率加快相比，心肌肥大是一种较经济、持久、有效的代偿方式。另外，根据 Laplace 定律，心肌肥大、室壁增厚时，可通过降低室壁张力，减少心肌耗氧量，而起到一定的代偿作用。

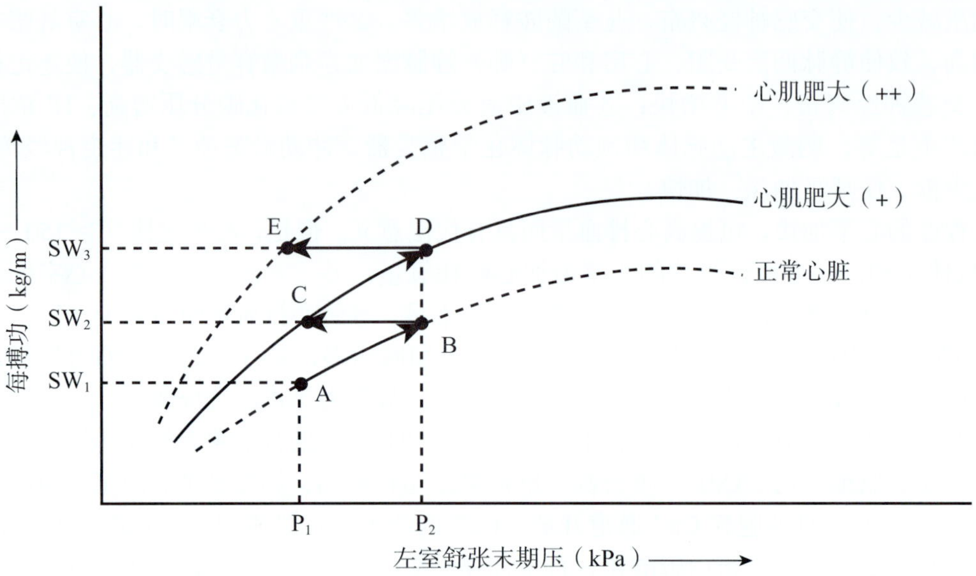

图 16-4 正常心肌和肥大心肌功能曲线的变化

心肌肥大和其他代偿功能一样，也有一定限度。当心肌过度肥大时，可由于心肌相对缺血、缺氧等，使心功能由代偿转为失代偿，促使心力衰竭的发生。

（2）心肌细胞表型改变：在引起心肌肥大的机械信号和化学信号的刺激下，成人心肌细胞处于静止状态的胎儿期基因被激活，合成胎儿型蛋白质增加；或某些功能基因的表达受抑制，发生同工型蛋白之间的转换，引起细胞表型的改变。转型的心肌细胞还可以通过分泌细胞因子和局部激素的变化，进一步促进细胞生长、增殖、凋亡及表型改变，从而使细胞器在蛋白质分子水平上发生变化。这种由于所合成的蛋白质种类变化所致的心肌细胞“质”的改变，即心肌细胞表型改变。

（三）心脏以外的代偿

1. 血容量增加　血容量增加在一定程度上可通过增加回心血量和前负荷以提高心排血量，但血容量过度增加又可加重心脏的容量负荷和心肌耗氧量，使心排血量进一步减少。

2. 血液重新分配　心力衰竭时，因交感神经兴奋，儿茶酚胺释放增多，使心、脑以外的血管收缩，外周阻力增高，防止血压下降，并使心、脑的供血量相对增加，这对急性或轻度心力衰竭具有重要的代偿意义，但对重度或慢性心力衰竭则代偿有限。这是因为：①心、脑以外器官（如肾、肺等）血管的长期收缩，使之严重缺血、缺氧，可影响该器官的功能；②外周血管长期收缩，使外周阻力持续升高，加重衰竭心脏的后负荷，使心排血量更为减少。

3. 组织利用氧的能力增强　心力衰竭时，组织细胞中线粒体数量增多，呼吸酶活性增强，使组织利用氧的能力增强。

4. 红细胞增多　缺氧使肾组织释放红细胞生成素，刺激骨髓造血功能，使血液中红细胞和血红蛋白增多，既有助于增加血量，又可提高血氧容量和血氧含量，增强携氧能力，改善组织缺氧。但同时也增加血液的黏滞度与血液流动的阻力，造成不利影响。

三、心力衰竭的发生机制

心力衰竭的发生机制比较复杂，至今尚未完全阐明。目前认为，心力衰竭的发生、发展是多种机制共同作用的结果。不同原因所引起的心力衰竭以及心力衰竭发展的不同阶段，其具体机制都有所不同，而且有些机制尚不清楚。但心力衰竭的本质是其泵血功能减弱，而完成心脏泵功能的基础是心肌的舒缩功能，故心力衰竭发生、发展的基本机制不外乎心肌收缩性能或（和）舒张性能障碍。

（一）心肌收缩力减弱

心肌收缩能力降低是造成心脏泵血功能减退的主要原因，绝大多数心力衰竭的发生都是由于心肌收缩力的原发性或继发性减弱所致。其发生机制与下述因素有关。

1．心肌结构破坏　心肌结构的完整性是心泵功能的物质基础。任何原因引起的心肌细胞死亡，均可导致心肌结构破坏。心肌收缩力降低的程度主要取决于心肌收缩蛋白丧失的量、丧失的速度以及健存心肌的代偿功能等。一般而言，当心肌收缩蛋白丧失量（如心肌梗死范围）不超过左室心肌的 20%，由于健存心肌的代偿作用，在不伴有心律失常时，可不出现心力衰竭。但当心肌收缩蛋白丧失量大于 20% 时，即可发生心力衰竭，超过 40%，则发生心源性休克。另外，心肌收缩蛋白丧失的部位对心力衰竭的发生也有重要关系，例如，心肌梗死发生在心脏传导系统及其附近，即使心肌收缩蛋白丧失量不大，也可因诱发心律失常或传导阻滞而导致心力衰竭。

2．心肌能量代谢障碍　心肌在收缩过程中必须有充足的能量供应和利用。否则，即使收缩蛋白正常，也会引起心肌收缩力减弱。心肌的能量代谢过程大致分为能量生成（释放）、贮存和利用三个阶段。最常见的是能量生成和利用障碍所引起的心肌收缩力减弱。

（1）心肌能量生成障碍：常见于冠心病、休克、严重贫血等所引起的心肌缺血和（或）缺氧，使心肌有氧代谢障碍，能量生成不足。虽然通过无氧酵解能得到部分能量，但远远不能满足心肌收缩的需要，使心肌收缩力减弱，甚至不能收缩。但须指出，心肌缺血与缺氧有所不同，前者不但因缺氧导致能量生成不足，而且还有代谢产物排出障碍并在局部蓄积。实验证明，心肌缺血早期心肌收缩力的减弱，主要与代谢产物的蓄积和酸中毒有关。但如细胞内 pH 降低，即使 ATP 含量仅较正常降低 10% ~ 20%，心肌的收缩力也会明显减弱。另外，维生素 B_1 缺乏，可因焦磷酸硫胺素（丙酮酸脱氢酶的辅酶）生成不足，使丙酮酸不能通过氧化脱羧转变成乙酰辅酶 A 进入三羧酸循环，以致 ATP 生成减少，心肌收缩力减弱。

长期的心脏负荷过重使心肌过度肥大也可引起能量生成和释放障碍。其机制可能是：①冠状动脉微循环障碍：过度肥大的心肌压迫冠状动脉入口和分支管径，使其狭窄，或因合并心脏射血阻力过大（如高血压、主动脉瓣狭窄）、肥大心肌的室壁张力增加和心脏收缩时间延长，对毛细血管施加的压力增大，以致微循环缺血。同时，肥大心肌内微动脉和毛细血管数目不能随心肌肥大而相应地成比例增加，使氧和营养物质的弥散距离增大。②线粒体变化：在肥大的心肌中，线粒体数目不但没有随心肌细胞体积成比例增加，而且随着心肌肥大的发展，线粒体还可发生某些形态结构的改变，如嵴增宽、嵴间距离变大等。这些变化可导致生物氧化过程障碍，使 ATP 生成减少。

ATP 缺乏，可以从以下几方面影响心肌的收缩力：①肌球蛋白头部的 ATP 酶水解 ATP 减少，心肌的收缩力减弱。②心肌细胞不能维持正常的离子泵功能，Ca^{2+} 泵失活，肌质网和胞膜对 Ca^{2+} 的转运失常，使 Ca^{2+} 与肌钙蛋白的结合、解离发生异常，影响心肌的收缩。钠泵（Na^+-K^+-ATP 酶）失活，大量 Na^+ 进入胞内并通过 Na^+-Ca^{2+} 交换，转而使大量 Ca^{2+} 进入细胞内造成胞内钙超载，使心肌挛缩、断裂，收缩力减弱。③心肌细胞不能维持正常的胞内离子环境，大量 Na^+ 携带水分进入细胞引起细胞肿胀并波及线粒体，导致线粒体膜通透性改变，大量 Ca^{2+} 进入线粒体，使其氧化磷酸化功能进一步受损，ATP 生成更加减少。④收缩蛋白、调节蛋白等功能蛋白质的合成更新需要 ATP，ATP 不足，这些蛋白的含量亦会减少，直接影响心肌的收缩力。

（2）心肌能量利用障碍：心肌细胞内氧化磷酸化过程中所产生的 ATP 经肌球蛋白头部 ATP 酶的作用而水解，为心肌收缩提供能量。在心肌负荷过重或心肌肥大失代偿时，水解 ATP 的作用减弱，不能正常利用 ATP 中的化学能，使之转变成为机械能的过程发生障碍，从而引起心肌收缩力减弱。

肌球蛋白头部 ATP 酶活性改变的机制，目前认为与该酶肽链结构的表型变异有关。肌球蛋白由两条重链和两条轻链组成，具有 ATP 酶活性的重链有两种同工型，MHC-α 及 MHC-β，构成三种同工酶即 V_1、V_2 和 V_3。V_1（αα）活性最高，V_2（αβ）活性次之，V_3（ββ）活性最低。负荷过重所致的心肌肥大，由于 MHC-β（胎儿型）表达增强，使原来高活性的 V_1 型 ATP 酶逐步转变为低活性的 V_3 型 ATP 酶，故 ATP 活性降低，心肌用能减少。此时，虽然心肌收缩力减弱和收缩速度减慢，但从心肌耗氧量降低的角度来看，这种同工酶的转变又可视为心脏对过度负荷产生的一种保护性反应。

3．心肌兴奋 - 收缩耦联障碍　在心肌兴奋 - 收缩耦联过程中，胞质内 Ca^{2+} 浓度的迅速增加在心肌收缩中起着关键性的作用，任何影响 Ca^{2+} 转运、分布的因素都可影响心肌的兴奋 - 收缩耦联。

（1）肌质网摄取、贮存和释放 Ca^{2+} 障碍：心肌兴奋去极化时，胞质中 Ca^{2+} 浓度的升高主要来自肌质网。在衰竭和过度肥大的心肌中，由于缺血、缺氧，ATP 供应不足，肌质网 Ca^{2+} 泵活性减弱以及 Ca^{2+} 泵本身酶蛋白含量的减少，导致心肌复极化时肌质网摄取、贮存的 Ca^{2+} 不足，以致心肌兴奋时肌质网向胞质中释放的 Ca^{2+} 减少。如伴有细胞内酸中毒，H^+ 还可使肌质网与 Ca^{2+} 牢固结合，导致肌质网释放 Ca^{2+} 减少。结果在心肌兴奋时，胞质中 Ca^{2+} 浓度不能迅速达到引起心肌收缩的阈值（10^{-5}mol），从而发生兴奋 - 收缩耦联障碍。

在肌质网摄取 Ca^{2+} 减少的同时，线粒体摄取和贮存 Ca^{2+} 增多，但在心肌兴奋时，线粒体向胞内释放的 Ca^{2+} 量极少且速度非常缓慢，以致胞质内 Ca^{2+} 浓度不能迅速提高，导致兴奋 - 收缩耦联障碍。另外，线粒体内 Ca^{2+} 增多，还可损害其氧化磷酸化过程，使 ATP 生成减少。

（2）细胞外 Ca^{2+} 内流障碍：主要见于伴有严重心肌肥大的心力衰竭。心肌收缩时，胞质中的 Ca^{2+} 除来自肌质网外，还可来自细胞外液。细胞外液的 Ca^{2+} 内流主要是通过两种钙通道完成的：①“膜电压依赖性”Ca^{2+} 通道：由膜电位调节通道的启闭。去极化时，膜内正电位暂时变正，钙通道开放，细胞外 Ca^{2+} 顺浓度差进入细胞内；复极化时，膜内电位变负，钙通道关闭，Ca^{2+} 内流终止。另外，细胞外液 H^+、K^+ 的浓度亦影响该通道的启闭。在心力衰竭时，因机体缺氧，引起酸中毒和高钾血症，H^+、K^+ 便与 Ca^{2+} 竞争通过该通道，使 Ca^{2+} 内流受阻。②“受体操纵性”Ca^{2+} 通道：其启闭受心肌细胞膜上 β 受体和某些激素的调控。当交感神经兴奋并释放去甲肾上腺素（NE）时，NE 与心肌细胞膜上的 β 受体结合，激活腺苷酸环化酶，使 ATP 转变为 cAMP，后者再激活膜上“受体操纵性”钙通道，使其开放并促进 Ca^{2+} 内流。心力衰竭时，不但心肌细胞膜 β 受体数量及其与去甲肾上腺素的亲和力显著降低，且心肌内源性去甲肾上腺素含量亦明显减少。后者可能与心肌酪氨酸羟化酶活性降低导致 NE 合成减少以及 NE 消耗过多有关。此外，过度肥大心肌重量的增加通过心脏交感神经元轴突的增长，使单位重量心肌交感神经分布的密度显著降低，“受体操纵性”Ca^{2+} 通道难以开放，导致 Ca^{2+} 内流受阻。Ca^{2+} 内流减少，不仅能直接影响胞质 Ca^{2+} 浓度的提高，而且还可使诱发肌质网释放 Ca^{2+} 的作用减弱，以致心肌去极化时胞质中的 Ca^{2+} 浓度不能迅速增加。

（3）肌钙蛋白与 Ca^{2+} 结合障碍：在心肌完成兴奋 - 收缩耦联时，不但需要胞质中 Ca^{2+} 浓度迅速提高，而且还需与肌钙蛋白迅速结合。当心肌因缺血等原因出现酸中毒时，H^+ 和 Ca^{2+} 竞争性与肌钙蛋白相结合，而 H^+ 与肌钙蛋白的亲和力远大于 Ca^{2+}。故当酸中毒时，由于心肌细胞内 H^+ 增多，大量 H^+ 与肌钙蛋白结合，导致肌钙蛋白与 Ca^{2+} 结合障碍，从而妨碍兴奋 - 收缩耦联过程。

（二）心室舒张功能和顺应性异常

心脏的射血功能不仅取决于心脏的收缩性，还取决于心室的舒张功能和顺应性。正常心室的舒张功能保证了血液的流入，是完成心脏射血功能的重要因素之一。临床上约有 30% 的心力衰竭与心室舒张功能异常有关。

1．心脏舒张功能障碍 心室的舒张功能主要与等容舒张期室内压下降的速度和持续时间，以及在心室充盈期心室的充盈量和速度有关。导致心室舒张功能异常的机制主要有：

（1）钙离子复位延缓：在心肌缺血、缺氧或酸中毒等情况下，由于ATP生成减少和肌质网Ca^{2+}泵活性降低，胞质中Ca^{2+}浓度不能迅速降至正常水平，使Ca^{2+}的复位延缓，以致Ca^{2+}难以与肌钙蛋白脱离，导致心肌舒张延缓。

（2）肌球-肌动蛋白复合体解离障碍：心肌舒张首先要使肌球-肌动蛋白复合体解离。完成这一过程不但需要Ca^{2+}从肌钙蛋白的结合处及时脱离，而且还需要ATP的参与。心力衰竭时，可能由于肌钙蛋白与Ca^{2+}的亲和力增加使Ca^{2+}难以脱离，或因ATP不足，使肌球-肌动蛋白复合体解离障碍，致使心肌处于不同程度的收缩状态，舒张功能受到限制，严重地影响了心脏的充盈。

（3）心室舒张势能减弱：主要包括：①心室收缩末期心脏几何构型的改变：正常心室收缩末期心脏的几何构型发生了改变，由此产生了促使心脏舒张的势能。心力衰竭时，由于心肌收缩力减弱，收缩末期心脏的几何构型改变不明显，产生的舒张势能减弱，因而影响心室充分舒张。②冠状动脉充盈减少：正常情况下，冠状动脉的血液迅速灌注是促进心室舒张的重要因素。当冠状动脉阻塞时，阻抗增大、室壁张力和室内压增大（如高血压和心肌病）、心率过快等，均可导致冠状动脉充盈不足，影响心脏舒张。

2．心室顺应性降低 心室顺应性是指心室在单位压力变化下所引起的容积改变（dV/dP），其倒数为心室僵硬度。心室顺应性（或僵硬度）常以心室舒张末期压力（纵轴）-容积（横轴）曲线（P-V曲线）表示。当心室顺应性降低（或僵硬度升高）时，曲线向左上移位；反之，则向右下移位（图16-15）。

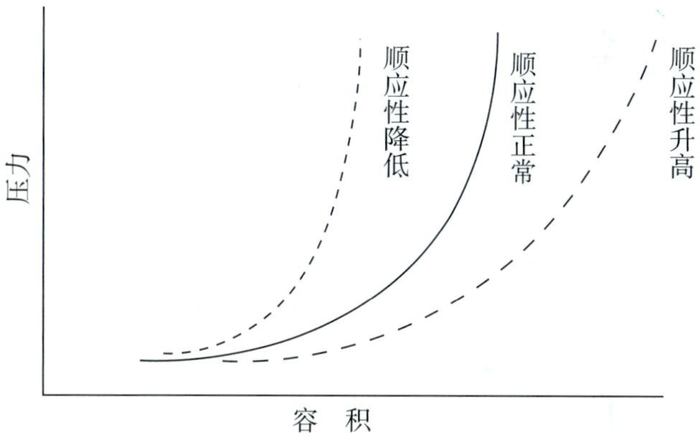

图16-15 心室压力-容积（P-V）曲线

引起心室顺应性降低的主要原因是室壁厚度增大（如心肌肥大）和（或）室壁组成成分的改变，如炎症细胞浸润、水肿，间质增生和心肌纤维化等。另外，当心包炎或心包压塞时，早期心肌本身舒张顺应性可能正常，以后因心脏舒张受限，可导致心室顺应性降低。

心室顺应性降低，妨碍了心室舒张期的血液充盈，并升高心室舒张末期压力，影响冠状动脉血液灌注，进而降低心泵功能。

另外，引起心力衰竭的原因，特别是心律失常、心肌梗死、心肌炎等，可使心肌各部分的生化代谢、电活动和舒缩性能受损的程度和顺序不同，导致心脏各部分的舒缩活动时间上和空间上的不协调性，从而影响心脏的舒张充盈和心泵功能，使心排血量减少，在心力衰竭的发生中也起一定的作用。同一心室，由于病变（如心肌梗死）呈区域性分布，病变轻的区域心肌活动减弱，病变重的完全丧失收缩功能，非病变区心肌功能相对正常，三种心肌共处一室，特别是病变面积较大时，必然使全室舒缩活动不协调，最终导致心排血量下降。

必须指出，心肌的收缩性、心室的舒张功能以及顺应性是密切相关的，临床上心力衰竭的发生、发展往往是多种机制共同作用的结果。但由于引起心力衰竭的原因不同，心力衰竭发生的基本机制也不同。多数心力衰竭主要是由于心肌收缩力减弱所致。另外，随着心力衰竭发展阶段和程度的不同，参与作用的基本机制也有所不同。

四、心力衰竭时机体的主要功能、代谢变化

心力衰竭时，机体最基本的关键性变化是心泵功能降低。由于心排血量减少，以致动脉系统血液充盈不足，静脉系统淤血，继而引起一系列功能、代谢变化。

（一）心血管功能变化

心功能降低是心力衰竭时最根本的变化。心力衰竭时，通常的心功能变化指标有：

1．心力贮备降低　心力贮备亦称泵功能贮备，包括心搏量贮备和心率贮备。心力贮备降低是各种心脏疾病导致心功能降低时最早出现的改变。

2．心泵功能降低　具体表现在心排血量（cardiac output，CO）减少及心指数（cardiac index，CI）降低。正常成人 CO 为 3.5 ～ 5.5L/min，CI 为 2.5 ～ 3.5L/（min· m^2）。低排血量性或高排血量性心力衰竭时，CO 和 CI 都有绝对或相对降低。多数患者 CO 低于 3.5L/min，CI 低于 2.2L/（min·m）^{2}。

3．射血分数（ejection fraction，EF）降低　EF 是指每搏输出量（SV）占心室舒张末期容积（ventricular end-diastolic volume，VEDV）的百分比，因此，它较少受 VEDV 的影响，能较好地反映心肌收缩能力的变化。其正常值为 0.56 ～ 0.78。心力衰竭特别是急性心力衰竭时，EF 降低。

4．心室舒张末期压力（或容积）增高　这是由于：① EF 降低，心室射血后剩余血量（即心室收缩末期容积）增大；②容量负荷增大；③心肌舒张性能降低或心室充盈受限，心力衰竭早期阶段即可有心室充盈压（即舒张末压）升高或（和）VEDV 增大。通常以肺毛细血管楔压（pulmonary capillary wedge pressure，PCWP）及中心静脉压（central venous pressure，CVP）分别反映左心房压、左心室舒张末压（left ventricular end diastolic pressure，LVEDP）及右心房压、右心室舒张末压（right ventricular end diastolic pressure，RVEDP）。PCWP 正常值为 6 ～ 12mmHg（0.8 ～ 1.6kPa），CVP 正常值为 4 ～ 12mmHg（0.4 ～ 1.2kPa）。

5．动脉血压的变化　急性心力衰竭时，因心排血量急剧减少，可使动脉血压下降，甚至发生心源性休克。慢性心力衰竭时，机体通过外周小动脉收缩、心率加快以及血容量增多等代偿活动，可使动脉血压维持在正常水平，有利于心、脑的血液供应，但也加重了心脏负荷。

6．心率增快　心悸是心功能不全最早和最明显的症状之一，这表明在心功能不全的早期，患者即有明显的心率增快，这与交感神经兴奋有关。随着心排血量的逐渐下降，心排血量的维持对心率的依赖程度也在增大。但心率过快可使心排血量反而降低，亦可造成心肌缺血、缺氧，加重心肌损害。

（二）呼吸功能变化

呼吸功能改变是左心衰竭时最早出现的症状，主要表现为呼吸困难（dyspnea）。呼吸困难是指患者主观感到呼吸费力或“喘不过气”，实际上还伴有呼吸肌用力，呼吸频率、幅度以及呼气与吸气时间比等各种客观变化。

1．呼吸困难的机制　呼吸困难的发生是由于肺淤血、水肿所致，引起呼吸困难的机制可能与以下因素有关。

（1）肺顺应性降低：肺淤血、水肿使肺顺应性降低，患者要吸入与正常同量的气体，呼吸肌需做更大的功或消耗更多的能量，故易感受到呼吸费力。同时，因肺泡顺应性降低，不易被扩张，吸气时呼吸道的扩张程度相对加大，对呼吸道平滑肌牵张感受器的刺激也相对加强，使吸气的反射性抑制出现较快，结果吸气深度变浅、频率加快。

（2）肺血管旁感受器受刺激：当肺毛细血管淤血、肺泡壁间质水肿时，可刺激肺泡毛细血管旁感受器（J- 感受器），经迷走神经传入中枢，反射性引起呼吸运动增强，使患者感到呼吸费力。

（3）气体交换障碍：当肺淤血、肺水肿严重时，肺毛细血管和肺泡间气体交换障碍，引起低氧血症及酸中毒，可成为呼吸困难的重要原因。

（4）呼吸道阻力增加：肺淤血、水肿时，支气管静脉血量增多，使支气管黏膜肿胀，呼吸道阻力增加，患者感到呼吸费力。

2．呼吸困难的表现形式

（1）劳力性呼吸困难：轻度心功能不全患者仅在体力活动时出现呼吸困难，休息后消失，称为劳力性呼吸困难（dyspnea on exertion）。其发生机制与活动时血液循环速度加快，回心血量增加及心率加快、耗氧量增加引起肺淤血和缺氧加重有关。

（2）端坐呼吸：患者在静息时已出现呼吸困难，平卧时尤甚，故被迫采取端坐位或半卧位，以减轻呼吸困难的程度，称为端坐呼吸（orthopnea）。其发生机制为：①坐位可使身体上部血液部分地转移到腹腔脏器和下肢，回心血量减少，肺淤血减轻；②坐位使膈肌下降，胸腔容积增大，有利于呼吸，从而增加肺活量；③坐位时下肢水肿液吸收减少，使血容量降低，减轻肺淤血。

（3）夜间阵发性呼吸困难：为左心衰竭患者夜间突然发生的呼吸困难。患者夜间入睡后，因突感胸闷而被惊醒，在坐起咳嗽和喘息后有所缓解，称为夜间阵发性呼吸困难（paroxysmal nocturnal dyspnea）。这是左心衰竭造成严重肺淤血的典型表现。其发生机制可能是：①卧位使静脉回心血量增加，肺淤血加重；②卧位时膈肌上移，肺活量减小；③睡眠时迷走神经兴奋性增高，使支气管平滑肌收缩，口径缩小，气道阻力增大；④熟睡时中枢神经系统敏感性降低，只有当肺淤血、水肿比较严重，PaO_2 降到一定水平时，方能刺激呼吸中枢，使患者感到呼吸困难而惊醒。若患者在气促、咳嗽的同时伴有哮鸣音，则称为心源性哮喘（cardiac asthma）。

重症急性左心衰竭时，由于肺毛细血管内压力升高，使毛细血管壁通透性增大，血浆渗出到肺间质和肺泡而引起急性肺水肿。患者可出现发绀、气促、端坐呼吸和咳粉红色泡沫样痰等表现。

（三）其他器官功能的变化

1．肝功能变化　右心衰竭时肝大者占 95% ～ 99%，因体循环淤血和肝动脉血灌流不足，造成肝淤血、肿大，肝功能障碍，可有压痛和上腹部不适感。长时间右心衰竭，可引起肝小叶纤维化，造成心源性肝硬化。因细胞变性、坏死，患者可出现血清转氨酶水平增高和黄疸。

2．胃肠功能变化　因胃肠淤血、水肿而表现为消化不良、食欲缺乏等，有时也可出现恶心、呕吐和腹泻等。

3．肾功能变化　肾因淤血、血流减少，肾功能降低，常出现少尿或夜尿。

4．其他功能变化　严重心力衰竭时，因大脑供血不足，患者常出现头晕等症状。此外，因心排血量减少，肌肉血流量不足，常使患者感到肌肉无力，体力活动时更加明显。

案例 16-2

患者，男性，60 岁，患高血压已 20 多年，常觉头晕、头痛，血压波动在 195/100 ～ 240/110mmHg，近 2 年来每于劳累后就出现心悸、气促，不能平卧，咳粉红色泡沫状痰，夜间睡眠中常因呼吸困难而突然惊醒。有时在劳动或饱食后出现胸骨后疼痛，但数分钟后缓解。半年来感觉右下肢发凉、发麻，走路时跛行，休息后好转，以上症状逐渐加重。前几天右足剧痛，足背动脉搏动消失，皮肤逐渐变黑，不能活动，入院后立即行右下肢截肢术，昨天中餐后突然发生心前区剧痛，焦虑不安，血压下降，面色苍白，皮肤湿冷，脉细，最后因抢救无效死亡。

问题与思考：

1．患者疾病的诊断是什么？有何依据？

2．患者的心血管、肺、右下肢等有何病变？死亡原因是什么？

五、心力衰竭的防治原则

随着对心力衰竭发生机制认识的不断深入，心力衰竭的治疗模式也发生了很大的变化，治疗方式已从过去的短期血流动力学/药理学措施转变为长期的修复性策略，目的是改变衰竭心脏的生物学性质，防止和延缓心肌重塑的发展，提高患者的生活质量和延长寿命。此外，多数心功能不全患者由代偿状态发展到心力衰竭，尤其是心功能损害程度突然加重都和诱因有关，消除诱因是一个不可忽视的治疗环节。

（一）防治原发病和消除诱因

必须采取积极、有效的措施防止可能导致心力衰竭发生的原发性疾病。例如，药物或手术治疗方法，有效地控制引起心力衰竭的原发病。对有明显诱因的心力衰竭患者，经有针对性地清除诱因后，病情往往较易控制。另外，还要戒烟，纠正血脂异常，有规律地运动，限制饮酒，控制肥胖等。

（二）调整神经-体液系统失衡及干预心室重塑

神经-体液系统的功能紊乱在心室重塑和心力衰竭的发生和发展中起着重要作用。已有大量的临床实验表明，应用血管紧张素转换酶抑制药（angiotensin conversing enzyme inhibitor，ACEI）治疗心功能不全能够降低发展为严重心力衰竭的危险性，降低心力衰竭的住院率，降低病残率和病死率。在高血压伴左心室肥厚患者中，血管紧张素转换酶抑制药有明显消退左心室肥厚的作用。不能耐受 ACEI 者，可改用 AT-Ⅱ受体阻滞药，如氯沙坦（losartan）等。

（三）减轻心脏前、后负荷

1．降低心脏后负荷　选用合适的动脉血管扩张药，如肼曲嗪、ACEI、AT-Ⅱ受体拮抗药（如氯沙坦）、钙拮抗剂等，不但可降低左心室的射血阻力，提高心脏的每搏输出量和改善外周灌流，还可因射血阻力和血压的降低以及室壁张力减小，使心肌耗氧量降低。

2．调整前负荷　适当限制钠盐的摄入，应慎重掌握输液的量和速度。当前负荷过重时，可用静脉扩张药（如硝酸甘油、硝苯地平等）减少回心血量，不但可减少左室舒张末期容积，使肺循环淤血减轻和心肌耗氧量降低，而且可使左室舒张末期压力降低、冠状动脉的灌流量增加。

（四）改善心肌的收缩和舒张功能

1．改善心肌的收缩力　主要用于因收缩力减弱而发生的心力衰竭。选用适当的正性肌力药物（如洋地黄类）、非洋地黄类正性肌力药物［如磷酸二酯酶抑制剂（氨联吡啶酮、三联吡啶酮）］、拟交感胺类（多巴胺、多巴酚丁胺）等，可提高心肌收缩力，使心排血量增加。

2．改善心肌舒张顺应性　主要适用于室壁顺应性降低和心室舒张不全所致的心力衰竭，可合理选用钙拮抗剂、β受体阻断药、硝酸酯类等药物以改善心肌舒张功能。

（五）改善心肌的能量代谢

严重心力衰竭特别是左心衰竭时，患者可因血流速度减慢和肺换气障碍而缺氧。吸氧可提高氧分压和血浆内溶解的氧量，改善组织的供氧。

心肌能量药物（如能量合剂葡萄糖、氯化钾、肌苷等）可能具有改善心肌代谢的作用。

（六）其他

1．控制水肿，纠正水、电解质紊乱和酸碱平衡紊乱　应用利尿药控制水肿并降低血容量，是治疗慢性充血性心力衰竭的重要措施。在心力衰竭时出现的水、电解质和酸碱平衡紊乱，可加重心力衰竭并妨碍其治疗效果，故应及时纠正。

2．防治感染　心力衰竭患者易合并肺部感染，应积极防治。对长期卧床者，也应注意防止褥疮的发生。

此外，对于有严重血流动力学障碍的瓣膜狭窄或反流患者，可考虑做瓣膜置换或修补术。对难治性严重的心力衰竭患者可考虑采用人工心脏或心脏移植。

本章小结

高血压是以体循环动脉血压持续升高为特点的临床综合征，成年人收缩压≥140mmHg和（或）舒张压≥90 mmHg被定为高血压，分为原发性高血压和继发性高血压，前者即高血压病，后者为症状性高血压。

原发性高血压是一种原因未明，以体循环动脉血压升高为主要表现的独立性全身性疾病，以全身细小动脉硬化为病变特点，晚期常累及心、脑、肾等重要器官。

原发性高血压目前认为与遗传因素、膳食因素、社会-心理因素、神经-内分泌因素等有关。

原发性高血压分为缓进性高血压和急进性高血压。缓进性高血压按病变的发展可分为三期：①功能紊乱期；②动脉病变期；③内脏病变期，可引起高血压性心脏病、高血压肾损害（原发性固缩肾）、脑和视网膜等病变，其中脑出血是晚期高血压最严重的并发症，常发生于豆纹动脉供血的基底节和内囊部。

急进性高血压多见于中青年，起病急，进展快。患者血压显著升高，尤以舒张压升高明显，预后较差。

动脉粥样硬化（AS）是心血管系统常见的疾病，常累及大、中动脉。病变特征是血中脂质在动脉内膜中沉积，内膜灶性纤维性增厚及其深部成分坏死、崩解，形成粥样斑块，引起动脉壁硬化，管腔狭窄，并引起一系列继发性病变。特别是发生在心、脑、肾等重要器官的动脉粥样硬化，导致相应组织器官缺血、缺氧和坏死。

目前认为高胆固醇和高三酰甘油血症是AS最主要的危险因素，高血压、吸烟、遗传因素与AS的发生也有密切的关系。

AS按病变发展过程分为三期：①脂斑和脂纹期；②纤维斑块期；③粥样斑块期。在纤维斑块和粥样斑块的基础上可继发斑块内出血、斑块破裂、血栓形成、钙化、动脉瘤形成等改变。

冠心病是因冠状动脉狭窄所致心肌缺血而引起的心脏病。主要临床表现有：①心绞痛；②心肌梗死；③心肌纤维化；④冠状动脉性猝死。

风湿病是一种与A组乙型溶血性链球菌感染有关的变态反应性疾病。病变主要累及全身结缔组织，其中以心脏病变最为严重。

风湿病的发生与A组乙型溶血性链球菌感染有关。根据病变发展过程大致可分为3期：①变质渗出期；②增生期或肉芽肿期；③瘢痕期。

风湿病患者多有心脏损害，可引起：①风湿性心内膜炎；②风湿性心肌炎；③风湿性心外膜炎。

感染性心内膜炎分为急性和亚急性两种，前者的基本病变是在心内膜上形成含菌赘生物，引起急性化脓性心瓣膜炎，在瓣膜表面常形成较大质脆的、含菌的疣状赘生物。后者的病变特点是在原有病变的瓣膜上进一步发生炎症并形成赘生物，但较急性感染性心内膜炎为轻，赘生物易脱落而引起栓塞。因赘生物的机化和瘢痕形成可引起严重的心瓣膜变形，引起血流动力学的变化。

心力衰竭是指心脏泵血功能严重受损，使心排血量绝对或相对减少，以致不能满足组织代谢需要的病理过程。

心脏泵血功能受损时，心排出量减少除可以引起全身性代偿外，心脏本身也可以发生心率加快、心脏紧张源性扩张、心肌收缩力增强和心室重塑等代偿形式。

本章小结

心功能降低是心力衰竭时最根本的变化，表现为心力贮备降低、心泵功能降低、射血分数（EF）降低、心室舒张末期压力（或容积）增高等。

呼吸功能改变是左心衰竭时最早出现的症状，主要表现为呼吸困难，其表现形式有劳力性呼吸困难、端坐呼吸、夜间阵发性呼吸困难。心力衰竭时，也可出现其他器官功能改变，如肝功能变化、胃肠功能变化、肾功能降低等。

心力衰竭应采取防治原发病、消除诱因，调整神经-体液系统失衡及干预心室重塑，减轻心脏负荷，改善心肌收缩和舒张功能，改善心肌能量代谢，控制水肿，纠正水、电解质紊乱和酸碱平衡紊乱，防治感染等措施。

思考题

1. 缓进性高血压的病变过程分为几期？各期的主要病变特点是什么？
2. 引起动脉粥样硬化的危险因素有哪些？如何控制这些危险因素？
3. 动脉粥样硬化的基本病理变化有哪些？
4. 何谓冠心病？临床有哪些类型？
5. 风湿病的发展过程分为几期？最具特征性的病变是什么？
6. 何谓风湿性心瓣膜病？二尖瓣狭窄和关闭不全时血流动力学有哪些变化？
7. 左心衰竭患者有哪些类型的呼吸困难？请简述夜间阵发性呼吸困难的发生机制。
8. 心功能不全时心脏代偿反应有哪些？

（马海芬）

第十七章　呼吸系统疾病

学习目标

1．掌握慢性支气管炎的病理变化及其并发症；大叶性肺炎、小叶性肺炎的病变特点及病理临床联系；呼吸衰竭及呼吸功能不全的概念、功能代谢变化。
2．熟悉慢性支气管炎的病理临床联系；大叶性肺炎、小叶性肺炎的结局和并发症；呼吸衰竭及呼吸功能不全的病因及发病机制。
3．了解慢性支气管炎的病因和发病机制；大叶性肺炎、小叶性肺炎的病因、发病机制以及间质性肺炎的病变特点；硅沉着病的病因、发病机制、病理变化、硅沉着病分期及并发症；鼻咽癌和肺癌的病理变化、病理临床联系及扩散途径；呼吸衰喝的防治原则。

呼吸系统由鼻、咽、喉、气管、支气管、肺、胸膜及胸膜腔组成，主要功能是进行气体交换。左、右主支气管分为肺叶支气管，进入肺叶，叶支气管在各肺叶内再经段支气管、小支气管、细支气管、终末细支气管、呼吸细支气管、肺泡管、肺泡囊和肺泡等数级分支，整个支气管呈树状，故称支气管树。细支气管连同它的分支和肺泡，组成肺的结构单位肺小叶。肺泡表面活性物质液体层、Ⅰ型肺泡细胞与基底膜、基质层、毛细血管基底膜与内皮细胞组成了气 - 血屏障，是肺泡气体与血气交换的场所。呼吸系统具有很强的防御功能，空气中的有害物质通过黏液 - 纤毛排送系统黏附后自下而上推送到喉，引起咳嗽反射排出体外；进入肺泡者被巨噬细胞吞噬、降解，其分泌的溶菌酶等生物活性物质能进一步加强杀灭细菌的作用，并通过抗原提呈作用激活 T 淋巴细胞发生免疫应答。当各种原因引起机体防御功能下降或外界刺激过强均可引起呼吸系统的损伤和病变，导致呼吸系统疾病的发生。

第一节　慢性支气管炎

慢性支气管炎（chronic bronchitis）是指发生于气管、支气管黏膜及其周围组织的慢性非特异性炎症，属于慢性阻塞性肺疾病的一种，是一种常见病、多发病，多见于中老年人，冬春季易发。临床上以反复咳嗽、咳痰或伴有喘息为特征，每年至少持续 3 个月，连续 2 年以上发病者即可诊断为慢性支气管炎。病情进展常并发肺气肿及慢性肺源性心脏病，严重危害身体健康。

一、病因与发病机制

慢性支气管炎由多种因素长期综合作用所致，已经确定的致病因素有：

1．感染因素　病毒和细菌感染慢性支气管炎的发病的重要因素。鼻病毒、流感病毒和腺病毒是致病的主要病毒；肺炎链球菌和流感杆菌是致病的主要细菌。呼吸道反复的病毒继发细菌感染是导致慢性支气管炎病变发展和加重的重要因素。

2．理化因素　吸烟是慢性支气管炎发病的主要因素，吸烟时间越久、日吸烟量越大，患病率越高。据统计，吸烟者比不吸烟者的患病率高 2 ～ 8 倍。烟雾中含有尼古丁、焦油、镉等有害物质，能损伤呼吸道黏膜，引起腺体肥大，提高支气管平滑肌紧张度，降低巨噬细胞的吞噬能力。

3．过敏因素　与慢性支气管炎的发病有一定的关系，尤其是喘息型慢性支气管炎患者。

4．其他因素　机体抵抗力降低、呼吸道防御功能收到损伤及神经 - 内分泌功能失调是发病的内在关键因素。

二、病理变化与病理临床联系

（一）病理变化

慢性支气管炎早期始于较大的支气管，随病情发展逐渐累及较小的支气管，其主要病变为：

1．呼吸道黏膜上皮损伤与修复　慢性支气管炎时，炎性渗出物及黏液分泌增加，黏液 - 纤毛排送系统受损，纤毛粘连、倒伏、脱失；上皮细胞变性、坏死脱落，再修复时杯状细胞增多，并发生鳞状上皮化生。

2．黏液腺增生肥大黏液化　各种有害刺激使支气管黏膜下黏液腺体增生肥大，浆液腺体黏液化，黏液分泌亢进，形成支气管黏液栓，造成气道的完全或不完全阻塞（图 17-1）。后期，气道腺体可萎缩、消失，黏液减少。

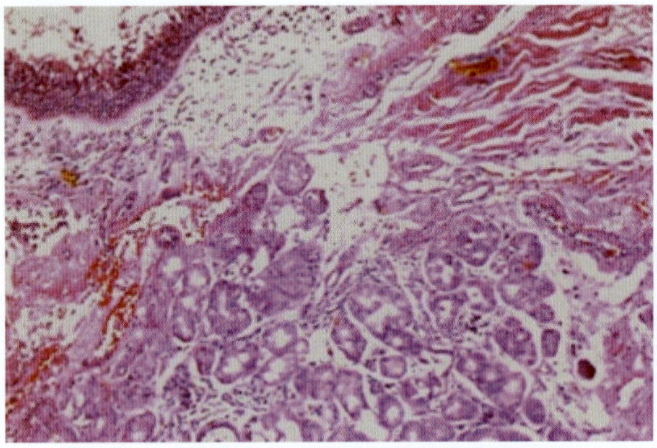

图 17-1　慢性支气管炎

支气管黏膜腺体增生肥大，黏液化

3．支气管壁充血、水肿，淋巴细胞、浆细胞浸润。管壁平滑肌断裂、萎缩，软骨发生变性、萎缩、钙化甚至骨化，支气管壁支撑结构破坏，可诱发支气管扩张的产生。慢性支气管炎反复发作，纵深发展，形成细支气管周围炎，进而引起慢性阻塞性肺气肿。喘息型支气管炎患者的平滑肌可增生肥大。

（二）病理临床联系

慢性支气管炎由于支气管黏膜的炎症刺激和分泌物增多，临床常表现为咳嗽、咳痰，痰液一般呈白色、泡沫状，较为黏稠不易咳出。并发感染时，可呈黏液脓性痰。有的临床患者可表现为痰少或无痰的干咳。由于支气管痉挛或黏液栓塞，可导致支气管狭窄而引起喘息，听诊两肺可闻及哮鸣音。随着病情进展，病变的细支气管等小气道增多，呼气阻力大于吸气阻力。晚期常并发肺气肿和慢性肺源性心脏病。

知识链接

PM2.5

PM 2.5（particulate matter 2.5）也称为可入肺颗粒物，指环境空气中空气动力学当量直径≤2.5 微米的颗粒物。它能较长时间悬浮于空气中，其在空气中含量浓度越高，就代表空气污染越严重。虽然 PM 2.5 只是地球大气成分中含量很少的组成部分，但它对空气质量和能见度等影响较大。与较粗的大气颗粒物相比，PM 2.5 粒径小，面积大，活性强，易附带有毒、有害物质（重金属、微生物等），且在大气中的停留时间长、输送距离远，因而对人体健康和大气环境质量的影响更大。2013 年 10 月 17 日，世界卫生组织下属国际癌症研究机构发布报告，首次指认大气污染对人类致癌，主要是 PM 2.5，并视其为普遍和主要的环境致癌物。

第二节　肺　　炎

肺炎（pneumonia）是指发生于肺的急性渗出性炎症，是呼吸系统的常见病、多发病。按病变部位不同可将肺炎分为肺泡性肺炎、间质性肺炎；按病变性质不同可分为浆液性肺炎、纤维素性肺炎、化脓性肺炎、出血性肺炎、干酪性肺炎及肉芽肿性肺炎；按病因不同肺炎分为感染性肺炎、理化性肺炎和变态反应性肺炎；按病变发生的部位、累及范围不同可分为大叶性肺炎、小叶性肺炎和节段性肺炎。临床中，一般根据病因结合部位进行分类，以便采取相应的治疗手段。

一、大叶性肺炎

大叶性肺炎（lobar pneumonia）是指主要由肺炎链球菌感染引起的以肺泡内弥漫性纤维素渗出为主的急性炎症。病变常累及一个肺段或肺大叶，多见于青壮年，男性多于女性，好发于冬春季节。临床主要表现为起病急，发热、畏寒、胸痛、咳嗽、咳铁锈色痰、呼吸困难，并有肺实变体征和外周血白细胞增高等。大约经 1 周，体温下降，症状消失，病变组织可以完全修复。

（一）病因与发病机制

90% 以上大叶性肺炎是由肺炎链球菌引起的，此外，肺炎杆菌、金黄色葡萄球菌、溶血性链球菌、流感嗜血杆菌也可以引起。肺炎链球菌常寄居在正常人的鼻咽部。当上呼吸道感染、劳累、酒精中毒、麻醉、肝病、肾病等导致呼吸道的防御功能被削弱、机体抵抗力降低时，细菌从上呼吸道侵入肺泡繁殖，特别是形成的浆液性渗出物加剧细菌的繁殖，细菌通过肺泡间孔或呼吸性细支气管向邻近肺组织迅速蔓延，从而波及一个肺段或整个肺大叶，在肺大叶间的蔓延则是带菌渗出液经支气管播散所致。

（二）病理变化与病理临床联系

大叶性肺炎是以肺泡腔为中心的纤维素渗出性炎症。病变一般发生在单侧肺，多见于左肺下叶，其次是右肺下叶，偶尔发生于两个以上肺叶。按病变过程可分为四期。

1．充血水肿期　发病第 1 ～ 2 天的病理变化。肉眼观，病变肺叶肿大，重量增加，暗红色。

切面可挤出血性泡沫状浆液。镜下观，肺泡壁毛细血管扩张充血，肺泡腔内有大量浆液性渗出物，混有少量红细胞、中性粒细胞和巨噬细胞。渗出液中可检出致病菌。临床上患者因毒血症可有寒战、高热、白细胞升高等症状。听诊可闻及湿啰音。X 线检查局部可见片状模糊阴影。

2．红色肝样变期　发病第 3 ~ 4 天的病理变化。肉眼观，病变肺叶肿大，重量增加，暗红色，质实如肝，故称红色肝样变期。切面呈粗颗粒状。镜下观，肺泡壁毛细血管仍扩张充血，肺泡腔内有大量交织成网的纤维素和红细胞、少量中性粒细胞及巨噬细胞。此期渗出液中仍可检出肺炎链球菌。肺泡腔内的红细胞被巨噬细胞吞噬、分解后产生含铁血黄素随痰排出，患者常咳铁锈色痰。因肺泡通气和换气障碍，患者出现呼吸困难或发绀等症状。病变波及胸膜时引起纤维素性胸膜炎，患者出现胸痛，深呼吸、咳嗽时加重。听诊肺泡呼吸音减弱或消失，出现支气管呼吸音及胸膜摩擦音。X 线检查可见病变肺部大片均匀致密阴影。叩诊实变肺叶呈浊音。

3．灰色肝样变期　发病后第 5 ~ 6 天进入此期。肉眼观，病变肺叶肿大，灰白色，切面干燥呈颗粒状，质实如肝，所以称为灰色肝样变期（图 17-2）。镜下观，肺泡腔内渗出物增多，肺泡壁毛细血管受压甚至闭塞，呈贫血状。纤维素网中有大量中性粒细胞，相邻肺泡纤维素丝经肺泡间孔连接现象更多（图 17-3）。红细胞因溶解消失，咳出的痰液由铁锈色转变为黏液脓痰。渗出液中不易检测出肺炎链球菌。此期病变肺泡虽仍不能充气，但因肺泡壁毛细血管受压塌陷，血流量显著减少，肺通气比值 / 血流比值接近 0.84，患者缺氧状况有所改善。听诊、X 线检查及叩诊与红色肝样变期相同。

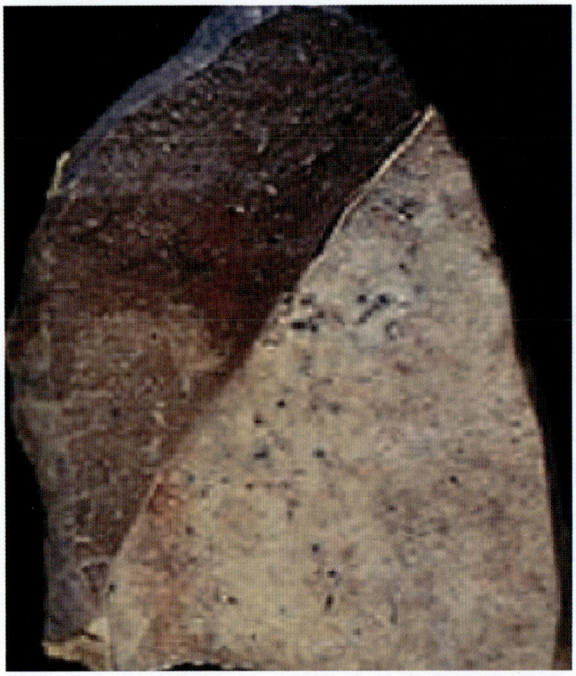

图 17-2　大叶性肺炎（灰色肝样变期）
病变肺叶肿胀，呈灰白色，质实如肝

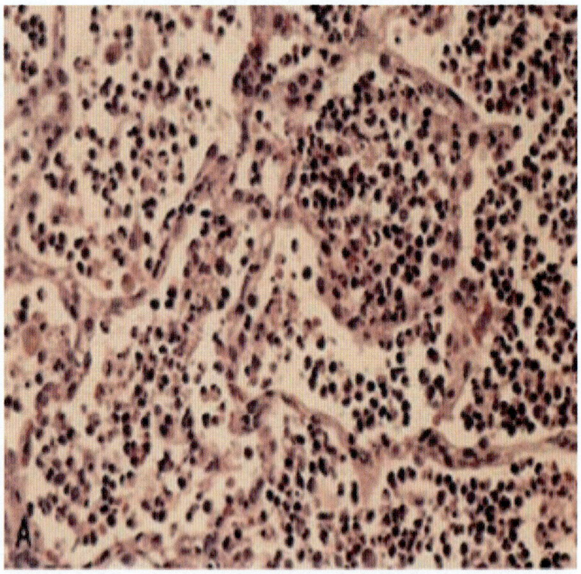

图 17-3　大叶性肺炎（灰色肝样变期）
肺泡内充满渗出物的纤维素及中性粒细胞

4．溶解消散期　约在发病后第 7 天进入此期。肉眼观，病变肺组织体积基本恢复正常，质地变软，切面颗粒状外观逐渐消失，加压可有脓性液体渗出。镜下观，肺泡腔内大部分中性粒细胞变性、坏死，纤维素被中性粒细胞释放的蛋白水解酶溶解后吸收，不能吸收的则由巨噬细胞吞噬清除，肺泡重新充气。本期由于渗出物溶解液化，患者痰量增多，听诊可闻及湿啰音。肺实变体征逐渐消失，体温降至正常，X 线检查阴影密度逐渐降低。肺组织可完全恢复正常结构和功能。

大叶性肺炎各期的病理变化是一个连续的过程，彼此间无绝对界限，病变部位不一，临床症状和体征也不尽相同。目前由于抗生素类药物的广泛使用，临床上大叶性肺炎典型的四期病变过程已很少见。

（三）并发症

1. 感染性休克　是大叶性肺炎严重的并发症。肺炎链球菌或金黄色葡萄球菌感染引起严重毒血症时可以发生休克，称休克性肺炎，死亡率比较高。

2. 肺肉质变　少部分患者因中性粒细胞渗出少或功能缺陷，释放的蛋白水解酶不足，渗出的纤维素不能被完全溶解吸收，由肉芽组织机化取代，病变部位肺组织变成褐色肉样纤维组织，称为肺肉质变（图 17-4）。

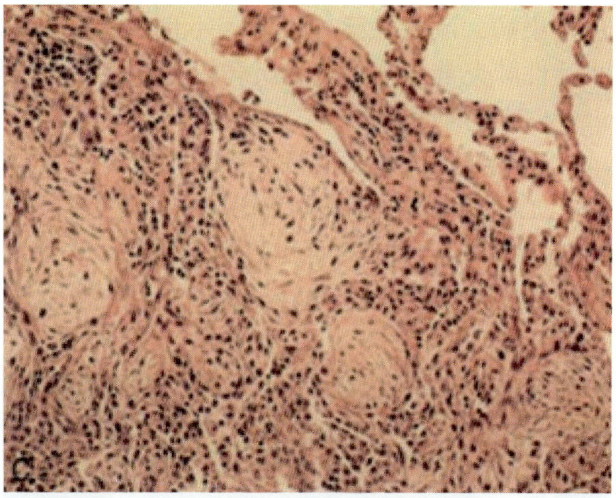

图 17-4　肺肉质变
肺泡腔内纤维素性渗出物被纤维结缔组织取代

3．肺脓肿及脓胸　多见于由金黄色葡萄球菌引起的肺炎。肺组织发生坏死液化，形成肺脓肿；若脓肿破入胸膜腔，则形成脓胸或脓气胸。

4．败血症及脓毒败血症　见于严重感染时，由细菌入血大量繁殖所致。

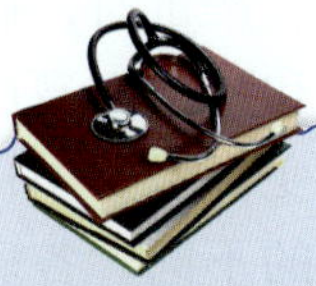

案例 17-1

患者，男性，24 岁，因高热 3 天，胸痛 2 天入院。3 天前患者因感冒初觉全身发冷、畏寒，体温 39.8 ℃，2 天来开始感右胸痛，深呼吸时加剧，高热不退，自觉胸闷，心搏加快，第 3 天咳嗽加剧，咳铁锈色痰，即到医院急诊。就诊时检查：表情淡漠，神志尚清楚，四肢湿冷，面色苍白，体温 39.8℃，脉细而弱，120 次 / 分，呼吸浅而快，50 次 / 分，血压 70.7/50.2mmHg，右侧呼吸运动受限制，叩诊时右下肺变浊，可闻支气管呼吸音。白细胞 14.0×10^9/L，胸部 X 线检查发现右下肺有一边界清楚、致密均匀的阴影。其他未见异常，收入住院治疗。

住院后经积极治疗，症状逐渐缓解，第 7 天痊愈出院，出院后复查肺内阴影消失。

问题与思考题：

1．患者患了什么病？

2．根据病理变化解释主要临床症状和体征。

二、小叶性肺炎

小叶性肺炎（lobular pneumonia）又称为支气管性肺炎，是由化脓菌感染引起的以细支气管为中心的急性化脓性炎症。病变起始于细支气管，向周围和纵深肺组织发展，形成以肺小叶为单位，呈灶状分布的化脓性病灶。病灶范围相当于一个肺小叶。临床上，患者常有发热、咳嗽、咳脓性痰等症状，肺部可闻及散在湿啰音。本病多见于小儿、老人及体弱者，冬春季多发。

（一）病因与发病机制

小叶性肺炎主要由化脓菌感染引起，常见的有肺炎链球菌、葡萄球菌、铜绿假单胞菌、嗜血流感杆菌和大肠埃希菌等，其中 4、6、10 型肺炎链球菌是最常见的致病菌，这些细菌致病力较弱，通常寄驻在口腔或上呼吸道内。当机体抵抗力下降，呼吸系统防御功能受损时，这些细菌得以侵入、局部繁殖，从而引起小叶性肺炎。小叶性肺炎可原发，但往往在某些诱因的影响下发生，如患传染病、流行性感冒、营养不良、恶性肿瘤、慢性心力衰竭、麻醉、昏迷、手术后等，因此，小叶性肺炎常是某些严重疾病的并发症。

（二）病理变化

小叶性肺炎的病变特征是肺组织内散在的以细支气管为中心的一种化脓性炎症。病变一般较小，尤以两肺背侧和下叶最多。

肉眼观，两肺表面和切面上散在分布灰黄色实变病灶，病灶大小不等，直径一般在 1cm 左右（相当于肺小叶范围），以下叶、背侧多见，可挤出脓性渗出物。严重者，病灶可相互融合成大片状，形成融合性支气管肺炎。一般不累及胸膜（图 17-5）。

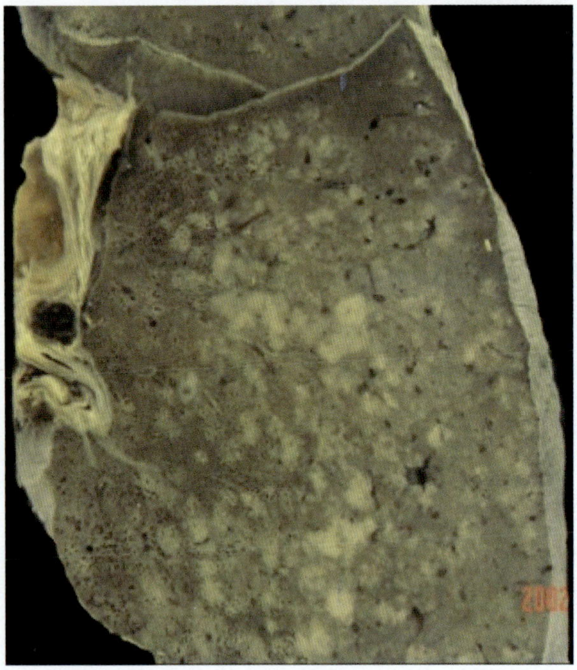

图 17-5　小叶性肺炎

肺切面散布大小不一、形状不规则的灰黄质病灶，部分病灶中央可见细支气管横断面

镜下观，病变早期，细支气管管壁充血、水肿，管腔内有浆液及中性粒细胞渗出，周围肺组织无明显改变。病程进展期，细支气管管腔及其周围的肺泡腔内有较多的中性粒细胞及脓样渗出物，少量红细胞、纤维素和脱落的肺泡上皮细胞，病灶周围肺组织充血，可有浆液渗出，伴不同程度代偿性肺气肿。严重时，病灶融合成融合性肺炎。当支气管和肺组织遭严重破坏时呈完全化脓性炎症改变（图 17-6）。由于各病灶发展阶段和病变程度的不同，各病灶的病理变化及渗出物也不一致，有些病灶呈脓性渗出，有些则仅见到浆液渗出，部分还停留在细支气管周围炎阶段。

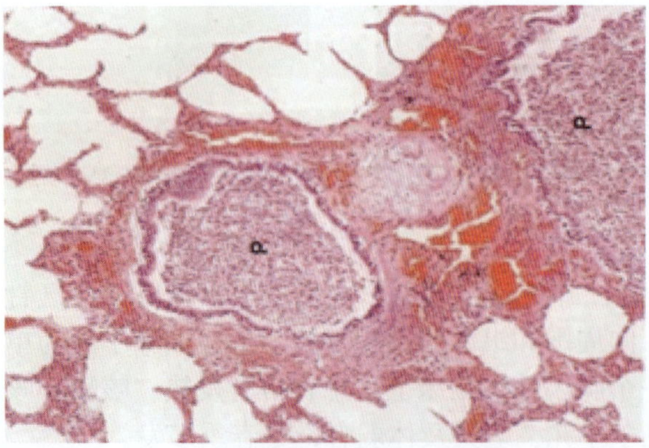

图 17-6　小叶性肺炎

肺组织灶状中央为病变的细支气管，管腔内及其周围肺泡腔内充满以中性粒细胞为主的炎性渗出物

（三）病理临床联系

小叶性肺炎的临床表现取决于发病的原因、病变范围和肺组织损伤的程度。临床上以急起的发热、咳嗽、咳黏液脓痰或脓痰为主要症状，病变严重者可出现呼吸困难和发绀等症状。因病灶较小且散在分布，肺实变体征一般不明显。如发生融合性肺炎，病变区域大于 3 ~ 4cm 时，可出现实变体征。病变区细支气管和肺泡内含有渗出物，听诊可闻及湿啰音。X 线检查，可见肺野内散在不规则小片状或斑点状模糊阴影。本病若治疗及时，肺内渗出物可完全吸收而痊愈，但幼儿、年老体弱者和久卧病床者预后大多不良。

（四）并发症

本病通过积极治疗多数可治愈，少数患者可出现并发症，常见的有：

1．呼吸衰竭　若病变范围广泛，明显影响肺泡通气和换气功能，则引起呼吸衰竭。

2．心力衰竭　若肺部炎症广泛，肺小动

脉痉挛，肺循环阻力增加，右心后负荷增加，加之缺氧和中毒使心肌细胞变性、坏死，心肌收缩力降低，导致心力衰竭。

3．肺脓肿、脓胸　多见于金黄色葡萄球菌感染引起的小叶性肺炎。

4．支气管扩张　支气管壁损伤严重且病程长，可导致支气管扩张症。

三、间质性肺炎

间质性肺炎（interstitial lung disease）是指发生于小支气管、细支气管壁、小叶间隔、肺泡壁间隔等间质组织的炎症，以淋巴细胞、单核细胞浸润为主，肺泡内的炎性渗出不明显。

（一）病因与发病机制

间质性肺炎多由支原体和病毒引起。支原体肺炎是由肺炎支原体感染引起的一种间质性肺炎，肺炎支原体的生物学特性介于细菌与病毒之间。患者起病急，有发热、头痛、乏力等一般症状，更为突出的是顽固性的剧烈咳嗽。咳痰不明显，常散发，偶尔流行，经飞沫传播，好发生于青少年，秋冬季发病较多。病毒性肺炎多因上呼吸道病毒感染向下蔓延播散所致，其中以流行性感冒病毒为常见，还有腺病毒、呼吸道合胞病毒、副流感病毒、麻疹病毒和巨细胞病毒等，也可见病毒感染合并细菌感染，使病情变得复杂。患者可出现发热、病毒血症、频繁咳嗽、干咳、缺氧、发绀等症状。除流行性感冒病毒外，其余病毒性肺炎多见于儿童，症状轻重不等，但婴幼儿及老年患者病情较重，一般散发，偶尔酿成流行。病毒性肺炎的病情、病变类型及其严重程度有很大差别。

（二）病理变化

肉眼观，肺组织因充血、水肿引起体积轻度肿大，无明显实变。支原体肺炎常好发于单个肺叶，下叶多见。

镜下观，肺炎支原体感染所引起的间质性炎症，肺泡间隔明显增厚，可见沿小支气管、细支气管及其周围的小叶间隔内血管充血、水肿，单核细胞、淋巴细胞浸润。肺泡腔内一般无明显渗出物。病变较严重者，肺泡也可受累，上皮细胞可脱落坏死。伴细菌感染时可见中性粒细胞浸润。病毒性肺炎早期轻度表现为间质性炎症，通常表现为支气管、细支气管壁及小叶间隔、肺泡壁间隔明显增宽，间质充血、水肿及淋巴细胞、单核细胞浸润，肺泡腔一般无渗出物或仅有少量的浆液（图 17-7）。病变较严重者，除间质性炎症表现外，肺泡腔内出现由浆液、少量纤维蛋白、红细胞和巨噬细胞组成的炎性渗出物，支气管、细支气管及肺泡上皮可坏死脱落。有些病毒性肺炎（如流感病毒性肺炎、麻疹病毒性肺炎、腺病毒性肺炎）患者肺泡腔渗出较明显，渗出物由于浓缩和空气挤压可凝结成一层红染的膜样物，贴附于肺泡内表面，即透明膜形成。麻疹病毒性肺炎的主要病变特点是在间质性肺炎的基础上，肺泡壁有透明膜形成，支气管上皮和肺泡上皮也可增生，并有较多的多核巨细胞（亦称为巨细胞性肺炎）。部分病毒性肺炎可在增生的支气管上皮、支气管黏液腺上皮或肺泡上皮内见到病毒包涵体，病毒包涵体的检出对于病毒性肺炎的诊断具有重要意义。病毒包涵体常呈圆形或椭圆形，约红细胞大小，嗜酸性染色，均质，呈细颗粒状，其周围常有一清晰的透明晕。如腺病毒、单纯疱疹病毒和巨细胞病毒感染时，病毒包涵体可在上皮细胞的核内见到；呼吸道合胞病毒感染时，病毒色涵体出现在胞质；麻疹肺炎时则胞核和胞质内均可见到病毒包涵体。

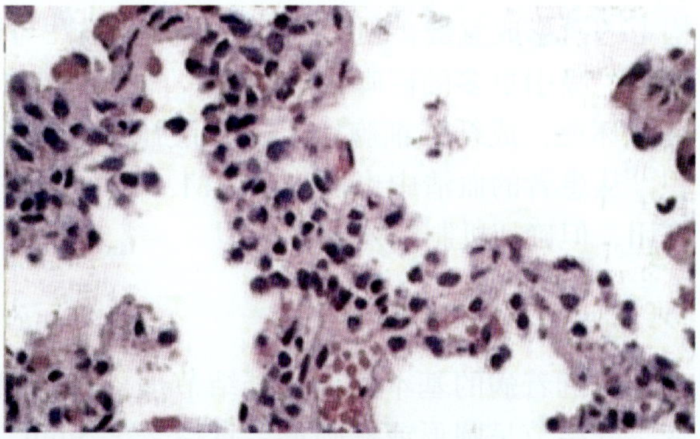

图 17-7　间质性肺炎

肺泡间隔明显增宽，血管扩张充血，间质水肿伴大量以单核细胞为主的炎症细胞浸润，肺泡腔内基本无渗出物

（三）病理临床联系

患者发热、乏力、头痛，以炎症刺激所致剧烈咳嗽为其突出症状，初为干咳，后咳少量黏液痰或黏液脓痰，肺部无实变体征。肺炎支原体引起的间质性肺炎预后较好；病毒性肺炎合并严重细菌感染时，全身中毒及缺氧等表现明显，常可并发呼吸衰竭、心力衰竭，预后较差。

第三节　硅沉着病

硅沉着病（silicosis）简称硅肺（曾称矽肺），是因长期吸入大量含游离二氧化硅的粉尘微粒沉着肺部而引起的一种慢性职业病。临床常伴有肺结核病、慢性肺源性心脏病和肺气肿。以硅结节形成和广泛肺组织纤维化等病变为特征。

一、病因与发生机制

吸入空气中游离二氧化硅粉尘是硅沉着病发生的主要原因。游离二氧化硅在地壳岩石中分布很广，约 70% 的岩石中含有多量的二氧化硅。在凡长期从事采石、开矿或从事使用二氧化硅材料的工作者（磨石粉、碎石、采石、耐火工艺、碾砂、玻璃搪瓷工业等），如不采取适当的防护措施，则可引起硅沉着病的发生。硅沉着病的发生与空气中二氧化硅的浓度、分散度、硅尘微粒的大小、接触硅尘的时间长度以及机体清除硅尘微粒的能力等因素有关，一般来说，硅尘微粒越小、浓度越高、分散度越高、与硅尘微粒接触时间越长，硅沉着病发病率越高。一般硅尘微粒直径＞ 5μm 者，大多数易附着于上呼吸道黏膜表面或者由黏液 - 纤毛排送系统清出体外；硅尘微粒直径＜ 5μm，在空气中悬浮时间长，可被吸入直达肺泡，被巨噬细胞吞噬，形成硅沉着病的细胞性结节，并可进入肺间质，到达肺门淋巴结。硅尘颗粒越小，致病力越强，尤其是 1 ～ 2μm 的硅尘微粒致病力最强，病变最为严重。

硅沉着病的发生机制尚不完全清楚，目前认为化学毒性学说是发病的关键：被肺巨噬细胞吞噬的硅尘与溶酶体融合，硅尘表面的二氧化硅与水聚合成硅酸，其羟基基团与溶酶体膜脂蛋白结构上的氢形成氢键，损伤溶酶体膜的完整性与稳定性。溶酶体膜受损后，释放出硅尘和细胞崩解产物，吸引更多的巨噬细胞聚集，再次吞噬硅尘。如此反复，形成结节，同时引起肺组织炎症、细胞坏死、成纤维细胞增生，导致肺纤维化。有证据表明，硅结节内含有较多的免疫球蛋白沉积，从患者的血清中也检测到 IgM、IgG 及抗核抗体的异常，说明免疫因素在发病中也可能发挥作用，但确切机制尚未明了。

二、病理变化

硅沉着病的基本病变为硅结节形成和肺组织弥漫性纤维化，硅结节是硅沉着病的特征性病变。硅结节呈圆形或椭圆形，直径 2 ～ 5mm，境界清楚，灰白色，质硬，触之有沙砾感。硅结节由吞噬硅尘的巨噬细胞聚集而成。除硅结节外，肺内还有不同程度的纤维化。硅结节的形成过程大致可以分为三个阶段：①细胞性结节：是由吞噬硅尘的巨噬细胞局灶性聚集而成，巨噬细胞间有网状纤维，这是早期的硅结节。②纤维性结节：由成纤维细胞、纤维细胞、胶原纤维组成。③玻璃样结节：由纤维性结节玻璃样变而形成，玻璃样变由结节的中央开始，逐渐向四周发展，此型为典型硅结节。

镜下观，典型的硅结节是由呈同心圆状或漩涡状排列、已发生玻璃样变的胶原纤维构成，结节中央常可见内膜增厚的血管（图 17-8）。肺门淋巴结内也有硅结节形成和弥漫性纤维化及钙化，淋巴结因而肿大、变硬。晚期，硅结节融合成团块状，由于缺血、缺氧而形成硅沉着病性空洞，胸膜也可发生纤维性增生。

三、分期

根据硅结节数量、大小和肺纤维化的程度，可分为三期：

Ⅰ期：肺门淋巴结肿大，其内有硅结节形成和纤维化改变。硅结节数量少，直径在1～3mm，主要分布于双肺中、下叶。X线显示肺门阴影增大，密度增强，可见少量圆形或不规则形小阴影。

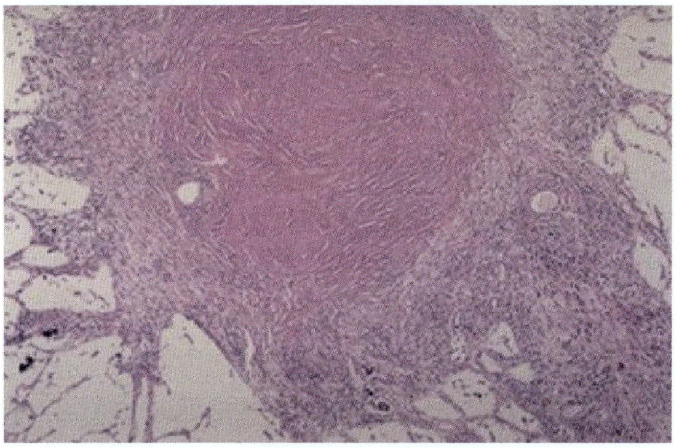

图17-8　硅沉着病

图示纤维性硅结节，主要由玻璃样变的胶原纤维呈漩涡状排列构成

Ⅱ期：硅结节数量增多，直径小于1cm，结节性病变散布于全肺，但仍在中、下肺叶靠近肺门处密集，同时伴有较明显的肺纤维化。X线显示肺野内有较多直径小于1mm的阴影，分布范围广泛，病变范围低于全肺面积的1/3。

Ⅲ期：硅结节与肺纤维化融合为长径大于2cm，宽径大于1cm的团块状结节，中央可有空洞形成。X线显示肺内可出现直径较大的阴影，肺门淋巴结肿大，密度增高，可见蛋壳样钙化。病变范围常超过全肺面积的2/3。

四、并发症

1．肺结核　晚期和重症硅沉着病患者最易合并肺结核，称硅沉着病肺结核。晚期硅沉着病患者肺结核发病率可达60%～70%。硅沉着病病变和结核病变可分开存在，也可混合存在。硅沉着病患者易合并肺结核的原因可能是肺间质的弥漫性纤维化，导致肺的血液循环和淋巴循环障碍，以及二氧化硅对巨噬细胞的毒性损害从而降低了对结核分枝杆菌的抵抗力。硅沉着病肺结核的病变要比单纯性硅沉着病或单纯性肺结核的病变进展快，累及范围广，更易形成空洞。当影响到较大血管时，可导致患者大咯血而死亡。

2．慢性肺源性心脏病　60%～75%的硅沉着病患者并发肺源性心脏病，这是因为肺间质弥漫性纤维化，肺毛细血管床减少，同时小血管管腔狭窄、闭锁，肺小动脉损害最为明显，肺循环阻力增加，肺动脉高压致右心负荷增加、肥大，重者可因右心衰竭而死亡。

3．肺感染　由于硅沉着病患者抵抗力低，又有慢性阻塞性肺疾病，容易继发细菌感染，尤其在弥漫性肺气肿的情况下，可以导致呼吸衰竭而死亡。

4．肺气肿和自发性气胸　晚期硅沉着病患者常有不同程度的弥漫性肺气肿，有时在脏胸膜下还可以出现肺大泡，若破裂则引起自发性气胸。

第四节　呼吸系统常见肿瘤

一、鼻咽癌

鼻咽癌（nasopharyngeal carcinoma）是鼻咽部上皮组织发生的恶性肿瘤。本病可见于世界各地，但以我国广东、福建、广西、四川、湖南、台湾、香港等地发病率最高，发病年龄在40～50岁，男性患者多于女性。临床上，患者常有鼻塞、鼻出血、耳鸣、听力减退、头痛、颈部淋巴结肿大及脑神经受损等症状。

（一）病因与发病机制

鼻咽癌的病因还不完全清楚，可能与以下因素有关。

1．EB 病毒　近年来研究显示 EB 病毒与鼻咽癌的发病率有很大关联。90% 的未分化鼻咽癌组织中可以检测到 EB 病毒核抗原、早期抗原、膜抗原和抗体。但 EB 病毒如何使上皮细胞发生癌变的机制还有待进一步研究。

2．化学物质　研究发现，有些化学物质（如多环芳烃类、亚硝胺类、微量元素镍等）与鼻咽癌的发病有一定关系。

3．遗传因素　据调查，鼻咽癌的发病不仅有地域性，而且有种族易感性和家族性，高发区居民移居外地后，其后裔的发病率明显高于当地人群，提示鼻咽癌可能与遗传有关。患者有家族发病史亦多见。

（二）病理变化

鼻咽癌最常发生于鼻咽顶部，其次是外侧壁和咽隐窝，发生于前壁者最少。同时发生两个病灶也较多见。

肉眼观，早期局部黏膜粗糙或稍隆起，随后逐渐增大，可表现为结节型、菜花型、溃疡型和黏膜下浸润型等形态。其中以结节型最多见，黏膜下浸润型早期即出现淋巴结肿大。

组织学类型：鼻咽癌多来自鼻咽黏膜柱状上皮的储备细胞，少数来源于鳞状上皮的基底细胞，由鼻咽部腺上皮来源者很少。鼻咽癌组织结构复杂，分类不统一。根据癌细胞分化程度及组织学结构一般分为鳞状细胞癌、腺癌、泡状核细胞癌和未分化癌四种基本类型。

1．鳞状细胞癌　高分化鳞状细胞癌的癌巢细胞分层明显，可见清晰的棘细胞、细胞间桥和大量角化珠；中分化鳞癌可见少量角化珠和棘细胞；低分化鳞癌分层不明显，癌细胞形状不一，细胞间桥少见，无角化现象，此型与 EB 病毒感染关系密切，为鼻咽癌中较多见的类型。

2．腺癌　较少见，来自鼻咽黏膜的柱状上皮或鼻咽腺体的导管。高分化腺癌极少见，癌细胞排列成腺泡状或柱状。低分化者，癌细胞呈不规则条索状或片状排列，有时可见腺腔结构或围成腺腔的倾向，癌细胞胞质内含有泡沫状分泌空泡。

3．泡状核细胞癌　又称大圆形细胞癌，是未分化鳞状细胞癌的形态学表现。癌细胞胞质丰富，癌巢不规则，境界不清晰，往往呈合体状，聚集成堆，核大呈空泡状，圆形或卵圆形，有 1 ～ 2 个肥大的核仁，核分裂象并不多见，癌细胞间常可见淋巴细胞浸润。该型占鼻咽癌总数的 10% 左右（图 17-9）。

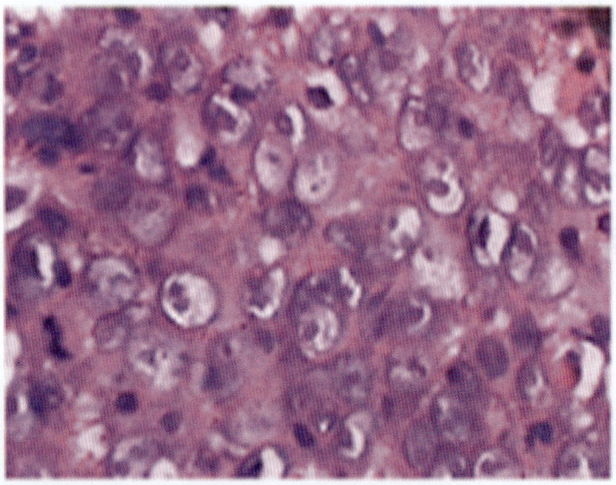

图 17-9　泡状核细胞癌

癌细胞胞质丰富，境界不清呈合体状，核大圆形，癌细胞间常见淋巴细胞浸润

4．未分化癌　少见，恶性程度高，癌细胞小而胞质少，呈短梭形，核卵圆形，浓染，癌细胞弥漫分布，无明显癌巢形成。

鼻咽癌恶性程度比较高，组织学类型中以低分化鳞状细胞癌和泡状核细胞癌最为常见，低分化腺癌比较少，而高分化鳞癌和腺癌亦极少见。

（三）扩散途径

1．直接蔓延　呈浸润性生长。向上蔓延可以破坏颅底骨，并可经破裂孔侵入颅内，使第Ⅱ～Ⅵ对脑神经受损；向外侧扩展，可以侵犯咽鼓管侵入中耳；向前可侵犯鼻腔甚至眼眶；向后侧可破坏颈椎、颈段脊髓。

2．淋巴道转移　癌细胞常在早期就经淋巴道转移，先到咽后壁淋巴结，而后至颈深上淋巴结，患者在乳突尖下方或胸锁乳突肌上段前缘出现无痛结节，半数以上患者以此为首发症状就诊。颈部淋巴结转移开始发生在同侧，而后双侧均可受累，肿大的淋巴结相互粘连形成肿块，压迫第Ⅳ～Ⅵ对脑神经和颈交感神经，继而出现相应症状。

3．血道转移　多见于肝、肺、骨等处。

鼻咽癌对放疗比较敏感，疗效显著，以泡状核细胞癌最为敏感，其次为鳞癌。

二、肺癌

肺癌（carcinoma of the lung）是我国最常见的恶性肿瘤之一，近50年来世界各国都报道肺癌的发病率和死亡率呈上升趋势。我国肺癌的发病率和死亡率数十年来成倍增长，尤其是人口密度较高的工业城市。患者年龄多在40岁以后，70～79岁为肺癌高峰发病期。男女发病比例为4：1～5：1。近年来女性发病有增长趋势，可能与女性吸烟者数量增多有关。

（一）病因

肺癌的病因复杂，目前认为主要与下列因素有关。

1．吸烟　吸烟是肺癌发生最重要的高危因素。大量资料证明，吸烟者比不吸烟者的肺癌发生率高25倍，日吸烟量越大、开始吸烟的年龄越小，患肺癌的危险性越大，80%～90%的男性患者与吸烟有关。烟雾中有多种化学致癌物质（如尼古丁、苯并芘、亚硝胺等），长期吸烟导致支气管上皮细胞DNA损伤，癌基因激活，细胞发生转化，引发癌变。

2．环境污染和职业　约10%的肺癌患者有环境和职业接触史。肺癌与大气污染密切相关，工业废气、汽车废气、生活能源产生的废气中含有苯并芘、二乙基亚硝胺等致癌物质。资料证明，工业城市肺癌的发病率与空气中苯并芘的浓度呈正相关。城市肺癌患病率高于农村。此外，工作中长期接触铝制品的副产品、石棉、砷、焦炭炉等化学物质也会增加肺癌的发病率。

（二）组织学发生

肺癌又称支气管癌，绝大多数起源于支气管黏膜上皮，少数起源于支气管的腺上皮或肺泡上皮细胞。

（三）病理变化

1．肉眼观类型　根据病变部位与形态可分为中央型、周围型和弥漫型。

（1）中央型：癌块位于肺门部，右肺多于左肺，上叶多于中下叶，由主支气管或叶支气管管壁发生的肺癌。此型最多见，占肺癌总数的60%～70%。早期，支气管局部管壁弥漫性增厚，并可沿支气管纵深浸润发展，造成管腔狭窄。进一步发展，还可累及周围肺组织，并经淋巴道蔓延，在肺门处融合成环绕支气管的巨大癌块，与肺组织界限不清，肿块周围可有卫星灶（图17-10）。

（2）周围型：发生在肺段及远端的支气管、肺泡，该型占肺癌总数的30%～40%，呈球形或结节状无包膜肿块，与周围组织界限较清晰，直径在2～8cm，预后较好，发生肺门淋巴结转移较中央型慢，可侵犯胸膜（图17-11）。

（3）弥漫型：少见，占肺癌总数的2%～5%。癌组织沿肺泡管、肺泡弥漫性浸润生长，侵犯部分或全部肺叶，表现为肺炎样外观，癌组织呈大小不等的结节散布于多个肺叶，须与肺转移癌和大叶性肺炎进行鉴别。

2．组织学类型　肺癌组织学类型表现复杂多样，可以分为鳞状细胞癌、小细胞癌、腺癌、大细胞癌、腺鳞癌和多形性肉瘤样癌六个基本类型。

（1）鳞状细胞癌：是肺癌中最为常见的类型，占肺癌的30%～50%。以中央型肺癌多见。患者以老年男性为主，与吸烟关系密切。肿块生长较慢，转移较晚，5年生存率较高。根据分化程度可分为：

1）高分化型：癌巢中有角化珠形成，细胞间桥明显。

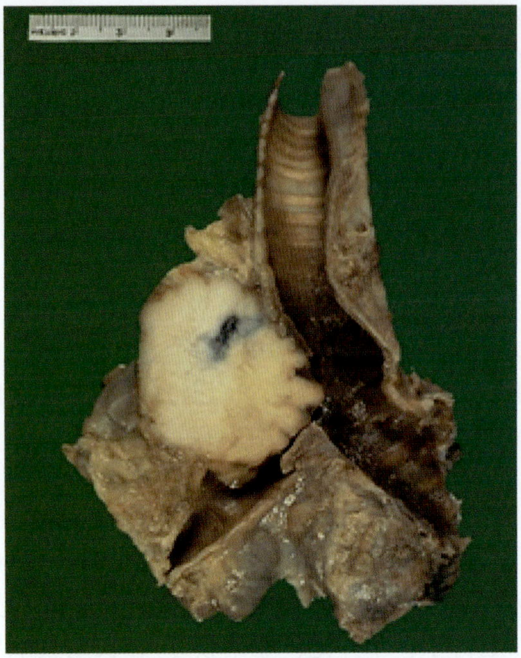

图 17-10 中央型肺癌

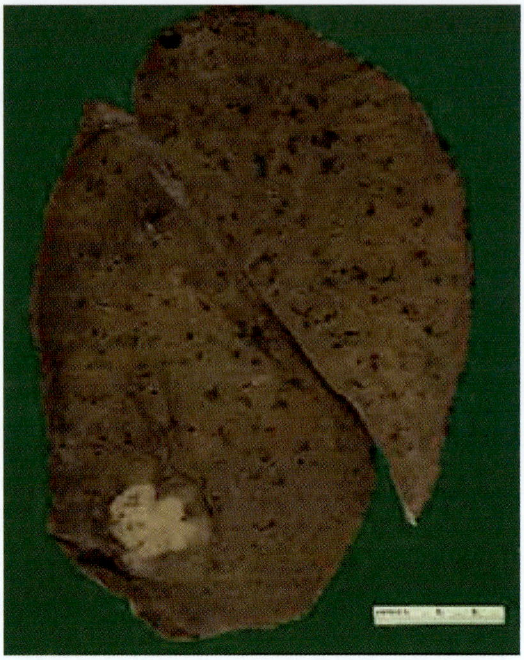

图 17-11 周围型肺癌

2）中分化型：有细胞角化现象，但无角化珠形成。

3）低分化型：癌细胞异型性大，无细胞内角化及角化珠形成。

（2）小细胞癌：又称小细胞未分化癌，占肺癌的 20% ～ 25%，是肺癌中恶性度最高的类型，发生率在肺癌中居第二位。患者以中年男性居多，多有吸烟史。小细胞癌多为中央型，生长迅速，转移较早，对放疗和化疗敏感。镜下观，癌细胞较小，呈类圆形或菱形，胞质少，类似淋巴细胞，称为燕麦细胞癌，常聚集成群，有时围绕小血管排列呈假菊形团。癌细胞胞质内含有神经分泌型颗粒，可引起副癌综合征，是一种具有异源性内分泌功能的肿瘤。

（3）腺癌：周围型肺癌多为腺癌。此型女性多见，与吸烟关系不大。肿块直径多＞ 4cm，为多结节型或弥漫型，常侵犯胸膜。镜下观，高分化腺癌癌细胞排列为腺腔状，伴有黏液分泌。中分化腺癌癌细胞排列成腺腔状或实体的癌巢，也可伴有乳头形成及黏液的分泌。低分化腺癌排列成实体状，一般不伴有黏液分泌，细胞异型性明显。未分化腺癌，癌细胞高度异型性，可呈现肉瘤样变化。

（4）大细胞癌：又称小细胞未分化癌，较少见。癌细胞体积大，胞质丰富，核常为多边形，高度异型性，核分裂象多见，可分多核瘤巨细胞型和透明细胞型。部分大细胞癌有神经内分泌功能，恶性程度较高，生长快，大细胞癌转移较小细胞未分化癌晚。

（5）腺鳞癌：少见，含有腺癌和鳞癌两种成分。

（6）多形性肉瘤样癌：少见，癌组织分化差，高度恶性。

（四）扩散和转移

1．直接蔓延　中央型肺癌常直接侵及纵隔、心包及周围血管，或沿支气管向同侧甚至对侧肺组织蔓延。周围型肺癌可直接侵犯胸膜，长入胸壁，并可形成种植性转移。

2．转移　淋巴道转移是肺癌最常见的转移途径。癌组织沿淋巴道转移至支气管肺淋巴结，再扩散至纵隔、锁骨上、腋窝及颈部淋巴结，血道转移常见于脑、肾上腺、骨、肝等器官。

（五）病理临床联系

患者早期症状不明显，易被忽视。中央型肺癌症状出现早且重，周围型肺癌症状出现晚且较轻，甚至无症状，常在体检时被发现。患者可有咳嗽、咯血、胸痛、胸闷、声音嘶哑等局部症状以及持续性低热、消瘦、贫血、恶病质等全身表现。累及胸膜可出现胸痛、血性胸腔积液。由于肿瘤压迫和侵犯，常并发局部肺气肿、肺萎缩等，压迫上腔静脉可导致上腔静脉综合征（颈静脉、胸部静脉怒张，面部水肿，皮肤和口唇青紫，眼结膜充血等症状），侵犯喉返神经引起声音嘶哑，累及颈交感神经丛可发生神经麻痹综合征（眼睑下垂、眼球突出、瞳孔缩小、患侧无汗、感觉异常等）。

此外，10% 的肺癌具有分泌激素功能而出现多种异位激素综合征。此类症状多见于小细胞肺癌，可分泌 ACTH、ADH、5- 羟色胺等，可引起库欣综合征、ADH 分泌过多综合征及类癌综合征等。

肺癌患者多数预后不良，对于年龄 40 岁以上，有吸烟史伴有咳嗽、咯血、气急、胸痛等症状应高度警惕。通过 X 线、纤维支气管镜及痰涂片等辅助检查手段可以作出早诊断，对提高患者的 5 年存活率有帮助。

案例 17-2

患者，男性，62 岁，干咳，痰中带少许血丝 1 年多。患者吸烟 40 余年，每天 2 ～ 3 盒。体格检查：左胸廓饱满，左胸腔穿刺抽出血性胸腔积液 60ml。X 线示左下肺周边有一 3cm × 5cm 大小、边界毛糙的致密阴影。

问题与思考：

该患者初步诊断是什么？为什么？还应做什么检查？

第五节　呼吸功能不全

机体通过呼吸运动从外界吸进氧气，呼出二氧化碳，以保证机体代谢及生命活动的正常进行。

呼吸功能不全（respiratory insufficiency）是指由于外呼吸功能严重障碍引起的病理过程。当患者在海平面上、静息状态吸入空气的条件下，PaO_2 低于 60mmHg（8kPa），或伴有 $PaCO_2$ 高于 50mmHg（6.67kPa）的病理过程，称为呼吸衰竭（respiratory failure）。

根据血气变化特点可分为Ⅰ型和Ⅱ型呼吸衰竭，Ⅰ型呼吸衰竭仅有 PaO_2 下降，Ⅱ型呼吸衰竭除有 PaO_2 下降外，还同时伴有 $PaCO_2$ 升高。根据呼吸衰竭发病的缓急将呼吸衰竭分为急性呼吸衰竭和慢性呼吸衰竭；根据原发病的部位不同将其分为中枢性呼吸衰竭和外周性呼吸衰竭；根据主要发病机制将其分为通气性呼吸衰竭和换气性呼吸衰竭。

一、病因与发病机制

外呼吸包括肺通气和肺换气两个环节。任何原因，只要使肺通气或（和）肺换气环节发生严重障碍，就会发生呼吸衰竭。

（一）肺通气功能障碍

正常成人静息时，肺通气量约为 6L/min，其中无效腔通气量约占 30%，肺泡有效通气量约为 4L/min。当肺通气功能障碍使肺泡有效通气量下降或无效腔气量增加时，可发生呼吸衰竭。

1．肺通气障碍的类型与原因

（1）限制性通气不足：是指吸气时肺泡扩张受限制引起的肺泡通气不足。吸气运动是吸气肌收缩引起肺扩张的主动过程，而平静呼气则是肺泡弹性回缩和胸廓借助重力作用复位的被动过程，主动过程较被动过程易发生障碍。

1）呼吸肌活动障碍：可见于中枢或周围神经的器质性病变，如脑外伤、脑血管意外、脑炎、脊髓灰质炎、多发性脊神经炎等。

2）呼吸中枢抑制：使用过量的镇静药、催眠药、麻醉药等。

3）呼吸肌本身收缩功能障碍：如重症肌无力、低钾血症、呼吸肌疲劳、营养不良引起的呼吸肌萎缩等。

4）胸廓顺应性降低：如严重的胸廓畸形、胸膜纤维化、胸膜粘连、胸腔积液、气胸等。

5）肺顺应性降低：肺纤维化、肺实变或肺泡表面活性物质减少等可降低肺的顺应性，使肺泡扩张的弹性阻力增大导致限制性通气不足。

（2）阻塞性通气不足：是指由于气道狭窄或阻塞，使气道阻力增加所致的通气障碍。成人气道阻力正常为 0.75 ~ 2.25mmHg，其中 80% 以上在直径大于 2mm 的支气管，直径小于 2mm 的外周小气道阻力仅占总阻力的 20% 以下。

影响气道阻力的因素有气道内径长度与形态、气流速度与形式、气体密度与黏度等，其中最主要的因素是气道内径。管壁痉挛、管腔阻塞、气道塌陷等均可使气道内径变小或不规则，而使气道阻力增加，引起阻塞性通气不足。气道阻塞可分为两种：

1）中央气道阻塞：指气管分叉以上的气道阻塞。若阻塞位于胸外（如喉头水肿、异物、声带麻痹等），吸气时气体流经病灶引起压力降低，可使气道内压明显低于大气压，导致气道狭窄加重；呼气时气道内压大于大气压而使阻塞减轻，患者表现为吸气性呼吸困难。若阻塞位于中央气道的胸内部分，吸气时胸膜腔内压降低，气道内压大于胸膜腔内压，在这一压力差作用下气道有所扩张，使阻塞减轻；用力呼气时胸膜腔内压升高压迫气道，使气道狭窄加重，患者表现为呼气性呼吸困难。

2）外周气道阻塞：外周气道是指直径小于 2mm 的细支气管，无软骨支撑、管壁薄、与周围肺泡紧密相连，吸气时肺泡扩张，细支气管受周围弹性组织牵拉口径变大、气道伸长，呼气时缩短变窄，呼气阻力大于吸气阻力。临床上慢性阻塞性肺疾病主要侵犯小气道，使管壁增厚、痉挛，黏液分泌阻塞管腔，肺泡壁萎缩断裂，对管壁牵引力减弱，使管道变窄。患者表现为呼气性呼吸困难。

患者在用力呼气时，气道阻力更大，甚至小气道闭合，使肺泡气难以呼出，残气量增加。这是因为用力呼气时胸膜腔内压为正压，均匀地作用于肺泡和胸内气道，是压迫气道的力量，肺泡内压也为正压，推动肺泡气沿气道呼出，在呼气的过程中气道内压力由小气道至中央气道逐渐下降，在呼出气道上必然有某一部位的气道内压与胸膜腔内压相等，称为等压点（isobaric point）。但正常人此点位于软骨性气道，气道不会被压缩。慢性支气管炎患者小气道阻力异常增大，用力呼气时阻塞部位产生较大压力差，使等压点移向肺泡侧。肺气肿患者肺泡弹性回缩力减弱使肺泡内压降低，也可使等压点移向肺泡侧。等压点移至无软骨支撑的小气道，导致小气道压缩甚至闭合（图 17-12）。

2．肺泡通气不足时的血气变化　无论是限制性还是阻塞性通气障碍，O_2 的吸入和 CO_2 的排出均受阻，使肺泡内氧分压降低而二氧化碳分压升高，血液流经肺泡壁毛细血管时，不能充分氧化，使 PaO_2 下降，并伴有 $PaCO_2$ 升高，出现Ⅱ型呼吸衰竭。

（二）弥散障碍

弥散障碍是指由肺泡膜面积减少或厚度增加，以及弥散时间缩短引起的气体交换障碍。此外，影响气体弥散的因素还有：肺泡膜两侧的气体分压差、气体的分子量及溶解度。

1．弥散障碍的原因

（1）肺泡膜面积减少：正常人肺泡总面积约 $80m^2$，静息时参与换气的面积为 $40m^2$ 左右，运动时可增加至 $60m^2$ 左右。由于储备能力大，当弥散面积减少 1/2 以上时，才会引起换气功能障碍。多见于肺叶切除、肺实变、肺不张等。

（2）弥散距离增加：肺泡膜由肺泡上皮、上皮基底膜、间质成分、毛细血管基底膜、内皮细胞组成，厚约 1μm，氧和二氧化碳交换很快。肺纤维化、肺水肿、间质性肺炎、肺泡表面透明膜形成，均可使气体弥散距离增宽降低气体弥散速度。

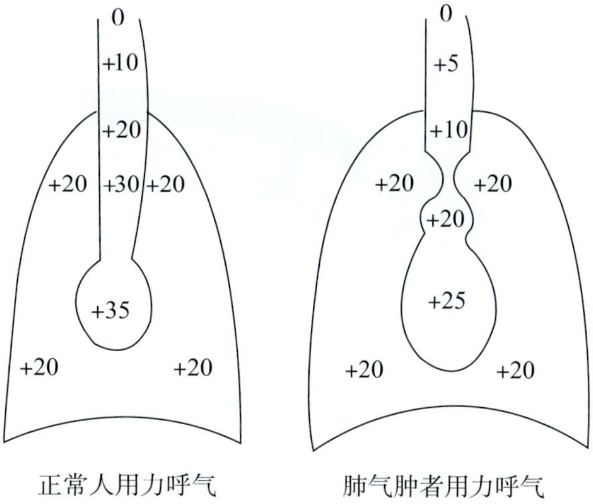

图 17-12　气道等压点上移用力呼气引起气道闭合
（压力单位为 cmH_2O，$1cmH_2O=0.098kPa$）

2．弥散障碍时的血气变化　在静息状态下，血液流经肺泡毛细血管的时间约为 0.75 秒，但正常时只需 0.25s 就可使血气与肺泡气达到平衡，即使肺泡膜病变致弥散速度减慢，血气仍可处于正常范围。当肺血流速度加快时，二氧化碳的弥散系数比氧大 20 倍，所受影响极小，$PaCO_2$ 正常，PaO_2 下降。若肺泡通气量正常，则肺泡 PCO_2 及 $PaCO_2$ 正常，如果存在代偿性通气过度，则肺泡 PCO_2 及 $PaCO_2$ 会降低。

（三）肺泡通气与血流比值失调

正常成人在静息状态下，每分钟肺泡通气量（V）约为 4L/min，每分钟肺血流量（Q）约为 5L/min，两者正常比值（V/Q）约为 0.8。健康人肺各个部分通气与血流的分布不均匀，直立位时，肺泡通气量与血流量都是自上而下递增的，但肺泡通气量递增程度较小，其结果是各部分肺泡的 V/Q 比值自上而下递减。肺疾患时，使各部分肺通气或（和）肺血流不均匀，可能造成肺泡通气与血流比值严重失调，导致气体交换障碍。这是肺部疾病引起呼吸衰竭最常见、最重要的机制。

1．肺泡通气与血流比值失调的类型和原因

（1）静脉血掺杂：肺疾患引起部分肺泡通气不足，而血流未相应减少甚至因炎性充血使血流增加，会引起静脉血氧合不全就流入体循环动脉血中，V/Q 比值显著降低，这种情况类似动 - 静脉短路，又称功能性分流。正常成人由于肺内通气分布不均，因此有功能性分流存在，但仅占肺血流量的 3% 左右。慢性阻塞性肺疾患严重时，功能性分流明显增加，可相当于肺血流量的 30 ～ 50%，严重影响换气功能而导致呼吸衰竭。

静脉血掺杂的另一种情况是解剖分流，指生理状态下肺动脉内一部分静脉血经支气管静脉和极少的肺内动 - 静脉交通支直接流入静脉血，仅占心排血量的 2% ～ 3%，对血气影响不大。支气管扩张时，动 - 静脉短路开放，使解剖分流增加，引起呼吸衰竭。肺部严重病变（肺不张、肺实变等）时，病变部分可完全无肺泡通气，但仍有血流，流经的血液几乎未进行气体交换就掺入动脉血，类似解剖分流，也可称为真性分流。吸纯氧可提高功能性分流的 PaO_2，但对真性分流的 PaO_2 无显著影响，用这种方法可鉴别 V/Q 比值同样降低的功能性分流与真性分流。

（2）无效腔样通气增加：部分肺泡血流不足时，肺泡通气不能被充分利用，V/Q 比值增大，称之为无效腔样通气。正常人生理无效腔量约占潮气量的 30%，在肺动脉栓塞、肺动脉压降低、弥散性血管内凝血、肺血管受压扭曲等情况下，均可引起病变部位肺血流量减少，无效腔量增加，甚至可占潮气量的 60 % ～ 70 %，从而导致呼吸衰竭（图 17-13）。

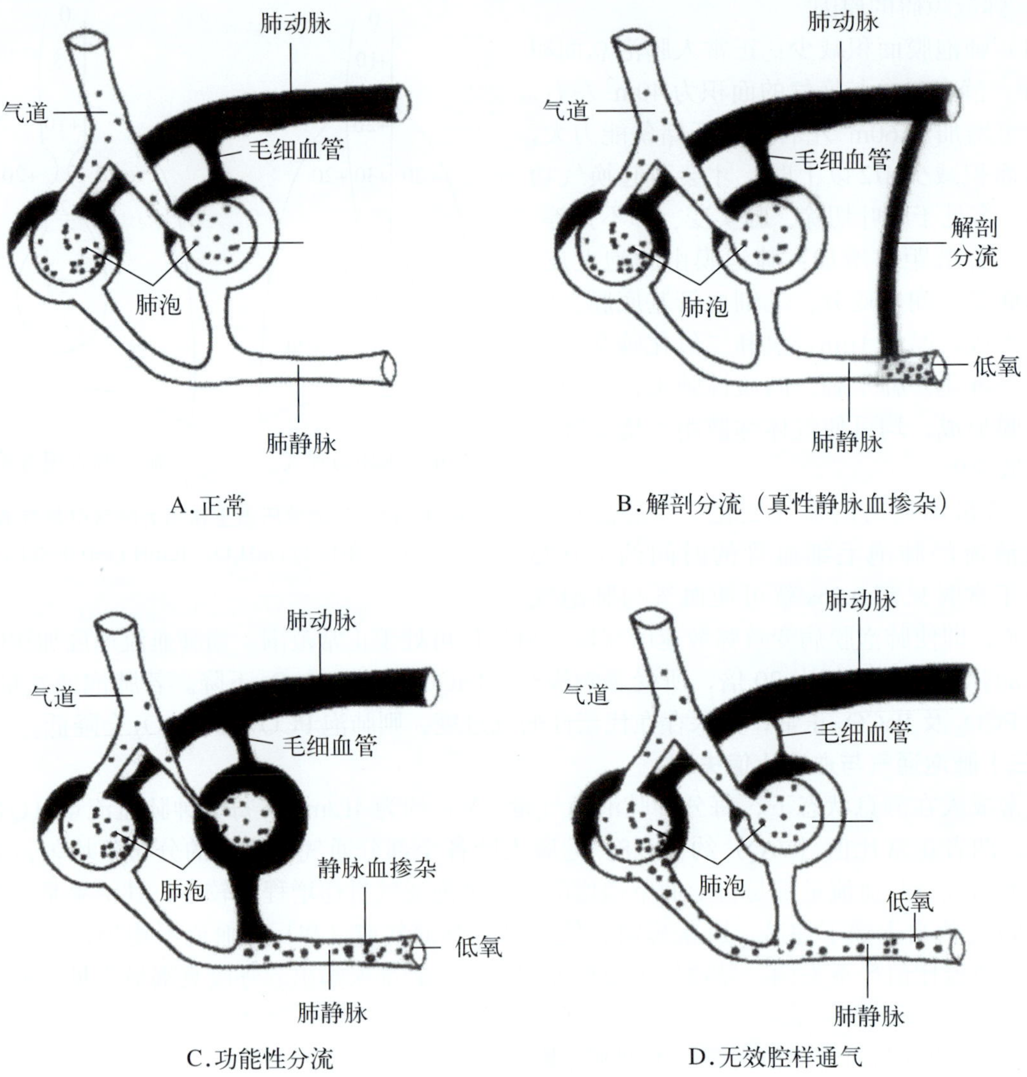

图 17-13　肺泡通气与血流比值失调模式图

2．肺泡通气与血流比值失调时的血气变化　实际上，V/Q 比值减小与增大往往在不同部位同时存在。当病变部分肺泡通气不足，造成功能性分流增加（V/Q 比值可低达 0.1 以下）时，流经该处的静脉血不能充分被动脉化，PaO_2 与氧含量降低而 $PaCO_2$ 与含量升高。此时，病变较轻或无病变的肺泡则可能发生代偿性过度通气（V/Q 比值显著大于正常），流经该处的血液 PaO_2 有所升高，但氧含量不见明显增加，因为血氧合解离曲线呈“S”形，具有饱和点，当 PaO_2 达一定程度时，氧分压的再度提高也不能明显地提高血中氧饱和度与氧含量。而二氧化碳解离曲线与氧解离曲线不同，反映二氧化碳分压与含量改变关系的血液二氧化碳解离曲线在分压为 40 ～ 60mmHg（5.33 ～ 8.0kPa）时几乎呈直线，没有饱和点，血中二氧化碳含量随分压增减而增减（图 17-14）。上述两部分血混合后，出现 PaO_2 降低，而 $PaCO_2$ 的变化则取决于代偿性通气增强的程度。若代偿性通气过度，可使 $PaCO_2$ 低于正常；如通气障碍范围较大，加上代偿性通气不足，使总的肺泡通气量低于正常，则 $PaCO_2$ 高于正常；如两部分程度相当，$PaCO_2$ 可在正常范围。

在部分肺泡血流不足时，病变区肺泡 V/Q 大于正常，可高达 10 以上，流经血液的氧分压可异常升高，而氧含量无明显增加，二氧化碳分压与含量明显降低。但健肺却因代偿性血流增加而使其 V/Q 低于正常，流经血液不能充分被动脉化，氧分压与氧含量均显著降低，二氧化碳分压

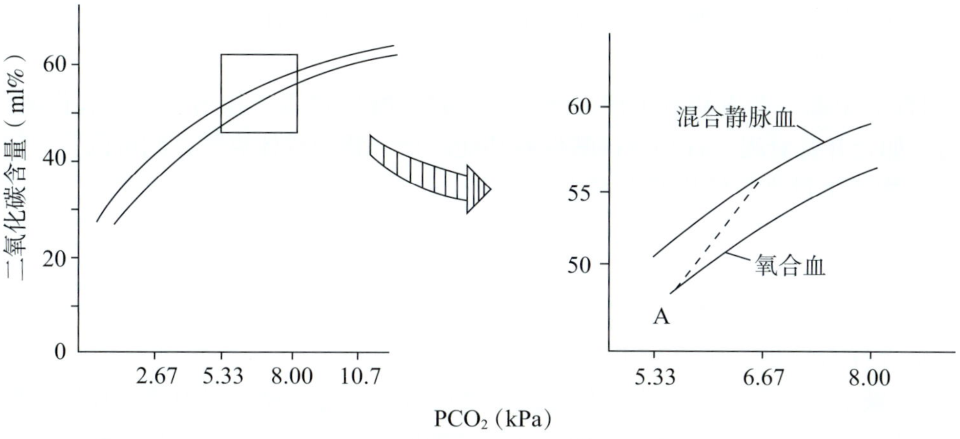

图 17-14　血液二氧化碳解离曲线

与含量明显增高。最终混合而成的动脉血 PaO_2 降低，$PaCO_2$ 的变化则取决于代偿性通气增强的程度。

在呼吸衰竭的发病过程中，单纯的通气功能障碍、单纯的弥散障碍或单纯的肺泡通气与血流比例失调是很少见的，常常是多种因素同时存在或相继发生作用，使血气出现异常，甚至发生呼吸衰竭。

知识链接

急性呼吸窘迫综合征
（acute respiratory distress syndrome，ARDS）

急性呼吸窘迫综合征（ARDS）是指肺严重疾病导致以肺毛细血管弥漫性损伤、通透性增强为基础，以肺水肿、透明膜形成和肺不张为主要病理变化，以进行性呼吸窘迫和难治性低氧血症为临床特征的急性呼吸衰竭综合征。ARDS 是急性肺损伤发展到后期的典型表现。该病起病急，发展快，预后极差，死亡率高达 50% 以上。其临床特征为呼吸频速和窘迫、进行性低氧血症。X 线呈现弥漫性肺泡浸润。

二、呼吸衰竭时主要代谢与功能变化

呼吸衰竭时，引起机体各系统代谢与功能变化的最根本原因是低氧血症、高碳酸血症。在发病过程中，常先出现一系列代偿适应性反应，来增加组织供氧、调节酸碱平衡和改善组织器官的功能代谢以适应新的内环境。严重时，如失代偿，则可出现各系统器官的功能和代谢紊乱直至衰竭。

（一）酸碱平衡及电解质代谢紊乱

呼吸衰竭时可发生呼吸性酸中毒、代谢性酸中毒、呼吸性碱中毒，也可合并医源性代谢性碱中毒。一般而言，呼吸衰竭时常发生混合型酸碱平衡紊乱。

1．呼吸性酸中毒　Ⅱ型呼吸衰竭时，大量二氧化碳潴留，造成血中 H_2CO_3 增多，引起原发性呼吸性酸中毒。如发病急骤，往往因代偿不全而出现失代偿性呼吸性酸中毒。此时电解质的变化有：① 血清［K^+］增高：其发生机制是血浆内 H^+ 向细胞内转移，细胞内 K^+ 向细胞外转移；肾小管上皮细胞在酸中毒时排 H^+ 增多，排 K^+ 减少。② 血清［Cl^-］降低：其发生机制是血中二氧化碳潴留时，红细胞中二氧化碳在碳酸酐酶作用下形成大量碳酸，并解离成 HCO_3^-，与胞

外 Cl^- 进行交换；肾小管上皮细胞重吸收 $NaHCO_3$ 增多与产生 NH_3 增多，在尿中有较多的 Cl^- 以 NH_4Cl 和 NaCl 形式排出。

2．代谢性酸中毒　严重缺氧可使无氧代谢增强，酸性代谢产物增多，引起代谢性酸中毒。呼吸衰竭时，如合并肾衰竭、肾小管排酸保碱功能降低、感染或休克等，则可因肾代偿功能障碍或酸性代谢产物产生过多，使代谢性酸中毒加重。此类患者，血清 $[K^+]$ 也增高。代谢性酸中毒时，由于 HCO_3^- 降低可使肾排出 Cl^- 减少，血 $[Cl^-]$ 增高，故当呼吸性酸中毒合并代谢性酸中毒时，血 $[Cl^-]$ 可正常，甚至增高。

3．呼吸性碱中毒　Ⅰ型呼吸衰竭患者如有通气过度，使 $PaCO_2$ 明显降低，可发生呼吸性碱中毒。此时血清 $[K^+]$ 降低，血清 $[Cl^-]$ 升高。

4．代谢性碱中毒　多为医源性，发生在呼吸衰竭患者的治疗过程中或治疗后。如使用人工呼吸机不当，过快排出大量二氧化碳，而已代偿增加的 HCO_3^- 不能迅速排出，故可出现代谢性碱中毒。又如钾摄入不足，利尿药和肾上腺皮质激素的应用使钾排出增加，均可引起低钾性碱中毒。纠正酸中毒时，补碱过量也会引起代谢性碱中毒。

（二）呼吸系统变化

受呼吸衰竭原发病的影响，呼吸幅度、频率及节律的变化。例如在肺顺应性降低所致的限制性通气障碍性疾病中，出现浅快呼吸。阻塞性通气不足时，随阻塞部位不同，可表现为吸气性呼吸困难（上呼吸道不完全阻塞）或呼气性呼吸困难（下呼吸道不完全阻塞）。中枢性呼吸衰竭往往出现呼吸浅慢或节律不整，表现为周期性呼吸（如潮式呼吸、间歇呼吸等），其发生机制可能是由于呼吸中枢兴奋性过低而引起呼吸暂停，从而使血中二氧化碳增多，增多到一定程度时使呼吸中枢兴奋，出现呼吸运动，呼出二氧化碳，当血中二氧化碳减少到一定程度时又可导致呼吸暂停，如此形成周期性呼吸运动，以潮式呼吸最为常见。外呼吸功能障碍导致的低氧血症与高碳酸血症也影响了呼吸功能，PaO_2 降低作用于颈动脉体和主动脉体外周化学感受器，反射性地使呼吸中枢兴奋。但此作用只有当 PaO_2 低于 60 mmHg（8.0kPa）时才明显；当 PaO_2 低于 30mmHg（4kPa）时，此作用可大于反射性兴奋作用而抑制呼吸中枢。二氧化碳与 H^+ 主要作用于中枢化学感受器，使呼吸中枢兴奋，引起呼吸加深、加快；当 $PaCO_2$ 超过 80mmHg（10.7kPa）时，也将抑制呼吸中枢。慢性Ⅱ型呼吸衰竭患者，中枢化学感受器常被抑制，呼吸云顶的兴奋性主要靠 PaO_2 降低对外周化学感受器的刺激来维持，此时若吸入高浓度的氧，虽可使 PaO_2 回升到正常水平，但也解除了因缺氧而引起的呼吸兴奋，呼吸运动进一步抑制，造成严重后果。所以对慢性Ⅱ型呼吸衰竭患者的氧疗，以吸入低浓度氧（24% ~ 30 %）为宜。

正常人静息时呼吸运动的耗氧量占全身耗氧量的 1% ~ 3 %(肺通气 1L 呼吸肌耗氧约 0.5ml)。呼吸衰竭时，若呼吸运动增强持续时间较长，呼吸肌耗氧增加，加上血氧供应不足，可导致呼吸肌疲劳，呼吸肌收缩力减弱，加重限制性通气障碍，呼吸变浅而快，呼吸衰竭加重。

（三）循环系统变化

缺氧与二氧化碳潴留对心血管的作用相似，两者具协同作用。一定程度的缺氧与二氧化碳潴留可兴奋心血管运动中枢，使心率加快，心肌收缩力加强，心排血量增加，皮肤与腹腔脏器血管收缩，血压轻度升高；而心、脑血管除受神经调节外，还受局部产生的代谢产物（如腺苷等）的影响，故无明显收缩，能保证心、脑的血液供应，具有一定的代偿意义。缺氧与二氧化碳潴留对心血管系统的直接作用是抑制心脏活动和使血管扩张（肺血管除外）。严重的缺氧与二氧化碳潴留可直接抑制心血管中枢，抑制心脏活动，广泛扩张外周血管，引起心肌收缩力降低、血压下降、心律失常等严重后果。

慢性呼吸衰竭，常可累及右心，引起右心肥大与衰竭，即肺源性心脏病。其发生机制与肺动脉高压和心肌受损有关。

肺动脉高压的原因有：①缺氧引起肺血管收缩。二氧化碳潴留与血液 pH 降低可使肺血管对缺氧的敏感性增加，增强了缺氧对肺血管的收缩作用，使肺循环阻力增加，右心射血后负荷增加，是导致肺动脉高压的重要原因。②原发性肺部疾患（如肺毛细血管床破坏、肺栓塞、肺小动脉炎）使毛细血管床数量减少、管壁增厚、管腔狭窄等均可引起肺动脉压力增高。③长期肺小动脉收缩、缺氧，可引起无肌型肺微动脉肌化、肺血管壁平滑肌细胞与成纤维细胞肥大增生、胶原蛋白合成增加，使肺血管壁增厚、变硬、管腔狭窄，可形成持久稳定的肺动脉高压。④慢性呼吸衰竭患者因长期缺氧所引起的代偿性红细胞增多，血液黏滞性增高，肺血流阻力增大，加重了肺动脉高压。

心肌受损的可能原因有：①缺氧、酸中毒可引起心肌损伤，降低心肌舒缩力。②长期肺动脉高压使右心负荷加重，可引起右心室肥大及损伤。③ 呼吸困难时，用力呼气使胸膜腔内压增高，心脏受压，不利于心脏舒张，用力吸气使胸膜腔内压降低即负压增大，右心收缩时负荷增加，促使心力衰竭发生。

临床资料显示，肺源性心脏病患者心功能失代偿时，半数有左心功能不全的证据，成人呼吸窘迫综合征的死亡病例中也有半数发生左心衰竭，故目前一般认为呼吸衰竭可累及左心。其机制为：① 缺氧、酸中毒可同样损害左心，减弱左心舒缩功能。② 用力呼吸时引起的胸膜腔内压变化同样也影响左心的舒缩功能。③ 右心扩张与肥厚将室间隔推向左心侧，降低左心室顺应性，左心室舒张功能发生障碍。

（四）中枢神经系统变化

中枢神经系统对缺氧最为敏感，当 PaO_2 降至 60mmHg（8kPa）时，可出现智力与视力轻度减退；迅速降至 40 ~ 50mmHg（5.33 ~ 6.67kPa）以下，可引起一系列神经精神症状，如头痛、不安、定向与记忆障碍、神经错乱、嗜睡，甚至惊厥和昏迷；低于 20mmHg（2.67kPa）时，只需几分钟就可造成神经细胞不可逆损害。二氧化碳潴留对脑功能也有明显影响，当 $PaCO_2$ 超过 80 mmHg（10.7kPa）时，可引起头痛、头晕、烦躁不安、言语不清、扑翼样震颤、精神错乱、嗜睡、昏迷、抽搐和呼吸抑制等，此即称为二氧化碳麻醉。通常把由呼吸衰竭引起的脑功能障碍称为肺性脑病（pulmonary encephalopathy）。

肺性脑病常见于慢性Ⅱ型呼吸衰竭患者。其发病机制尚未完全清楚，一般认为是由缺氧、二氧化碳潴留及酸碱平衡紊乱等共同作用的结果。

1．二氧化碳潴留与酸中毒　单纯高碳酸血症并不都出现肺性脑病，其发生还取决于 pH 值，若 $PaCO_2$ 增高而无明显 pH 下降，一般不会出现神经精神症状。在慢性二氧化碳潴留时，由于肾的代偿使血中 HCO_3^- 增加，pH 可以变化不大，临床上有人 $PaCO_2$ 达 90 mmHg（12.00kPa）时仍可清醒。而只要短时间内 $PaCO_2$ 迅速升高到 70mmHg（9.33kPa），即可出现不同程度的意识障碍。

高碳酸血症与酸中毒可直接作用于脑血管，使脑血管扩张，毛细血管通透性增强，导致脑间质水肿。现已证明，$PaCO_2$ 升高 10 mmHg（1.33kPa），就可使脑血管扩张、脑血流量增加 50%。

部分肺性脑病患者表现为兴奋、躁动，可能是由于出现代谢性碱中毒的缘故。这种碱中毒常由治疗措施不当所致，如应用利尿药过量或利尿过快导致低 K^+、低 Cl^- 性碱中毒；使用辅助呼吸机通气过度，二氧化碳排出过快所致继发性碱中毒，它是否应属肺性脑病的发病机制之一有待商榷。但患者合并碱中毒将使氧解离曲线左移，不利于血氧释放，加重脑组织缺氧，且碱中毒时呼吸中枢抑制，又加重缺氧与二氧化碳潴留。故肺性脑病合并碱中毒者的病死率较合并呼吸性酸中毒与混合性酸中毒高 2 倍。

2．缺氧　中枢神经系统对缺氧十分敏感。脑组织缺氧使能量生成减少，供能不足可引起脑功能障碍。钠泵供能不足，使细胞内钠、水增多，形成脑细胞水肿。缺氧也能使脑血管扩张，血管通透性增高，导致脑间质性水肿。脑充血、水肿使颅内压增高，压迫脑血管加重脑缺氧，形成恶性循环。此外，缺氧还可加重代谢性酸中毒。缺氧引起的这些功能代谢障碍也是肺性脑病发生的重要因素。

（五）肾功能变化

呼吸衰竭时，肾功能常遭损害，轻者仅尿中出现蛋白、红细胞、白细胞及管型等，严重时可发生急性肾衰竭，出现少尿、氮质血症与代谢性酸中毒等。此时常为功能性肾衰竭，肾结构无明显改变，只要外呼吸功能改善，肾功能可较快恢复。肾衰竭的发病机制是由于缺氧与高碳酸血症反射性地使交感神经兴奋，肾血管收缩，肾血流量严重减少而引起。

（六）胃肠变化

呼吸衰竭时，常出现消化道功能障碍，表现为食欲缺乏、消化不良，严重时可引起上消化道出血。这是因为严重缺氧可使胃壁血管收缩，降低胃黏膜的屏障作用。二氧化碳潴留可增强胃壁细胞碳酸酐酶活性，使胃酸分泌增多，导致胃黏膜糜烂、坏死、出血与溃疡形成等改变。

呼吸衰竭时，由于缺氧、酸中毒等，可引起血管内皮与组织损伤，同时出现血流缓慢、淤滞与红细胞增多，使血液黏滞性增加，易导致 DIC 的发生。DIC 发生后可加重各系统功能障碍。

知识链接

严重急性呼吸综合征与中东呼吸综合征

严重急性呼吸综合征（severe acute respiratory syndrome，SARS），即传染性非典型肺炎，是由 SARS 冠状病毒引起的一种具有明显传染性、可累及多个脏器系统的特殊肺炎，世界卫生组织（WHO）将其命名为严重急性呼吸综合征。临床上以发热、乏力、头痛以及肌肉、关节酸痛等全身症状和干咳、胸闷、呼吸困难等呼吸道症状为主要表现，部分病例可有腹泻等消化道症状。胸部 X 线检查可见肺部炎性浸润影。实验室检查外周血白细胞计数正常或降低，抗菌药物治疗无效是其重要特征。重症病例表现为明显的呼吸困难，并可迅速发展成急性呼吸窘迫综合征（acute respiratory distress syndrome，ARDS）。

中东呼吸综合征（Middle East respiratory syndrome，MERS）是由一种新型冠状病毒（MERS-CoV）引起的病毒性呼吸道疾病，该病毒于 2012 年在沙特阿拉伯首次被发现。冠状病毒是一组能够导致人类和动物发病的病毒，常能够引起人类发生从普通感冒到严重急性呼吸综合征（SARS）的多种疾病。临床上常呈现发热、咳嗽和气短等症状，在检查中经常发现肺炎表现，也可出现胃肠道症状（如腹泻等）。重症病例可出现呼吸衰竭，需要在重症监护室内机械通气和支持治疗。部分病例可出现器官衰竭，尤其是肾衰竭和感染性休克。

三、呼吸衰竭的防治原则

（一）防治原发病，预防与去除诱因

积极防治各种可能引起呼吸衰竭的原发病，防治与去除可能引起呼吸衰竭的各种疾病的诱因，是防治呼吸功能不全和呼吸衰竭的关键。如防治呼吸道感染，慎用呼吸中枢抑制药物对于需手术者，术前需检查患者肺功能储备等，避免任何增加呼吸负荷或加重呼吸功能障碍的因素。慢性阻塞性肺疾病患者应注意预防呼吸道感染，防止诱发呼吸衰竭与右心衰竭，一旦发生，应积极控制感染。

（二）给氧治疗

呼吸衰竭时存在低张性缺氧，给氧的目的在于尽快使 PaO_2 提高到能供给组织必需氧的水平，当 PaO_2 升至 60mmHg（8kPa）时，血氧饱和度可达 85%。对于无二氧化碳潴留的Ⅰ型呼吸衰竭患者，可吸入较高浓度的氧（一般不超过 50%）。而对有二氧化碳潴留的Ⅱ型呼吸衰竭患者，给氧应谨慎，宜采取持续低浓度给氧，氧浓度为 30%，低流速，使 PaO_2 维持在 60mmHg（8kPa）

左右。这样既能供给组织必需的氧，又不致失去低氧血症反射性兴奋呼吸中枢的作用，然后再根据病情逐步增加给氧浓度。

（三）改善通气

Ⅱ型呼吸衰竭 $PaCO_2$ 增高是由于肺总通气量不足所致，需通过增加肺泡通气量以降低 $PaCO_2$。增加肺通气的措施有：① 畅通气道，包括清除气道内容物与分泌物，解除支气管痉挛、减轻黏膜肿胀，必要时行气管插管或气管切开术。② 增强呼吸动力，如对呼吸中枢抑制者使用呼吸中枢兴奋药，对慢性呼吸衰竭伴营养不良者，注意补充营养以减少呼吸肌疲劳的发生。③ 人工辅助通气，用人工呼吸维持必需的通气量，可使呼吸肌得以休息，有利于呼吸肌功能的恢复，这也是治疗呼吸肌疲劳的有效方法。

（四）改善内环境及重要器官的功能

注意纠正酸碱失衡与电解质代谢紊乱，注意保护心、脑、肾等重要器官功能，防治严重并发症。

本章小结

慢性支气管炎是指发生于气管、支气管黏膜及其周围组织的慢性非特异性炎症。每年发作至少持续3个月且连续2年以上发病者在排除其他疾病后即可诊断为慢性支气管炎。主要病变表现为呼吸道黏膜上皮损伤与修复，黏液腺增生肥大，支气管壁充血、水肿，淋巴细胞、浆细胞浸润，支气管管壁平滑肌断裂、萎缩，软骨发生变性、萎缩、钙化甚至骨化等改变。临床表现为咳嗽、咳痰、喘息，晚期常并发慢性阻塞性肺气肿和慢性肺源性心脏病。

大叶性肺炎主要是由肺炎链球菌感染引起的以肺泡内纤维素渗出为主的急性炎症。临床表现为起病急，畏寒、发热、胸痛、咳嗽、咳铁锈色痰、呼吸困难、肺实变体征和外周血白细胞增高等。大叶性肺炎典型的病变过程可分为四期：①充血水肿期；②红色肝样变期；③灰色肝样变期；④溶解消散期。

小叶性肺炎主要由化脓菌引起以细支气管为中心的肺组织化脓性炎症，多见于小儿及年老体弱者。并发症有呼吸衰竭、心力衰竭、肺脓肿、脓胸、支气管扩张等。

间质性肺炎是指发生于肺间质的炎症，多由病毒和支原体引起，肺泡内一般无渗出物。

硅沉着病是因长期吸入大量含游离二氧化硅的粉尘微粒而引起的一种职业病。基本病变为硅结节的形成和弥漫性肺组织纤维化，硅结节是硅沉着病的特征性变化。硅结节的形成过程大致可以分为三个阶段：①细胞性结节；②纤维性结节；③玻璃样结节。硅沉着病根据硅结节数量、大小和肺纤维化的程度，可分为Ⅰ期、Ⅱ期、Ⅲ期。

鼻咽癌是鼻咽部上皮组织发生的恶性肿瘤，鼻咽癌最常发生于鼻咽顶部，其次是外侧壁和咽隐窝。根据其组织学结构将其分为鳞状细胞癌、腺癌、泡状核细胞癌和未分化癌四种基本类型，以低分化鳞状细胞癌和泡状核细胞癌最为常见。

肺癌绝大多数起源于支气管黏膜上皮，少数起源于支气管的腺上皮或肺泡上皮细胞。根据肺癌部位与形态可分为：①中央型；②周围型；③弥漫型。肺癌按组织学类型分为鳞状细胞癌、小细胞癌、腺癌、大细胞癌、腺鳞癌和多形性肉瘤样癌六个基本类型，其中鳞癌是最为常见的组织学类型。

本章小结

呼吸功能不全是指由于外呼吸功能严重障碍引起的病理过程。当患者在海平面上，静息状态吸入空气的条件下，PaO_2 低于 60mmHg（8kPa），伴有或不伴有 $PaCO_2$ 高于 50mmHg（6.67kPa），并有一系列表现的病理过程，称为呼吸衰竭。根据血气变化特点可分为Ⅰ型和Ⅱ型呼吸衰竭，Ⅰ型呼吸衰竭仅有 PaO_2 下降，Ⅱ型呼吸衰竭除有 PaO_2 下降外，同时伴有 $PaCO_2$ 升高。

呼吸衰竭的发病机制：①肺通气功能障碍，包括限制性通气不足和阻塞性通气不足；②弥散障碍；③肺泡通气与血流比值失调。

呼吸衰竭时可引起酸碱平衡及电解质代谢紊乱，以及呼吸、循环、泌尿、消化、中枢神经等系统变化。对呼吸衰喝应防治原发病，去除诱因，给氧，改善通气，并注意纠正酸碱失衡与电解质代谢紊乱，保护心、脑、肾等重要器官功能，防治并发症。

思考题

1．慢性支气管炎的主要并发症是什么？
2．大叶性肺炎病变发展分几期？各期的主要病理变化是什么？
3．小叶性肺炎的病变特点是什么？与大叶性肺炎有何不同？
4．何谓呼吸衰竭？呼吸衰竭时有哪些主要的功能和代谢变化？

（朱亚平）

第十八章　消化系统疾病

学习目标

1. 掌握溃疡病的病理变化与病理临床联系；肝硬化的病理变化与病理临床联系；肝功能不全、肝功能衰竭、肝性脑病的概念。
2. 熟悉慢性胃炎的病理变化与病理临床联系；溃疡病的结局与并发症；肝硬化的结局与并发症；食管癌、胃癌、大肠癌、原发性肝癌的病理变化与病理临床联系；肝性脑病的发病机制。
3. 了解慢性胃炎的病因和发病机制；溃疡病的病因和发病机制；肝硬化的病因和发病机制；消化系统常见肿瘤的病因和发病机制；肝性脑病的原因、分类、诱因及防治原则。

消化系统由消化管和消化腺组成。其主要功能有消化、吸收、排泄、解毒及内分泌等。病从口入，是消化系统疾病多发的根源。胃炎、消化性溃疡、病毒性肝炎、肝硬化等都为临床常见病和多发病；食管癌、胃癌、大肠癌及原发性肝癌是我国常见的恶性肿瘤，严重危害人类的身体健康。

第一节　慢性胃炎

慢性胃炎（chronic gastritis）是由各种致病因素所致胃黏膜的慢性非特异性炎症，其发病率居胃病之首，在胃镜检查病例中占 80% ~ 90%。

一、病因和发病机制

目前尚未完全明了，可能与下列因素有关。

1．长期慢性刺激　如长期酗酒、过度吸烟、滥用水杨酸类药物、喜食热烫辛辣刺激性食物致急性胃炎反复发作。

2．胆汁、十二指肠液反流　反流液对胃黏膜屏障的破坏。

3．自身免疫损伤　如血中有抗胃壁细胞微粒体的自身抗体。

4．幽门螺杆菌感染　幽门螺杆菌（helicobacter pylori，HP）既能适应胃内高酸环境，又能降解胃黏膜表面黏液，目前被认为是慢性胃炎的病原体。

二、类型及病理变化

根据病变不同，慢性胃炎可分为以下三种类型。

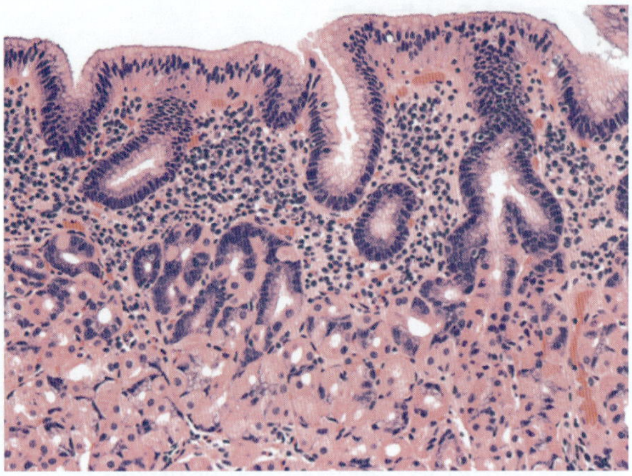

图 18-1 慢性浅表性胃炎

1．慢性浅表性胃炎（chronic superficial gastritis）又称慢性单纯性胃炎，最常见。多发生在胃窦部。

镜下观察：炎性病变限于黏膜浅层（黏膜上 1/3），表现为水肿、点状坏死和表浅上皮坏死脱落，固有层内有淋巴细胞和浆细胞浸润，胃腺体无异常，不伴有黏膜腺体萎缩（图 18-1）。

肉眼观察：病变呈多灶性或弥漫性。胃镜检查：胃黏膜充血、水肿，深红色，表面有灰白色或灰黄色分泌物，黏膜变混浊，失去正常光泽，可见点状出血和糜烂。

结局：本型胃炎多数可治愈，少数可转变为慢性萎缩性胃炎。

2．慢性萎缩性胃炎（chronic atrophic gastritis）以胃黏膜萎缩变薄，腺体减少或消失为特征。病因较复杂，部分由慢性浅表性胃炎迁延发展而来，可能与吸烟、酗酒或用药不当有关，还有部分与自身免疫有关。慢性萎缩性胃炎分为 A 型和 B 型。A 型与自身免疫有关，患者血中有抗胃壁细胞和内因子的自身抗体，病变部位以胃体部和胃底部多见，并合并恶性贫血。B 型与自身免疫无关，与吸烟、酗酒或滥用水杨酸类药物等有关，亦称单纯性萎缩性胃炎，病变以胃窦部多见，可发生癌变，我国较多见。A、B 两型胃炎镜下改变基本相似。

镜下观察：①腺体萎缩、变小、数目减少或消失，可见囊性扩张。②黏膜固有层内有慢性炎症细胞浸润（无或有极少浆细胞时可称为静止性，淋巴细胞、浆细胞较多时，可以称为慢性活动性，伴有较多中性粒细胞浸润时称为急性活动性），病程较长的病例可形成淋巴滤泡；黏膜内可见纤维组织的增生。③有腺上皮出现上皮化生，表现为在胃体和胃底部出现类似幽门腺的黏液分泌细胞，称为假幽门腺化生（pseudopyloric metaplasia），也可在肠上皮中出现吸收细胞、杯状细胞和潘氏（Paneth）细胞等（图 18-2），小肠黏膜相似，称为肠上皮化生（intestinal metaplasia）。④在肠上皮化生中可出现细胞异型性增生。

胃镜检查：正常橘红色色泽消失，代之以灰色或灰绿色；萎缩的胃黏膜明显变薄，皱襞变浅，几乎消失，黏膜下血管分支清晰可见；表面呈细颗粒状（图 18-3），偶见出血和糜烂。

3．肥厚性胃炎（hypertrophic gastritis）又称 Menetrier 病，原因不明。病变常见于胃底和胃体部。

镜下观察：黏膜全层肥厚，腺体增生肥大，腺管延长，有时增生的腺体可穿过黏膜肌层。黏膜表面黏液分泌细胞增多，壁细胞及主细胞减少，黏膜固有层炎症细胞浸润不明显。临床上多数患者因胃酸分泌减少，黏液形成增多而致消化不良。大量蛋白质从胃液中丢失而导致低蛋白血症。

肉眼观察：胃黏膜肥厚，皱襞肥大、加深、变宽，呈脑回状。

三、临床病理联系

慢性胃炎患者常无明显症状，有时可有上腹不适、恶心、呕吐等症状。因黏膜萎缩，壁细胞受损，患者常有胃酸缺乏。在自身免疫性胃炎，壁细胞大量减少时，胃酸缺乏更为严重并伴有

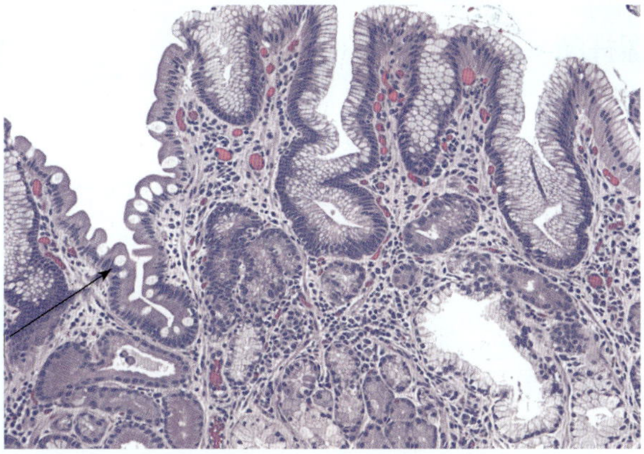

图 18-2　慢性萎缩性胃炎伴肠上皮化生

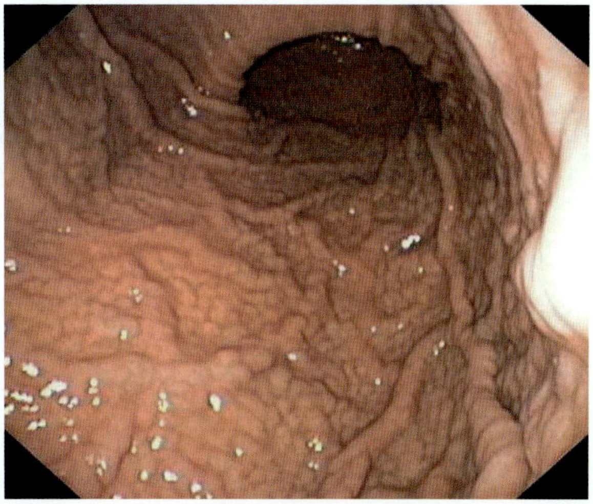

图 18-3　慢性萎缩性胃炎

高胃泌素血症，外周血可查到抗壁细胞和其他相关抗原的自身抗体，其中约 10% 病例数年后可发生明显的恶性贫血，近年研究表明这一类慢性胃炎有家族史，可能属常染色体显性遗传。慢性胃炎在临床上的重要性在于它与消化性溃疡和胃癌的关系，无论是胃溃疡还是十二指肠溃疡，大多伴有幽门螺杆菌感染和慢性胃炎。有人认为长期的自身免疫性胃炎患者发生胃癌的危险性高达 2% ～ 4%。另外，幽门螺杆菌本身也可能与胃癌和胃淋巴瘤的发生有关。

第二节　溃 疡 病

溃疡病（ulcer disease）是以胃或十二指肠黏膜形成慢性溃疡为特征的一种常见病，认为其发生与胃液的自我消化有关，又称为消化性溃疡（peptic ulcer）。十二指肠溃疡比胃溃疡多见，前者约占 70%，后者仅占 25%，另外约 5% 为胃和十二指肠同时发生的复合性溃疡。溃疡病多发生在 20 ～ 50 岁，男性多于女性。本病呈慢性经过，常反复发作。主要临床表现为上腹部疼痛、反酸、嗳气和上腹部饱胀感等。

一、病因及发病机制

溃疡病的病因很复杂，发病机制尚未完全明确。

1．胃黏膜屏障功能破坏　目前认为胃黏膜防御屏障功能的破坏是胃或十二指肠黏膜组织被胃酸和胃蛋白酶消化而形成溃疡的重要原因。正常的胃酸水平，甚至低于正常者也可引起溃疡。正常情况下，胃和十二指肠黏膜是通过胃黏膜分泌的黏液（黏液屏障）和黏膜上皮细胞的脂蛋白（黏膜屏障）来保护黏膜不被胃液消化的。各种导致上述黏膜防御屏障破坏的因素均可导致消化性溃疡病的发生。

2．幽门螺杆菌（HP）感染　HP 能降低黏膜的防御功能，与胃和十二指肠溃疡形成有一定关系。

知识链接

发现幽门螺杆菌

根据活组织切片检查结果，罗宾·沃伦发现50%左右患者的胃腔下半部分附生着许多微小的、弯曲状的细菌。他发现炎症部位总是位于接近十二指肠的地方，这个发现至关重要。经过反复试验，巴里·马歇尔成功地培育出幽门螺杆菌。他们共同发现，几乎所有接受试验的患者都患有胃炎、十二指肠溃疡或胃溃疡。基于上述试验结果，马歇尔和沃伦认为，幽门螺杆菌是导致这些病症的关键因素。在1982年马歇尔和沃伦发现这种细菌之前，生活压力和生活方式被认为是胃溃疡的主要引发原因。现在已经得到普遍证明，超过90%的十二指肠溃疡和超过80%的胃溃疡都是由幽门螺杆菌引起的。

瑞典皇家科学院诺贝尔奖委员会宣布将2005年度诺贝尔生理学或医学奖授予澳大利亚科学家巴里·马歇尔和罗宾·沃伦，以表彰“他们发现了幽门螺杆菌以及该细菌对消化性溃疡的致病机制”。

3．胃液的自身消化作用　有研究证明，溃疡病的发生是胃和十二指肠局部黏膜被胃酸和胃蛋白酶消化的结果。胃酸缺乏的人从不发生溃疡。十二指肠溃疡时，分泌胃酸的壁细胞明显增多，导致胃酸分泌增加。空肠和回肠内为碱性环境，一般极少发生溃疡病。这均说明胃液对黏膜组织的自我消化过程是溃疡病形成的主要原因。

4．其他因素　精神过度紧张或忧虑可使胃酸分泌增加，有利于溃疡形成。溃疡病的发生有一定的家族遗传性。O型血的人发病率高于其他血型1.5～2倍。此外，吸烟、长期服用非类固醇类消炎药（如阿司匹林等）也可能与溃疡病的发生有关。

二、病理变化

肉眼观察：胃溃疡多位于胃小弯侧近幽门处，尤其多见于胃窦部，常为一个，圆形或椭圆形，直径多在2cm以内，边缘整齐，底部平坦，常深达肌层甚至浆膜层（图18-4）。溃疡在贲门侧较深，呈潜掘状，于幽门侧较浅，呈阶梯状。因此，溃疡切面呈典型的斜置漏斗形。溃疡周边的黏膜皱襞常向溃疡处呈放射状集中。十二指肠溃疡多发生于十二指肠球部的前壁或后壁。溃疡一般较小而浅，直径多在1cm以内，形态特点与胃溃疡相似。

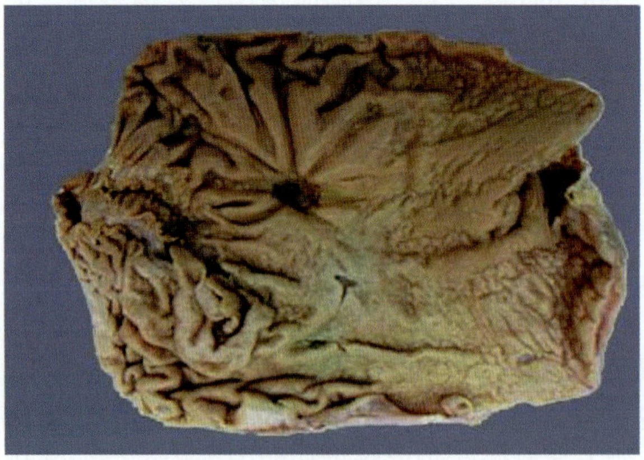

图18-4　胃溃疡

镜下观察：溃疡底部呈分层结构，从内而外分为四层：①炎症层：为炎性渗出物（中性粒细胞和纤维素等）覆盖；②坏死层：主要由坏死的细胞碎片构成；③肉芽组织层：由大量新生的毛细血管和成纤维细胞以及炎症细胞组成；④瘢痕层：由陈旧的瘢痕组织组成（图18-5）。瘢痕层内的小动脉因炎症刺激常发生增殖性动脉内膜炎，血管壁增厚，管腔变窄或血栓形成。这种血管改变一方面造成局部血供不良，影响组织再生和溃疡的修复，故慢性溃疡一般难以愈合；另一方面也可以防止血管破裂、出血。此外，溃疡底部的神经节细胞及神经纤维常发生变性和断裂，有时断端神经纤维呈小球状增生，这可能是引起疼痛的原因之一。

三、病理临床联系

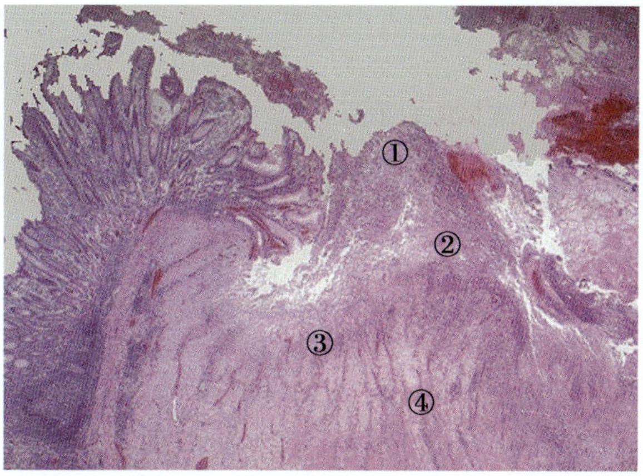

图 18-5　慢性胃溃疡底部
①炎症层；②坏死层；③肉芽组织层；④瘢痕层

1．周期性上腹部疼痛　消化性溃疡主要的症状是上腹节律性疼痛，但疼痛机制不明。由于抗酸药物中和胃酸可使疼痛缓解，因此这种疼痛可能由胃酸刺激溃疡壁神经末梢引起。十二指肠溃疡的典型表现是疼痛常发生在餐后 3 ~ 4h（胃排空时），午夜痛也较常见，而在凌晨早餐之前（一天中胃酸最低之时）很少发生疼痛，可能与饥饿时迷走神经兴奋性增强，胃酸分泌增多并刺激病灶及胃壁平滑肌痉挛有关。胃溃疡的疼痛常在餐后 0.5 ~ 1h，疼痛的节律性不如十二指肠溃疡。这与食物刺激促胃液素使胃酸分泌增多有关。溃疡痛是一种内脏痛，其在上腹的部位不很确定，如果疼痛加剧且部位固定，放射至背部，不能被抗酸药物缓解，常提示有后壁慢性穿孔。

溃疡出血量大时患者可出现眩晕、出汗、血压下降和心率加速，严重时会发生休克，并有呕血和（或）黑粪。少量出血仅粪便隐血试验显示阳性；病程长，溃疡症状反复发作者常不易发生穿孔。突然发生剧烈腹痛迅速延及全腹时，应考虑有急性游离穿孔引起的弥漫性腹膜炎，患者可出现腹肌板样僵直、腹部压痛和反跳痛、气腹症，可伴有休克状态。当近幽门的溃疡瘢痕收缩导致严重幽门狭窄时，患者可表现为呕吐宿食。

2．反酸、呕吐　胃酸刺激引起幽门括约肌痉挛或胃逆蠕动，酸性胃内容物反流，临床出现反酸或呕吐。

3．嗳气　胃内容物排空困难，滞留于胃内发酵，导致嗳气及上腹部饱胀感。

4．钡餐检查　病灶常呈龛影。

四、结局及并发症

大多数溃疡病患者经过适当的治疗和调理可愈合，少数患者可出现并发症。

1．愈合　溃疡由增生的肉芽组织充填，然后由周围的黏膜上皮再生、覆盖而愈合。

2．出血　是溃疡病最常见的并发症。约有 1/3 患者发生。轻者溃疡底部的毛细血管破裂，粪便潜血试验阳性；少数患者也可因溃疡底部大血管破裂而致大出血，临床上出现呕血及柏油样黑便，严重者可因失血性休克而危及生命。

知识链接

出血量的估计

成人每日消化道出血量超过 5ml，粪便潜血试验出现阳性，每日出血量超过 50 ~ 100ml 可出现黑便，其持续时间取决于排便次数，1 次可约 3 天后恢复正常。胃内积血量在 250 ~ 300ml 可引起呕血。一次出血量在 400ml 以下时，因组织液及脾储血补充血容量，一般无全身症状。出血量超过 400 ~ 500ml，可出现全身症状，如头晕、心悸、乏力等。短期内出血量超过 1000ml，可出现周围循环衰竭表现。

3．穿孔　约占患者的 5%。发生于十二指肠的溃疡因肠壁较薄而易穿孔，引起急性弥漫性腹膜，是最严重的并发症。若穿透较慢，穿孔前已与邻近器官（如肝、胰等）粘连，称为穿透性溃疡，可形成局限性腹膜炎。

4．幽门狭窄　约占患者的 30%。经久不愈的溃疡易形成大量瘢痕，由于瘢痕收缩可引起幽门狭窄。位于幽门管的溃疡充血、水肿，或炎症刺激引起的幽门括约肌痉挛，也可导致幽门狭窄。患者出现胃内容物潴留、反复呕吐而导致水和电解质平衡紊乱等。

5．癌变　胃溃疡癌变率约占患者的 1%。十二指肠溃疡几乎不发生癌变。癌变来自胃溃疡边缘的黏膜上皮或腺体，因不断受到破坏和反复再生，在某些致癌因素的作用下细胞发生癌变。

第三节　阑 尾 炎

阑尾炎（appendicitis）是临床常见的急腹症，以青壮年多见，常有转移性右下腹疼痛，体温升高和外周血中性粒细胞增多等表现。

一、病因与发病机制

阑尾腔阻塞和细菌感染是阑尾炎发病的两个主要原因。

1．阑尾腔阻塞　阑尾是一条细长盲管，管腔狭小，易被来自肠腔的细菌及粪便阻塞。阑尾壁富含神经结构，且阑尾根部有类似括约肌的结构，故受刺激时易于收缩，使官腔更为狭窄。

2．细菌感染　常为大肠埃希菌、肠球菌及链球菌感染，继发于阑尾黏膜受损后。有 50% ～ 80% 的阑尾炎病例伴有阑尾腔阻塞。阑尾腔被机械性阻塞后，腔内压力增高，致阑尾壁血液循环障碍造成黏膜损害，有利于细菌感染而引起阑尾炎。

二、病理变化

1．急性阑尾炎（acute appendicitis）　主要有以下三种病理类型。

（1）急性单纯性阑尾炎（acute simple appendicitis）：为阑尾炎初期的病变。阑尾轻度充血、肿胀或外观无明显异常。镜下病变主要累及黏膜层或黏膜下层，局部黏膜隐窝处上皮脱落、糜烂，中性粒细胞浸润和纤维蛋白渗出。

（2）急性蜂窝织炎性阑尾炎（acute phlegmonous appendicitis）：又称急性化脓性阑尾炎。阑尾显著肿胀、增粗，浆膜高度充血并有脓苔附着。镜下观，病变深达肌层和浆膜层，阑尾壁各层见大量中性粒细胞弥漫性浸润，伴淤血、水肿（图 18-6）。部分病例可见脓肿形成。浆膜和系膜受累后可见大量中性粒细胞和纤维素而构成阑尾周围炎（局限性腹膜炎）和阑尾系膜炎。

（3）急性坏疽性阑尾炎（acute gangrenous appendicitis）：在蜂窝织炎的基础上，阑尾系膜肿胀，静脉受累而发生血栓性静脉炎，引起阑尾血液循环受阻，以至阑尾发生广泛性的出血性梗死。此时阑尾呈暗红色或黑色，常伴发穿孔而引起弥漫性腹膜炎或阑尾周围脓肿。

2．慢性阑尾炎（chronic appendicitis）　多为急性阑尾炎转变而来，也可开始即呈慢性经过。主要病变为阑尾壁不同程度的纤维化和慢性炎症细胞浸润，主要症状为右下腹间歇性疼痛，有时也可急性发作。

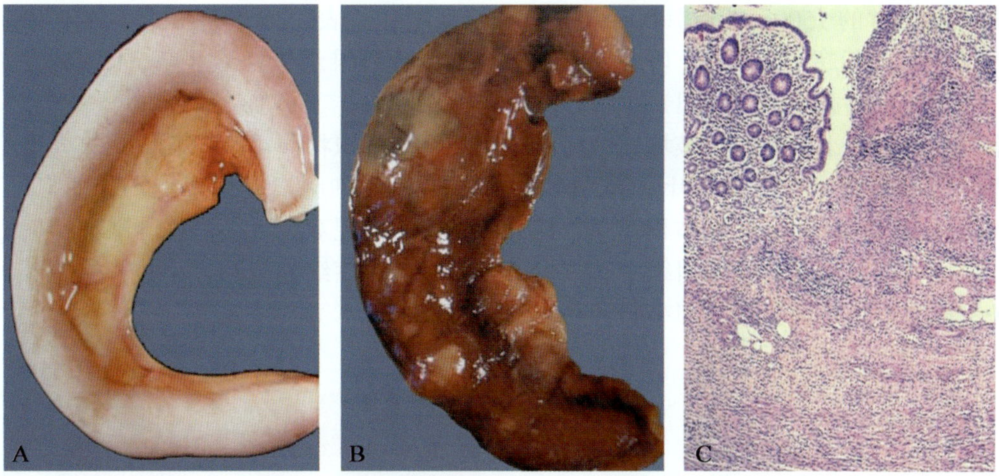

图 18-6　急性蜂窝织炎性阑尾炎
A. 正常阑尾；B. 阑尾炎（肉眼）；C. 阑尾炎（镜下）

第四节　肝 硬 化

肝硬化（liver cirrhosis）是指多种原因引起的肝细胞弥漫性变性、坏死，继而出现纤维组织增生和肝细胞结节状再生，这三种病变反复交替进行，使肝小叶结构破坏及血液循环途径改建，最终导致肝变形、变硬。发病年龄多在 20 ~ 50 岁，男女发病率无差异。

肝硬化按病因分为：病毒性肝炎性、酒精性、胆汁性和隐源性肝硬化。按形态分为：小结节型、大结节型、大小结节混合型及不全分隔型肝硬化。我国目前采用的分类是病因及病变的综合分类法，分为门脉性肝硬化、坏死后性肝硬化、胆汁性肝硬化、淤血性肝硬化、寄生虫性肝硬化和色素性肝硬化等类型。其中门脉性肝硬化最常见。

一、门脉性肝硬化

门脉性肝硬化（portal cirrhosis）是最常见的一种肝硬化。

（一）病因及发病机制

1. 病毒性肝炎　是我国病毒性肝炎（尤其是乙型和丙型）引起肝硬化的主要原因，尤其是乙型和丙型病毒性肝炎与肝硬化的发生关系密切。肝硬化患者 HBsAg 阳性率高达 76.7%。

2. 慢性酒精中毒　长期酗酒是引起肝硬化的另一重要因素。在欧美国家因酒精性肝病引起的肝硬化可占总数的 60% ~ 70%。

3. 营养缺乏　动物实验表明，饲喂缺乏胆碱或蛋氨酸食物的动物，可经过脂肪肝而发展为肝硬化。

4. 毒物中毒　某些化学毒物（如砷、四氯化碳、黄磷等）对肝长期作用可引起肝硬化。

在上述各种病因的作用下，肝细胞发生坏死，网状支架塌陷，网状纤维融合成胶原纤维；汇管区增生的胶原纤维通过被破坏的界板向肝小叶内延伸；残留的肝细胞结节状再生；病变进行性发展，最终使肝小叶结构和肝内血液循环通路改建致使肝硬化形成。

（二）病理变化与病理临床联系

1. 病理变化　肉眼观，早、中期肝体积正常或略增大，质地正常或稍硬。后期肝体积缩小，重量减轻，由正常的1500g减至1000g以下。肝硬度增加，表面呈颗粒状或小结节状，大小相仿，最大结节直径不超过1.0cm。切面见小结节，周围为纤维组织条索包绕（图18-7）。结节呈黄褐色（脂肪变）或黄绿色（淤胆）弥漫分布于全肝。

镜下观：正常肝小叶结构被破坏，由广泛增生的纤维组织将肝小叶分割包绕成大小不等、圆形或椭圆形肝细胞团，称为假小叶（图18-8）。假小叶内肝细胞索排列紊乱，肝细胞可有变性、坏死及再生现象。再生的肝细胞体积较大，核大深染，常出现双核，中央静脉缺如、偏位或有两个以上。假小叶外周增生的纤维组织中有多少不等的慢性炎症细胞浸润，小胆管受压而出现胆汁淤积现象，同时也可见到新生的细小胆管和无管腔的假胆管。

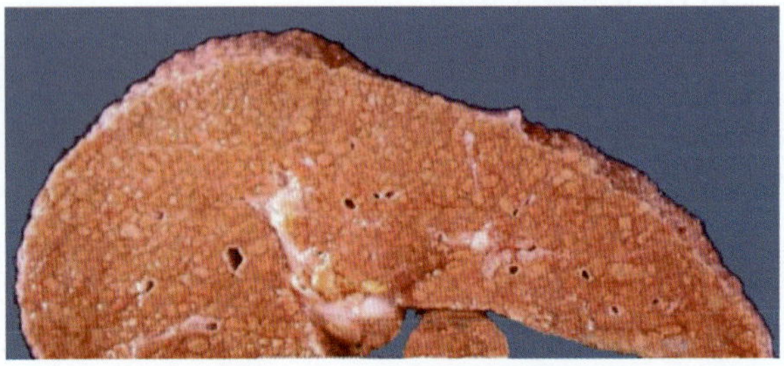

图18-7 门脉性肝硬化

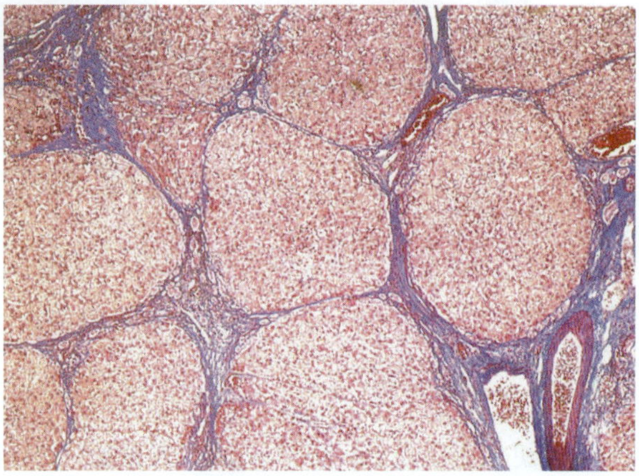

图18-8 门脉性肝硬化

2．病理临床联系

（1）门静脉高压症：主要是由于肝的正常结构被破坏，肝内血液循环被改建造成的。门静脉压升高后，胃、肠、脾等器官的静脉血回流受阻。晚期患者常出现以下临床症状和体征：①脾大：肉眼观，脾大，重量多在500g以下（正常140～180g），少数可达800～1000g。质地变硬，包膜增厚，切面呈红褐色。镜下见脾血窦扩张，血窦内皮细胞增生，脾小体萎缩。红髓内有含铁血黄素沉着及纤维组织增生，形成黄褐色的含铁结节。脾大后可引起脾功能亢进，常伴有血小板、白细胞减少和贫血等。②胃肠淤血、水肿：胃肠的消化、吸收功能降低，导致患者出现腹胀，食欲缺乏等症状。③腹水：在晚期出现，为淡黄色透明的漏出液，量较大，以致腹部明显膨隆。腹水形成原因主要有：肠壁、肠系膜等处淤血、水肿，水肿液由肠壁、肠系膜表面漏入腹腔；门静脉高压使门静脉系统的毛细血管流体静压升高，液体自窦壁漏出，部分经肝表面漏入腹腔；肝细胞合成白蛋白功能降低，导致低蛋白血症，使血浆胶体渗透压降低；血中醛固酮、抗利尿激素等在肝内灭活降低，水平升高，引起钠、水潴留。④侧支循环形成：门静脉压升高使部分门静脉血经门静脉-体静脉吻合支绕过肝，直接通过上、下腔静脉回到右心（图18-9）。侧支循环形成引起的并发症有：①食管下段静脉丛曲张，如破裂可引起大呕血，是肝硬化患者常见的死亡原因之一；②直肠静脉丛曲张，破裂可发生便血，进一步可引起贫血；③脐周及腹壁浅静脉曲张，形成“海蛇头”现象。

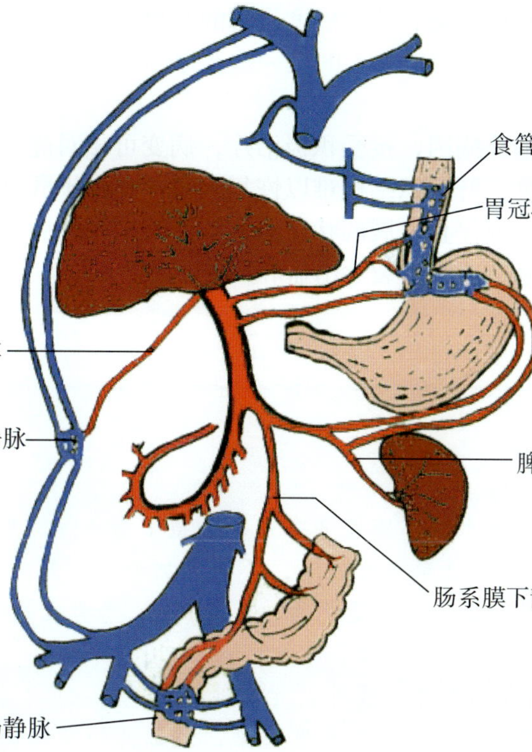

图 18-9　侧支循环模式图

知识链接

门静脉系统

门静脉系统由肠系膜上静脉和脾静脉汇合而成，与腔静脉系统相比，在功能和结构上具有以下特点：①门静脉是肝的功能血管，收集消化道、脾、胰、胆囊的血液，携带丰富的营养物质输送入肝，供给组织需要。②其起止端均为毛细血管，起始于胃、肠、胰、脾的毛细血管网，终端为肝血窦状隙，且门静脉主干及较大的属支均无瓣膜结构。③门静脉与腔静脉之间存在较多的交通支，在门静脉高压时，为了使淤滞在门静脉系统的血液回流，这些交通支大量开放，而建立侧支循环，其主要侧支循环有食管下段与胃底静脉的曲张、脐静脉的重新开放、门静脉系的痔静脉与腔静脉系中、下痔静脉吻合，形成痔核。

（2）肝功能不全：主要是肝细胞长期反复受破坏的结果。由此而引起的临床表现有：①对激素的灭活作用减弱：由于肝对雌激素灭活作用减弱，导致雌激素水平升高，体表的小动脉末梢扩张形成蜘蛛状血管痣和肝掌（患者手掌大、小鱼际处常发红，加压后褪色）。此外，男性患者可出现睾丸萎缩、乳腺发育症。女性患者出现月经不调、不孕等。②出血倾向：患者有鼻出血、牙龈出血、黏膜、浆膜出血及皮下瘀斑等。主要是由于肝合成凝血酶原、凝血因子和纤维蛋白原减少以及脾大、脾功能亢进，血小板破坏过多所致。③胆色素代谢障碍：因肝细胞坏死及肝内胆管胆汁淤积而出现肝细胞性黄疸，多见于肝硬化晚期。④蛋白质合成障碍：肝细胞受损伤后，合成蛋白质的功能降低，使血浆蛋白减少。同时由于从胃肠道吸收的一些抗原性物质不经肝细胞处理，直接经过侧支循环进入体循环，刺激免疫系统合成球蛋白增多，故出现血浆白 / 球蛋白比值降低甚至倒置现象。⑤肝性脑病：是肝功能极度衰竭的结果，主要由于肠内含氮物质不能在肝内解毒而引起氨中毒，是导致肝硬化患者死亡的又一重要原因。

（三）结局及并发症

肝硬化早期，如能及时消除病因，接受积极治疗，病变可相对静止甚至减轻，肝功能有所改善。即使病变发展到相当程度，肝组织结构难以恢复到正常，由于肝有强大的代偿能力，妥当的治疗也可使病变处于相对稳定或停止发展的状态。肝硬化晚期则预后不良，造成死亡的主要原因有肝性脑病，食管、胃底静脉丛曲张破裂大出血和严重感染。

案例 18-1

患者，男性，47 岁，因水肿、腹胀 3 个月，加重 1 周入院。患者于 6 年前罹患肝炎，屡经治疗，反复多次发病，近 2 年全身疲乏，不能参加劳动，并有下肢水肿，近 3 个月腹部逐渐膨胀。1 周前因过度劳累同时大量饮酒，腹胀加重。患者食欲缺乏，腹泻，每日 3～4 次，尿量少而黄。

患者常年嗜酒，除 6 年前罹患肝炎外，无其他疾病。

体格检查：面色萎黄，巩膜及皮肤轻度黄染，颈部两处有蜘蛛痣，心、肺未见异常，腹部胀满，腹围 103cm，有中等腹水，腹壁静脉曲张，肝于肋缘下未触及，脾大在左肋缘下 2.5cm，下肢有轻度水肿。

辅助检查：血红细胞计数 3.27×10^{12}/L；血清总蛋白 52g/L，白蛋白 24 g /L，球蛋白 28 g /L，血清总胆红素 170μmol/L，谷丙转氨酶 102 单位。X 线食管吞钡检查：提示食管下段静脉曲张。

临床诊断：肝硬化（失代偿期）。

问题与思考：

1．你是否同意本病的诊断，为什么？患者还应做哪些进一步检查？
2．患者为什么出现腹壁静脉、食管下段静脉曲张，请用病理知识解释。
3．本例患者的黄疸、腹水、水肿、脾大是怎么产生的？
4．本例患者肝可能出现哪些肉眼和镜下改变？

二、坏死后肝硬化

坏死后肝硬化（postnecrotic cirrhosis）相当于大结节型和大小结节混合型肝硬化，是在肝细胞发生大片坏死的基础上形成的。大部分由亚急性重型肝炎转变而来，某些药物或化学物质中毒也可导致坏死后肝硬化。

肉眼观：肝不对称缩小，以左叶为甚。重量减轻，质地变硬。表面有粗大的结节且大小不等，最大结节直径可达 5～6cm。切面见结节周围由较宽大的纤维组织条索包绕，且厚薄不一（图 18-10）。

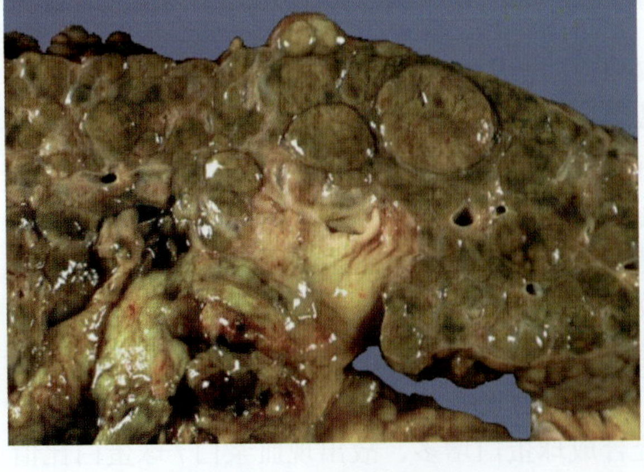

图 18-10 坏死后肝硬化

镜下观，正常肝小叶结构破坏，代之以大小不等的假小叶。假小叶内肝细胞常发生不同程度的变性和胆色素沉着。假小叶之间的纤维间隔较宽且厚薄不一，炎症细胞浸润、小胆管增生较显著。

结局：本型肝硬化肝功能障碍较明显，癌变率较高。

三、胆汁性肝硬化

胆汁性肝硬化（biliary cirrhosis）是由于胆道阻塞，胆汁淤积而引起的肝硬化，较少见。根据病因可分为原发性和继发性两种。原发性胆汁性肝硬化（primary biliary cirrhosis）在我国很少见，多见于中年以上妇女。原因不明，可能与自身免疫有关，这是因为在患者血中可检测到自身抗体。继发性胆汁性肝硬化与长期肝外胆管阻塞和胆道上行性感染两种因素有关。长期胆管阻塞，胆汁淤积，使肝细胞变性、坏死，继发结缔组织增生而导致肝硬化。

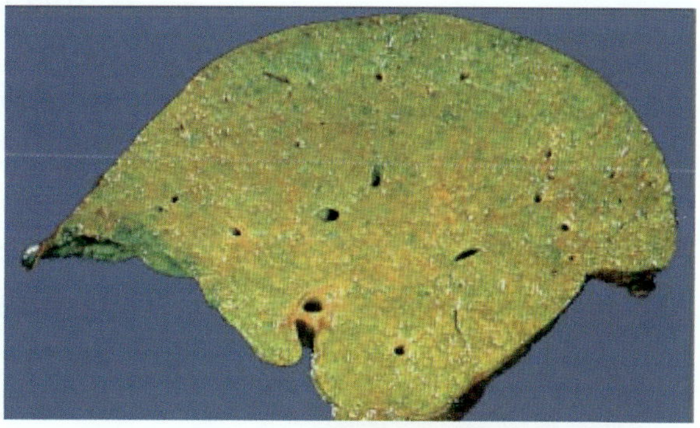

图 18-11　胆汁性肝硬化

肉眼观，肝缩小不如前两型肝硬化明显（早期肝常肿大），质中等硬度，表面较光滑或呈细颗粒状，颜色呈深绿色或绿褐色（图 18-11）。属于不全分隔型。

镜下观，原发性胆汁性肝硬化早期小叶间胆管上皮细胞水肿、坏死，周围有淋巴细胞浸润。最后由小胆管破坏而致结缔组织增生并伸入肝小叶内，假小叶呈不完全分割型。继发性胆汁性肝硬化镜下见肝细胞明显淤胆而变性、坏死。坏死肝细胞肿大，胞质疏松呈网状，核消失，称网状或羽毛状坏死。假小叶周围结缔组织的分割包绕不完全。

结局：本型肝硬化病程较长，癌变率低。

四、其他类型的肝硬化

其他类型肝硬化有慢性充血性心力衰竭所致的淤血性肝硬化。血色病（hemochromatosis）患者，由于肝细胞内有过多的含铁血黄素沉着而发生坏死，继而纤维组织增生形成色素性肝硬化。慢性血吸虫病致寄生虫性肝硬化。

第五节　消化系统常见肿瘤

一、食管癌

食管癌（carcinoma of esophagus）是由食管黏膜上皮或腺体发生的恶性肿瘤，发病年龄多在40岁以上，60～70岁居多，男性多于女性，在我国华北及河南地区多发，尤以太行山区为集中高发区。临床主要表现为不同程度的吞咽困难和哽噎。

（一）病因与发病机制

饮食因素及环境因素是本病的重要原因。长期食用过热、过硬及粗糙的饮食，刺激和损伤食管黏膜，可能与食管癌发生有关。在高发地区调查发现，当地食物中亚硝酸盐的检出率比非高发区高，亚硝酸盐能和二级胺合成具有强致癌性的亚硝胺化合物。高发地区食物被真菌感染，用这种霉变食物能诱发大鼠的恶性肿瘤。此外，也有人认为高发区土壤中缺乏钼元素，可能为本病的间接因素。

（二）病理变化

食管癌主要发生在食管的三个生理狭窄处，以中段最多见，约 50%，其次为下段，上段最少，可分为早期癌和中晚期癌。

1．早期癌　病变局限，多为原位癌或黏膜内癌，未侵犯肌层，无淋巴结转移。临床上无明显症状。如及时手术 5 年生存率可达 90% 以上。

肉眼观：癌变处黏膜轻度糜烂或表面呈颗粒状，微小的乳头状。钡餐检查仅见管壁轻度局限性僵硬或正常。镜下观：绝大部分为鳞状细胞癌。

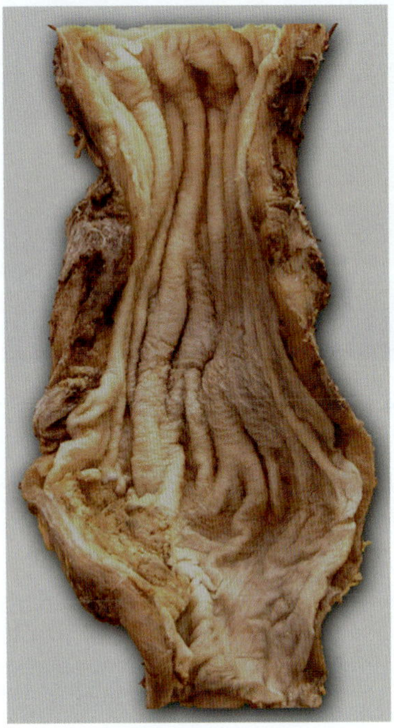

图 18-12　食管癌（溃疡型）

2．中晚期癌　又称进展期癌。有典型的临床症状，术后 5 年生存率仅为 10% ～ 30%。肉眼形态分为四型。

（1）髓质型：最多见，癌组织沿食管壁浸润性生长，可累及食管全周或大部分，食管壁增厚、管腔变小，表面常有深浅不一的溃疡形成。切面癌组织质地较软，呈灰白色，似脑髓。

（2）蕈伞型：癌为卵圆形扁平肿块，如蘑菇状突入食管腔。

（3）溃疡型：肿瘤表面形成较深的溃疡，深达肌层，底部凹凸不平（图 18-12）。

（4）缩窄型：癌组织内有明显的结缔组织增生并浸润食管全周，局部食管壁形成明显的环形狭窄，狭窄上端食管腔则明显扩张。

镜下观，约 90% 以上为鳞状细胞癌，腺癌次之。偶见腺鳞癌及小细胞癌等组织学类型。

（三）扩散

1．直接蔓延　癌组织穿透食管壁后连续不断地向周围组织及器官浸润。如可侵入到喉部、气管、支气管、肺或心包等处。

2．淋巴道转移　转移部位与食管淋巴引流途径一致。上段癌可转移到上纵隔淋巴结；中段癌常转移到食管旁或肺门淋巴结；下段常转移至食管旁、贲门及腹腔淋巴结。

3．血道转移　主要见于晚期患者，常转移至肝、肺等器官。

（四）病理临床联系

食管癌早期症状不明显，随着病变的进展，出现胸骨后疼痛、灼烧感、哽噎感、进行性吞咽困难等。晚期由于食管严重受阻，加上肿瘤消耗侵蚀，逐渐出现恶病质。

二、胃癌

胃癌（gastric carcinoma）是由胃黏膜上皮发生的恶性肿瘤，是消化道最常见的恶性肿瘤。好发年龄为 40 ～ 60 岁，男性多于女性。

（一）病因与发病机制

目前尚未完全阐明，可能与以下一些因素有关。

1．胃癌的发生存在一定的地理分布特点　在日本、智利、匈牙利等国家及我国的某些地区胃癌的发病率明显高于美国和西欧。流行病学研究发现，从高发区移民到低发区，其下一代胃癌的发病率相应降低；反之则相应升高。这些现象提示胃癌的发生可能与环境因素以及饮食等生活习惯有关。

2．动物实验证明，亚硝基胍类化合物与胃癌的发生也可能有关。

3．幽门螺杆菌（HP）的感染与胃癌的关系备受关注，具体机制尚待进一步研究。

此外，某些慢性胃疾病（如慢性萎缩性胃炎、胃溃疡等）在长期的损伤和修复过程中，可致胃腺颈部和胃小凹底部的干细胞反复增生和化生，进而出现非典型增生而癌变。

（二）病理变化

胃癌好发于胃窦部，尤其是胃小弯侧多见（75%），胃体和胃底部少见。根据癌组织浸润范围分为早期胃癌和进展期胃癌。

1．早期胃癌　是指癌组织浸润黏膜层或黏膜下层，未侵及肌层的胃癌。肿块直径在 0.5cm 以下者称为微小癌；0.6 ~ 1.0cm 者称小胃癌；胃镜检查时黏膜疑癌病变处活检，病理确诊为癌，但术后标本经节段性连续切片均未发现癌，称一点癌或点状癌。早期胃癌术后 5 年生存率可达 90% 以上，微小癌及小胃癌术后 5 年生存率可达 100%。

早期胃癌的肉眼形态可分为以下三种类型（图 18-13）。

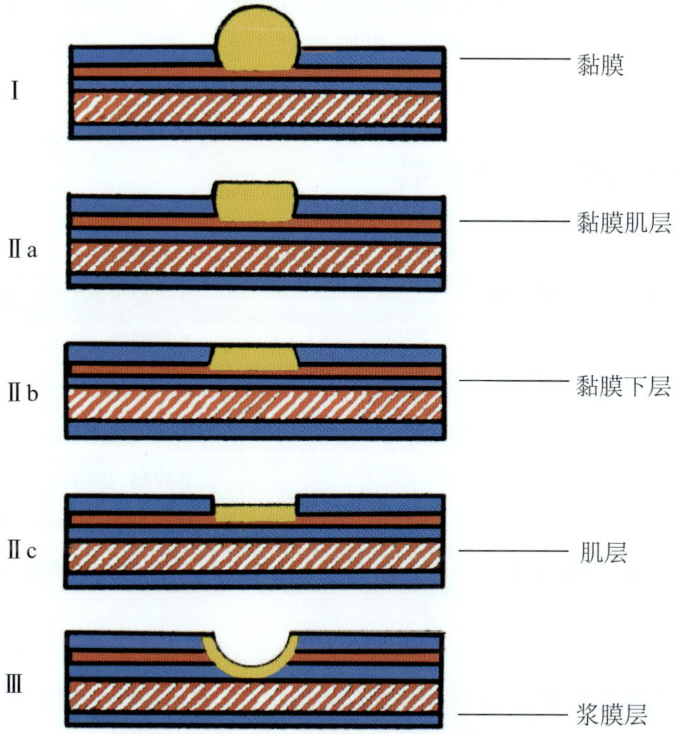

图 18-13　早期胃癌肉眼形态类型模式图

（1）隆起型（Ⅰ型）：癌组织从胃黏膜表面显著隆起，高出胃黏膜厚度 2 倍以上或呈息肉状。

（2）表浅型（Ⅱ型）：癌组织表面较平坦，隆起不明显。此型又可细分为表浅隆起型（Ⅱa 型）、表浅平坦型（Ⅱb 型）和表浅凹陷型（Ⅱc 型）三个亚型。

（3）凹陷型（Ⅲ型）：有溃疡形成。此型最为多见。

组织学类型：以管状腺癌最多见，其次为乳头状腺癌，未分化癌最少。

2．进展期胃癌　胃癌组织浸润至黏膜下层以下到达肌层或更深者称进展期胃癌。此期胃癌预后较差，5 年生存率约 10%。浸润越深，预后越差。

进展期胃癌的肉眼形态可分为三型。

（1）息肉型或蕈伞型：癌组织向胃黏膜表面生长，呈息肉状或蕈状，突向胃腔（图 18-14）。

（2）溃疡型：胃癌组织部分坏死脱落形成溃疡。溃疡一般呈器皿状，边缘隆起，呈火山口状（图 18-15）。此型胃癌需与胃溃疡鉴别（表 18-1）。

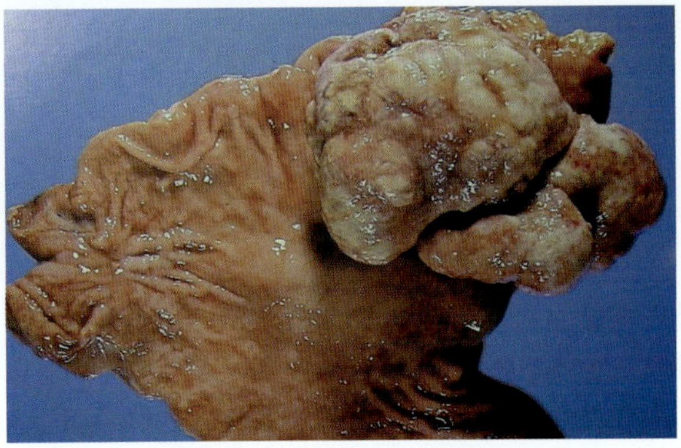

图 18-14 胃癌（息肉型）

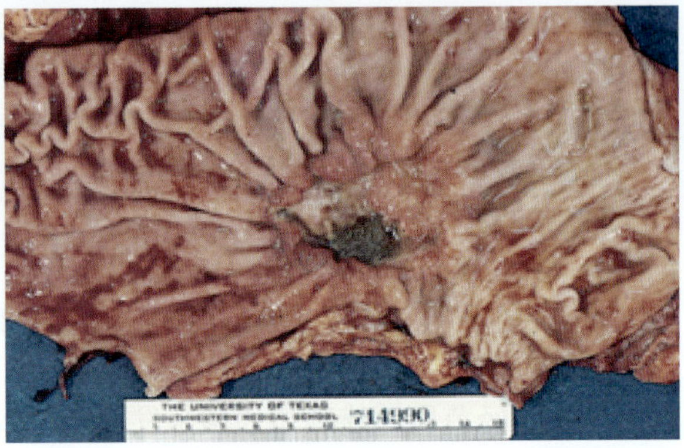

图 18-15 胃癌（溃疡型）

（3）浸润型：癌组织沿着胃壁局限或弥漫性浸润性生长，与周围正常组织无明显界限。如弥漫浸润时导致胃壁增厚、变硬，胃腔缩小，黏膜皱襞大部分消失，胃的形状似皮革制成的囊袋，则称为革囊胃。

按照 WHO 分类，胃癌的组织学类型可分为乳头状腺癌、腺癌（或管状腺癌，高、中、低分化）、黏液腺癌、印戒细胞癌和未分化癌等。

表 18-1 胃溃疡与溃疡型胃癌的肉眼鉴别

特征	胃溃疡（良性溃疡）	溃疡型胃癌（恶性溃疡）
外形	圆形或椭圆形	不规则或火山口状
大小	直径一般＜ 2.0cm	直径＞ 2.0cm
深度	较深（底部低于正常黏膜）	较浅（底部有时高出胃黏膜）
边缘	平整，不隆起	不规则，隆起
底部	平坦，干净	凹凸不平，污秽（出血、坏死）
周围黏膜	皱襞向溃疡集中	皱襞中断或增粗，呈结节状

（三）扩散途径

1．直接扩散　浸润至浆膜层的胃癌组织，可直接扩散到肝、胰腺及大网膜等邻近器官或组织。

2．淋巴道转移　是胃癌的主要转移途径。首先转移至局部淋巴结（以小弯侧的胃冠状静脉旁及幽门下淋巴结最为多见），再由胃冠状静脉旁淋巴结转移至腹主动脉旁、肝门处淋巴结而进入肝内；也可由幽门下淋巴结达胰头上方及肠系膜根部淋巴结。转移至胃大弯淋巴结的胃癌可进一步到大网膜淋巴结，再经胸导管转移到左锁骨上淋巴结（Virchow 淋巴结）。

3．血道转移　多发生在晚期，常经门静脉转移至肝，其次为肺、骨及脑等。

4．种植性转移　胃癌特别是黏液腺癌细胞浸润至浆膜层后，常脱落到腹腔，种植于大网膜、腹壁及盆腔器官的腹膜上。在双侧卵巢形成转移性黏液腺癌时，称 Krukenberg 瘤。

（四）病理临床联系

早期胃癌临床表现不明显，随着肿瘤体积增大及继发坏死、出血，可出现上腹部不适、胃部疼痛、呕血、便血、贫血等表现；癌细胞种植于腹壁可出现血性腹水；癌细胞侵蚀大血管可引起上消化道大出血；肿瘤位于贲门、幽门部位可引起梗阻，引起咽下困难、呕吐等。晚期出现恶病质。

近期由于胃镜活检的广泛应用，早期胃癌的发现和诊断率提高，术后 5 年存活率高达

80%～90%，进展期胃癌的术后5年存活率仅为20%，故胃癌早期诊断和治疗非常重要。中晚期胃癌在X线钡餐检查时表现为不同的征象，息肉型表现为充盈缺损，溃疡型表现为龛影。

三、大肠癌

大肠癌（carcinoma of large intestine）是大肠黏膜上皮发生的恶性肿瘤，又称结直肠癌（colorectal carcinoma），其发生率在消化道中仅次于胃癌和食管癌。目前我国大肠癌的发病率呈上升趋势。发病年龄范围较大，发病高峰在40～50岁，男性多于女性。

（一）病因与发病机制

结直肠癌的发生主要是环境和遗传因素相互作用的结果。结直肠癌分为遗传性和非遗传性（散发性）两类。遗传性结直肠癌主要由遗传因素所决定，如家族性腺瘤性息肉病和遗传性非息肉病性结直肠癌。散发性结直肠癌的发生则与环境和遗传因素在不同地区、不同患者中的作用有关。环境因素中，现认为多与饮食有关。高营养、低纤维素而少消化残渣的食物与本病发生有关。

已有研究证实，在散发性结直肠癌发生机制中有多个原癌基因和抑癌基因的改变，多基因改变相互作用的结果，逐渐使正常结肠上皮通过腺瘤演变成腺癌。

与结直肠癌发生有关的癌前病变有：①管状腺瘤，恶变率约为5%；②绒毛状腺瘤，恶变率约为40%；③管状-绒毛状腺瘤，恶变率约为22.5%；④家族性腺瘤性息肉病（FAP），绝大多数FAP患者在50岁以前发生多发性结直肠癌。

（二）病理变化

结直肠癌好发部位以直肠最多见（50%），其后依次为乙状结肠（20%），盲肠及升结肠（16%），横结肠（8%）和降结肠（6%）。肿瘤局限在黏膜下层而无淋巴结转移者为早期癌；肿瘤已累及肠壁肌层者为进展期癌。进展期癌肉眼一般分为以下四型。

1．隆起型　此型又称息肉型或蕈伞型。肿瘤呈息肉样或蕈状向肠腔内突出，有蒂或广基，表面常发生坏死而形成溃疡（图18-16）。

2．溃疡型　肿瘤坏死形成溃疡，其形态不规则，直径多在2cm以上。如外形似火山口样，边缘呈围堤状隆起于黏膜表面（图18-17），称为局限溃疡型；若肿瘤向肠壁深层浸润且溃疡深、底大，边缘由肠黏膜围绕，稍呈斜坡形隆起，则称为浸润溃疡型。

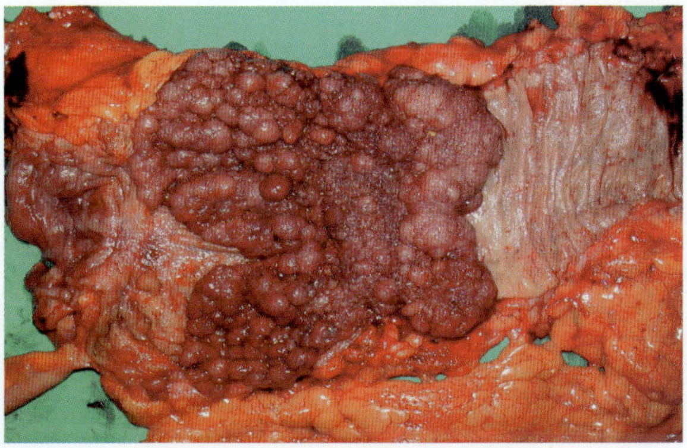

图18-16　结直肠癌（隆起型）

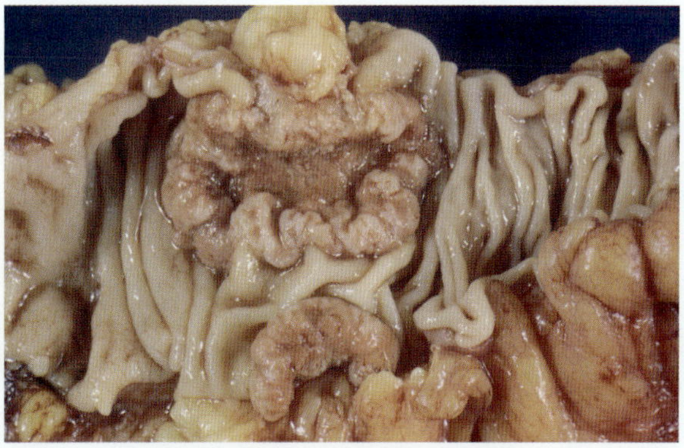

图18-17　结直肠癌（溃疡型）

3．浸润型　癌组织向肠壁深层弥漫浸润性生长，常累及肠管全周，局部肠壁增厚变硬。有时伴有纤维组织显著增生，可使肠管周径缩小，导致肠腔狭窄。

4．胶样型　肿瘤外观及切面呈灰白色、半透明胶冻状。

组织学类型有乳头状腺癌、管状腺癌、黏液腺癌、印戒细胞癌和未分化癌等。肛管部位可发生鳞状细胞癌和腺鳞癌等。

结直肠癌的预后与肿瘤的分期有关。目前广泛采用的是 Dukes 分期（表 18-2）。

表 18-2　结直肠癌 Dukes 分期与预后

分期	界 定	5 年存活率（%）
A	肿瘤局限于黏膜层	100
B_1	肿瘤浸润到肌层，但未穿透肌层，淋巴结无转移	67
B_2	肿瘤穿透肌层，但淋巴结无转移	54
C_1	肿瘤浸润到肌层，但还未穿透肌层，淋巴结有转移	43
C_2	肿瘤穿透肌层，淋巴结有转移	23
D	远处转移	极低

（三）蔓延扩散

1．局部扩散　结直肠癌在侵入肌层前极少有淋巴结和静脉的累及，而当癌组织浸润至浆膜后，可直接蔓延到前列腺、膀胱、腹膜及腹后壁等处。

2．淋巴道转移　结肠癌可转移到结肠上、旁、中间和终末四组淋巴结。直肠癌首先转移至直肠旁淋巴结，再扩散至盆腔及肛周组织。

3．血道转移　结直肠癌晚期可经血道转移到肝、肺及骨等处。

4．种植性转移　当癌组织穿透浆膜层后，癌细胞脱落并播散，在腹腔内形成转移，以直肠膀胱陷凹和直肠子宫陷凹最为常见。

（四）病理临床联系

大肠癌的临床表现因发生部位和累及范围不同而异。

右侧大肠癌：因右侧大肠肠腔较宽，不易引起肠梗阻，患者主要表现为贫血、消瘦，常在右下腹触及包块。

左侧大肠癌：左侧肠腔较小且肿瘤多呈环形生长，可致肠腔狭窄，引起不全肠梗阻，患者出现腹痛、腹胀、便秘等表现，肿瘤破溃出血时，大便可带鲜血。

知识链接

胃镜和肠镜检查

胃镜和肠镜检查是消化道疾病最常用的检查手段。通过胃镜检查能顺次、清晰地观察食管、胃、十二指肠球部甚至降部的黏膜状态，而且可以进行活体病理学和细胞学检查。胃镜检查最常用的是纤维胃镜和电子胃镜。纤维胃镜就是借助光导纤维制成的，由于采用外部光源，使检查亮度增加，显示清晰，加之光纤细小、柔软易弯曲，可在管腔内回转自如，容易接近目标。电子胃镜是在内镜的前端装上“微型摄像机”的数字化成像设备，可通过电视监视器观察图像。这套设备将光能转变成电能，形成数字化图像，再经视频处理后显示在电视监视器上。

肠镜检查是利用一条长约 140cm 可弯曲，末端装有一个光源带微型电子摄影机的纤维软管，由肛门慢慢进入大肠，以检查大肠部位的病变、肿瘤或溃疡，如有需要可取活组织检查或行大肠息肉切除。

四、原发性肝癌

原发性肝癌（primary carcinoma of the liver）是指肝细胞或肝内胆管上皮细胞发生的恶性肿瘤，简称肝癌。在我国发病率极高，东南沿海一带为高发区。发病年龄多在 50 岁以上，男性比女性多见。

（一）病因与发病机制

尚未完全阐明，目前认为下列因素与肝癌的发生有关。

1．病毒性肝炎　已有研究表明乙型肝炎病毒与肝癌关系密切，其次为丙型肝炎病毒。有报道肝癌高发地区高达 60% ～ 90% 的肝癌患者有 HBV 感染。目前学者们已发现，肝癌患者常见有 HBV 基因整合到肝癌细胞基因组内。HBV 基因组编码的 HBx 蛋白能够抑制 p53 蛋白功能，还能激活有丝分裂原活化的蛋白激酶（MAPK）和 Janus 家族酪氨酸激酶（JAK）信号转导和转录激活因子通路（STATA），活化原癌基因，诱导肝癌的发生。

2．肝硬化　与肝癌的关系密切，在我国尤为明显，70% ～ 90% 的肝癌患者合并有肝硬化，大多数为坏死后肝硬化。

3．真菌及其毒素　黄曲霉菌、青霉菌等都可引起实验性肝癌，尤其是黄曲霉素与肝细胞性肝癌的密切关系日益受到人们的重视。

4．亚硝胺类化合物　从肝癌高发区南非居民的食物中已分离出二甲基亚硝胺。

（二）病理变化

原发性肝癌包括早期肝癌和中晚期肝癌。

1．早期肝癌　是指单个癌结节直径在 3cm 以下或结节数目不超过 2 个，其直径总和在 3cm 以下的肝癌。瘤结节呈球形或分叶状，灰白色，质较软，边界清楚，切面无出血及坏死，又称小肝癌。

2．中晚期肝癌　肝明显肿大，重量增加，黄绿色或棕褐色。根据肉眼观将其分为三型。

（1）巨块型：多位于肝右叶内。肿瘤体积巨大，直径常大于 15cm，圆形，质软，切面呈灰白色或黄褐色，常有出血及坏死。瘤体周边常有散在的、大小不等的卫星状癌结节（图 18-18）。

（2）多结节型：此型最多见，常伴有明显的肝硬化。瘤结节多个散在，圆形或椭圆形，大小不等，直径由数毫米至数厘米，如融合可形成较大的结节。

（3）弥漫型：此型较少见，常发生在肝硬化的基础上。癌组织在肝内弥漫分布，结节不明显。

按组织学起源将肝癌分为三型。

（1）肝细胞癌：最多见，是由肝细胞发生的肝癌。分化程度差异较大。分化较好者癌细胞类似于肝细胞，常有胆汁分泌，癌细胞排列呈巢状或条索状（似肝索），血管丰富（似肝血窦），间质少（图 18-19）。分化差者癌细胞异型性明显，大小不一，形态各异，常有巨核细胞和多核瘤巨细胞。

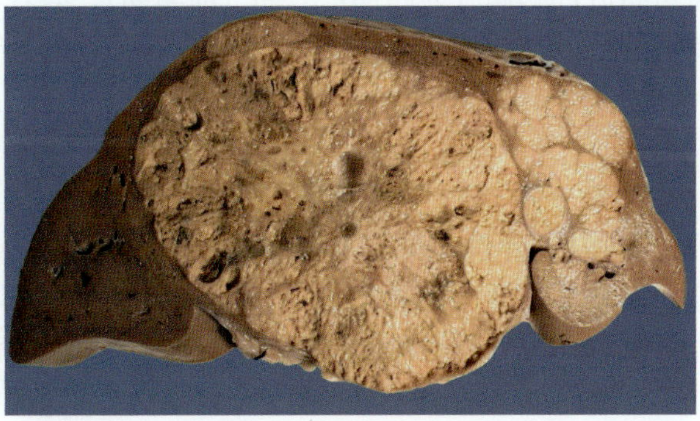

图 18-18　巨块型肝癌

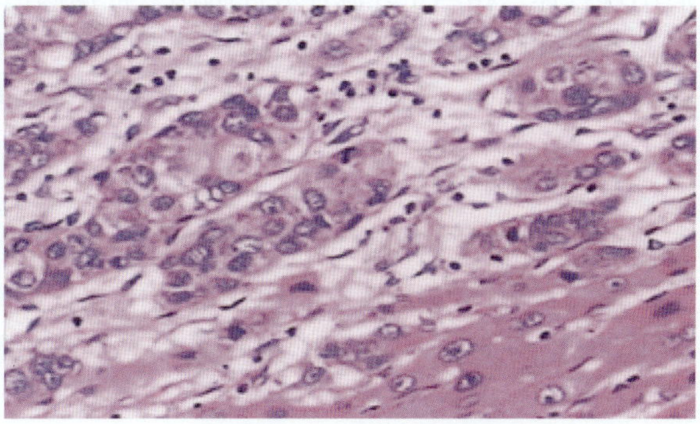

图 18-19　肝细胞肝癌

（2）胆管细胞癌：较少见，是发生于肝内胆管上皮的恶性肿瘤，多为腺癌。瘤细胞呈腺管状排列，有丰富的纤维性间质。

（3）混合细胞型肝癌：最少见。癌组织中具有肝细胞癌及胆管细胞癌两种成分。

（三）蔓延和转移

肝癌首先在肝内直接蔓延，也可在肝内沿门静脉分支播散，在肝内出现多处转移性癌结节。肝外转移主要通过淋巴道转移至肝门淋巴结、上腹部淋巴结和腹膜后淋巴结。晚期可通过肝静脉转移至肺、肾上腺、脑及骨等处。

（四）病理临床联系

早期肝癌无明显的临床症状与体征。当患者就诊时多数已到晚期。患者表现为进行性消瘦、肝区疼痛、肝迅速增大、黄疸、腹水及血清 AFP 增高等。有时因肝表面癌结节自发破裂或侵蚀大血管而引起腹腔内大出血。此外，由于肿瘤压迫肝内、外胆管及肝组织广泛破坏而出现明显的黄疸。患者常因肝性脑病、上消化道出血、腹腔内大出血或合并感染等原因死亡。

第六节　肝性脑病

肝性脑病（hepatic encephalopathy）是指严重肝病时，大量毒性代谢产物在血液循环中堆积，在临床上出现一系列神经精神症状，最终出现昏迷。这种继发于严重肝病的神经精神综合征，称为肝性脑病。

一、病因与分类

1．根据病因和机制分类

（1）内源性肝性脑病：常由急性严重肝细胞坏死发展而来，如重症病毒性肝炎或严重急性肝中毒等。常为急性经过，无明显诱因。毒性物质在通过肝时未经解毒即进入体循环，而引起肝性脑病。患者往往在数小时或数天内由精神异常发展为昏迷，死亡率较高。

（2）外源性肝性脑病：多由慢性肝病（如门脉性肝硬化）发展而来，患者因门静脉高压，有门静脉 - 体静脉分流，由肠道吸收入门静脉系统的毒性物质绕过肝，未经解毒处理直接进入体循环而引起肝性脑病。

2．根据发生速度分类

（1）急性肝性脑病：多见于重型病毒性肝炎或急性肝中毒患者。起病急，患者迅速发生昏迷。相当于内源性肝性脑病。

（2）慢性肝性脑病：多见于肝硬化。起病缓慢，病程长，患者先有较长时间神经精神症状，而后出现昏迷。相当于外源性肝性脑病。根据病情轻重可将肝性脑病分为四期：一期（前驱期），有轻微的性格和行为改变；二期（昏迷前期），表现为精神错乱、定向障碍、行为异常，具有特征性的扑翼样震颤；三期（昏睡期），患者以昏睡为主；四期（昏迷期），患者意识完全消失，进入昏迷状态。

二、发病机制

肝性脑病发病机制尚不完全清楚，尚未发现患者脑内特异性的病理形态改变。目前普遍认为，肝性脑病主要是由于脑组织的功能和代谢障碍所致。有关肝性脑病的发病机制目前主要有氨中毒学说、假性神经递质学说、血浆氨基酸失衡学说和 γ- 氨基丁酸学说等。

（一）氨中毒学说

临床上 60% ～ 80% 的肝性脑病患者有血氨升高，经降血氨治疗后，其肝性脑病的症状明显得到缓解，表明血氨升高对肝性脑病的发生和发展起着十分重要的作用。机体内氨的生成与清除处于动态平衡，严重肝病时，由于氨的清除不足而生成过多，引起血氨升高及氨中毒。过多的氨通过血 - 脑脊液屏障进入脑组织，干扰脑的能量代谢和功能，导致肝性脑病。

1．血氨升高的原因　血氨升高主要是由于氨清除不足或生成过多所致，其中肝清除血氨功能障碍是血氨明显升高的重要原因。

（1）氨清除不足：正常机体内生成的氨绝大部分要在肝内经鸟氨酸循环合成尿素，并经肾排出体外。肝功能衰竭时，由于肝内酶系统受损，ATP 供给不足，鸟氨酸循环发生障碍，尿素合成减少使氨清除不足。此外，已建立门静脉 - 体静脉侧支循环或门静脉 - 体静脉分流术后的肝硬化患者，由于来自肠道的氨部分未经肝清除而直接进入体循环，引起血氨升高。

（2）氨生成过多：血氨主要来源于肠道含氮物质的分解，小部分来自肾、肌肉及脑。正常人体肠道内产生的氨，经门静脉入肝，通过鸟氨酸循环合成尿素而被解毒。肝功能障碍时，由于消化、吸收和排泄功能障碍，肠道内未经消化的蛋白质等食物成分增多或消化道出血使血红蛋白增多，在肠道内细菌作用下可产生大量氨。另外，肝硬化晚期常并发功能性肾衰竭而引起氮质血症，大量尿素弥散至胃肠道，在肠道内细菌尿素酶作用下可产生大量氨。临床上肝性脑病患者，常有躁动不安等神经精神症状而致肌肉活动增强，使肌肉中腺苷酸分解增强致产氨增多。

2．血氨升高对脑的毒性作用

（1）干扰脑组织的能量代谢：血氨升高主要是导致葡萄糖生物氧化发生障碍。当脑组织氨增多时，氨能与三羧酸循环中的 α- 酮戊二酸结合生成谷氨酸，后者再与氨结合生成谷氨酰胺。由于 α- 酮戊二酸被大量消耗，三羧酸循环速度减慢。同时，消耗了大量还原型辅酶Ⅰ（NADH），妨碍了呼吸链中的递氢过程，以致 ATP 生成不足。氨还抑制丙酮酸脱羧酶的活性，使乙酰辅酶 A 生成减少，影响三羧酸循环的正常进行，也可使 ATP 生成减少。加之谷氨酰胺的形成又消耗了 ATP，脑组织因 ATP 生成减少而发生功能紊乱（图 18-20）。

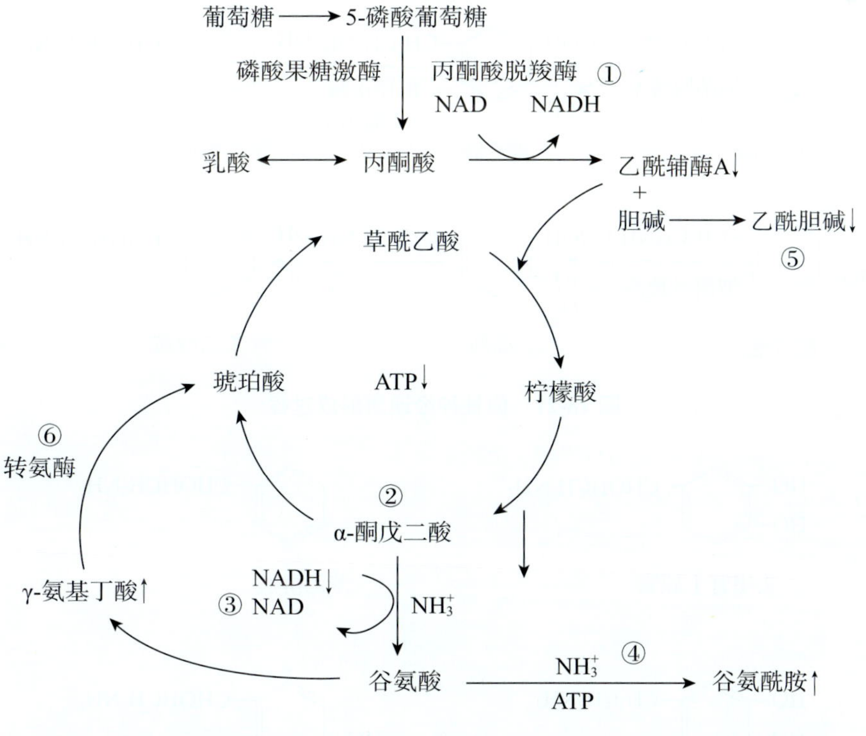

①丙酮酸氧化脱羧障碍；②NADH减少，呼吸链递氢过程受抑；③α-酮戊二酸减少；
④合成谷氨酰胺时消耗ATP，谷氨酰胺增多；⑤乙酰胆碱合成减少；⑥γ-氨基丁酸蓄积

图 18-20　氨对脑组织的毒性作用示意图

（2）脑内兴奋性和抑制性神经递质平衡紊乱：正常机体脑内兴奋性神经递质与抑制性神经递质保持平衡。血氨升高引起脑能量代谢障碍的同时也引起脑内乙酰胆碱、谷氨酸等兴奋性神经递质减少，而谷氨酰胺、γ- 氨基丁酸等抑制性神经递质增多，从而使神经递质间的平衡失调，导致中枢神经系统功能紊乱。

（3）对神经细胞膜有抑制作用：血氨升高可干扰神经细胞膜上 Na^+-K^+-ATP 酶的活性，影响复极后膜的离子转运，使脑细胞的膜电位变化和兴奋性异常。氨与 K^+ 有竞争作用，以致影响 Na^+、K^+ 在神经细胞膜内外的正常分布，从而干扰神经传导活动。

（二）假性神经递质学说

1．脑干网状结构与清醒状态的维持　脑干网状结构的部分神经纤维向上投射到大脑皮质，其主要功能是维持大脑皮质的兴奋性，即保持大脑的清醒状态。由此说明在脑干网状结构中存在着具有唤醒功能的系统，称为脑干网状结构上行激动系统。之所以具有唤醒功能，有赖于肾上腺素和多巴胺等兴奋性神经递质的作用。当这些正常的神经递质被结构相似但生理效用极弱的假性神经递质所取代时，则使这一上行激动系统的活动减弱，大脑皮质将由兴奋状态转入抑制状态，导致嗜睡甚至昏迷。

2．假性神经递质及其作用　正常情况下，蛋白质在肠道中分解成氨基酸，再经肠道细菌的脱羧酶作用形成苯乙胺和酪胺，这些胺类在肝中经单胺氧化酶作用被分解清除。当肝功能严重障碍或有门静脉 - 体静脉侧循环时，这些胺类即可通过体循环进入中枢神经系统，在脑细胞非特异性 β- 羟化酶的作用下被羟化，形成苯乙醇胺（phenylethanolamine）和羟苯乙醇胺（octopamine）（图 18-21）。苯乙醇胺和羟苯乙醇胺的化学结构与正常的神经递质去甲肾上腺素和多巴胺极为相似（图 18-22），但生理功能却远较去甲肾上腺素为弱，故称为假性神经递质。脑内假性神经递质增多，可竞争性地占据正常神经递质的受体，从而阻断正常神经递质的功能，致使网状结构上行激动系统功能失常，传至大脑皮质的兴奋冲动受阻，大脑功能发生抑制，出现意识障碍乃至昏迷。

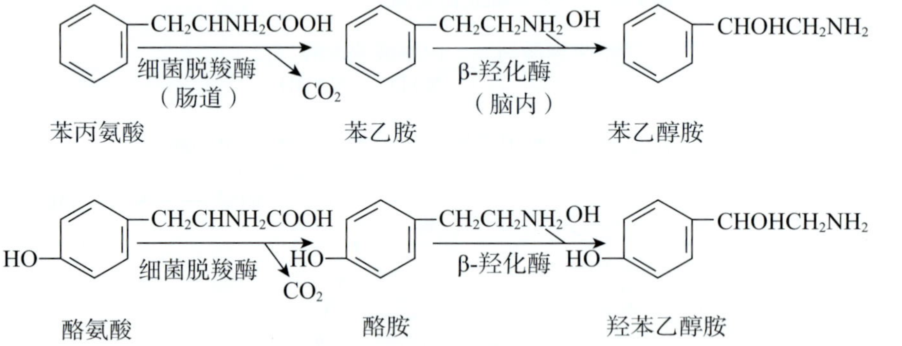

图 18-21　假性神经递质形成过程

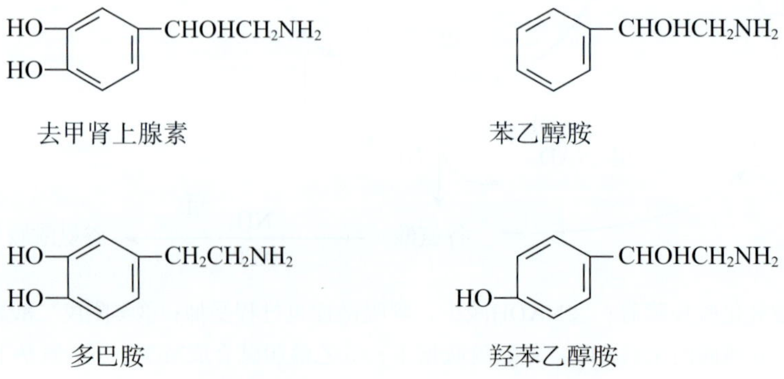

图 18-22　正常及假性神经递质

（三）血浆氨基酸失衡学说

正常人血浆中的支链氨基酸（BCAA）有缬氨酸、亮氨酸和异亮氨酸，芳香族氨基酸（AAA）有苯丙氨酸、酪氨酸和游离色氨酸。血浆支链氨基酸/芳香族氨基酸（AAA）的正常比值为 3 ～ 3.5，而肝昏迷患者表现为支链氨基酸减少，芳香族氨基酸增多，二者比值可降至 1.2 ～ 0.6。

1．血浆氨基酸失衡的原因　血浆 BCAA 减少，AAA 增多的主要原因是：①芳香族氨基酸降解障碍：芳香族氨基酸在肝内降解。肝功能严重障碍，对芳香族氨基酸的降解能力降低，同时，肝的糖异生作用障碍，芳香族氨基酸转化为糖的能力下降，使芳香族氨基酸在血中的浓度增高。②肝对激素的灭活功能障碍：肝功能严重障碍或门静脉 - 体静脉侧支循环形成，致使胰岛素和胰高血糖素在肝内灭活减少，而进入体循环增多，血中的胰高血糖素使蛋白质分解代谢增强，产生大量的芳香族氨基酸；而胰岛素可增强骨骼肌和脂肪组织对支链氨基酸的摄取和利用，而使血浆中支链氨基酸浓度降低。

2．氨基酸失衡及其作用　在生理情况下，芳香族氨基酸和支链氨基酸同属电中性氨基酸，它们都由同一载体转运通过血 - 脑屏障入脑，因此，在通过血 - 脑屏障时相互发生竞争。因 AAA 过多而先进入脑内，使脑细胞中苯丙氨酸、酪氨酸和色氨酸浓度均升高，通过抑制酪氨酸羟化酶或多巴脱羧酶，使多巴胺和去甲肾上腺素合成减少。同时，在芳香族氨基酸脱羧酶作用下，分别生成羟苯乙醇胺和苯乙醇胺。色氨酸在脑内可能先羟化形成 5- 羟色氨酸，再通过芳香族氨基酸脱羧酶作用生成 5- 羟色胺（5-HT）。5-HT 是中枢神经系统上行投射神经元的抑制性神经递质，可被儿茶酚胺神经元摄取而取代贮存的去甲肾上腺素。由此可见，血中氨基酸失衡使脑内产生大量假性神经递质，从而导致肝性脑病。氨基酸失衡学说实际上是假性神经递质学说的补充和发展。

（四）γ- 氨基丁酸学说

γ- 氨基丁酸（γ-amino butyric acid，GABA）是哺乳动物最主要的抑制性神经递质。正常情况下，中枢神经系统的 GABA 是由突触前神经元利用谷氨酸在谷氨酸脱羧酶作用下脱羧而成的，贮存于突触前神经元的细胞质囊泡内，并无生物活性。当突触前神经元兴奋时，GABA 从贮存囊泡释放到突触间隙，并结合至突触后神经元的特异性 GABA 受体上，通过增强细胞膜对 Cl^- 的通透性而产生抑制作用。

中枢神经系统以外的 GABA 主要来源于肠细菌丛。大肠埃希菌等均可合成 GABA。合成的 GABA 经门静脉血吸收入肝，在肝内经线粒体中的 GABA 转氨酶进行分解代谢。当肝功能衰竭或门静脉 - 体静脉分流形成时，使血中 GABA 含量明显增高。当肝硬化患者并发胃肠道出血时，血液将成为良好的底物，使肠道细菌形成更多的 GABA，血中 GABA 升高更加明显。

正常情况下，GABA 一般不能穿过血 - 脑屏障，因而也不参与神经系统的生理过程。然而在急、慢性肝功能衰竭引起的肝性脑病患者，血 - 脑屏障的通透性增强，血中的 GABA 即可通过通透性增强的血 - 脑屏障进入脑组织，导致脑突触后膜 GABA 受体增加并与之结合，使细胞外 Cl^- 内流，神经元即呈超级化状态，抑制中枢神经系统功能。

（五）氨的综合学说

1．高血氨可刺激胰高血糖素的分泌，使氨基酸的糖异生及产氨增强；继而胰岛素分泌也增多，以维持血糖于正常水平；同时胰岛素分泌增多使肌肉、脂肪组织摄取支链氨基酸增多，导致血浆支链氨基酸水平下降。由于胰高血糖素有增强分解代谢的作用，使芳香族氨基酸水平增高，从而使血浆氨基酸失衡。

2．高血氨在脑内与谷氨酸结合生成谷氨酰胺，后者促使中性氨基酸通过血 - 脑屏障入脑，或减少中性氨基酸从脑内流出。其结果是促进游离色氨酸、苯丙氨酸和酪氨酸等芳香族氨基酸入脑，致使 5- 羟色胺与假性神经递质增多，而正常神经递质合成受阻，从而诱发肝性脑病。

3．高血氨对 γ- 氨基丁酸转氨酶有抑制作用，使 GABA 大量蓄积于脑内，导致肝性脑病。

由于高血氨可致能量生成减少（氨中毒学说）、血浆氨基酸失衡、假神经递质生成增多及 GABA 蓄积，故高血氨在肝性脑病发生中起综合作用。

上述发病机制不是孤立的，往往是诸多因素综合作用的结果。在不同的患者或疾病的不同发展阶段，其主导因素可能不同，具体情况具体分析，制订相应治疗措施，这是治疗肝性脑病的关键。

三、诱发因素

1．消化道出血　消化道出血是肝硬化患者发生肝性脑病最常见的诱因，多由食管、胃底静脉丛曲张破裂所致。流入肠道的血液蛋白质在细菌作用下大量分解为氨，引起血氨升高。此外，血容量减少，血压下降，可加重肝损害和脑功能障碍，从而诱发肝性脑病。

2．电解质和酸碱平衡紊乱　肝硬化伴腹水患者常用利尿药治疗，使钾丢失过多，导致低钾性碱中毒。碱中毒可使 NH_4^+ 转变为 NH_3，同时，碱中毒时肾小管上皮细胞产生的氨以铵盐形式排出减少，而以 NH_3 的形式弥散入血增多，使血氨升高。

3．感染　肝病患者抵抗力较低，易发生感染。细菌、毒素可直接损害肝功能，使氨合成尿素减少。感染引起发热使组织分解代谢增强，非蛋白氮增多，也可使血氨升高。

4．氮质血症　肝性脑病患者大多数有肾功能不全，致使尿素等非蛋白氮排出减少，血中非蛋白氮升高，大量尿素渗入肠腔并生成氨，使血氨升高。

5．其他　镇静药、麻醉药使用不当，放腹水过多、过快，酒精中毒，便秘等均可作为肝性脑病的诱因。

四、防治原则

根据其病因及发病机制，临床上多采取综合性措施进行防治。

1．积极治疗原发病　肝性脑病通常是由严重肝功能障碍引起的，首先应针对原发病（如肝炎、肝硬化等）进行治疗。

2．消除诱因　消除和预防诱因是防治肝性脑病的有效措施。

（1）预防和控制消化道出血：避免饮食粗糙、质硬或刺激性食物，预防上消化道大出血，一旦发生应及时止血，同时给予泻药或清洁灌肠，使积血迅速排出。

（2）控制蛋白质的摄入：严格控制与调整饮食中的蛋白质量，是减少肠源性毒物产生的重要措施。

知识链接

肝性脑病患者的饮食控制

昏迷患者应暂时禁食蛋白质，以减少氨的生成。保证足够热量，以糖类为主，不能进食者鼻饲或静脉补充葡萄糖，以减少蛋白质的分解。清醒后可逐渐恢复，从小量开始，每天 20g，每隔 2 天增加 10g，逐渐达到 50g 左右，但需密切注意患者对蛋白质的耐受力，反复尝试，掌握较适当的蛋白质量。如有复发现象，则再度禁用蛋白质。患者恢复蛋白质饮食以植物蛋白为好，因为植物蛋白含蛋氨酸、芳香族氨基酸较少，含非吸收性纤维素较多，有利于氨的排出，也可少量选用酸牛奶等含必需氨基酸的蛋白质。脂肪可延缓胃的排空，尽量少用。

（3）纠正水、电解质和酸碱平衡紊乱，特别注意纠正碱中毒：碱中毒可促进氨的生成与吸收，一旦发生碱中毒应及时纠正。

（4）慎用止痛药、镇静药和麻醉药。

（5）防止便秘：减少肠道内有毒物质进入体内。

（6）避免使用大量排钾利尿药和大量放腹水，防止诱发肝性脑病。

3．降低血氨

（1）口服乳果糖等，使肠道 pH 值降低，减少肠道产氨和利于氨的排出。

（2）应用谷氨酸、精氨酸氨降低血氨。

4．恢复神经传导功能　补充正常神经递质，使其与脑内假性神经递质竞争，有利于恢复神经传导功能，目前多采用左旋多巴，因为它易于通过血 - 脑屏障进入中枢神经系统，转化成多巴胺和去甲肾上腺素，使脑内正常神经递质增多，使脑干网状结构的上行激动系统兴奋，让昏迷患者苏醒。动物实验证明，左旋多巴还有降低血氨的作用。

5．恢复血浆氨基酸的平衡　应用含有高支链氨基酸、低芳香族氨基酸及精氨酸的复方氨基酸溶液，有利于恢复血浆氨基酸的平衡，能获得较好疗效。

6．其他　联合应用胰高血糖素 - 胰岛素保护肝细胞并促使肝细胞再生。保护脑细胞功能，维持呼吸道通畅，防止脑水肿等措施有利于肝性脑病的恢复。

目前，肝移植已由实验阶段走向临床应用阶段，成为挽救严重肝病患者的有效方法。

总之，肝性脑病的发病机制比较复杂，应结合患者具体情况，采取针对性的综合治疗措施，才能取得较满意的疗效。

本章小结

慢性胃炎是由各种致病因素所致胃黏膜的慢性非特异性炎症。慢性浅表性胃炎多发生在胃窦部，炎症主要限于黏膜浅层，以黏膜浅层炎症细胞浸润和固有腺保持完整为特点，浸润的炎症细胞以淋巴细胞和浆细胞为主。慢性萎缩性胃炎主要是胃黏膜变薄，腺体减少或消失。肥厚性胃炎主要表现为胃黏膜肥厚、腺体增生。

消化性溃疡常累及胃和十二指肠。胃溃疡多数位于胃小弯近幽门处，尤其多见于胃窦部。溃疡通常只有一个，呈圆形或椭圆形，直径多在 2.5cm 以内，而十二指肠溃疡较小。溃疡多在十二指肠起始部（球部），紧接幽门环的前壁或后壁处。溃疡边缘整齐，黏膜皱襞从溃疡向周围呈放射状，溃疡底部通常穿越黏膜下层，深达肌层。溃疡底大致由 4 层组织组成：炎性渗出物、坏死组织、肉芽组织层、瘢痕组织。溃疡病的并发症：出血、穿孔、幽门狭窄及胃变形、癌变。

阑尾炎分为急性和慢性阑尾炎。急性阑尾炎又分为急性单纯性阑尾炎、急性蜂窝织炎性阑尾炎、急性坏疽性阑尾炎。最常见的并发症是阑尾穿孔。

各种原因引起的肝细胞弥漫性变性、坏死，肝细胞结节状再生和纤维组织增生，三种病变反复交错进行，导致肝小叶结构和血液循环途径逐渐改建，使肝变形、变硬而形成肝硬化。肝硬化分为门脉性肝硬化、坏死后肝硬化、胆汁性肝硬化、淤血性肝硬化等。

门脉性肝硬化肉眼观肝体积缩小，质地较硬，表面呈大小相仿的细颗粒状或小结节状。切面见小结节周围为纤维组织包绕。镜下表现为假小叶形成。主要临床表现为门静脉高压和肝功能不全。

本章小结

坏死后肝硬化是在肝细胞发生大片坏死的基础上形成的。胆汁性肝硬化是由于胆道阻塞，胆汁淤积而引起的肝硬化。

食管癌是由食管黏膜上皮细胞和腺体发生的恶性肿瘤，常发生在食管中段，可分为早期癌和中晚期癌，90% 为鳞状细胞癌，其次是腺癌。临床表现为不同程度的吞咽困难和哽噎。

胃癌是胃黏膜上皮或腺体发生的恶性肿瘤。癌组织浸润仅限于黏膜层及黏膜下层者属早期胃癌。癌组织浸润到黏膜下层以下者属进展期胃癌或称为中晚期胃癌。淋巴道转移是胃癌的主要转移途径。

大肠癌又称结直肠癌，好发于直肠，分为早期癌和进展期癌。

原发性肝癌是由肝细胞或肝内胆管上皮细胞发生的恶性肿瘤。临床上多有肝硬化病史，表现为进行性消瘦、肝区疼痛、肝迅速增大、黄疸、腹水及血清 AFP 增高等。组织学类型有肝细胞癌、胆管上皮癌和混合性肝癌。

肝性脑病是继发于严重肝脏疾病的神经精神综合征。有关肝性脑病的发病机制目前主要有氨中毒学说、假性神经递质学说、血浆氨基酸失衡学说和 γ- 氨基丁酸学说等。肝性脑病的常见诱因有消化道出血，摄入过量蛋白质饮食，氮质血症，利尿药、止痛药、镇静药、麻醉药使用不当，感染，大量抽放腹水等。

思考题

1．溃疡病的主要病理变化是什么？有哪些常见并发症？
2．如何区别胃溃疡和溃疡型胃癌？
3．门脉性肝硬化的病变特点是什么？门静脉高压和肝功能不全的临床表现有哪些？
4．血氨升高的原因及对脑细胞的毒性作用有哪些？

（王　锦）

第十九章　泌尿系统疾病

学习目标

1. 掌握急性和慢性肾小球肾炎、急性和慢性肾盂肾炎的病理变化及临床病理联系；肾功能衰竭、尿毒症的概念；急性肾功能衰竭的发展过程、功能代谢变化。
2. 熟悉其他类型肾小球肾炎的病理特点；慢性肾功能衰竭的发展过程和功能代谢变化；尿毒症的功能代谢变化。
3. 了解肾小球肾炎，急、慢性肾功能衰竭和尿毒症的病因与发病机制；泌尿系统常见肿瘤的病因、病理变化及临床病理联系。

泌尿系统由肾、输尿管、膀胱和尿道组成。肾是泌尿系统中最重要的脏器，其主要功能是通过泌尿排出体内的代谢产物，从而调节水、电解质及酸碱平衡，并能分泌促红细胞生成素、肾素、前列腺素等生物活性物质。

肾的形态结构是其多种功能的基础。因此，掌握肾的结构与功能是学习肾脏疾病的前提。

肾单位（nephron）是肾的基本结构和功能单位，由肾小球（glomerulus）和肾小管两部分组成。人体每侧肾约有 100 万个肾单位，部分肾单位发生病变时可通过其他肾单位进行代偿，因而肾具有很强的代偿能力。肾小球由血管球和肾球囊构成。血管球始于入球动脉，进入肾小球后形成 5 ～ 8 个初级分支，初级分支又分出数个分支，总共形成 20 ～ 40 个盘曲的毛细血管袢。毛细血管壁有三层结构：内层为内皮细胞，中间为基底膜，外层为肾小囊脏层上皮细胞，构成肾小球的滤过膜（filtering membrane）。

肾小球毛细血管间由系膜细胞和基膜样的系膜基质连接，称为肾小球系膜（mesangium）。系膜细胞具有收缩、吞噬、增殖、合成系膜基质和胶原等功能，并能分泌多种生物活性介质（图 19-1、2）。

肾球囊（renal capsule）又称鲍曼囊（Bowman's capsule），是由内层的脏层上皮细胞和外层的壁层上皮构成的双层球状囊，在肾球囊尿极与近曲小管相连。

正常状态下，水和小分子溶质极易通过滤过膜，而白蛋白和红细胞等大分子几乎完全不能通过。若滤过膜受损，通透性增强，红细胞及蛋白质大量滤出，则可出现血尿及蛋白尿。

泌尿系统疾病种类甚多，包括炎症、肿瘤、代谢性疾病、尿路梗阻、血管性疾病和先天性畸形等。本章主要叙述肾小球肾炎、肾盂肾炎和泌尿系统常见肿瘤及肾功能不全等内容。

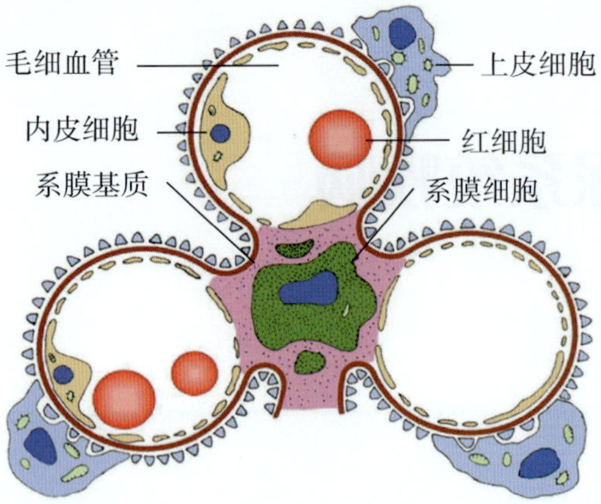

图 19-1 肾小球结构示意图

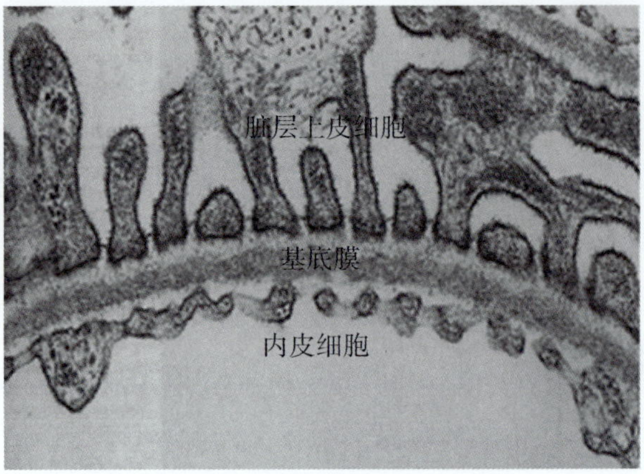

图 19-2 电镜下肾小球滤过膜结构

第一节 肾小球肾炎

肾小球疾病是一组以肾小球损伤和改变为主的疾病，可分为原发性肾小球肾炎（primary glomerulonephritis）、继发性肾小球疾病（secondary glomerular diseases）和遗传性肾炎（hereditary nephritis）。原发性肾小球肾炎简称肾炎，是原发于肾的独立性疾病，肾为唯一或主要受累的脏器。继发性肾小球肾炎是指继发于其他全身性疾病（如糖尿病、系统性红斑狼疮、结节性多动脉炎等）引起的肾小球病变。遗传性肾炎是一组以肾小球改变为主的遗传性家族性肾脏疾病。本节只介绍原发性肾小球肾炎。

肾小球肾炎临床上常以蛋白尿、血尿、水肿和高血压为特征，早期症状不明显，发展到晚期可引起肾功能衰竭。

一、病因与发病机制

肾小球肾炎的确切病因和发病机制尚未完全明了。临床和实验研究表明，大部分肾炎是由于Ⅲ型变态反应或免疫复合物沉积所引起。

与肾小球肾炎发病有关的抗原包括：①内源性抗原：包括肾小球性抗原（如肾小球基底膜抗原，足细胞、内皮细胞和系膜细胞的细胞膜抗原等）和非肾小球性抗原（如DNA、核抗原、免疫球蛋白、甲状腺球蛋白和肿瘤抗原等）；②外源性抗原：主要是生物性病原体（细菌、病毒、真菌、螺旋体、寄生虫等）的成分及其产物、异种血清、药物等。

抗原抗体复合物沉积是引起肾小球损伤的主要原因，主要有以下两种方式。

1．循环免疫复合物沉积　本型肾炎由非肾小球性可溶性抗原（内源性或外源性）刺激机体产生抗体，两者结合形成抗原抗体复合物，随血液流经肾小球时沉积于局部（如内皮细胞与基底膜之间、基底膜与足细胞之间系膜区等），继而产生免疫损伤（属Ⅲ型超敏反应）。电镜下，电子致密物沉积于系膜区，内皮细胞与基底膜之间，基底膜与足细胞之间或基底膜内（图 19-3A）。免疫荧光检查显示沿基底膜或在系膜区内出现不连续的颗粒状荧光。

循环免疫复合物在肾小球内的沉积与否及沉积的部位受复合物体积大小和所携带电荷的影响。含阳离子的复合物易穿过基底膜，沉积于上皮下；含阴离子的复合物不易通过基底膜，沉积于内皮下，可不致肾损伤；中性电荷复合物易沉积于系膜区。体积大的免疫复合物在血液循环中被单核巨噬细胞吞噬，很少沉积于肾小球。此外，复合物沉积还受肾小球血流动力学、系膜细胞功能和滤过膜电荷等因素影响。

2．原位免疫复合物形成 抗体直接与肾小球内固有的或植入的抗原成分结合形成复合物，进而引起肾小球肾炎。

（1）抗肾小球基底膜肾炎：抗体直接与肾小球基底膜本身的抗原成分结合，引起肾炎。实验研究，用大鼠肾组织对兔免疫后提取抗基底膜抗体，注入大鼠体内，抗体与大鼠肾基底膜抗原成分反应可引起肾炎。根据该模型的启示，可认为人的这一型肾炎是由抗基底膜的自身抗体所致。基底膜抗原性的形成是由于感染或其他因素使基底膜结构发生改变或某些病原体与基底膜具有共同抗原性，发生交叉反应。此型肾炎在人类肾炎中占 1% ～ 5%。免疫荧光检查显示抗体沿基底膜沉积，形成连续的线性荧光（图 19-3B）。

（2）Heymann 肾炎：即用近曲小管刷状缘成分作为抗原免疫大鼠，使之产生抗刷状缘抗体，并产生类似于人膜性肾小球肾炎的病变。因刷状缘与足突膜具有共同抗原性，抗体在基底膜外足突膜处与抗原结合形成典型的上皮下沉积物（图 19-3C）。免疫荧光检查呈不连续的颗粒状荧光。

抗体也可与原先植入于肾小球的抗原（如 DNA、细菌产物、聚合的 IgG 等）在原位发生反应，沉积于局部，产生该型肾炎。免疫荧光检查显示不连续的颗粒状荧光。

许多研究表明，除以上两种方式外，有些肾小球肾炎的发生和发展与激活的巨噬细胞、致敏 T 淋巴细胞有关。另外，肾小球的损伤与炎症介质有关，这些炎症介质包括：①细胞成分：中性粒细胞、巨噬细胞、淋巴细胞、NK 细胞、血小板、系膜细胞等；②可溶性介质成分：补体成分、花生四烯酸衍生物、一氧化氮与内皮素、IL-1 和肿瘤坏死因子、化学激活因子和生长因子等。

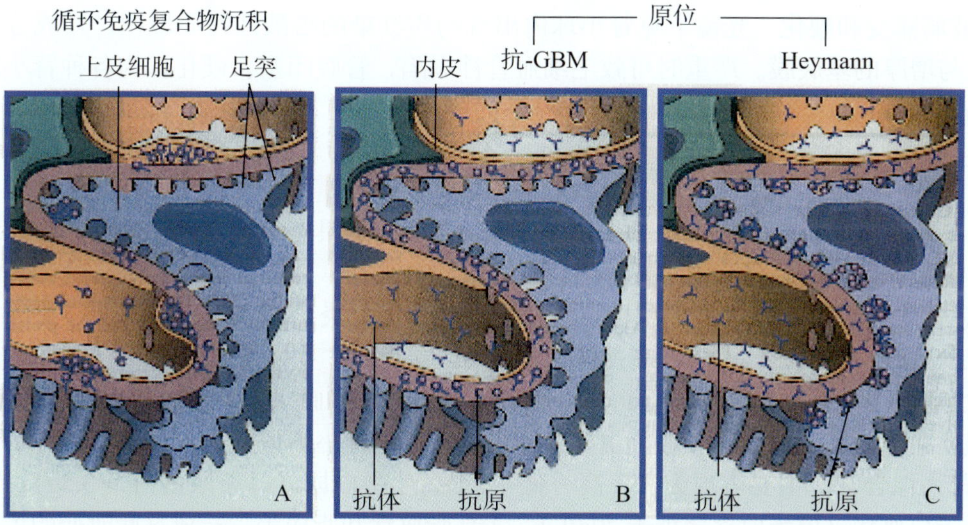

图 19-3 肾小球损伤

肾小球损伤可由循环免疫复合物沉积（A）或原位复合物形成而引起（B、C）（采自 Robbins）

二、基本病理变化

肾穿刺活检在肾小球疾病的诊断方面具有重要的作用。肾穿刺活检的常规病理学检查方法包括光镜、电镜和免疫荧光。

知识链接

免疫荧光技术

免疫荧光技术就是将不影响抗原抗体活性的荧光色素标记在抗体（或抗原）上，与其相应的抗原（或抗体）结合后，在荧光显微镜下呈现一种特异性荧光反应。

用荧光抗体示踪或检查相应抗原的方法称荧光抗体法；用已知的荧光抗原标记物示踪或检查相应抗体的方法称荧光抗原法。这两种方法总称免疫荧光技术。荧光色素不但能与抗体球蛋白结合，用于检测或定位各种抗原，也可以与其他蛋白质结合，用于检测或定位抗体，但是在实际工作中荧光抗原技术很少应用，所以人们习惯称之为荧光抗体技术，或称为免疫荧光技术。

肾小球肾炎的基本病理改变包括：

1．肾小球细胞增多　肾小球系膜细胞、内皮细胞和上皮细胞（尤以壁层上皮细胞为甚）增生，以及中性粒细胞、单核巨噬细胞及淋巴细胞浸润，使肾小球细胞数目增多，体积增大。

2．基底膜增厚和系膜基质增多　有基底膜本身增厚或内皮下、上皮下及基底膜本身蛋白性物质（免疫复合物）沉积两种情况，增厚的基底膜通透性增高。

3．炎性渗出和坏死　急性炎症时，肾小球内可见中性粒细胞和纤维素渗出，血管壁可发生纤维素样坏死。

4．玻璃样变和硬化　光镜下见肾小球内出现均质红染的嗜酸性物质堆积，其成分为沉积的血浆蛋白与增厚的基底膜。严重时可致毛细血管袢塌陷，管腔闭塞、硬化，为各种肾小球改变的最终结局。

三、临床表现

肾小球肾炎患者临床上有不同的症状和体征，常表现为具有结构和功能联系的症状组合，即综合征。肾小球肾炎的临床表现主要分为以下几个综合征。

1．急性肾炎综合征　常见于急性弥漫增生性肾小球肾炎。起病急，可见明显血尿，轻、中度蛋白尿及水肿，高血压，严重者有氮质血症或肾功能不全。

2．快速进行性肾炎综合征　起病急，病情进展快。先有血尿和蛋白尿，随之迅速发生少尿，无尿、氮质血症，甚至急性肾衰竭。主要见于快速进行性肾小球肾炎。

3．肾病综合征　主要表现为“三高一低”：①高度蛋白尿（每天尿蛋白≥ 3.5g）；②高度水肿；③低蛋白血症（白蛋白含量小于 30g/L）；④高脂血症和脂尿等。造成这些改变的关键因素是肾小球毛细血管壁损伤，通透性增高，血浆蛋白滤过增多，引起严重蛋白尿。进而使血浆蛋白含量锐减，出现明显的低蛋白血症和血浆胶体渗透压下降，结果组织间液生成增多，有效循环血量减少，激活 RAAS，促使醛固酮和 ADH 分泌增加，造成全身性水肿。本综合征可见于膜性肾小球肾炎、微小病变性肾病、系膜增生性肾小球肾炎等。

4．无症状性血尿或蛋白尿　持续性或复发性肉眼血尿或镜下血尿，可伴有轻度蛋白尿。以 IgA 肾病多见。

5．慢性肾炎综合征　主要表现为多尿、夜尿、低比重尿、高血压、贫血、氮质血症和尿毒症，为各型肾炎终末阶段。

四、病理类型

根据肾小球病变分布状况，分为弥漫性、局灶性、球性和节段性。弥漫性肾炎指病变累及全部或大多数（50% 以上）肾小球；局灶性肾炎指病变仅累及部分（50% 以下）肾小球；球性肾炎指病变累及整个肾小球的全部或大部分毛细血管袢；节段性指病变仅累及肾小球的部分毛细血管袢（不超过肾小球切面的 50%）。根据肾炎时肾组织病变的范围和性质，可将原发性肾小球肾炎分为：①急性弥漫增生性肾小球肾炎；②快速进行性（新月体性）肾小球肾炎；③膜性肾小球病；④微小病变型肾病；⑤局灶性节段性肾小球硬化；⑥膜增生性肾小球肾炎；⑦系膜增生性肾小球肾炎；⑧ IgA 肾病；⑨慢性肾小球肾炎。本节将讨论几个常见的类型。

（一）急性弥漫增生性肾小球肾炎

急性弥漫增生性肾小球肾炎（acute diffuse proliferative glomerulonephritis）为临床最常见类型，以肾小球毛细血管丛的系膜细胞和内皮细胞增生为病理特征，又称毛细血管内增生性肾小球肾炎。此型肾炎大多数病例与感染有关（亦称感染后肾小球肾炎），临床主要表现为急性肾炎综合征。本型多发于 5 ～ 14 岁儿童，成人亦可发生。免疫学检查，血清补体 C_3 及总补体下降，8 周内恢复正常。

1．病因与发病机制　由循环免疫复合物沉积所致。其发病与链球菌感染（以 A 组乙型溶血性链球菌中的致肾炎菌株最常见）有一定的关系。肾炎通常于咽部或皮肤链球菌感染 1 ～ 4 周后，链球菌或其他病原体（肺炎链球菌、葡萄球菌、麻疹病毒、乙肝病毒等）的抗原成分导致相应抗体形成，并在血循环中产生抗原抗体复合物。当抗原抗体量接近平衡，且抗原量略有剩余时，所形成大小适度的可溶性免疫复合物易在肾小球内沉积，造成炎症反应。

2．病理变化　肉眼观，双侧肾轻、中度肿大，被膜紧张，表面充血，颜色鲜红，称为大红肾。有的病例肾表面与切面可见散在分布的粟粒大小出血点，又称蚤咬肾。镜下观，病变累及双肾绝大多数肾小球，受损的肾小球体积大，血管白细胞数量增多，主要为内皮细胞和系膜细胞明显增生，并有中性粒细胞、单核巨噬细胞浸润。由于细胞增多及内皮细胞增生肿胀导致毛细血管腔狭窄、闭塞，严重时毛细血管壁发生节段性纤维素样坏死、出血。近曲小管上皮细胞变性，肾小管管腔出现多种管型（如蛋白管型、颗粒管型等）。肾间质充血、水肿，有少量炎症细胞浸润（图 19-4）。

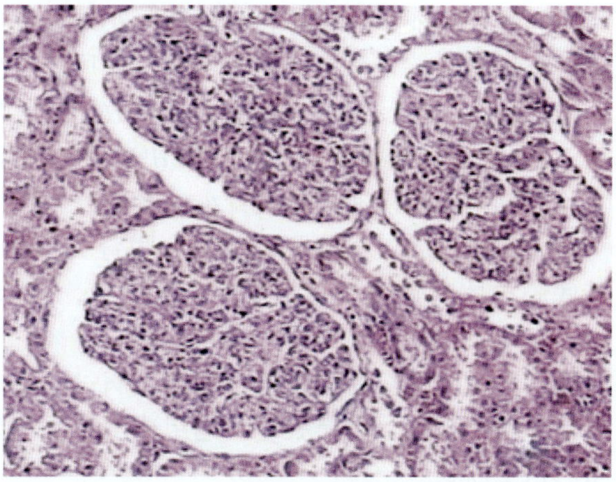

图 19-4　急性弥漫增生性肾小球肾炎

肾小球体积大，肾小球内细胞数量增多，炎症细胞浸润，毛细血管腔狭窄

免疫荧光检查，沿基底膜和系膜区见散在的 IgG、补体 C_3 沉积，呈颗粒状荧光。

电子显微镜显示在脏层上皮细胞和基底膜之间、内皮细胞下或基底膜内，可见电子密度高的驼峰状沉积物散在分布，并伴有内皮细胞和系膜细胞肿胀。

3. 临床病理联系　表现为急性肾炎综合征。

（1）尿的改变：血尿是最常见的临床症状，通常是肉眼血尿，由于肾小球毛细血管受损，通透性增强所致；血管壁通透性增强也可导致蛋白尿和管型尿（含多种管型）。肾小球内血管内皮细胞和系膜细胞增生，毛细血管管腔狭窄、闭塞，肾血流减少，滤过率下降，可有少尿，严重者可出现氮质血症。

（2）水肿：出现轻、中度水肿，以眼睑、颜面较为明显，严重时表现为全身性水肿，与肾小球滤过率下降，超敏反应引起毛细血管壁通透性增高等因素有关。

（3）高血压：因水、钠潴留，血容量增多，大多数患者有高血压。

4．转归　多数儿童患者预后好，可在数周或数月内症状消失，病变消退而痊愈。约1%的患儿可转化为快速进行性肾小球肾炎。1% ～ 2%的患儿病变缓慢进展，转化为慢性肾炎，成人患者转为慢性肾炎占15% ～ 50%。

案例 19-1

男性，8岁，2周前咽部感染疼痛，经治疗后好转。近来因出现眼睑水肿，尤以清晨明显，并有浓茶样尿、少尿而到医院就诊。检查：眼睑及阴囊明显水肿，血压145/95mmHg，尿红细胞 +++，蛋白 ++，并见有红细胞及蛋白管型，心、肺检查无异常。

问题与思考：

1．根据学过的知识本例患者肾出现了什么病变？

2．本例患者有哪些临床表现？这些症状是如何发生的？

（二）快速进行性肾小球肾炎

快速进行性肾小球肾炎（rapidly progressive glomerulonephritis，RPGN）又称急进性肾小球肾炎，为一组起病急、病情进展快的肾小球肾炎，以大多数肾小球球囊壁层上皮细胞增生形成新月体为病理特征，故又称新月体性肾小球肾炎或毛细血管外增生性肾小球肾炎。临床上表现为快速进行性肾炎综合征，即由蛋白尿、血尿等改变迅速发展为严重少尿、无尿、高血压及进行性肾功能障碍。若不及时治疗，患者常于数周或数月内出现肾衰竭而死亡。

1．病因与发病机制　大多数快速进行性型肾小球肾炎的肾损伤由免疫因素所致。根据免疫学检查结果可将快速进行性肾小球肾炎分为3个类型。

Ⅰ型RPGN：为抗肾小球基底膜肾炎。在基底膜内出现IgG和C_3的线状沉积，部分患者抗基底膜抗体与肺泡基底膜发生交叉反应，临床上反复出现咯血，并有肾功能改变，故称为肺出血-肾炎综合征。本型约占25%。

Ⅱ型RPGN：为免疫复合物性疾病，在我国较为常见，可由免疫复合物性肾炎发展而来，亦可是全身性疾病（红斑狼疮）的组成部分。本型的特点是免疫复合物沉积和大量新月体形成。本型约占25%。

Ⅲ型RPGN：为免疫应答缺乏型，电镜及免疫荧光检查，抗基底膜抗体及抗原抗体复合物均为阴性，病因和发病机制不清楚。部分患者血清中抗中性粒细胞胞质抗体阳性。本型占50%。

2．病理变化　肉眼观，双肾肿大、苍白，皮质表面可见散在点状出血，切面皮质增厚。镜下的特征性病变是大多数（> 50%）肾小球球囊内有新月体形成，主要是增生的壁层上皮细胞和渗出的单核细胞堆积成层，在球囊壁层呈新月状或环状分布（图19-5）。其间可见较多纤维蛋白和中性粒细胞、淋巴细胞浸润。纤维蛋白的渗出是刺激新月体形成的重要原因。新月体的构成成分随病情发展而改变，早期以细胞成分为主，称为细胞性新月体。以后因纤维成分增多，形成纤维-细胞性新月体，最终全部纤维化而成为纤维性新月体。新月体形成导致肾小球球囊腔闭塞，毛细血管丛因受压逐渐萎缩、纤维化，最后整个肾小球纤维化、玻璃样变，功能丧失。肾小管上皮细胞变性、玻璃样变、萎缩、消失。肾间质水肿，炎症细胞浸润，后期出现纤维化。

电镜下，除新月体外，病变处可见电子致密物沉积（Ⅱ型），基底膜缺损和断裂。免疫荧光检查，Ⅰ型 RPGN 为线性荧光，Ⅱ型为颗粒状荧光，Ⅲ型为阴性。

3．临床病理联系　快速进行性肾小球肾炎初发时因肾小球毛细血管损害，基底膜缺损出血，可有明显血尿，但蛋白尿较轻。随病情发展，由于大量肾小球内新月体形成，阻塞球囊腔，患者迅速出现少尿、无尿和氮质血症。并有不同程度的高血压和水肿。最终大量肾小球纤维化、玻璃样变，使肾单位功能丧失，出现肾衰竭。本病预后差，若不及时治疗，患者常在数周或数月内因尿毒症而死亡。

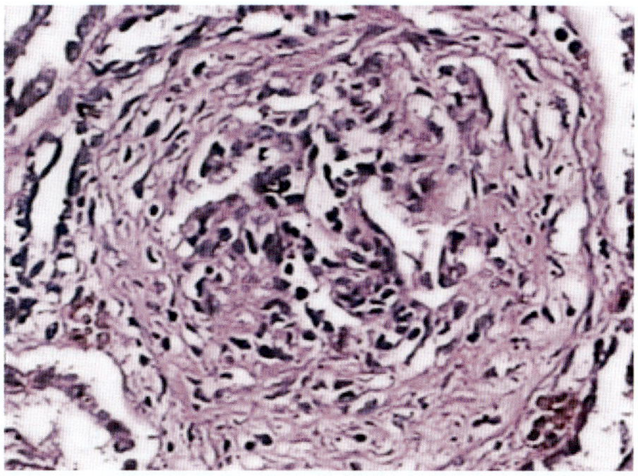

图 19-5　快速进行性肾小球肾炎

肾小球球囊上皮细胞增生形成新月体，肾小球球囊腔闭塞

（三）膜性肾小球肾炎

膜性肾小球肾炎（membranous glomeru-lonephritis）是导致成人肾病综合征的最常见原因。由于本病早期光镜下炎性改变不明显，故称为膜性肾病。约 85% 的患者致病原因不明，属原发性膜性肾小球病，其余病例可继发于乙型病毒性肝炎、肺癌、肠癌、系统性红斑狼疮等疾病。本病通常发生于 30 ~ 50 岁。

1．病理变化　肉眼观，双肾肿大，色苍白，称“大白肾”，晚期肾体积缩小，表面呈细颗粒状。镜下早期病变不明显，肾小球基本正常，之后出现基底膜弥漫性增厚。电镜下显示上皮细胞肿胀，足突消失，上皮细胞下出现电子致密沉积物，可逐渐使基底膜增厚，沉积物之间基膜样物质形成钉状突起，部分沉积物溶解，呈虫蚀状。最后造成肾小球硬化，玻璃样变。免疫荧光检查显示 IgG 和补体在基底膜沉积，表现为典型的颗粒状荧光。

2．临床表现　本病主要表现为肾病综合征。因基底膜严重受损，通透性明显增高，可产生非选择性蛋白尿。起病隐匿，病程长，大多患者有持续的蛋白尿，约半数患者发病后 10 年左右进展为慢性肾功能衰竭。

（四）微小病变型肾病

微小病变型肾病（minimal change nephrosis）是引起儿童肾病综合征最常见的原因。光镜下肾小球基本正常，肾小管上皮细胞内有大量脂质沉积，故又称为脂性肾病（lipid nephrosis）。其病因和发病机制尚不清楚，可能与体内某种循环因子（淋巴细胞或巨噬细胞产生的细胞因子）增多造成上皮细胞损伤有关。

案例 19-2

男性，10 岁，2 周前患上呼吸道感染，经治疗后好转。现出现大量蛋白尿、高度水肿、低蛋白血症和高胆固醇血症。

问题与思考：

1．本例患者的主要病变部位在哪个脏器？

2．该患者患了什么病？有哪些病理变化？

1．病理变化 肉眼观，双肾肿胀，呈苍白色，切面皮质可见黄白色条纹。光镜下肾小球基本正常，近曲小管上皮细胞内出现大量脂质和蛋白小滴。电镜下以弥漫性足细胞足突消失为主要改变，基底膜形态正常，无沉积物。免疫荧光检查肾小球内无免疫球蛋白和补体沉积。

2．临床表现 患者表现为肾病综合征，水肿常为最早出现的症状，绝大多数患者表现为选择性蛋白尿（蛋白尿的主要成分是白蛋白）。由于肾小球病变轻微，炎症反应不明显，患者多无血尿、高血压，肾功能多无损害。糖皮质激素治疗效果好。

（五）膜增生性肾小球肾炎

膜增生性肾小球肾炎（membranoproliferative glomerulonephritis，MPGN）的病变特点是既有基底膜增厚，又有系膜细胞增生和系膜基质增多。其分为两型：Ⅰ型多见（90%），通常由循环免疫复合物沉积引起，并有补体参与。Ⅱ型少见（10%），常出现补体替代途径的异常激活，表现为持续性血清补体降低。光镜下两型病变相似。

1．病理变化 镜下观，肾小球体积增大，细胞数目增多，增多的细胞主要为系膜细胞。Ⅰ型典型的病变是弥漫性系膜细胞和系膜基质重度增生，增生的系膜基质沿内皮细胞和基底膜之间长入或插入，使基底膜增厚，镀银染色或 PAS 染色呈双层或多层状改变，由于系膜细胞和系膜基质重度增生，系膜区域扩大导致肾小球呈明显的分叶状。Ⅱ型系膜增生轻，肾小球分叶改变不明显。

电镜下，肾小球内见电子致密物，Ⅰ型，大量电子致密物沉积于基底膜内皮侧和系膜区域，少量见于上皮下；Ⅱ型，电子致密物沿基底膜致密层呈带状分布。

免疫荧光检查，Ⅰ型显示 IgG 和补体 C_3 呈大块状颗粒沉积于毛细血管壁和系膜区，Ⅱ型显示补体 C_3 沉积于毛细血管壁和系膜区（图 19-6）。

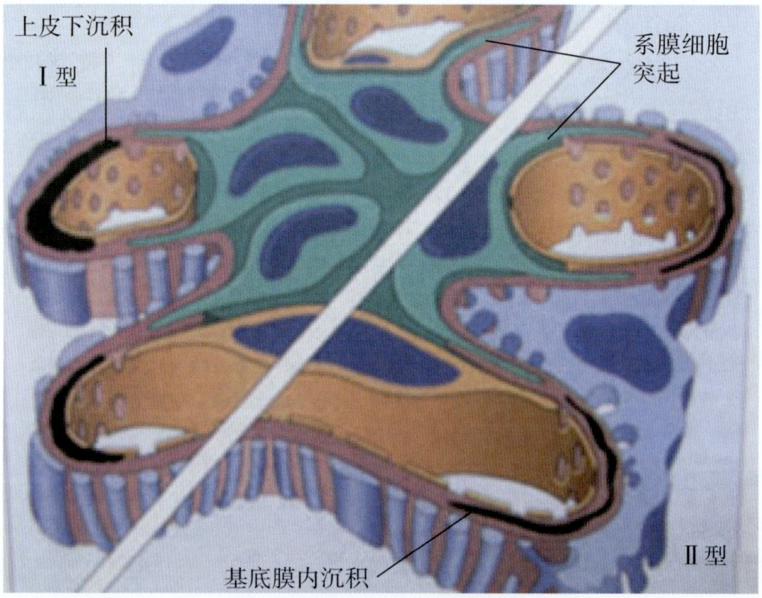

图 19-6 膜增生性肾小球肾炎示意图
（采自 Robbins）

2．临床表现 多数患者表现为肾病综合征，Ⅱ型患者常出现低补体血症，预后较Ⅰ型患者差。病变呈慢性进行性，50% 的病例在 10 年内进展至慢性肾功能衰竭。

（六）系膜增生性肾小球肾炎

系膜增生性肾小球肾炎（mesangial proliferative glomerulonephritis）在我国很常见，以弥漫性肾小球系膜细胞增生和系膜基质增多为病理特征。该肾炎有原发性和继发性之分，前者的病因与发病机制尚不明确；后者可为系统性红斑狼疮、过敏性紫癜和糖尿病的继发性肾小球病变。镜下特征为弥漫性系膜增生伴基质增多。早期以系膜细胞增生为主，后期系膜基质增多。电镜下可见系膜区等处有电子致密物沉积。免疫荧光检查，我国患者最常见的是 IgG 和 C_3 沉积，其他国家则多表现为 IgM 和 C_3 沉积，又称 IgM 肾病。

本病多见于男性青少年。临床表现具有多样性，可出现无症状蛋白尿或血尿、慢性肾炎综合征或肾病综合征。病变轻者预后较好，可复发。病变重者预后较差，可引起肾功能衰竭。

（七）慢性肾小球肾炎

慢性肾小球肾炎（chronic glomerulonephritis）为各种不同类型肾炎发展的最后阶段，病变特点是大量肾小球发生玻璃样变和硬化，又称慢性硬化性肾小球肾炎（chronic sclerosing glomerulonephritis）。

1．病因和发病机制　本病可由不同类型的肾炎发展而来，如快速进行性肾炎患者度过急性阶段后，往往转化为慢性肾炎；少数链球菌感染后的成人肾炎患者也可发展为慢性肾炎；其他类型肾炎（如膜性肾炎、膜性增生性肾炎、系膜增生性肾炎等）均可演变为慢性肾炎。也有较多患者无急性或其他类型肾炎的病史，一旦发现，已属慢性病变。无论何种原因，它们所造成的肾脏病变，都以大量肾小球纤维化、硬化和玻璃样变为特征。

2．病理变化　肉眼观，双侧肾体积对称性缩小，颜色苍白，质地变硬，表面呈弥漫性细颗粒状外观，有继发性颗粒性固缩肾之称。切面皮质变薄，与髓质分界不清，肾盂周围脂肪增多。镜下观，早期肾小球内可见原肾炎病变。但随着病情的演变，最终出现大量肾小球纤维化和玻璃样变，有的形成无结构的玻璃样小团（图 19-7）。因肾小球血流阻断，造成相应部位的缺血改变，使相应肾小管萎缩、消失，间质明显纤维化，进而促使病变的肾小球相互靠拢、集中。同时，病变轻的肾单位常发生代偿性肥大，出现肾小球体积增大，肾小管扩张，其内可见各种管型。肾间质有大量淋巴细胞浸润和纤维组织增生。

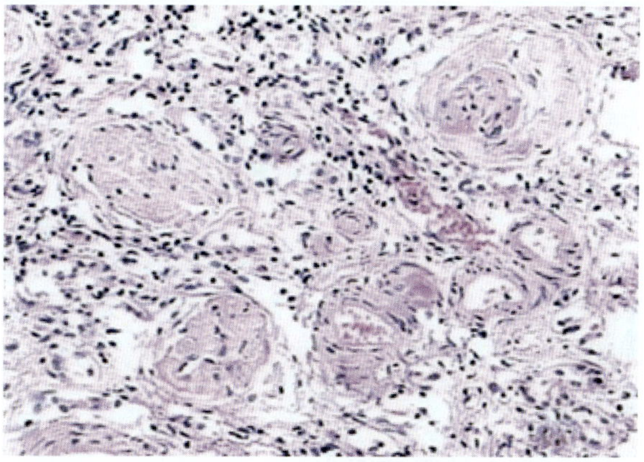

图 19-7　慢性肾小球肾炎
肾小球纤维化和玻璃样变，间质纤维组织增生，慢性炎症细胞浸润

3．临床病理联系　本病以成人多见，主要表现为慢性肾炎综合征，出现多尿、夜尿、低比重尿、高血压、贫血、氮质血症和尿毒症等。多尿、夜尿、低比重尿与肾单位大量破坏，残存肾单位内血流速度加快，肾小球滤过率增加，尿浓缩功能降低有关；高血压则是肾单位纤维化，使肾组织严重缺血，肾素分泌增加所致；由于肾单位破坏，促红细胞生成素分泌减少和体内代谢产物堆积，抑制骨髓造血功能，可引起贫血；因丧失功能的肾单位逐渐增多，肾功能障碍不断加重，以致代谢产物潴留，水、电解质和酸碱平衡紊乱，导致氮质血症甚至尿毒症。

慢性肾小球肾炎预后极差，如不能及时进行血液透析或肾移植，患者常因尿毒症或高血压引起的心力衰竭或脑出血而死亡。

现将各型肾小球肾炎临床和病理特点小结如下（表 19-1）。

表 19-1 各型肾小球肾炎临床和病理特点小结

类型	临床特点	病理特点		
		光镜	电镜	免疫荧光
急性弥漫增生性肾小球肾炎	急性肾炎综合征	弥漫性系膜细胞和内皮细胞增生	上皮下驼峰状沉积物	基底膜和系膜区 IgG、C_3 沉积
快速进行性肾小球肾炎	快速进行性肾炎综合征	新月体形成	电子致密物沉积（Ⅱ型）	Ⅰ型为线性荧光，Ⅱ型为颗粒状荧光，Ⅲ型为阴性
膜性肾小球肾炎	肾病综合征	弥漫性基底膜增厚，钉突形成	上皮细胞肿胀，足突融合，上皮下沉积物	IgG 和补体在基底膜沉积，颗粒状荧光
微小病变型肾病	肾病综合征	肾小管上皮细胞内脂质沉积	弥漫性足细胞足突消失	阴性
膜增生性肾小球肾炎	肾病综合征	系膜增生，插入基底膜，使基膜增厚呈双轨状	Ⅰ型内皮下沉积物；Ⅱ型致密物沉积	Ⅰ型 IgG+C_3；Ⅱ型 C_3，无 IgG
系膜增生性肾小球肾炎	蛋白尿、血尿、肾病综合征	系膜细胞增生，系膜基质增多	系膜区沉积物	系膜区 IgG、IgM 和 C_3 沉积
慢性肾小球肾炎	慢性肾炎综合征	肾小球纤维化、玻璃样变、硬化	因肾炎起始类型而异	因肾炎起始类型而异

第二节 肾盂肾炎

肾盂肾炎（pyelonephritis）是由感染引起的累及肾盂、肾间质及肾小管的化脓性炎症。肾盂肾炎可分急性肾盂肾炎和慢性肾盂肾炎两种。女性多见，发病率男女比例为 1 ∶ 10。主要临床表现有发热、血尿、脓尿、腰部酸痛、膀胱刺激征等。晚期可出现肾功能不全和高血压，甚至引起尿毒症。

一、急性肾盂肾炎

急性肾盂肾炎是由细菌感染引起的肾盂、肾间质及肾小管的化脓性炎症，是尿路感染的重要部分。本病常与下尿路感染（膀胱炎、前列腺炎和尿道炎）有密切关系。

（一）病因与发病机制

引起急性肾盂肾炎的细菌很多，主要为革兰阴性菌，最常见的是大肠埃希菌（占 60% ~ 80%），其他为变形杆菌、产气杆菌、葡萄球菌等。细菌感染途径有两种。

1．上行性（逆行性）感染　上行性感染是本病最常见的感染途径，约占 90%。因女性尿道短而直，尿道口与阴道、肛门靠近，外阴及阴道分泌物较多，妊娠子宫压迫输尿管引起不完全阻塞，易引起尿潴留，故女性上行性感染的机会多，肾盂肾炎发病率较男性高。病原菌主要是大肠埃希菌，多数患者先有下尿路感染，如尿道炎、膀胱炎或前列腺炎。细菌沿输尿管或输尿管周围的淋巴管上行到肾盂，引起肾盂和肾组织的化脓性炎症，病变可为单侧或双侧。

正常情况下，人体的泌尿系统具有一定的防御功能，如尿液不断冲洗尿道；膀胱黏膜产生局部分泌性抗体 IgA，具有抗菌作用；膀胱壁内的白细胞具有吞噬和杀菌作用等。因此，少量细菌进入膀胱后不能生长，膀胱内的尿液无菌。当某种诱因使这些防御功能被削弱时，病原菌即可乘虚而入引起肾盂肾炎。常见的诱因有：①尿路阻塞：常见的原因有泌尿道结石、前列腺肥大、妊娠子宫或肿瘤压迫、尿道炎症等，造成输尿管狭窄，导致尿液潴留，有利于细菌生长繁殖，引起肾盂肾炎。②医源性因素：如导尿术、膀胱镜检查、泌尿道手术等易损伤尿道黏膜，并有可能将细菌带入膀胱引起感染，导致肾盂肾炎。尤其是留置导尿管引起感染的机会更多，值得注意。③膀胱、输尿管尿液反流：如膀胱三角区发育不良或输尿管畸形，易发生尿液反流；另外，下泌尿道梗阻，膀胱功能紊乱，膀胱炎等使排尿后残存的尿量增多，有利于细菌繁殖，并借助反流促使含菌的尿液进入输尿管和肾盂，引起化脓性感染。

2．下行性（血源性）感染　下行性感染较少见，约占 10%，最常见的致病菌是金黄色葡萄球菌。细菌从体内病灶（如扁桃体炎、鼻窦炎、皮肤感染等）侵入血流，引起败血症。细菌随血流到达肾，首先在肾小球毛细血管或肾小管周围的毛细血管处形成化脓性病灶，继而穿破肾小管入间质，侵及肾盏、肾盂，病变常累及双侧肾。

此外，外伤或肾周的化脓性炎症也可破坏肾包膜，引起肾盂肾炎，但很少见。

（二）病理变化

上行性感染病变可累及单侧或双侧肾。血源性感染则多为双侧性。

肉眼观：患肾体积增大，表面可见散在分布、大小不一的脓肿，稍隆起，黄白色，周围有紫红色充血带。病灶可弥散全肾，也可局限于肾的某一区域。严重时，多个病灶可相互融合成大的脓肿。切面髓质内有黄色条纹向皮质延伸，有些条纹融合处形成小脓肿。肾盂黏膜充血、水肿，可有散在出血点。有时黏膜表面覆盖脓性渗出物，并可出现肾盂积脓。

镜下观：以肾组织化脓性改变和脓肿形成为特征。经上行性感染致病的先累及肾盂，其黏膜充血、水肿，大量中性粒细胞浸润和脓肿形成。这些化脓性改变初起于肾间质，之后向肾表面扩展，可累及肾小管，使管腔内出现白细胞和管型，但较少累及肾小球。

血源性感染引起的肾盂肾炎常先累及肾皮质，尤其是肾小球及其周围的间质，形成多发性散在的小脓肿并逐渐扩大而破坏邻近组织。炎症可蔓延至肾小管并从集合管蔓延至肾盂。

（三）并发症

1．坏死性乳头炎（necrotizing papillitis）　常发生在糖尿病或有严重尿路阻塞的患者，病变可发生在单侧或双侧肾。肉眼见病变处肾锥体乳头侧出现分界清楚的灰白或灰黄色梗死样坏死灶，可发生于单个、多个或全部乳头。镜下见肾乳头病变为凝固性坏死，病灶周围有大量中性粒细胞浸润。

2．肾盂积脓（pyonephrosis）　有严重尿路阻塞，特别是高位完全性尿路阻塞时，脓性渗出物不能排出而积聚在肾盂、肾盏和输尿管内。

3．肾周围脓肿（perinephric abscess）　严重病例，肾内化脓性病灶可穿破肾被膜，在肾周围组织形成脓肿。

（四）临床病理联系

急性肾盂肾炎起病急，患者可出现发热、寒战、白细胞增多等全身毒血症表现。由于肾体积增大，被膜紧张，特别是伴有肾周围炎时，患者常有腰部疼痛、肾区叩痛。由于肾盂、肾间质的脓性渗出物随尿排出，患者常有脓尿、管型尿（白细胞管型最有诊断价值）、菌尿，肾盂、肾组织出血时可出现血尿等症状。病灶内的细菌随尿液进入膀胱，可引起急性膀胱炎，患者可出现尿急、尿频、尿痛等膀胱刺激症状。由于病变在肾内呈灶性分布，多累及单侧肾，故患者多无肾功不全的表现。

急性肾盂肾炎如能及时彻底治疗，多数患者可在短期内痊愈。如治疗不彻底或诱因持续存在，可反复发作变为慢性。如伴有并发症，则病情可恶化，导致败血症或急性肾功能衰竭。

二、慢性肾盂肾炎

慢性肾盂肾炎（chronic pyelonephritis）可由急性肾盂肾炎未及时彻底治疗转变而来，或者发现时即呈慢性经过。肾盂肾炎发展为慢性过程与下列因素有关：尿路长期阻塞，严重的膀胱输尿管尿液反流，病灶中细菌抗原持续存在引起免疫应答，使炎症继续发展。

（一）病理变化

肉眼观：一侧或双侧肾体积缩小，质地变硬，表面可见粗大、不规则的凹陷瘢痕并可与肾被膜粘连。肾切面皮、髓质界限不清，肾乳头萎缩，肾盏、肾盂因瘢痕收缩而变形，肾盂黏膜粗糙、增厚。如病变为双侧，则两侧病变不对称。

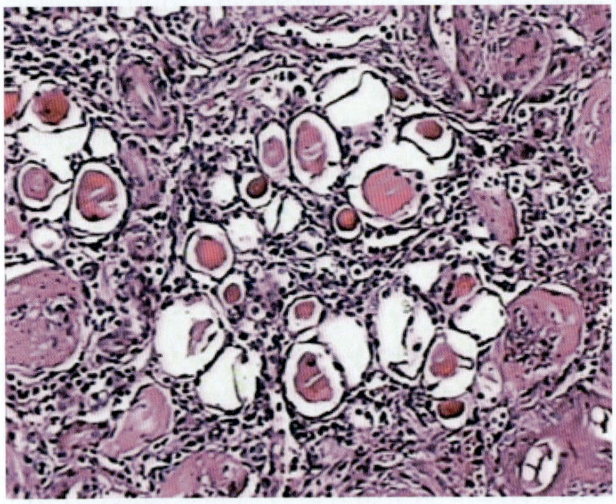

图 19-8 慢性肾盂肾炎

肾小球纤维化，部分肾小管萎缩，部分肾小管扩张，管腔内有胶样管型，间质纤维组织增生，大量炎症细胞浸润

镜下观：肾脏病变呈不规则的灶性或片状分布，间质有淋巴细胞、浆细胞、单核细胞和少量中性白细胞浸润。在皮、髓质均可出现纤维组织增生，肾单位破坏后的间质纤维组织增生和纤维化，构成肉眼所见的凹陷瘢痕。部分区域肾小管萎缩、坏死，有些肾小管扩张，管腔内有均质、红染的胶样管型，形似甲状腺滤泡（由变性的白细胞和蛋白质凝集而成）。其间的弓形动脉和小叶间动脉出现闭塞性动脉内膜炎，其他部位细、小动脉则纤维化、玻璃样变。肾小球改变早期不明显，晚期逐渐发生纤维化、玻璃样变，健存的肾小球代偿性肥大和肾小管代偿性扩张（图 19-8）。当炎症急性发作时，病灶内有小脓肿形成，大量中性粒细胞浸润。

（二）临床病理联系

慢性肾盂肾炎患者发病较隐匿，以肾功能不全和高血压为常见表现，就诊时常规检查发现脓尿或菌尿。由于肾小管损害严重，可产生多尿、夜尿、低钠、低钾及代谢性酸中毒。肾组织纤维化及小血管硬化造成肾缺血，使肾素分泌增多，导致高血压，严重而持久的高血压可引起心力衰竭。随着肾组织进行性破坏，最终出现氮质血症和尿毒症。

案例 19-3

患者，女性，46 岁，反复尿频、尿急、尿痛 10 余年，间歇性眼睑水肿 2 年，阵发性腰痛伴夜尿增多 1 年，加重 10 天入院。体格检查：血压 160/108mmHg，双肾叩击痛。实验室检查：尿白细胞（++），蛋白（++），尿密度 1.010，尿培养大肠埃希菌生长，血肌酐 470μmol/L。B 超检查示：双肾不对称缩小，变形明显。

问题与思考：

1．本例患者患有什么病？

2．该病变镜下病理改变有哪些？结合病理变化解释患者的临床表现。

第三节　泌尿系统常见肿瘤

一、肾细胞癌

肾细胞癌（renal cell carcinoma），简称肾癌，是起源于肾小管上皮细胞的恶性肿瘤，是最常见的肾恶性肿瘤，占成人肾恶性肿瘤的 80% ～ 85%，好发于 60 ～ 70 岁的老年人，男性多见，男女发病之比为 2 ～ 3 ∶ 1。

（一）病因

病因尚未阐明，流行病学调查资料显示，除化学致癌物质外，吸烟是引起肾癌的重要危险因素，其他危险因素包括肥胖（特别是女性），高血压，接触石油产品、石棉和重金属等。由于发现一些患者有染色体异常，因此认为遗传因素在肾细胞癌的发生中也起重要作用。

（二）病理变化

肾细胞癌的组织学类型主要有 3 种。

1．透明细胞癌　最常见的类型，占肾癌的 70% ～ 80%。镜下观，肿瘤细胞体积较大，呈圆形或多角形，胞质透明或颗粒状，片状、梁状或管状排列，无乳头状结构。大多癌细胞分化好，但有的异型性明显，出现畸形核和瘤巨细胞（图 19-9）。

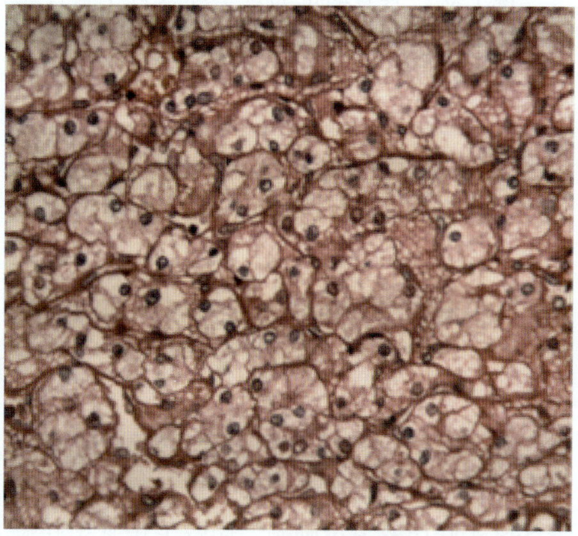

图 19-9　肾透明细胞癌

癌细胞为圆形，胞质透明，片状排列

2．乳头状癌　占 10% ～ 15%，包括嗜酸性细胞和嗜碱性细胞两个类型。镜下观，癌细胞为立方或矮柱状，特征为乳头状结构形成。

3．嫌色细胞癌　约占 5%。镜下观，癌细胞呈实性片状排列，细胞大小不一，胞膜明显，胞质淡染或嗜碱性，核周常有空晕。癌组织血管四周常围绕较大瘤细胞。此类型肿瘤可能起源于集合管上皮细胞，预后较好。

肉眼观：肾细胞癌多发于肾的上、下两极（尤其为上极）。透明细胞癌为单侧圆形肿块，直径多数为 3 ～ 15cm。癌组织切面淡黄色或灰白色，可见灶状出血、坏死、软化或钙化等病变，故常呈红、黄、灰、白等多色交错的多彩性表现，颇有特征。肿瘤压迫周围组织，形成假包膜，并可见小的瘤结节。乳头状癌可为双侧和多灶性，瘤体较大时可见出血和囊性变，并可蔓延到肾盏肾盂和输尿管。侵入肾静脉的瘤细胞可形成柱状瘤栓，有的可延伸至下腔静脉和右心。

（三）临床病理联系

肾癌早期症状不明显，常到肿瘤体积增大时才被发现。肾区疼痛、腰痛和血尿为具有诊断意义的三个典型症状，但三者同时出现的概率较小。同时患者也可伴有发热、乏力、体重减轻等全身症状。无痛性血尿是肾癌的主要症状，常为间歇性，早期可仅表现为镜下血尿。

肿瘤可产生多种激素和激素样物质，同时引起相应的临床症状，如红细胞增多症、高钙血症、库欣综合征和高血压等。

（四）扩散途径

肾癌的扩散方式包括直接蔓延、血道转移和淋巴道转移。①直接蔓延：癌组织可侵入肾盏、肾盂，甚至输尿管引起尿路阻塞，导致肾盂积水。癌组织可穿破肾被膜，侵犯肾上腺和肾周围软组织。②血道转移：肾细胞癌间质纤维很少，但血管丰富，早期即可出现血道转移。通常侵入肾静脉而发生远处转移。最常转移到肺和骨，也可转移至肝、肾上腺、脑等处。③淋巴道转移：常首先转移到肾门及主动脉旁淋巴结。

肾癌预后较差，平均 5 年生存率约为 45%。若肿瘤侵入肾静脉和肾周组织，5 年生存率则骤降至 15% ~ 20%。治疗的关键是早期诊断与及时手术切除。

二、肾母细胞瘤

肾母细胞瘤（nephroblastoma）又称 Wilms 瘤，是起源于肾内残留的后肾胚芽组织的恶性肿瘤。在儿童肾恶性肿瘤中最常见，偶发于成人。该肿瘤具有儿童肿瘤的特点：①肿瘤的发生与先天畸形有一定的关系；②肿瘤组织学结构与起源组织胚胎期结构相似；③临床治疗效果较好。

（一）病理变化

肉眼观：瘤体多为单个实性肿块，质软，体积常较大，分界清楚，可有假包膜形成。切面灰白或灰红色，似鱼肉状外观，可见灶状出血，囊性变或坏死，有的病例可见少量骨或软骨。

镜下观：具有幼稚的肾小球或肾小管样结构，这是肾母细胞瘤的组织学特征。瘤细胞成分有上皮样细胞、间叶组织细胞和幼稚细胞。其中上皮样细胞体积小、圆形、多边形或立方形；间叶组织细胞较小，梭形或星状，以纤维性为主，可出现横纹肌、软骨、骨、脂肪等分化；幼稚细胞胞质少，为小圆形或卵圆形原始细胞。

（二）临床病理联系

肾母细胞瘤的主要症状为腹部肿块，巨大肿瘤的下缘可达盆腔。有血尿、腹痛或肠梗阻等表现。瘤体主要在局部生长，部分病例可发生肺转移。手术切除、放疗及化疗综合治疗具有良好的效果。

三、尿路上皮肿瘤

尿路上皮肿瘤可来源于肾盂、输尿管、膀胱黏膜及尿道的一部分上皮，属移行上皮。按照世界卫生组织的分类，尿路上皮肿瘤分为非浸润性尿路上皮肿瘤（non-invasive urothelial tumor）和浸润性尿路上皮肿瘤（infiltrating urothelial tumor）两类。其中非浸润性尿路上皮肿瘤包括：尿路上皮原位癌、高级别非浸润性乳头状尿路上皮癌、低级别非浸润性乳头状尿路上皮癌、低度恶性潜能乳头状尿路上皮肿瘤、尿路上皮乳头状瘤及内翻性乳头状瘤。浸润性尿路上皮癌指癌组织浸润至基底膜以下，是泌尿系统最常见、最重要的恶性肿瘤。尿路上皮癌中最常见的是膀胱癌。

膀胱癌多发生于 50 ~ 70 岁，男性发病率为女性的 2 ~ 3 倍。发病与苯胺染料、吸烟、病毒感染和膀胱黏膜的慢性炎症密切相关。

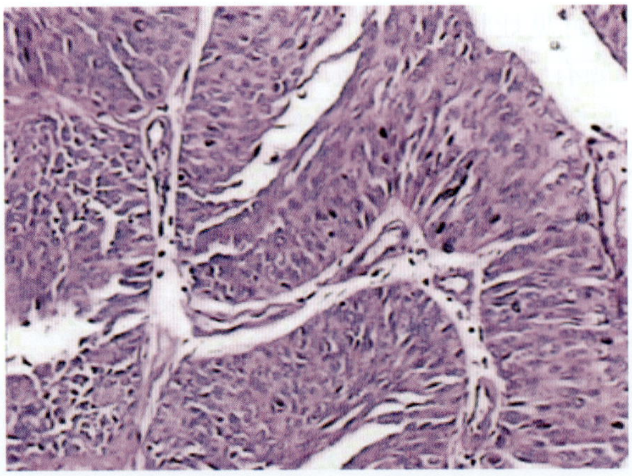

图 19-10 膀胱低级别尿路上皮癌
肿瘤呈乳头状，细胞层次增多，极性无明显紊乱，异型性较小

（一）病理变化

膀胱的尿路上皮肿瘤好发于膀胱三角区和膀胱侧壁近输尿管开口处。肉眼观，肿瘤大小不等，单发或多发，切面灰白色，可有坏死等改变。肿瘤形状因瘤细胞分化程度不同而异，分化较好者多呈乳头状或息肉状，有蒂与膀胱黏膜相连；分化较差者常呈扁平突起，无蒂，可向周围组织浸润。

镜下观，尿路上皮肿瘤多呈乳头状结构，细胞增生明显，超过正常尿路上皮的厚度。低级别尿路上皮癌，细胞通常缺乏异型性（图 19-10）。而高级别尿路上皮癌细胞排列极性紊乱，异型性明显，核分裂象多见。

浸润性尿路上皮癌与非浸润性尿路上皮癌两者区别在于前者可见不同程度的膀胱壁浸润。

（二）临床病理联系

尿路上皮肿瘤最常见的症状为无痛性血尿，是由癌性乳头断裂，肿瘤表面坏死和溃疡出血所致；肿瘤侵犯膀胱壁，刺激黏膜或并发感染，可出现尿急、尿频、尿痛等膀胱刺激症状；肿瘤阻塞输尿管开口可导致肾盂积水、肾盂肾炎、肾盂积脓。

膀胱癌主要经淋巴道转移到局部淋巴结，并可侵犯子宫旁、髂动脉旁和主动脉旁淋巴结，分化差者晚期可发生血道转移至肝、肺、骨髓、肾、肾上腺等处。无论瘤细胞分化程度如何，尿路上皮癌术后均易复发。患者预后与肿瘤的组织学分级和肿瘤浸润深度、有无转移关系较密切。低级别尿路上皮癌术后虽可复发，但患者 10 年生存率可高达 95% 以上，而高级别尿路上皮癌患者 10 年生存率仅为 40% 左右。

本病应早期诊断，早期治疗。膀胱镜检查与组织活检是诊断的主要方法，有血尿者，脱落细胞学检查有助诊断。

第四节　肾功能不全

肾是人体重要的生命器官，具有多种生理功能：①排泄功能：通过尿液生成，排出体内代谢产物、药物和毒物；②调节功能：调节体内水、电解质和酸碱平衡，以及维持血压；③内分泌功能：分泌多种生物活性物质，如肾素、促红细胞生成素、1，25-（OH）$_2$VD$_3$ 和前列腺素，并灭活甲状旁腺激素和促胃液素等。

各种原因引起泌尿功能严重障碍，导致机体内环境发生紊乱，出现各种代谢产物、药物和毒物在体内潴留，水、电解质和酸碱平衡紊乱，并伴有肾内分泌功能障碍的病理过程称为肾功能不全（renal insufficiency）。

肾功能不全与肾功能衰竭（renal failure）只是程度上的差别，前者是指肾功能障碍由轻到重的全过程，后者则是肾功能不全的晚期阶段。根据发病的急缓和病程的长短，肾功能不全可分为急性肾功能衰竭和慢性肾功能衰竭。无论是急性还是慢性肾功能衰竭，发展到严重阶段均表现为尿毒症（uremia）。

一、急性肾功能衰竭

急性肾功能衰竭（acute renal failure，ARF）是指各种原因引起泌尿功能在短时间（几小时至几天）内急剧下降，导致代谢产物在体内迅速积聚和水、电解质和酸碱平衡紊乱以及全身各系统并发症的病理过程。多数 ARF 患者的主要临床表现是少尿（< 400ml/d）或无尿（< 100ml/d），当每天尿量在 400ml 以下时，称为少尿型急性肾功能衰竭。也有一部分患者尿量不减少（> 400ml/d），称为非少尿型急性肾功能衰竭。与少尿型急性肾功能衰竭相比，非少尿型急性肾功能衰竭的发病率和死亡率较低。

（一）病因与分类

急性肾功能衰竭可由许多原因引起，根据原因的不同将其分为肾前性急性肾功能衰竭、肾性急性肾功能衰竭和肾后性急性肾功能衰竭三大类。

1．肾前性急性肾功能衰竭　是指由肾血液灌流量急剧减少所致的急性肾功能衰竭。肾无器质性病变，一旦肾灌流量恢复，则肾功能也迅速恢复，所以这种肾功能衰竭又称功能性肾功能衰竭。

（1）病因

1）血容量降低：见于大出血，外科手术，创伤，烧伤，严重的呕吐、腹泻等引起的低血容量性休克。

2）心力衰竭：见于急性心肌梗死等心源性休克和心包压塞等心排血量急剧下降时。

3）血管床容量扩大，使有效循环血量减少：见于过敏性休克及败血症休克时血管床容量扩大，血液淤滞。

4）肝 - 肾综合征：肝硬化、门静脉淤血、肾血管收缩药物及前列腺素抑制剂等可引起肾小动脉强烈收缩，肾灌流量降低。

（2）临床特点：临床上以少尿为特征，尿钠浓度低（< 20mmol/L），尿比重较高（> 1.020）和氮质血症（血浆肌酐和血尿素氮明显升高，尿肌酐 / 血肌酐比值大于 40）。

2．肾性急性肾功能衰竭　是因肾实质病变而引发的急性肾功能衰竭，又称器质性肾功能衰竭。

（1）病因

1）持续性肾缺血：这是最常见也是最重要的原因，常是肾前性肾衰竭的各种病因未能得到及时消除而引发的结果。持续性肾缺血可引起的肾小管缺血性坏死。

2）急性肾小管中毒：引起肾小管损害的毒物包括：①药物：如氨基糖苷类抗生素、四环素族和两性霉素等。静脉注射或口服 X 线造影剂，也可直接损伤肾小管；②有机溶剂：如四氯化碳、乙二醇和甲醇等；③重金属：如汞、铋、铅、锑、砷等化合物；④生物毒素：如生鱼胆、蛇毒、蜂毒等。

3）肾本身的疾患：包括急性肾小球肾炎、急性肾盂肾炎、巨细胞病毒感染和急性过敏性肾间质肾炎等。

（2）临床特点：肾性肾功能衰竭临床分为少尿型和非少尿型两种，前者多见。由于肾小管有器质性损伤使浓缩和稀释功能丧失，尿比重固定在 1.010 左右，称为等渗尿；同时也因重吸收钠的能力降低，尿钠浓度增高。尿常规可发现血尿，镜检有多种细胞和管型（色素管型、颗粒管型和细胞管型）。血液尿素氮和血浆肌酐进行性升高，尿肌酐 / 血肌酐< 20，与功能性肾衰竭有明显区别。

3．肾后性急性肾功能衰竭　由肾盏到尿道口任何部位梗阻所引起的肾功能急剧下降，称肾后性急性肾功能衰竭。常见于老年男性。

（1）病因：常见的梗阻原因是结石、肿瘤、肥大的前列腺等。尿路梗阻引起肾盂积水，肾间质压力升高，肾小球囊内压升高，导致肾小球有效滤过压下降，直接影响肾小球滤过率。

（2）临床特点：用 X 线、肾图或超声检查，查明病因及梗阻部位，及时解除梗阻，肾功能可迅速恢复正常。如长期梗阻，可发展到尿毒症而死亡。

（二）发病机制

不同原因引起的急性肾功能衰竭，其发病机制亦各不相同。以少尿型急性肾功能衰竭为例，主要的发病机制是：

1．肾缺血　各种原因通过造成肾血管收缩和肾血液流变学改变引发急性肾功能衰竭。

（1）肾血管收缩

1）交感 - 肾上腺髓质系统兴奋：休克、创伤等引起有效循环血量减少或毒物的作用，致使交感 - 肾上腺髓质系统兴奋，血中儿茶酚胺水平升高，通过刺激 α 受体使肾血管收缩，肾供血减少，肾小球滤过率降低，尿量减少。皮质肾单位分布在肾皮质外 1/3，其入球小动脉对儿茶酚胺敏感，因而皮质肾单位缺血明显，而近髓肾单位供血相对变化不明显。

2）肾素 - 血管紧张素系统激活：有效循环血量减少使肾血管灌注压降低，以及交感神经兴奋，均可刺激入球小动脉球旁细胞分泌肾素。在肾缺血和肾中毒时，因近曲小管和髓袢升支粗段受损，对 Na^+ 和 Cl^- 重吸收减少，到达远曲小管致密斑处的 NaCl 增多，从而刺激肾素分泌。肾素产生增多，促使肾内血管紧张素Ⅱ增加，引起入球小动脉收缩和肾小球滤过率降低。因肾皮质中的肾素含量丰富，故肾素 - 血管紧张素系统激活，致使肾皮质缺血更甚。

3）前列腺素产生减少：肾是产生前列腺素（PGE）的主要器官，许多实验证明前列腺素与急性肾功能衰竭有密切关系。如庆大霉素引起的肾中毒，在 GFR 下降前，PGE 减少。使用前列腺素合成抑制剂（吲哚美辛），引起血管收缩，可加重急性肾衰竭。

（2）血液流变学的变化

1）血液黏度升高：血液黏度用以反映血液流动状态，全血黏度升高可以影响肾小球毛细血管床的微循环状态。引起血黏度升高的因素复杂，急性肾衰竭时，纤维蛋白原增多、血浆黏度升高、红细胞聚集及其变形能力下降、红细胞破裂、血红蛋白释出、血小板聚集以及全身或局部血细胞比容增高，均能引起全血黏度升高，影响肾小球毛细血管床的微循环状态，使肾小球滤过率降低。其中纤维蛋白原增高可能是血黏度升高的主要原因。

2）微血管改变：肾血管内皮细胞的结构损伤和功能受损是急性肾小管坏死（acute tubular necrosis，ATN）时常见的细胞损伤之一。当血管内皮细胞受损时，一方面肿胀的血管内皮细胞使血管管腔变窄，血流阻力增加，肾血流量减少；另一方面内皮细胞受损，激发血小板聚集与微血栓形成以及肾毛细血管内凝血，使肾缺血进一步加剧。

3）白细胞激活与肾血管阻力：白细胞呈球形、体积大、僵硬，黏附于血管壁的能力增强，阻塞微血管。

肾髓质淤血在缺血型 ATN 模型中观察到，肾髓质外区和皮质内区受损最为明显，且肾髓质淤血程度与 ATN 损害程度明显相关。髓质淤血缺氧首先影响髓袢升支粗段肾小管细胞血供。由于髓袢升支粗段是一高耗能区，对缺氧异常敏感，缺氧的小管细胞主动重吸收 NaCl 能力降低。

2．肾小管损害

（1）肾小管阻塞：ATN 的病理组织切片检查发现，肾小管管腔中被管型和坏死脱落的上皮细胞碎片阻塞。由于管内压升高，从而使肾小球有效滤过压降低而发生少尿。血管内急性溶血、挤压综合征等所引起 ATN，分别为血红蛋白和肌红蛋白管型阻塞。其他如磺胺结晶、尿酸盐结晶等均可阻塞肾小管。目前认为，肾小管阻塞可能是急性肾功能衰竭持续少尿的重要因素。

（2）肾小管原尿回漏：许多临床和实验研究表明，在缺血和中毒所致的急性肾功能衰竭中，均可发现肾小管上皮细胞广泛坏死，甚至基底膜断裂，原尿经受损的部位进入间质，并向管周血管系统回漏入血。原尿回漏除直接造成尿量减少外，未进入血管的液体还可导致间质水肿和间质压升高，从而压迫肾小管和管周毛细血管，使肾小球滤过率进一步降低，出现少尿。

3．肾缺血 - 再灌注损伤　肾组织在急性缺血、缺氧后恢复血供，可产生大量氧自由基。同时，由于缺血引起内源性自由基清除系统的代谢底物（如还原型谷胱甘肽）、过氧化物歧化酶等缺乏也可使自由基清除减少，导致组织与细胞内自由基增加。此外，有些肾毒物（如氯化汞等）亦可促进自由基的产生，而且肾毒性免疫性损伤时白细胞可释放大量的自由基。自由基在组织细胞内增高可引起各种细胞成分受损，致使细胞膜液体流动性和通透性发生改变，各种酶活性降低，毛细血管通透性增加。

肾缺血 - 再灌注损伤也造成钙内流增多，使细胞内钙超负荷，Ca^{2+} 可进一步激活黄嘌呤氧化酶，导致更多的氧自由基产生，造成恶性循环。

（三）发病过程及功能、代谢变化

少尿型急性肾功能衰竭，按其病程演变，一般可分为少尿期、多尿期和恢复期三个阶段。

1．少尿期　在肾缺血或毒物损害后 1 ～ 2 天内出现少尿。此期一般持续 1 ～ 2 周。持续时间越长，病情越重。少尿期超过 1 个月，常表示肾损害严重，肾功能较难恢复。本期是病情最危重的时期，死亡率较高。

（1）尿的变化：① 少尿或无尿：发病后患者尿量迅速减少而出现少尿或无尿。少尿的发生是由于肾血流减少、肾小管损害及超滤系数降低等因素综合作用所致。② 尿成分改变：尿比重低，常＜ 1.015，尿渗透压低，常＜ 350mmol/ L，尿钠含量高，常＞ 40mmol/L，尿肌酐 / 血肌酐比值降低，尿钠排泄分数（FE_{Na}）升高，尿常规检查可见血尿、蛋白尿和管型尿，多由于肾小管上皮细胞坏死，尿浓缩功能障碍所致。

功能性急性肾功能衰竭，其少尿主要是由于肾小球滤过率降低所致，肾小管功能正常，器质性急性肾功能衰竭同时有肾小球和肾小管功能障碍。两者不仅在少尿的发生机制上不同，而且尿液的成分也有所区别。现将两种急性肾功能衰竭的主要区别比较如下（表 19-2）。

表 19-2　两种急性肾功能衰竭的主要区别

尿指标	功能性肾衰竭	器质性肾衰竭
尿比重	＞ 1.020	＜ 1.015
尿渗透压（mmol/L）	＞ 500	＜ 50
尿钠（mmol/L）	＜ 20	＞ 40
尿肌酐 / 血肌酐	＞ 40	＜ 20
尿钠排泄分数	＜ 1	＞ 2
尿常规	正常	上皮细胞、红细胞、白细胞管型，蛋白尿
甘露醇试验	尿量增多	尿量不增

注：尿钠排泄分数（FE_{Na}）$= \frac{\text{尿钠 / 血钠}}{\text{尿肌酐 / 血肌酐}} \times 100$

（2）水中毒：发生原因：①肾小球滤过率降低，肾排水减少；②体内分解代谢增强以致内生水增多；③饮水过多或输入葡萄糖溶液过多等原因，可使体内水潴留并引起稀释性低钠血症。除可发生全身软组织水肿以外，水分还可向细胞内转移而引起细胞内水肿。严重时可发生脑水肿、肺水肿和心力衰竭，常危及生命。

（3）电解质代谢紊乱

1）高钾血症：这是急性肾功能衰竭最危险的并发症，常为少尿期致死的主要原因之一。引起高钾血症的主要原因有：①尿量减少和肾小管损害使肾排钾减少。②组织破坏，释放大量钾由细胞内移至细胞外液。③酸中毒时，H^+ 从细胞外液进入细胞，而 K^+ 则从细胞内逸出至细胞外液。④摄入含钾量高的饮食、服用含钾或保钾药物、输入库存血液。高钾血症可引起心脏传导阻滞和心律失常，严重时可导致心室颤动或心脏停搏。

2）高镁血症：高镁血症的原因与高钾血症的原因相似，主要也是因为镁随尿排出减少，以及组织破坏时细胞内镁释出至细胞外液中。高镁血症可抑制心血管和神经系统的功能。ATN 时的某些中枢神经系统症状可能与高镁血症有关。

3）高磷血症和低钙血症：由于肾排磷功能受损，常有高磷血症，尤其是广泛组织创伤、横纹肌溶解等高分解代谢患者，血磷可高达 1.9 ～ 2.6mmol / L。由于高磷血症，肾生成 1，25 -（OH）$_2$-VD_3 及骨骼对 PTH 的钙动员作用减弱，因而低钙血症也较常见。但因同时有酸中毒存在，血中游离 Ca^{2+} 常不降低，故临床上很少出现四肢抽搐。

（4）代谢性酸中毒：发生代谢性酸中毒的原因：①肾小球滤过率降低，固定酸排出减少；

②体内分解代谢增强，使酸性代谢产物（硫酸、磷酸和氧化不全的有机酸）在体内蓄积；③肾小管受损，排酸保碱能力下降。患者出现恶心、呕吐、嗜睡和呼吸深大的症状和体征。酸中毒又能促进高钾血症的发生，使病情更为严重。

（5）氮质血症：血中尿素、肌酐、尿酸、肌酸等非蛋白含氮物质的含量显著增高，称为氮质血症。其发生机制主要是由于肾不能充分排出体内蛋白质代谢产物。其中以尿素增多为主，故常用尿素氮（BUN）作为反映氮质血症严重程度的指标。感染、中毒、组织破坏还会迅速增加血尿素氮和肌酐水平。

2．多尿期　尿量逐日增加，经 5 ～ 7d 达到多尿高峰，每日尿量可达 2000ml 或更多。多尿期平均持续 1 个月左右，标志着病情趋向好转。

多尿的发生机制有：①肾血流量和肾小球滤过功能逐渐恢复，而损伤的肾小管上皮细胞虽已开始再生修复，但其浓缩功能仍然低下，故发生多尿；②原潴留在血中的尿素等物质从肾小球大量滤出，从而引起渗透性利尿；③肾小管阻塞被解除，肾间质水肿消退。

在多尿期早期，因肾功能尚未完全恢复，GFR 仍然低于正常，肾小管功能亦不完善，因而氮质血症、高钾血症和代谢性酸中毒等还不能立即得到改善。至多尿期后期，这些变化才能逐渐恢复正常，但可因多尿而引起脱水、低钾血症、低钠血症，故应注意补充水和电解质。

3．恢复期　多尿期过后，尿量逐渐恢复正常，血尿素氮和血肌酐基本恢复到正常水平。肾功能恢复正常约需 3 个月至 1 年的时间。

非少尿型急性肾功能衰竭患者在进行性氮质血症期内每日尿量持续 400ml 以上，甚至可达 1000 ～ 2000ml 。非少尿型急性肾功能衰竭时，GFR 下降程度比肾小管损伤相对较轻，肾小管部分功能还存在，但尿浓缩功能障碍，所以尿量较多，尿钠含量较低，尿比重也较低，尿沉渣检查细胞和管型较少。

少尿型急性肾功能衰竭与非少尿型急性肾功能衰竭可以相互转化，少尿型急性肾功能衰竭经利尿或脱水治疗有可能转化为非少尿型急性肾功能衰竭；而非少尿型急性肾功能衰竭如果被漏诊或治疗不当，可转变为少尿型急性肾功能衰竭，表示预后不良。

（四）防治原则

1．积极治疗原发病　尽可能早地明确引起急性肾功能衰竭的病因，采取措施消除病因。如解除尿路阻塞，解除肾血管的阻塞，尽快清除肾的毒物，纠正容量不足，抗休克等。合理用药，避免使用对肾有损害作用的药物。

2．对症治疗

（1）纠正水和电解质紊乱：在少尿期应严格控制体液输入量，以防水中毒发生。多尿期注意补充水和钠、钾等电解质，防止脱水、低钠和低钾血症。

（2）处理高钾血症：限制含钾丰富的食物及药物；给予钾拮抗剂；注射高渗葡萄糖和胰岛素，促进 K^+ 自细胞外进入细胞内；采用透析治疗。

（3）纠正代谢性酸中毒。

（4）控制氮质血症：可采用滴注葡萄糖以减轻体内蛋白质的分解代谢；静脉内缓慢滴注必需氨基酸，以促进蛋白质合成，降低尿素氮产生的速度，并加快肾小管上皮细胞的再生；以透析疗法排出非蛋白氮物质。

（5）抗感染治疗：感染是急性肾功能衰竭常见的原因之一，急性肾功能衰竭又极易合并感染，因而抗感染治疗极为重要。

案例 19-4

患者女性，40 岁。自服生鲤鱼鱼胆 1 个，恶心、呕吐、腹痛、腹泻，伴腰痛 6 日，黄疸 3 日入院。查体：皮肤、巩膜黄染。心、肺无异常，腹软，肝右肋下 3cm，压触痛。实验室检查：血钾 5.0 mmol/L，血糖 6.7 mmol/L，血尿素氮（BUN）18.4 mmol/L，血肌酐（Cr）158.6 μmol/L。

问题与思考：

1．本例患者出现了什么问题？诊断依据是什么？

2．针对患者出现的问题如何进行治疗？

二、慢性肾功能衰竭

慢性肾功能衰竭（chronic renal failure，CRF）是指各种病因作用于肾，使肾单位慢性进行性破坏，以致残存的肾单位不能完全排出代谢废物和维持内环境恒定，导致水、电解质和酸碱平衡紊乱，代谢产物在体内积聚，以及肾内分泌功能障碍的临床综合征。

（一）病因

凡是能引起肾实质慢性破坏的疾患，均可引起慢性肾功能衰竭。

1．肾病　慢性肾小球肾炎、慢性间质性肾炎（包括慢性肾盂肾炎）、肾结核、多囊肾、系统性红斑狼疮等肾脏疾病均可引起慢性肾功能衰竭。其中慢性肾小球肾炎引起慢性肾功能衰竭最为常见，占 50％～60%。

2．肾血管疾病　如高血压性肾小动脉硬化、结节性动脉周围炎、糖尿病性肾小球硬化等。

3．尿路慢性阻塞　如尿路结石、前列腺肥大、肿瘤、先天性尿路狭窄等。

（二）发病过程及机制

慢性肾功能衰竭的病程是进行性加重的，可分为代偿期和失代偿期。

1．代偿期　在代偿期，虽然肾内存在着多种病变，但由于肾具有强大的代偿适应能力，故可在相当长的时间内维持肾功能于临界水平，使机体内环境保持相对稳定，而不出现肾功能不全的征象。当肾单位减少 25%～50% 时，肾仍然保持良好的排泄和调节功能，只要内生肌酐清除率仍为正常值（90～140ml / min）的 30％（40 ml / min）以上，血尿素氮和血肌酐含量均可在正常范围内，亦无临床症状。但这些肾单位不能耐受额外的负担，当发生感染、创伤、失血及滥用肾血管收缩药等情况时，可因组织蛋白质分解加强而加重肾负担，或因肾血流量减少，肾小球滤过率进一步降低而诱发慢性肾功能衰竭。

2．失代偿期　由于肾进一步受损，其贮备功能与适应代偿功能逐渐下降，健存的肾单位已不能维持机体的内环境恒定，可出现肾功能不全以至肾功能衰竭的一系列症状，直至发生尿毒症。

慢性肾功能衰竭的发生机制十分复杂，直至目前还不很清楚。一般认为，有如下几个学说。

（1）健存肾单位学说：该学说认为，慢性肾功能衰竭时，部分肾单位完全丧失其功能，另一部分“残存”或“健存”肾单位则必须增加工作量以维持体液和电解质平衡，因而出现代偿性肥大和滤过功能增强。实验研究表明，病侧肾小球滤过率降至 35%，健侧肾小球滤过率则增加 11%，故肾小球滤过率降低至 50% 时，血尿素氮和血肌酐仍可保持在正常水平。随着疾病的进展，健存的肾单位日益减少，即使加倍工作也无法代偿时，临床上即出现肾功能不全的症状。因此，健存肾单位的多少，是决定慢性肾功能衰竭发展的重要因素。

知识链接

内生肌酐清除率

肌酐是肌酸的代谢产物，在成人体内含肌酐约 100g，其中 98% 存在于肌肉，每天约更新 2%。人体血液中肌酐的生成可有内源性、外源性两种，如在严格控制饮食条件和肌肉活动相对稳定的情况下，血浆肌酐的生成量和尿的排出量较恒定，其含量的变化主要受内源性肌酐的影响，而且肌酐大部分是从肾小球滤过，不被肾小管重吸收。故肾在单位时间内，把若干毫升血浆中的内生肌酐全部清除出去，称为内生肌酐清除率（Ccr）。内生肌酐清除率试验，可反映肾小球滤过功能和粗略估计有效肾单位的数量，故为测定肾损害的定量试验。因其操作方法简便，干扰因素较少，敏感性较高，为目前临床常用的较好的肾功能试验之一。

内生肌酐清除率 = 尿中肌酐浓度 × 每分钟尿量 / 血浆肌酐浓度

（2）矫枉失衡学说：此学说认为，某些引起毒性作用的体液因子，其浓度增高并非都是肾清除减少所致，而是肾小球滤过率降低时机体的一种平衡适应过程，或称“矫枉”过程。而在矫枉过程中出现的所谓新失衡，使机体进一步受损。

慢性肾功能衰竭时，甲状旁腺激素（PTH）水平升高是说明矫枉失衡学说的一个例子。当肾小球滤过率下降时，尿磷排泄减少，出现高磷血症和血钙下降。后者使机体 PTH 分泌增加，促进尿磷排泄，从而纠正高磷血症。但肾小球滤过率进一步下降时，则再出现高磷血症，机体仍进一步增加 PTH 的分泌，如此循环的结果，使血浆 PTH 水平不断增高，出现了继发性甲状旁腺功能亢进，使肾小管间质钙、磷沉积增多和进行性损害，因而引起肾单位的进一步破坏，同时 PTH 的溶骨活动增强而引起肾性骨营养不良，尚有软组织坏死、皮肤瘙痒与神经传导障碍等。因此，这种矫枉失衡使肾功能衰竭进一步加剧。

（3）肾小球过度滤过学说：该学说认为，慢性肾功能衰竭时，由于大量肾单位破坏，而残存肾单位则出现过度灌注和过度滤过，进而导致肾小球纤维化和硬化。肾小球过度滤过是慢性肾功能衰竭发展至尿毒症的重要原因之一。

（4）肾小管 - 间质损伤：慢性肾功能衰竭时，残存肾单位肾小管（尤其是近端小管）出现代谢亢进，导致耗氧量增加和氧自由基生成增加，Na^+ - H^+ 反向转运亢进和细胞内 Ca^{2+} 流量增多，由此引起肾小管 - 间质损害不断加重和肾单位的进一步丧失。

（三）功能和代谢变化

1．泌尿功能障碍

（1）尿量的变化

1）夜尿：正常成人每日白天尿量约占总尿量的 2/3，夜间尿量只占 1/3 。慢性肾功能不全患者，早期即有夜间排尿增多的症状，夜间尿量和白天尿量相近，甚至超过白天尿量，这种情况称之为夜尿（nocturia）。其发生机制尚不清楚。

2）多尿：成人 24 小时尿量超过 2000 ml 时，称为多尿（polyuria），这是慢性肾功能衰竭较常见的变化。其发生机制是：① 残存的有功能的肾单位代偿性增大，血流量增多，滤过的原尿量超过正常量，且在通过肾小管时因其流速加快，重吸收减少；② 在滤出的原尿中，由于溶质（尤其是尿素）浓度较高，可引起渗透性利尿；③ 髓袢和远端小管病变时，因髓质渗透梯度被破坏以及对抗利尿激素的反应降低，以致尿液浓缩能力减低。

3）少尿：当肾单位极度减少时，尽管残存的尚有功能的每一个肾单位生成尿液仍多，但 24

小时终尿总量还是少于 400ml。

（2）尿渗透压的变化：慢性肾功能衰竭早期，肾浓缩能力减退而稀释功能正常，出现低比重尿或低渗尿。慢性肾功能衰竭晚期，肾浓缩功能和稀释功能均丧失，以致尿比重固定在 1.008 ～ 1.012，尿渗透压为 260 ～ 300mmol / L，因此值接近于血浆晶体渗透压，故称为等渗尿。

慢性肾功能衰竭晚期出现等渗尿，表明患者对水的调节能力很差，不能适应水负荷的突然变化，易发生水代谢紊乱。在摄水不足或由于某些原因丢失水过多时，因肾对尿浓缩功能丧失，易引起血容量减低；当摄水过多时，因肾无稀释能力，又可导致水潴留和低钠血症。因此，应严密控制液体摄入量。

（3）尿成分的变化：慢性肾功能衰竭时，由于肾小球滤过膜通透性增强，致使肾小球滤出蛋白质增多或（和）肾小管对原尿中蛋白质重吸收减少，出现轻度至中度蛋白尿。肾小球严重损伤时，尿中还可有红细胞和白细胞。在肾小管内尚可形成各种管型，随尿排出，其中以颗粒管型最为常见。

2．氮质血症　肾功能衰竭时，由于肾小球滤过下降，含氮的代谢终产物（如尿素、肌酐、尿酸等）在体内蓄积，因而导致氮质血症。

3．酸碱平衡和电解质紊乱

（1）代谢性酸中毒：在慢性肾功能衰竭早期，因 GFR 尚正常（$>25\%$），常发生 AG 正常型高血氯性酸中毒，此为肾小管上皮细胞氨生成障碍，使 H^+ 分泌减少所致。由于泌 H^+ 减少，H^+-Na^+ 交换也减少，故 $NaHCO_3$ 重吸收也减少。因 Na^+ 随尿排出增多，伴有水排出增多，使细胞外液容量有所降低，从而激活肾素 - 血管紧张素 - 醛固酮系统，使来自饮食中的 NaCl 潴留，引起血氯增高，结果发生高血氯性酸中毒。

在严重慢性肾功能衰竭患者，其肾小球滤过率降低至正常人的 20% 以下时，每天可蓄积 20 ～ 30mmol 的 H^+，使体内代谢产物特别是硫酸、磷酸等在体内蓄积。此时 HCO_3^- 浓度下降，Cl^- 浓度无明显变化，则形成 AG 增高型正常血氯代谢性酸中毒。

（2）钠代谢障碍：慢性肾功能衰竭早期，肾调节钠平衡的能力虽有所下降，但血钠水平在较长时间内仍可保持正常。这主要是由于 GFR 和肾小管重吸收功能均有减低，两者之间处于暂时的平衡状态。故在慢性肾功能衰竭早期，只要正常摄入含钠食物，即可维持钠的平衡。

随着慢性肾功能衰竭的进展，有功能的肾单位进一步丧失，肾贮钠能力降低。如果钠的摄入不足以补充肾丢失的钠，即可导致机体钠总量的减少和低钠血症。低钠血症的发生机制有：① 渗透性利尿。慢性肾功能衰竭伴有氮质血症，通过残存肾单位排出的溶质（如尿素）增多、流速过快，影响近曲小管对钠的重吸收。② 在慢性肾功能衰竭时，体内甲基胍的蓄积，可抑制肾小管对钠的重吸收。③ 呕吐、腹泻等可使消化道丢失钠增多。

慢性肾功能衰竭晚期，肾已丧失调节钠的能力，常因尿钠排出减少而致血钠增高。如摄钠过多，极易导致钠、水潴留，水肿和高血压。

（3）钾代谢障碍：慢性肾功能不全患者，只要尿量不减少，血钾可以长期维持正常。值得注意的是，如摄钾量超过排钾速度可很快出现高钾血症。严重酸中毒、急性感染、应用钾盐过多或急性并发症引起少尿，均可很快发展成致命的高钾血症。如患者进食甚少或兼有腹泻，则可出现严重的低钾血症。不论是高钾血症还是低钾血症，均可影响神经、肌肉和心脏功能，严重时可危及生命。

（4）镁代谢障碍：慢性肾功能衰竭患者的肾小球滤过率小于 30ml/min 时，镁排出可减少而引起血镁升高。一般表现为恶心、呕吐、全身乏力、血管扩张、中枢神经系统抑制等。当血清镁浓度大于 3mmol/L 时可导致反射消失、呼吸麻痹、昏迷和心搏停止等。部分慢性肾功能衰竭患者因高血压采用硫酸镁治疗，如用量过大或时间过久则可引起严重的高镁血症。

（5）钙和磷代谢障碍：慢性肾功能不全时，往往有血磷升高和血钙降低。

1）血磷升高：正常人体有 60% ~ 80% 磷随尿排出。在肾功能不全早期，尽管肾小球滤过率逐渐下降，但血磷并不明显升高。这是因为在肾小球滤过率下降时血磷暂时上升，为维持钙磷乘积不变，血中游离 Ca^{2+} 减少，刺激甲状旁腺分泌 PTH，后者可抑制肾小管对磷的重吸收，使尿磷排出增多。在肾功能衰竭时，由于肾小球滤过率极度下降（< 30ml / min），继发性 PTH 分泌增多，不能使磷充分排出，故血磷水平显著升高。PTH 的增多又加强溶骨活动，促使骨磷释放增多，从而形成恶性循环，导致血磷水平不断上升。

2）血钙降低：慢性肾功能不全患者，出现血钙降低，其原因有：① 血磷升高：为维持血浆 [Ca] × [P] 乘积不变，在慢性肾功能衰竭出现高血磷时，必然会导致血钙下降；同时在血磷增高时，磷从肠道排出增多，在肠内与食物中的钙结合成难溶解的磷酸钙排出，妨碍钙的吸收。② 维生素 D 代谢障碍：由于肾功能减退，肾小管将来自肝合成 25-OH-D_3 羟化为 1，25 -（OH）$_2$ -D_3 的功能减退，从而影响肠道对钙的吸收。③ 体内某些毒性物质的滞留可使小肠黏膜受损而使钙的吸收减少。

4．肾性骨营养不良　是指在慢性肾功能衰竭时，由于钙和磷及维生素 D 代谢障碍、继发性甲状旁腺功能亢进、酸中毒等所引起的骨病。表现为成人的纤维性骨炎、骨软化、骨质疏松和骨硬化，儿童的肾性佝偻病等。其发病机制如下。

（1）钙、磷代谢障碍和继发性甲状旁腺功能亢进：慢性肾功能衰竭患者由于高血磷及低血钙，可刺激甲状旁腺引起继发性甲状旁腺功能亢进，分泌大量 PTH，致使骨质疏松和硬化。

（2）维生素 D 代谢障碍：在慢性肾功能衰竭时，由于肾实质受损 1，25 -（OH）$_2$ -D_3，生成减少，1，25 -（OH）$_2$ -D_3 具有促进骨盐沉着及肠吸收钙的作用。故当其合成减少时，就会导致骨盐沉着障碍而引起骨软化；同时，1，25 -（OH）$_2$ -D_3 减少时肠吸收钙减少，故血钙降低，从而导致继发性甲状旁腺功能亢进，引起纤维性骨炎。

（3）酸中毒：酸中毒可通过以下机制促进肾性骨营养不良的发生：①由于体液中 [H^+] 持续升高，于是动员骨盐来缓冲（骨盐有重要的缓冲作用）。因此，酸中毒可促进骨盐溶解；② 酸中毒干扰 1，25 -（OH）$_2$ -D_3 的合成；③ 酸中毒干扰肠吸收钙。

5．肾性高血压　由于肾病引起的高血压称为肾性高血压。它是慢性肾功能衰竭的常见症状之一。其主要发生机制为：

（1）钠、水潴留：慢性肾功能衰竭时，钠、水在体内潴留，引起血容量增加和心排血量增大，产生高血压。约有 3 / 4 患者用低盐饮食和透析除去体内过剩的细胞外液后，即能控制高血压，这种高血压称为钠依赖性高血压。

（2）肾素 - 血管紧张素系统活性增高：由于肾血液循环障碍和肾相对缺血，激活了肾素 - 血管紧张素系统，使血管紧张素Ⅱ作用增强，引起血管收缩。这种高血压称为肾素依赖性高血压。给予血管紧张素转化酶抑制药（如卡托普利）可使血压降低。

（3）肾分泌的抗高血压物质减少：正常肾能生成 PGI_2 和 PGE_2 等血管舒张物质。这些物质具有排钠、扩张血管、降低交感神经活性的作用。它们与肾素 - 血管紧张素系统既相互对抗又维持着平衡。所以，当肾髓质破坏时，产生抗高血压物质减少，则可促使高血压的发生。

6．肾性贫血和出血倾向

（1）肾性贫血：97% 的慢性肾功能衰竭患者常伴有贫血。贫血程度往往与肾功能损害程度一致。有时贫血可能是严重肾功能衰竭的最初表现。其发生机制为：① 促红细胞生成素减少：由于肾实质破坏，促红细胞生成素产生减少，从而使骨髓干细胞形成红细胞受到抑制，红细胞生成减少，这是肾性贫血的主要原因。② 血液中潴留的毒性物质：甲基胍等毒性物质抑制红细胞生成或者引起溶血和出血，加重贫血。③ 铁和叶酸不足：由于慢性肾功能衰竭患者胃肠功能减退，导致铁和叶酸吸收减少、丢失过多，使造血原料不足，影响红细胞生成。④ 红细胞破坏增加：由于红细胞膜上 ATP 酶活性下降，钠泵失灵，以致红细胞内钠、水含量增多，细胞脆性增加，易于溶血。⑤出血：肾功能衰竭患者常有出血倾向与出血，使贫血加重。

(2) 出血倾向：慢性肾功能衰竭患者估计有 17 % ～ 20% 常出现皮下瘀斑、鼻黏膜出血、牙龈出血、胃肠道黏膜出血等症状。目前认为，出血与血小板功能异常密切相关，如血小板的黏附性和聚集功能降低等。

（四）防治原则（见尿毒症）

案例 19-5

患者女性，65 岁，患慢性肾小球肾炎 10 余年。近年来逐渐出现多尿、夜尿。本次因呕吐、进食困难而急诊入院。实验室检查：内生肌酐清除率（CCr）为正常值的 25%，血尿素氮（BUN）16.5mmol/L，血肌酐（Scr）868μmol/L。

问题与思考：

本例患者的临床诊断是什么？有何诊断依据？

三、尿毒症

尿毒症（uremia）是急性和慢性肾功能衰竭共同的结局。它是由于肾单位大量破坏，水、电解质和酸碱平衡严重紊乱以及某些内分泌功能失调，尤其是代谢终末产物和毒性物质在体内大量潴留，引起的一系列自体中毒症状。

目前，已从尿毒症患者血中分离出 100 多种含量比正常值高的尿毒症毒素，如甲状旁腺激素、胍类化合物、中分子量毒素、尿素、胺类等。

（一）功能及代谢变化

尿毒症是一个复杂的病理过程，可出现全身各系统的功能及代谢变化。

1. 神经系统功能变化　有资料报道，尿毒症患者出现神经系统症状者可高达 86 %，其主要表现为中枢神经系统功能障碍和周围神经病变两种形式。

中枢神经系统功能障碍表现为不安、思维不集中、记忆力减退、失眠等。严重者嗜睡甚至惊厥、昏迷，又称为尿毒症性脑病。其发生机制尚不清楚，可能是血中尿毒症毒素的蓄积，脑循环与脑代谢障碍，水、电解质平衡失调和代谢性酸中毒等因素共同作用的结果。尿毒症时周围神经病变较为常见，表现为足部发麻，腱反射减弱或消失，甚至远侧肌肉麻痹等，男性多见。病理形态变化为神经脱髓鞘和轴索变化。其发生机制可能与血中胍基琥珀酸或 PTH 增多，抑制神经中的转酮醇酶，使髓鞘发生病变有关。

2. 心血管系统功能变化　心血管系统并发症主要包括尿毒症性心包炎、充血性心力衰竭和心肌病、高血压等，是尿毒症患者重要死亡原因之一。钠、水潴留可引起心力衰竭、肺水肿。高血压、贫血及血管硬化可使心力衰竭加重。其他如高钾血症、低钙血症、酸中毒和高脂血症也起一定作用。晚期可出现尿毒症性心包炎（发生率为 40% ～ 50%），多为纤维素性心包炎，临床上可听到心包摩擦音。心包炎可能是尿毒症毒性物质直接刺激心包所致。自开展透析疗法以来，其发生率明显降低。

3. 呼吸系统功能变化　尿毒症时伴有酸中毒，使呼吸加深、加快。由于唾液中的尿素被细菌分解形成氨，故呼出的气体有尿臭味。严重患者可出现肺水肿、纤维素性胸膜炎或肺钙化等病变。肺水肿可能与心力衰竭，容量负荷过度，毒性物质使肺毛细血管通透性增高和低蛋白血症等有关。约 20% 患者有纤维素性胸膜炎，这可能是尿素刺激所致。肺钙化是磷酸钙在肺组织内沉积引起的。

4．消化系统功能变化　消化系统的症状是尿毒症患者最早出现和最突出的症状。早期表现厌食，以后出现恶心、呕吐、腹泻、口腔黏膜溃疡以及消化道出血等症状。其发生可能与消化道排出尿素增多，受尿素酶分解生成氨，刺激胃肠黏膜产生炎症甚至溃疡有关。此外，因肾实质破坏使促胃液素灭活减弱，PTH 增多又刺激促胃液素释放，故促胃液素增加，刺激胃酸分泌，促使溃疡发生。

5．内分泌系统功能变化　尿毒症患者内分泌系统功能紊乱，使某些激素含量增高或降低，从而导致机体许多方面的代谢功能改变（表 19-3）。内分泌紊乱用透析疗法往往无效，但肾移植成功后，内分泌功能紊乱可得到改善。

表 19-3　尿毒症时内分泌改变

激素	临床表现
增高	
催乳素	泌乳
黄体生成素	男性乳房女性化
促胃液素	溃疡
醛固酮	高血压
胰高血糖素	葡萄糖耐量减低
甲状旁腺素	骨质疏松
减少	
1，25－（OH）-D_3	骨软化症（佝偻病）
促红细胞生成素	贫血
睾酮	性欲减退、阳痿

6．皮肤变化　皮肤瘙痒是尿毒症患者的常见表现，与继发性甲状旁腺功能亢进有关，因切除大部分甲状旁腺后可解除这一症状。患者常有皮肤色素沉着、尿素霜和皮炎。皮肤色素主要为黑色素，尿素霜则是汗液中排泄的尿素结晶而成。

7．免疫系统功能变化　尿毒症患者极易发生感染，这是由于患者免疫功能低下所致。主要表现为细胞免疫反应受到明显抑制，体液免疫反应正常或稍减弱。血中中性粒细胞吞噬和杀菌能力减弱。尿毒症患者的皮肤和器官移植物存活期延长，迟发性变态反应降低，淋巴转化试验反应减弱。患者细胞免疫功能异常，可能因毒性物质对淋巴细胞分化和成熟有抑制作用，或者对淋巴细胞有毒性作用。

8．代谢障碍

（1）糖代谢障碍：有 50% 尿毒症患者糖耐量降低，表现为轻型糖尿病曲线，但空腹血糖正常，不出现尿糖。给予外源性胰岛素后血糖值仍延迟降低，提示患者体内有胰岛素拮抗物存在，使外周组织对胰岛素反应降低。

（2）蛋白质代谢障碍：尿毒症毒素的作用使蛋白质合成障碍，分解加强，加之患者厌食、恶心、呕吐等使蛋白质摄入不足，造成负氮平衡和低蛋白血症。其特点是血白蛋白和转铁蛋白减少，必需氨基酸水平降低。

（3）脂肪代谢障碍：患者常有高脂血症，主要为血清三酰甘油增高。其增高的机制是因胰岛素拮抗物使肝合成三酰甘油增加，也可能与脂蛋白酶活性降低，导致清除三酰甘油的能力降低有关。

（二）防治原则

1．治疗原发病 某些原发病（如肾结核、肾结石等）经适当治疗后，可防止肾实质的继续破坏，从而使肾功能得到改善及病情缓解。

2．防止加重肾负荷的因素 控制感染，减轻高血压、心力衰竭等，避免使用血管收缩药物与肾毒性药物。此外，还应及时纠正水、电解质和酸碱平衡紊乱，以维持内环境稳定。

3．透析疗法 透析疗法包括血液透析和腹膜透析两种。

（1）血液透析疗法（人工肾）：是根据膜平衡原理，将尿毒症患者血液与含一定化学成分的透析液同时引入透析器内，在透析膜两侧流过，两侧可透过半透膜的分子便做跨膜移动，达到动态平衡。从而使尿毒症患者体内蓄积的毒素得到清除，而人体所需的某些物质也可从透析液得到补充。

知识链接

血液透析

血液透析（hemodialysis，HD）是将血液和透析液在透析器内用半透膜隔开，通过物质交换清除体内的代谢废物，维持电解质和酸碱平衡，同时清除体内过剩液体。由于肾衰竭，尿毒症患者血液中积聚了大量的液体和毒素。在血液和透析液之间构成了浓度差（浓度梯度），通过扩散和对流转运，这些液体和毒素经透析膜从浓度高的血液向浓度低的透析液一侧流动，并被清除出体外，从而替代丧失功能的肾。血液透析用于挽救终末期肾病（end stage renal disease，ESRD）患者生命的常规治疗已有40年，不少ESRD患者依靠这种方法存活超过10～20年，并获得相当的生活质量。

（2）腹膜透析：其基本原理与血液透析疗法相同，但所利用的半透膜就是腹膜，而非人工透析膜。将透析液注入腹膜腔内，并定时更新透析液，便可达到透析的目的。

4．肾移植 肾移植是治疗慢性肾功能衰竭与尿毒症最根本的方法。随着移植技术的不断提高，新的免疫抑制剂在临床应用，进一步提高了移植肾的存活率。但目前仍存在供肾来源困难、移植肾被排斥及移植受者感染等问题，因而限制了肾移植的广泛开展。随着移植技术不断完善，更有效的免疫抑制剂的应用以及异种器官移植研究的进展，将会对肾移植工作起到很大的推进作用。

本章小结

肾小球肾炎是一组以肾小球损害为主的超敏反应性疾病。临床上常以蛋白尿、血尿、水肿和高血压为特征，早期症状不明显，发展到晚期可引起肾功能衰竭。

急性弥漫增生性肾小球肾炎为临床最常见类型，以肾小球毛细血管丛的系膜细胞和内皮细胞增生为病理特征。病理变化肉眼观为大红肾。镜下观，病变累及双肾绝大多数肾小球，受损的肾小球体积大，内皮细胞肿胀，并有系膜细胞明显增生，中性粒细胞、单核细胞浸润。其临床表现为血尿、蛋白尿、管型尿、少尿，严重者可出现氮质血症、水肿、高血压等。

本章小结

急进性肾小球肾炎又称快速进行性肾小球肾炎，以大多数肾小球球囊壁层上皮细胞增生形成新月体为病理特征。临床上由蛋白尿、血尿等改变迅速发展为严重少尿、无尿、高血压及进行性肾功能障碍。

慢性肾小球肾炎是各种不同类型肾炎发展的最后阶段，以大量肾小球纤维化、硬化和玻璃样变为特征。主要表现为慢性肾炎综合征，出现多尿、夜尿、低比重尿、高血压、贫血、氮质血症和尿毒症等。

急性肾盂肾炎最常见的致病菌是大肠埃希菌。细菌感染途径有两种：①上行性感染；②下行性感染。

急性肾盂肾炎以肾组织化脓性改变和脓肿形成为特征。患者可出现发热、白细胞增多等全身毒血症表现，腰部疼痛、肾区叩痛，脓尿、管型尿、菌尿，可有尿急、尿频、尿痛等膀胱刺激症状。

慢性肾盂肾炎肾体积缩小，质地变硬，表面可见粗大、不规则的凹陷瘢痕并可与肾被膜粘连。肾盏、肾盂因瘢痕收缩而变形。晚期肾小球逐渐发生纤维化，玻璃样变。慢性肾盂肾炎以肾功能不全和高血压为常见表现，随着肾组织进行性破坏，最终出现氮质血症和尿毒症。

肾细胞癌是起源于肾小管上皮细胞的恶性肿瘤。肾细胞癌的组织学类型主要有3种：①透明细胞癌；②乳头状癌；③嫌色细胞癌。肾区疼痛、腰痛和血尿为肾癌三个典型症状。肾癌的扩散方式包括直接蔓延、血道转移和淋巴道转移。

膀胱移行细胞癌好发于膀胱三角区和膀胱侧壁近输尿管开口处。最常见的症状为无痛性血尿。肿瘤侵犯膀胱壁，刺激黏膜或并发感染，可出现尿急、尿频、尿痛等膀胱刺激症状。

急性肾功能衰竭是指各种原因引起泌尿功能在短期内急剧下降，导致代谢产物在体内迅速积聚以及水、电解质和酸碱平衡紊乱的病理过程。多数患者的主要临床表现是少尿（< 400ml/d）或无尿（< 100ml/d）。也有一部分患者尿量不减少（> 400ml/d），称为非少尿型急性肾功能衰竭。少尿型急性肾功能衰竭按其病程演变分为少尿期、多尿期和恢复期三个阶段。少尿期可出现：①尿量锐减和尿成分改变（血尿、蛋白尿和管型尿等）；②水中毒；③电解质改变（高钾血症、高镁血症、高磷血症和低钙血症）；④代谢性酸中毒；⑤氮质血症。多尿期标志着病情趋向好转。恢复期尿量逐渐恢复正常，血尿素氮和血肌酐基本恢复到正常水平。防治原则是积极消除病因和对症治疗等。

慢性肾功能衰竭是指各种病因作用于肾，使肾单位慢性进行性破坏，以致残存的肾单位不能完全排出代谢废物和维持内环境恒定，导致水、电解质和酸碱平衡紊乱，代谢产物在体内积聚，以及肾内分泌功能障碍的临床综合征。常见病因有肾脏疾病（慢性肾小球肾炎最多见）、肾血管疾病、尿路慢性阻塞等。慢性肾功能衰竭时的功能、代谢变化可表现为：①泌尿功能障碍；②氮质血症；③酸碱平衡和电解质紊乱；④肾性骨营养不良；⑤肾性高血压；⑥肾性贫血和出血倾向。

尿毒症是由于肾单位大量破坏，水、电解质和酸碱平衡严重紊乱以及某些内分泌功能失调，尤其是代谢终末产物和毒性物质在体内大量潴留，引起的一系列自体中毒症状。

尿毒症应治疗原发病，防止加重肾负荷的因素，控制感染，减轻高血压、心力衰竭，及时纠正水、电解质和酸碱平衡紊乱，必要时进行透析疗法。肾移植是治疗慢性肾功能衰竭与尿毒症最根本的方法。

思考题

1. 急性弥漫增生性肾小球肾炎的病理变化及临床表现有哪些?
2. 快速进行性肾小球肾炎的病理变化特点是什么?
3. 慢性肾小球肾炎的主要病理变化有哪些?晚期为何会出现多尿、夜尿、高血压?
4. 肾小球肾炎和肾盂肾炎的病理变化和临床特点有何不同?
5. 少尿型急性肾功能衰竭的发病过程分为几个阶段?
6. 急性肾功能衰竭少尿期机体会出现哪些变化?
7. 慢性肾功能衰竭分为几期?肾性高血压的发病机制是什么?
8. 何谓尿毒症?尿毒症的临床表现有哪些?

(曾丽平)

第二十章　生殖系统与乳腺疾病

学习目标

1. 掌握慢性宫颈炎、宫颈癌、滋养层细胞肿瘤、阴茎癌、乳腺癌的病理变化。
2. 熟悉卵巢肿瘤、前列腺癌的病理变化及生殖系统常见肿瘤的病理临床联系。
3. 了解慢性宫颈炎及生殖系统常见肿瘤的病因与发病机制。

生殖系统与乳腺疾病常见有炎症、肿瘤和内分泌失调等。由于女性解剖、生理特点不同，其生殖系统与乳腺疾病较男性多见。积极防治生殖系统与乳腺疾病，特别是加强生殖系统与乳腺恶性肿瘤的早期诊断和治疗，对提高人类健康水平具有重要意义。

第一节　子宫颈疾病

一、慢性宫颈炎

慢性宫颈炎（chronic cervicitis）是育龄妇女中最为常见的妇科疾病之一。正常情况下，子宫颈阴道部由无角化的鳞状上皮被覆，子宫颈管被覆单层柱状黏膜上皮，并向子宫颈间质下延形成子宫颈腺。慢性宫颈炎时，子宫颈外口的鳞状上皮移行为柱状上皮。由于子宫颈腺上皮对阴道内的菌丛和内环境的变化反应敏感，可表现为柱状上皮演化为鳞状上皮，即鳞状上皮化生。

（一）病因

慢性宫颈炎可由多种病原微生物感染引起，常见的有链球菌、肠球菌、大肠埃希菌和葡萄球菌等。发病与分娩或流产导致子宫颈损伤，阴道酸性环境改变，经期卫生不良和不洁性生活等因素有关。临床主要表现为白带增多或伴有腹坠、腰酸等。

（二）病理变化和类型

阴道镜检查，子宫颈黏膜充血、水肿、糜烂，呈鲜红颗粒状，可有小囊肿和息肉形成（图 20-1）。

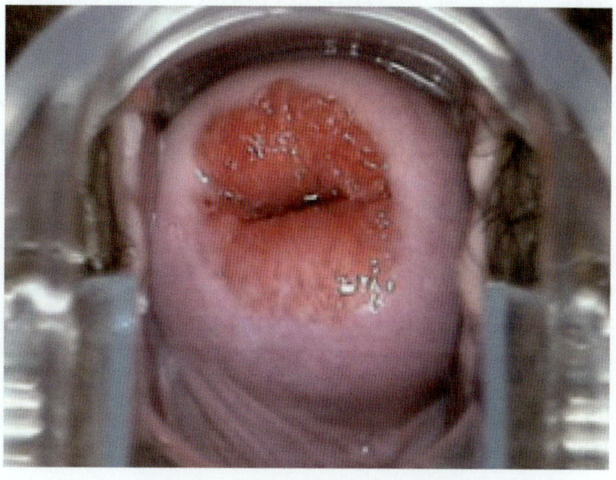

图 20-1　宫颈糜烂（阴道镜观）
子宫颈外口处糜烂灶，边界清楚

组织学检查，根据临床病理特点分为以下几种类型：

1．宫颈糜烂（cervical erosion） 慢性宫颈炎时覆盖在子宫颈阴道部表面的鳞状上皮细胞坏死脱落，形成浅表的缺损，称为宫颈真性糜烂，较少见。临床上见到的宫颈糜烂多为假性糜烂。实际上是子宫颈损伤的鳞状上皮被子宫颈管黏膜柱状上皮增生下移取代，由于柱状上皮较薄，上皮下充血的小血管易显露而呈红色，临床检查时，宫颈外口病变黏膜呈边界清楚的红色糜烂样区，并非真正的糜烂。

病变早期，子宫颈表面光滑，糜烂处被覆单层柱状上皮，黏膜固有层充血、水肿，淋巴细胞、浆细胞及单核细胞浸润，称为单纯性糜烂。病程较长者，伴有腺体增生，使糜烂面高低不平呈颗粒状或乳头状，称为乳头状糜烂。糜烂修复时，由柱状上皮下的储备细胞增生并发生鳞状上皮化生，取代原有的柱状上皮而愈合。增生的鳞状上皮向腺体内延伸，取代腺体上皮细胞，称腺体鳞状上皮化生。有异型增生时注意对患者随诊。

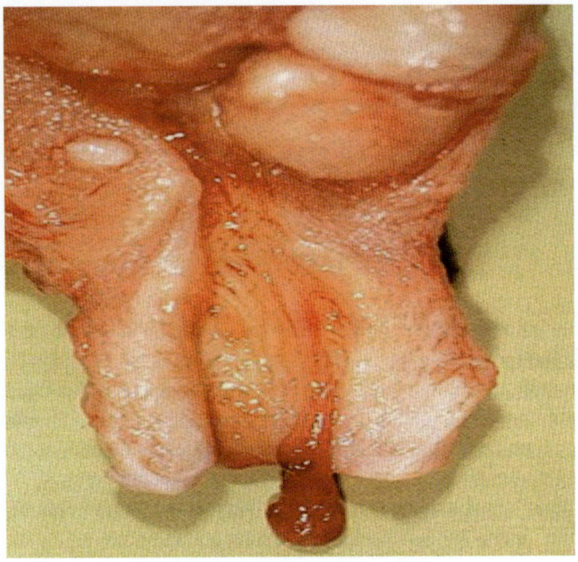

图 20-2 宫颈息肉（肉眼观）
子宫颈管黏膜上皮、腺体及间质增生，向子宫颈外口突起形成带蒂的小肿物

2．宫颈息肉（cervical polyp） 慢性宫颈炎时，因致炎因子的长期刺激，子宫颈管黏膜上皮、腺体及间质结缔组织局限性增生，形成突出黏膜表面带蒂的小肿物，常下垂于子宫颈外口（图 20-2），称为宫颈息肉。肉眼观，息肉常为单个，也可多发，数毫米至数厘米大小，质软，易出血，呈红色。镜下观，息肉表面被覆柱状上皮或鳞状上皮，其下为纤维组织和毛细血管构成的轴心，并伴有以淋巴细胞为主的炎症细胞浸润，可伴有腺体鳞状上皮化生现象。少数患者发生癌变。

3．子宫颈腺体囊肿（nabothian cyst） 在宫颈慢性炎症进展过程中，因结缔组织和鳞状上皮的增生而压迫或阻塞子宫颈腺体的开口，使腺体分泌物潴留于腺腔内，致腺体扩大成囊状，称子宫颈腺体囊肿，又称纳博特囊肿（Nabothian cyst）。宫颈外口处囊肿常为多发性，直径数毫米，少数直径可达数厘米，色灰白，内含黏液分泌物。镜下观，腺体扩张呈囊状，囊壁被覆单层扁平、立方或柱状上皮，囊内含黏液。

4．宫颈肥大（cervical hypertrophy） 长期慢性炎症刺激，宫颈结缔组织和腺体明显增生，加上充血、水肿及炎症细胞浸润而导致宫颈肥大。肉眼观，宫颈体积均匀增大，质地较硬，表面光滑、色苍白。镜下观，宫颈表面鳞状上皮增厚，间质纤维组织增生，血管充血，淋巴细胞浸润，腺体增生。

二、宫颈癌

宫颈癌（carcinoma of the cervix）是女性生殖系统中最常见的恶性肿瘤，国外统计仅次于乳腺癌，居第二位，而在我国为第一位，发病年龄以 40 ~ 60 岁居多。宫颈癌曾是女性肿瘤死亡的首要原因，近年来由于对宫颈癌开展了广泛防癌普查（如宫颈脱落细胞学检查的推广和应用），使许多癌前病变和早期癌得到了早期防治，浸润癌发病率明显降低，5 年生存率和治愈率显著提高，宫颈癌防治取得了令人瞩目的进展。但是随着社会习俗的变化，宫颈癌前病变明显增加，宫颈浸润癌发生率有所回升，目前仍是女性肿瘤死亡的主要原因之一。

（一）病因

宫颈癌的病因和发病机制至今尚未完全明了。人乳头瘤病毒（HPV）感染与宫颈癌发生有关，特别是 HPV16、18、31、33 等与宫颈癌发生密切相关，为高风险性亚型。此外，还与早婚、早育、多产、宫颈裂伤、性生活过早和性生活紊乱、包皮垢刺激等多种因素有关。流行病学调查说明性生活过早和性生活紊乱是宫颈癌发病的最主要原因，经性传播 HPV 感染可能是宫颈癌主要致病因素之一。

知识链接

2008 年，诺贝尔医学奖授予了因发现性传播 HPV 感染可诱导宫颈癌现象的德国医学家 Haraldzur Hausen。多年来的研究发现，HPV 感染——尤其是高危型（如 HPV16、18 型）——与宫颈癌发生密切相关。其中 HPV 的 E5、E6 和 E7 基因是癌基因，将上述基因转导到正常的鳞状上皮细胞可导致细胞出现非典型增生，并可进一步进展为鳞癌。研究认为，病毒基因与宿主细胞基因整合后，导致 E7 基因与视网膜母细胞瘤基因（RB）相结合，后者为肿瘤抑制基因，使 RB 降解并上调细胞周期素（cyclin E），促进细胞增殖分裂，E6 则与 p53 结合，导致 p53 基因功能障碍，阻断细胞死亡，最终导致宫颈癌的发生。

（二）病理变化

宫颈癌一般发生于宫颈外口的鳞状上皮和柱状上皮交界处。由于各种病因的不断刺激，在反复损伤和修复过程中，鳞状上皮及柱状上皮下的储备细胞进一步发生异常增生而导致癌变。常见为鳞状上皮细胞发生异型增生，然后逐渐演变为鳞癌；若起源于柱状上皮则形成腺癌；两者混合出现，表现为腺鳞癌。

1．早期宫颈癌　肉眼观，病变区无明显改变，或局部黏膜稍粗糙、发红，触之易出血，与慢性宫颈炎相似，故易被忽略。镜下观为原位癌或早期浸润癌（不超过上皮层下 3 ～ 5mm）。

2．中、晚期宫颈癌　肉眼分四型。

（1）糜烂型：似宫颈糜烂，病变处黏膜潮红，呈颗粒状、质脆，接触易出血，临床上不易与宫颈糜烂区别，需做细胞学检查或活检才能确诊，在组织学上多属原位癌和早期浸润癌。

（2）外生菜花型：癌组织向宫颈表面生长，在宫颈口外形成乳头或菜花状肿物，质脆易出血，表面常有坏死及浅表溃疡形成（图 20-3）。

（3）内生浸润型：较多见，癌组织主要向宫颈深部浸润生长，表面常较光滑，故早期临床检查容易漏诊。晚期，子宫颈前、后唇明显增厚变硬或呈结节状突起，质脆，接触性出血明显。

（4）溃疡型：癌组织除向深部浸润外，表面同时有大块坏死脱落，形成溃疡，似火山口状。

3．组织学类型　宫颈癌组织学类型以鳞状细胞癌居多，占 90% 左右，其次为腺癌。

（1）宫颈鳞状细胞癌：由宫颈的鳞状细胞和储备细胞发生，在致癌因素作用下，宫颈上皮的演化呈一连续发展的过程，即上皮异型增生→原位癌→早期浸润癌→浸润癌。

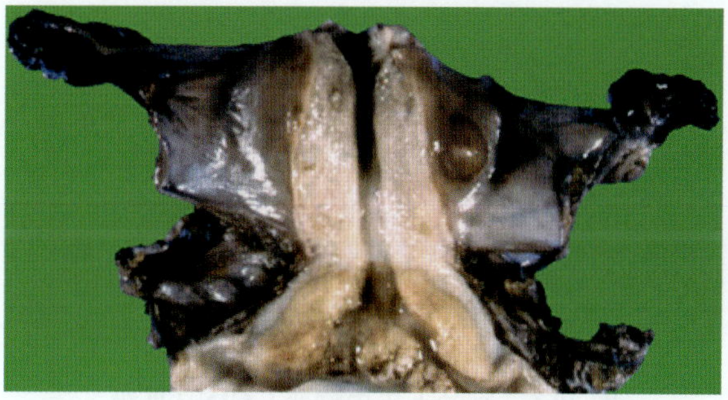

图 20-3　宫颈癌（外生菜花型）
宫颈外口癌组织呈灰白色菜花状突起，并向子宫颈管内浸润

1）宫颈上皮异型增生：宫颈上皮异型增生属癌前病变，是指子宫颈上皮层内出现异型细胞。表现为细胞大小、形态不一，核增大深染、核大小不一、核分裂象增多，细胞排列紊乱，这种异型细胞的增生从基底层开始逐渐向表层发展。从鳞状上皮异型增生到原位癌呈一逐渐演化的级谱样变化，而不是相互分离的病变。重度异型增生和原位癌的鉴别诊断有一定困难，二者的生物学行为亦无显著的差异。因此，近年来，新近的分类将宫颈上皮异型增生和原位癌统称为宫颈上皮内瘤变（cervical intraepithelialneoplasia，CIN）。CIN 分为三级。

CIN Ⅰ级：相当Ⅰ级异型增生，异型细胞局限于上皮层的下 1/3 区域（图 20-4）。

CIN Ⅱ级：相当Ⅱ级异型增生，异型细胞累及上皮层的下 1/3 ～ 2/3，细胞异型性明显，核质比例增加，极性紊乱（图 20-5）。

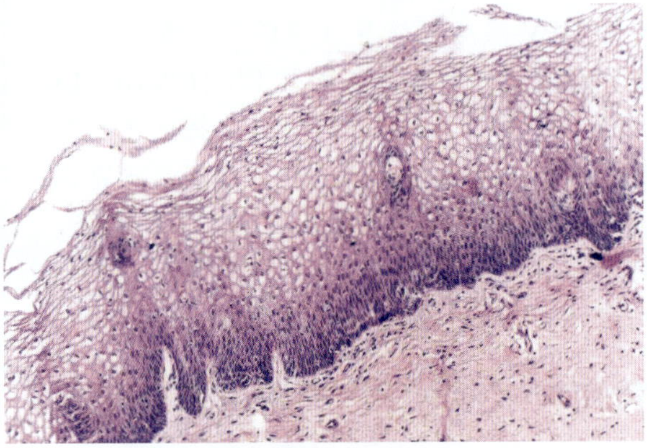

图 20-4 宫颈上皮内瘤变（CIN）Ⅰ级
异型细胞局限于上皮层的下 1/3

图 20-5 宫颈上皮内瘤变（CIN）Ⅱ级
异型细胞局限于上皮层的下 2/3

CIN Ⅲ级：则包括Ⅲ级异型增生和原位癌，增生的异型细胞超过上皮层的 2/3，核异型性明显，深染，上皮细胞层次消失，仅表层尚见某些成熟的扁平细胞覆盖于表面（图 20-6）。若全层均被异常增生的细胞占据，则为原位癌。

宫颈上皮 CIN Ⅰ级和 CIN Ⅱ级不一定都发展为 CIN Ⅲ级乃至浸润癌，如经适当治疗，大多数 CIN 可逆转或治愈。目前认为，发展为 CIN Ⅲ级和浸润癌的概率和所需时间与上皮内瘤变的程度有关。病变级别越高，转化为癌的概率越高，所需时间越短。大约有一半的 CIN Ⅰ级可自然消退，约 10% CIN Ⅰ级需经 10 年以上经由 CIN Ⅱ级转变为 CIN Ⅲ级，仅有不到 2% CIN Ⅰ级最终发展为浸润癌，属低级别上皮内肿瘤，可查见低危型 HPV 感染；而 CIN Ⅲ级在 10 年内发展为浸润癌的概率高达 20%。因此 CIN Ⅱ级和 CIN Ⅲ级属高级别上皮内肿瘤，多数可见高危型 HPV 感染。

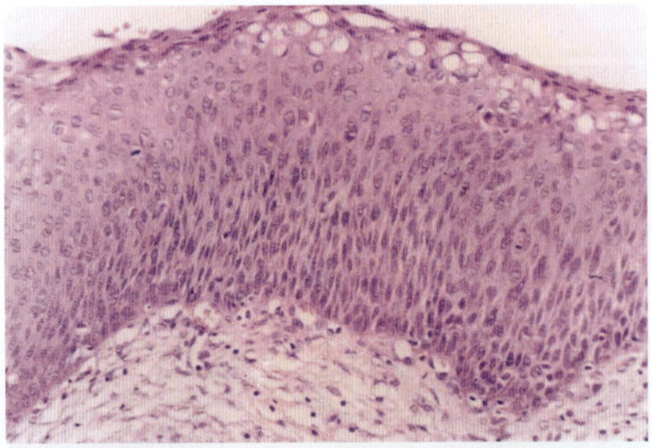

图 20-6 宫颈上皮内瘤变（CIN）Ⅲ级
增生的异型细胞超过上皮层的下 2/3，核异型性较大，上皮细胞层次消失，尚可见一些成熟的扁平细胞覆盖于表面

CIN 多无自觉症状，肉眼观亦无特殊改变，子宫颈鳞状上皮和柱状上皮交界处是发病的高危部位。正常子宫颈鳞状上皮富含糖原，故对碘着色；若该部位对碘不着色，提示有病变。醋酸可使子宫颈有 CIN 改变的区域呈白色斑片状。如要确诊，需进一步行脱落细胞学或组织病理学检查。

2）宫颈原位癌：异型增生的细胞累及子宫颈上皮全层，尚未突破基底膜者，称为原位癌。

如果原位癌的癌细胞通过宫颈腺口伸入腺体内，取代腺上皮的部分或全部，称为原位癌累及腺体（图 20-7），仍然属于原位癌的范畴。

3）早期浸润癌：原位癌的部分癌细胞已穿破基底膜向下浸润，但浸润深度不超过上皮层下的 3 ～ 5mm，无血管浸润，也无淋巴道转移。早期浸润癌一般肉眼不能判断，只有在显微镜下才能确诊。

4）浸润癌：癌组织穿破基底膜侵犯间质超过 5mm 时，称为浸润癌，为中晚期宫颈癌。

组织学类型以鳞癌最常见，按癌细胞分化程度分为：①高分化鳞癌，癌细胞分化程度高，癌巢中央有角化珠（癌珠），细胞间桥发育良好（图 20-8），对放射治疗不敏感。②中分化鳞癌，细胞多为梭形，无明显癌珠及细胞间桥，对放射治疗较敏感。③低分化鳞癌，癌细胞体积小，梭形，有明显异型性，对放射治疗最敏感。

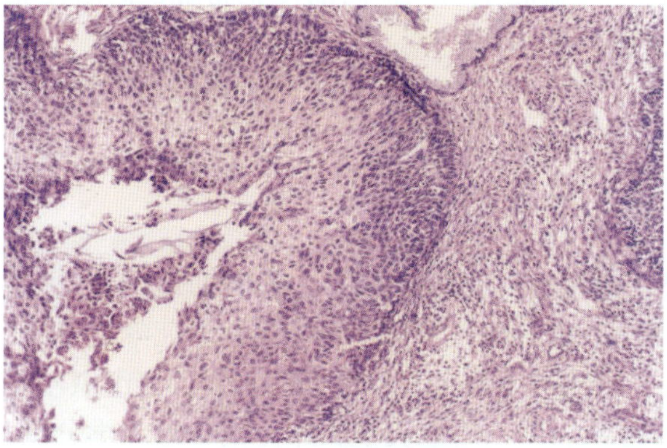

图 20-7　宫颈原位癌
宫颈上皮全层皆为癌细胞所占据，但基底膜完整

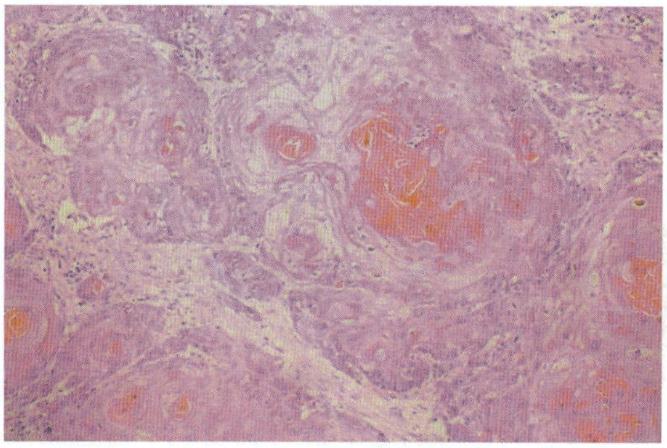

图 20-8　宫颈高分化鳞癌
癌巢浸润到宫颈间质内，可见较多癌珠形成

案例 20-1

患者，女性，42 岁。接触性出血 1 年余，加重伴阴道排液半个月。

患者近 1 年来常有接触性出血，未就诊。半个月来阴道不规则流血、排液，液体有异味。

查体：宫颈口 6 点表面重度糜烂、溃疡，触之出血，其他未见特殊。碘试验阴性。实验室检查：宫颈液基细胞学诊断为高级别上皮内瘤变。HPV 检查：HPV-16 感染。

病理活检：鳞状上皮细胞排列紊乱，异型性明显，浸润至黏膜肌层，并可见角化珠和细胞间桥。

问题与思考：

1．结合临床病史及检查，该患者患何种疾病？

2．该疾病肉眼观分为几型？每一型有何种表现？

（2）宫颈腺癌：宫颈腺癌较鳞癌少见，近年发病率有上升趋势，占子宫颈癌的 10% ～ 20%，起源于宫颈管黏膜上皮和腺体。发病年龄较鳞癌高，平均 56 岁。肉眼观，大部分呈息肉状或乳头状。小部分位于宫颈管内，在子宫颈外口往往看不见。镜下观，为一般腺癌结构（图 20-9），高分化腺癌与正常宫颈腺体非常相似，细胞多呈高柱状，胞质富含黏液，胞核位于基底，往往需用多次活检才能确诊。中分化腺癌在宫腺癌中最常见，癌组织呈明显的腺管样结构，腺体在间质

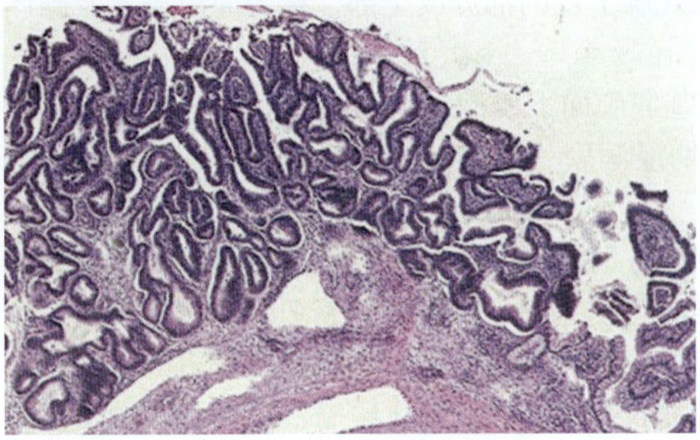

图 20-9 宫颈高分化腺癌
不规则腺体侵入宫颈间质内，增生呈复层，细胞分化较好

中散在分布，管腔形状不规则，大小不一，细胞层次不等，胞质内含多少不等黏液。低分化腺癌常排列成实体癌巢，癌细胞异型性明显，可见黏液湖形成。若在宫颈癌中含有腺癌和鳞癌两种成分，即称腺鳞癌。腺癌对化疗、放疗敏感度较低，预后较差。

（三）扩散

1．直接蔓延　癌组织向上浸润破坏子宫颈全段，但极少侵犯子宫体；向下侵犯阴道穹及阴道壁；向两侧可侵犯输尿管、阔韧带、子宫旁及盆腔壁组织；向前侵犯膀胱，向后侵犯直肠。

2．淋巴道转移　是子宫颈癌最常见的转移途径。癌组织首先转移到子宫旁淋巴结，然后可依次转移至闭孔、髂内、髂外、髂总等盆腔淋巴结，晚期可转移至锁骨上淋巴结。

3．血道转移　晚期经血道转移至肝、肺及全身其他器官。

（四）病理临床联系

早期宫颈癌患者常无自觉症状，随着病变进展，因癌组织破坏血管，患者可出现接触性出血及不规则阴道流血。癌组织可刺激宫颈使腺体分泌亢进，出现白带增多。癌组织坏死继发感染，白带多且有特别臭味。晚期因癌组织浸润盆腔神经，可出现下腹部及腰骶部疼痛。如癌组织侵及膀胱及直肠，可引起子宫膀胱瘘或子宫直肠瘘。子宫颈癌的预后取决于临床分期和组织学分级。原位癌、早期浸润癌经及时治疗，绝大多数预后良好。Ⅰ期癌术后 5 年生存率达 90%。Ⅳ期癌 5 年生存率仅 10% 左右。对于已婚妇女，定期做宫颈细胞学检查是发现早期宫颈癌的有效措施。

第二节　子宫体疾病

一、子宫内膜增生症

子宫内膜增生症（endometrial hyperplasia）是由于雌激素增高引起的子宫内膜腺体或间质增生，临床上称功能性子宫出血。不规则阴道出血、经期延长或绝经后出血为其主要临床表现。育龄期和更年期妇女均可发病。

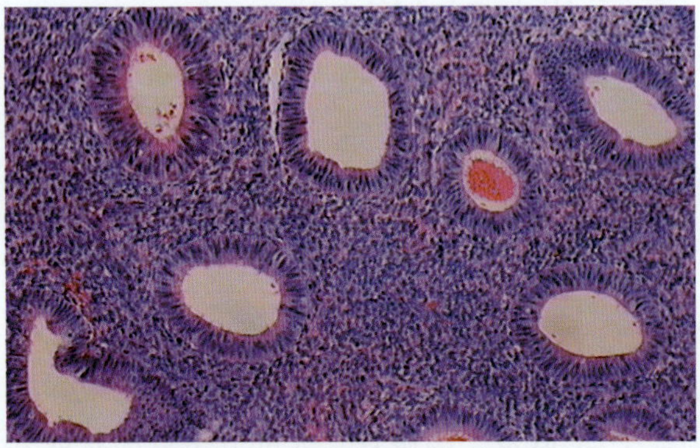

图 20-10 子宫内膜单纯性增生
子宫内膜腺体增多，伴有扩张，上皮细胞复层化，无细胞异型性

病理变化：增生的子宫内膜呈弥漫性或灶性增厚，其厚度超过 5mm。根据细胞形态和腺体结构增生和分化程度的不同，分为如下几种类型。

1．单纯性增生　表现为腺体数量增加，大小较一致，部分腺体扩张成小囊状。腺上皮为单层或假复层，细胞呈柱状，无异型性，细胞形态和排列与增生期子宫内膜相似（图 20-10）。1% 单纯性子宫内膜增生可进展为子宫内膜腺癌。

2．复杂性增生　以往统称为腺瘤型增生，表现为腺体明显增生，相互拥挤，腺体结构不规则，腺上皮复层并突向腺腔内呈乳头状生长，无细胞异型性。内膜间质明显减少。3% 可发展为腺癌。

3．异型增生　为癌前期病变，表现为腺体显著相互拥挤，出现“背靠背”现象。复杂性增生伴有上皮细胞异型性，细胞极性紊乱，体积增大，核深染，核仁明显，核质比例增大，可见核分裂象。重度异型增生有时和子宫内膜癌较难区别，需经子宫切除后全面检查才能确诊。约有 1/3 患者在 5 年内可发展为子宫内膜腺癌。

二、子宫内膜异位症

子宫内膜异位症（endometriosis）是指子宫内膜腺体和间质出现在正常子宫内膜以外的部位，80% 发生于卵巢，其次是子宫直肠陷凹、输卵管及阴道等。如子宫内膜腺体及间质异位于子宫肌层中（距子宫内膜基底层 2mm 以上），称为子宫腺肌症（adenomyosis）（图 20-11）。子宫内膜异位症临床症状和体征因子宫内膜异位的位置不同而表现不一，患者常表现为痛经、月经不调。

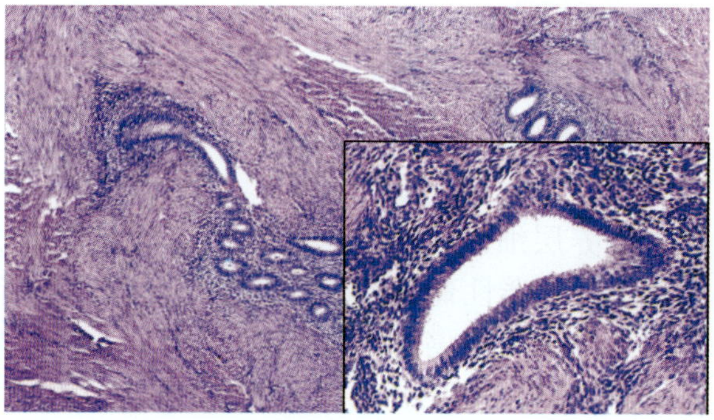

图 20-11　子宫腺肌症

子宫肌层中出现子宫内膜腺体及间质

病理变化：受卵巢分泌激素影响，异位的子宫内膜产生周期性反复性出血。肉眼观，子宫内膜异位处可见暗红色或紫红色结节，质软，因出血后机化可与周围器官发生纤维性粘连。如发生在卵巢，反复出血可致卵巢体积增大，形成囊腔，内含黏稠的咖啡色液体，称巧克力囊肿。镜下观，异位的子宫内膜腺体及间质与正常子宫内膜相似，在肌层中呈岛状分布，附近的肌纤维因受刺激而发生增生，并伴有出血及含铁血黄素的巨噬细胞。

三、子宫内膜癌

子宫内膜癌又称子宫体癌（endometrial carcinoma），是由子宫内膜上皮细胞发生的恶性肿瘤，发病率仅次于子宫颈癌，在女性生殖系统恶性肿瘤中占第二位，多见于 50 岁以上绝经期和绝经期后妇女，50 ～ 59 岁为高峰期。主要症状是白带增多和不规则阴道出血。近年来由于宫颈癌发病率降低，我国人口平均寿命延长，以及更年期激素替代疗法的应用，发病率呈上升趋势。

子宫内膜癌的病因不明，一般认为与子宫内膜增生和雌激素长期持续作用有关，患者常有内分泌失调的表现。

病理变化：子宫内膜癌分为弥漫型和局限型两种。弥漫型表现为子宫内膜弥漫性增厚，表面粗糙不平，灰白质脆，常有出血坏死或溃疡形成，并不同程度地浸润子宫肌层。局限型多位于子宫底或子宫角，呈息肉状或结节状突向宫腔。镜下观，子宫内膜腺癌可呈高、中、低分化，其中多数为高分化腺癌。①高分化腺癌：结构很像子宫内膜腺体，腺体排列拥挤，紊乱，细胞轻度异型性。②中分化腺癌：腺体不规则，排列紊乱，细胞向腔内生长形成乳头状或筛状结构，部分形成实性细胞团。癌细胞异型性明显，核分裂象易见。③低分化腺癌：癌细胞分化差，大部分区域为实性片状或条索状，很少形成腺样结构。核异型性明显，核分裂象多见。子宫内膜腺癌伴有鳞状上皮化生时称为棘皮癌，腺癌组织中混杂有鳞癌成分时称为腺鳞癌。

子宫内膜癌的扩散途径以直接蔓延和淋巴道转移多见，晚期可有血道转移。

1．直接蔓延　子宫内膜癌向上可达子宫角，相继至输卵管、卵巢和其他盆腔器官，向下直接浸润至子宫颈和阴道，向外侧扩展至输卵管、卵巢和腹膜。

2．淋巴道转移　最常见转移到腹主动脉旁淋巴结，其次为闭孔及髂总、髂外和子宫旁淋巴结。宫底部的癌多转移至腹主动脉旁淋巴结；子宫角部的癌可经圆韧带的淋巴管转移至腹股沟淋巴结。

3．血道转移　晚期可经血道转移至肺、肝及骨骼。

在临床上，早期患者可无任何症状，最常见的临床表现是阴道不规则流血，部分患者可有阴道分泌物增多，呈淡红色。如继发感染则呈脓性，有腥臭味。晚期，癌组织侵犯盆腔神经，可引起下腹部及腰骶部疼痛等症状。

第三节　滋养层细胞疾病

滋养层细胞疾病是一组以胎盘绒毛滋养层细胞增生和成熟异常为特征的疾病，主要包括葡萄胎、侵袭性葡萄胎及绒毛膜上皮癌。三者即有联系，又有区别，前者为良性，后两者为恶性，尤以绒毛膜癌恶性程度高。检测患者血清及尿液中人绒毛膜促性腺激素（human chorionic gonadotropin，HCG）的水平升高，可作为这组疾病临床辅助诊断的重要依据。

一、葡萄胎

葡萄胎又称为水泡状胎块（hydatidiform mole），是胎盘绒毛的良性病变，可发生于育龄期的任何年龄，以 20 岁以下和 40 岁以上女性多见，这可能与卵巢功能不足或衰退有关。

（一）病因和发病机制

葡萄胎的病因尚未完全阐明，目前学者有两种看法，一是认为葡萄胎是一种良性滋养层细胞肿瘤；二是认为葡萄胎是一种病理妊娠，胎儿早期死亡，绒毛内血液循环停止，母体进入绒毛的液体不能运送而蓄积在绒毛间质内，使绒毛水肿。近年来细胞遗传学研究显示，染色体异常在完全性和部分性葡萄胎的发生中起着主要作用。完全性葡萄胎为 46XX，不完全性葡萄胎则为 69XXX 或 69XXY。完全性葡萄胎的两组染色体均来自父方，没有母方成分，由于缺乏卵细胞的染色体，故胚胎不能发育。

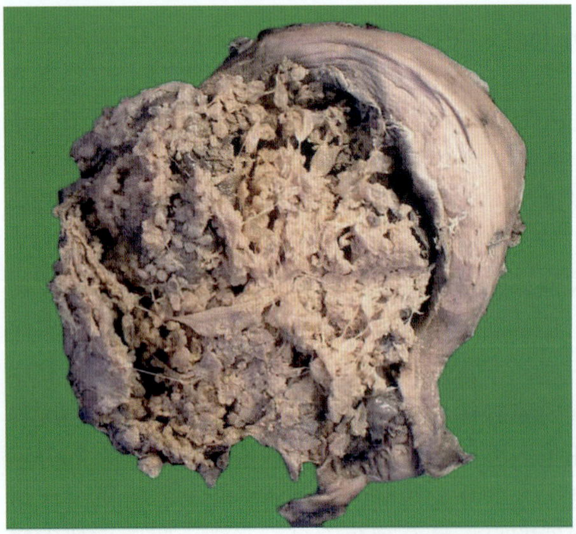

图 20-12　葡萄胎

子宫体积增大，子宫腔内充满大小不等的透明水泡

（二）病理变化

肉眼观，病变局限于宫腔内，不侵入肌层。绒毛肿大呈半透明的水泡，大小不等，小者如粟粒，大者直径可达成 1cm 左右，水泡之间有结缔组织相连成串，状似葡萄（图 20-12）。若所有绒毛均呈葡萄状，称为完全性葡萄胎；部分绒毛呈葡萄状，仍保留部分正常绒毛，伴有或不伴有胎儿及其附属器官者，称为不完全性或部分性葡萄胎。大多数葡萄胎发生于子宫内，个别病例也可发生在子宫外异位妊娠的部位。

镜下观，葡萄胎有以下三个特征：①绒毛间质高度水肿；②绒毛间质内血管消失；③绒毛滋养层细胞不同程度的增生，增生的细胞为合体细胞和细胞滋养层细胞，两者混合存在，并有轻度异型性。滋养层细胞（朗汉斯细胞）位于正常绒毛内层，呈立方或多边形，界限清楚，胞质丰富、淡染，核圆居中。合体细胞位于正常绒毛的外层，细胞体积大，形状不规则，胞质嗜酸性，呈深红色，多核、核深染。滋养层细胞增生为葡萄胎的最重要特征（图 20-13）。

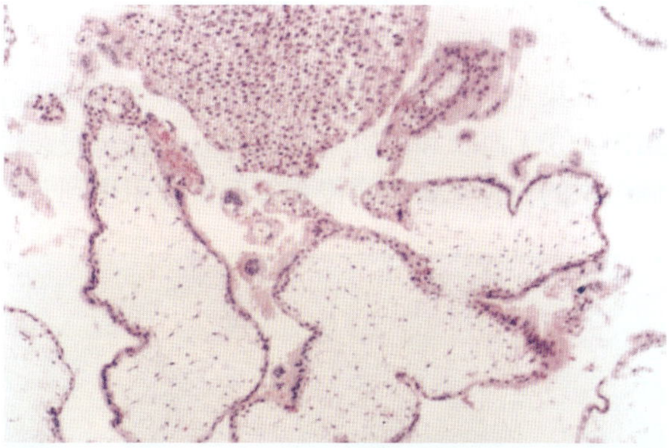

图 20-13 完全性葡萄胎
胎盘绒毛显著肿大，间质水肿，血管消失，滋养层细胞明显增生

（三）病理临床联系

因胎盘绒毛的过度增生和水肿，充满宫腔，致使子宫明显增大，超过同月份正常妊娠子宫的大小。由于胎儿大多数早期死亡，故临床检查听不到胎心音，摸不到胎体，患者也不觉胎动。由于葡萄胎滋养层上皮细胞侵袭破坏血管能力强，故常有反复子宫出血，偶有葡萄状物流出，多见于妊娠 2 ～ 4 个月。增生的滋养层细胞分泌人绒毛膜促性腺激素（HCG），故患者血和尿中 HCG 水平明显增高，尿妊娠试验呈强阳性，其妊娠反应也较正常妊娠重。患者卵巢的卵泡在大量 HCG 的作用下，常发生黄体化而形成黄素囊肿，并多为双侧性。

葡萄胎经彻底刮宫手术可完全治愈，部分可自行排出而痊愈，约 10% 的患者因水泡侵袭子宫肌层而转变为侵袭性葡萄胎，2% ～ 3% 的完全性葡萄胎可发展为绒毛膜上皮癌。

二、侵袭性葡萄胎

侵袭性葡萄胎（invasive mole）因有一定的破坏性，又称恶性葡萄胎，其生物学行为介于葡萄胎和绒毛膜上皮癌之间。本病大多数继发于葡萄胎，但也有开始即为侵袭性葡萄胎者。

（一）病理变化

肉眼观，子宫肌层内有局限性水泡状绒毛侵入，为本病特征性病变，并破坏肌层静脉，形成暗红色出血坏死结节，还可穿透子宫壁累及子宫旁周围组织。镜下观，子宫肌壁内有水泡状绒毛结构，滋养层细胞的增生程度和异型性较葡萄胎明显，并见出血坏死。侵袭性葡萄胎的病理诊断要点是在子宫壁肌层内找到水泡状绒毛结构，此点是与葡萄胎的鉴别点，也是与绒毛膜上皮癌的主要区别。

（二）病理临床联系

临床主要表现是患者血、尿 HCG 持续阳性，如侵袭并破坏血管，可使阴道持续性或间断性不规则出血。因肿瘤侵入肌层，多次刮宫仍不见好转。若逆行性转移到阴道壁或外阴，可出现转移的紫蓝色结节，破溃时可发生大出血。侵袭性葡萄胎以血道转移为主，肺是最常见的栓塞部位，患者可伴有咯血。原发灶经治疗消失后，肺的病灶可自行消失。该病对化疗敏感，治愈率高。

三、绒毛膜上皮癌

绒毛膜上皮癌（choriocarcinoma）简称绒毛膜癌，是滋养层细胞的高度恶性肿瘤。大多数与妊娠相关，约 50% 发生于葡萄胎后，25% 发生于流产后，20% 发生于正常分娩后，5% 发生于早产和异位妊娠，可在妊娠后数月或数年发生，偶与妊娠同时发生，个别病例与妊娠无关。发病年龄以 20 ～ 30 岁多见，发病机制不明。绒毛膜上皮癌侵袭性很强，均伴有出血坏死，易发生血道转移。过去此癌死亡率较高，近年来因化疗的开展，死亡率明显下降。

（一）病理变化

肉眼观，癌结节呈单个或多个，紫蓝色或暗红色，质较脆，似血肿，多发生于子宫顶部，常突向宫腔内，大小不一（图 20-14）。癌组织常侵袭并穿破子宫壁而突出于浆膜下，也可侵入盆腔或子宫旁组织，形成出血性肿块。

镜下观，绒毛膜癌具有以下特点：①子宫肌层内可见高度增生、异型性明显的似细胞滋养层细胞（细胞界限清楚，胞质透明，核圆淡染，核分裂象多见）和似合体滋养层细胞（细胞体积大，胞质红染呈合体性，似多核巨细胞）两种细胞混杂一起，排列紊乱，成片状或条索状；②无绒毛结构；③无血管和间质（图 20-15），是与侵袭性葡萄胎鉴别的要点；④常有明显的出血和坏死（因癌组织的生长主要依靠侵袭邻近血管而得到营养，由于血管被侵蚀，故癌组织出血、坏死明显）。

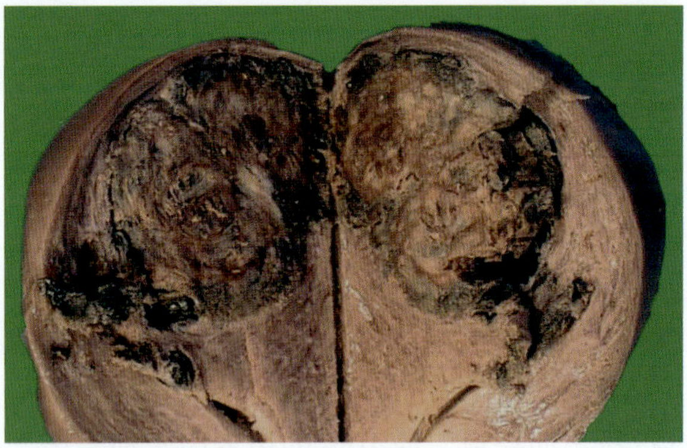

图 20-14 绒毛膜上皮癌

癌组织位于子宫底部，呈暗紫红色，结节状，可见出血、坏死

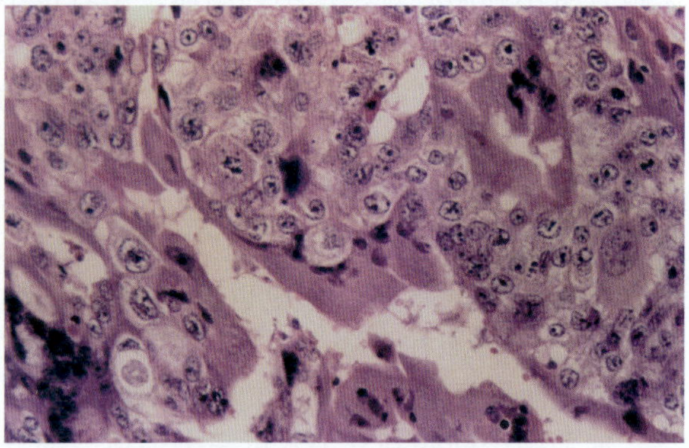

图 20-15 绒毛膜上皮癌

由细胞滋养层细胞和合体滋养层细胞两种细胞组成，均可见细胞异型性，肿瘤内无间质和血管

（二）扩散与转移

1．经直接蔓延至子宫体及阔韧带，穿透宫壁、阔韧带，可引起腹腔大出血。

2．血道转移为主，绒毛膜上皮癌侵袭破坏血管的能力很强，除在局部破坏蔓延外，早期就可经血道转移，主要转移到肺，其次为脑、肝、脾、肾等。逆血流可到阴道壁，形成血肿样的“阴道结节”。

（三）病理临床联系

临床主要表现阴道出现持续不规则流血，常在葡萄胎流产和妊娠数月甚至数年后出现，为癌组织侵袭血管所致。子宫增大且软，血或尿中 HCG 持续升高。血道转移是绒毛膜癌的显著特点，出现在不同部位的转移灶可引起相应症状，如转移到肺可有咯血，转移到肾出现血尿等症状。转移到脑可出现头痛、抽搐、瘫痪等。

绒毛膜癌的恶性程度高，治疗以往以手术为主，患者多在 1 年内死亡。自应用化疗后，大多数患者可治愈，即便已发生转移的病例治愈率也可达 70%，甚至治愈后可正常妊娠。

第四节 卵巢肿瘤

卵巢组织结构成分复杂，可发生各种肿瘤，是全身脏器中肿瘤类型最多的部位，按其组织发生分为三大类：上皮性肿瘤、性腺间质肿瘤、生殖细胞肿瘤。卵巢上皮性肿瘤来源于卵巢的表面上皮，占卵巢肿瘤的 65% ～ 70%，最常见的是浆液性肿瘤与黏液性肿瘤。

一、卵巢浆液性肿瘤

卵巢浆液性肿瘤是最常见的卵巢肿瘤，常见于 30 ～ 40 岁的妇女，约 60% 良性，15% 为交界性，25% 为恶性。卵巢浆液性肿瘤可分为浆液性囊腺瘤、交界性浆液性囊腺瘤（低度恶性）、浆液性囊腺癌三种。

（一）浆液性囊腺瘤

浆液性囊腺瘤（serous cystadenoma）是卵巢最常见的肿瘤，约占卵巢良性肿瘤的20%，好发于20～40岁年龄组，以单侧居多，也可双侧发生。

1．病理变化 肉眼观，肿物呈囊性，单个或多个，直径为5～10cm或更大，表面光滑，囊壁较薄。囊壁内面光滑，可有乳头形成，囊内为清亮透明液体，称浆液性乳头状囊腺瘤。镜下观，囊壁内衬单层立方或矮柱状上皮，上皮细胞排列整齐，具有纤毛，与输卵管上皮相似，乳头较宽，细胞形态较一致，无异型性，部分瘤细胞增生形成乳头，向腔内突起，乳头间质由纤维脉管束构成（图20-16）。有时在乳头间质内可见钙盐沉着，形成层状圆形结构，称为沙砾体。

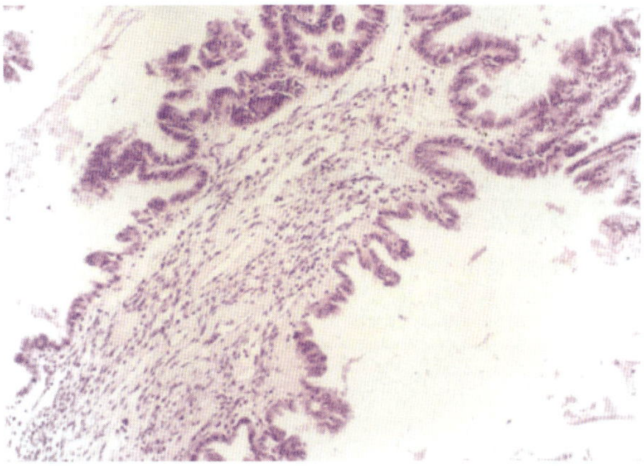

图20-16 卵巢浆液性乳头状囊腺瘤
肿瘤呈乳头状生长，表面被覆单层立方上皮，无异型性

2．病理临床联系 肿瘤较大时可在下腹部触到肿块，肿瘤表面有外生性乳头时，瘤细胞易种植在腹膜，常产生大量腹腔积液。

（二）交界性浆液性囊腺瘤

交界性浆液性囊腺瘤（borderline serous cystadenoma）为一低度恶性肿瘤，其形态结构介于良、恶性浆液性囊腺瘤之间，约占所有浆液性肿瘤的15%。肉眼观，与浆液性乳头状囊腺瘤相似，但乳头状突起比良性者丰富而广泛。镜下观，乳头上皮细胞层次增加，达2～3层，乳头增多，细胞稍异型，但无间质破坏和浸润。

（三）浆液性囊腺癌

浆液性囊腺癌（serous cystadenocarcinoma）是卵巢恶性肿瘤中常见的类型之一，约占40%，半数为双侧性，好发于40～60岁妇女，多由交界性浆液性囊腺瘤发展而来，也可一开始即为囊腺癌。

1．病理变化 肉眼观，肿瘤表面光滑或有乳头，多为囊性。多房，囊内含混浊液体，大部分囊壁有乳头状突起，大片实性区呈灰白色，细颗粒状，伴出血、坏死。肿瘤大小不一，直径一般5～15cm。镜下观，癌细胞层次增加超过3层，伴有间质浸润。表现为癌细胞密集，排列紊乱，失去极性，形成短分支乳头，筛状或片块状（图20-17）。癌细胞异型性明显，核分裂象多见，见病理性核分裂象，常见沙砾体。

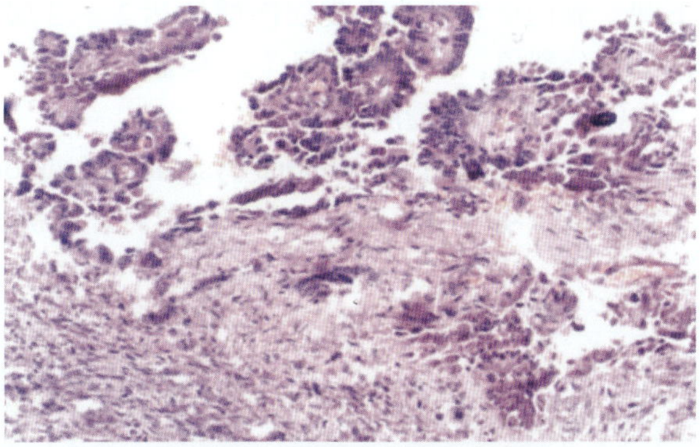

图20-17 卵巢浆液性囊腺癌
瘤细胞异型性明显，向卵巢间质内浸润

2．扩散和转移 卵巢浆液性囊腺癌可直接蔓延到盆腔组织、阔韧带、输卵管和子宫，晚期可侵及膀胱和直肠，可种植性转移至腹腔、盆腔浆膜层而引起癌性腹水，腹腔积液内可查到癌细胞。一部分经淋巴道转移可转移到腰椎旁淋巴结、纵隔淋巴结和锁骨上淋巴结。少数晚期患者可经血道转移至肝、胰、肺、骨等处。

3．病理临床联系 早期患者无明显症状，由于癌肿生长较快，在短期内下腹部可触及肿块，并出现血性腹水（癌组织种植到腹膜所致），癌组织蔓延到阔韧带或子宫时，肿块固定与子宫粘连，并可侵及直肠和膀胱。

二、卵巢黏液性肿瘤

黏液性肿瘤（mucinous tumors）较浆液性肿瘤少见，占所有卵巢肿瘤的 25%。其中 85% 是良性和交界性，其余为恶性。好发年龄与浆液性肿瘤相同。

（一）黏液性囊腺瘤

黏液性囊腺瘤（mucinous cystadenoma）主要来源于卵巢表面上皮。发病年龄多为 30 ～ 50 岁，单侧多见，双侧少见。

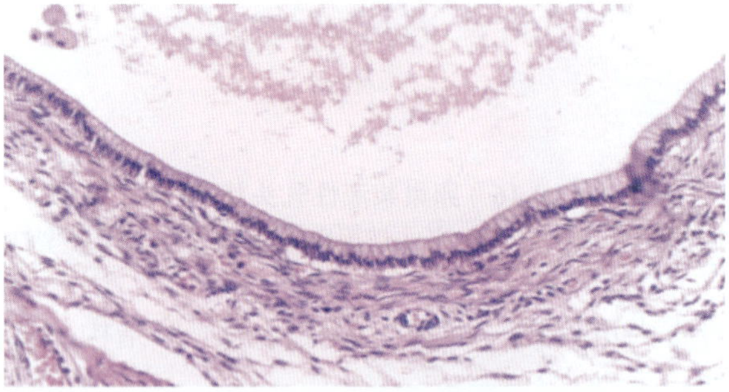

图 20-18　卵巢黏液性囊腺瘤
肿瘤囊腔被覆单层高柱状上皮，核位于基底部，核的上部充满黏液

1．病理变化　肉眼观，肿瘤呈圆形或卵圆形，大小不一，平均直径 15 ～ 30cm，肿瘤常为单侧，表面光滑，少见乳头形成，由多个大小不一的囊腔组成，囊腔内充以灰白色半透明黏稠液体。镜下观，肿瘤囊壁被覆单层高柱状上皮，胞质含清亮黏液，核位于基底部，瘤细胞排列成腺样或乳头状结构，间质为纤维结缔组织（图 20-18）。

2．病理临床联系　早期临床上无明显症状，肿瘤较大时，下腹部可触到肿块；较大肿瘤常有蒂，易发生蒂扭转而致出血、坏死，并发急腹症；当肿瘤破裂时，内容物流出，瘤细胞可种植在腹膜上，产生大量黏液，形成腹腔内继发性黏液瘤。该肿瘤在组织学上虽为良性，但手术不易切除，有时需反复手术治疗，多数黏液性囊腺瘤手术切除即可治愈，极少数可恶变为黏液性囊腺癌。

（二）交界性黏液性囊腺瘤

交界性黏液性囊腺瘤属于低度恶性肿瘤，形态结构介于黏液性囊腺瘤和黏液性囊腺癌之间，约占黏液性肿瘤的 14%。

病理变化：肉眼观与良性黏液性囊腺瘤无明显区别。约半数病例囊内壁可见乳头状突起。镜下观，囊内壁和乳头上皮层次增加达 2 ～ 3 层，但不超过 3 层，极向紊乱，细胞异型性较明显，偶见核分裂象，但不浸润间质。本瘤预后较好。

（三）黏液性囊腺癌

黏液性囊腺癌（mucinous cystadenocarcinoma）发生率占卵巢原发性恶性肿瘤的 3% ～ 10%，年龄多见于 40 ～ 60 岁，肿瘤多为单侧，双侧少见。

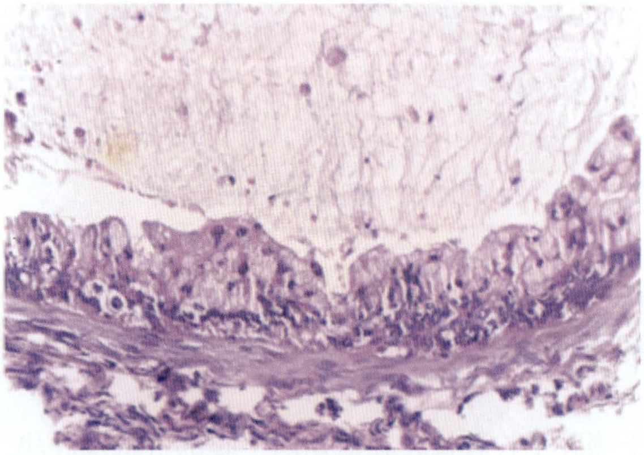

图 20-19　卵巢黏液性囊腺癌
癌细胞呈高柱状，异型性明显，富含黏液

1．病理变化　肉眼观，肿瘤体积较大，呈结节状或分叶状，表面光滑，包膜薄呈灰白色，切面呈囊性或实性，囊性部分呈蜂巢状，囊内含有黏液，实性区为大小不等灰白色的乳头状物突入囊腔，常伴出血、坏死。镜下观，肿瘤细胞层次明显增加，超过 3 层。腺体及乳头结构排列不规则，可呈生芽状或搭桥样。癌细胞异型性明显，并见多数核分裂象及病理性核分裂象。有明显间质及包膜浸润。无沙砾体形成（图 20-19）。

2．扩散与转移　卵巢黏液性囊腺癌的癌细胞穿破包膜时，可向腹腔内脱落种植于腹腔、盆腔器官表面。癌组织还可直接蔓延至阔韧带、输卵管和子宫等处。

第五节　前列腺疾病与阴茎癌

正常成人前列腺重 20g，由两个侧叶和中叶组成，包绕着膀胱颈和尿道。前列腺的腺体和导管由双层细胞构成，基底细胞呈矮立方状，其内被覆柱状黏膜上皮，间质内含有丰富的纤维和平滑肌。雄激素在前列腺的生长发育中起着重要作用。

一、前列腺增生症

前列腺增生症（hyperplasia of prostate）又称结节状前列腺增生或前列腺肥大，是老年人常见的一种疾病，40 岁以后其发病率随年龄增长而升高，主要表现为尿道周围前列腺组织结节状肿大和不同程度的排尿困难。

（一）病因和发病机制

前列腺增生症的病因和发病机制目前尚不明了，一般认为与男性更年期后雄激素和雌激素平衡失调有关。老年男性睾丸萎缩，雄激素减少，雌激素相对或绝对增多时，前列腺发生增生，体积增大。

（二）病理变化

肉眼观，增生的前列腺体积增大（正常约栗子大小），重量增加到 60 ~ 100g（正常成人前列腺重约 20g），病变部位在尿道周围（前列腺中叶）。质硬韧如橡皮，呈结节状。切面灰白，可见大小不一的蜂窝状腔隙（图 20-20），挤压可见乳白色分泌物流出。镜下观，前列腺增生的成分主要由腺体、纤维组织和平滑肌组成，其中以腺体增生为主。增生的腺体可呈囊状扩张，腺上皮由两层细胞构成，内层细胞呈柱状，外层细胞呈立方或扁平状，周围有完整的基膜包绕。上皮可形成乳头突入腺腔内，胞质内富含酸性磷酸酶的分泌颗粒，增生的上皮均无异型性，有时可伴鳞状上皮化生。腺腔内可见红染、同心圆层状的浓缩分泌物（淀粉样小体），有时伴有钙盐沉着。间质纤维平滑肌组织有不同程度的增生，间质中可见淋巴细胞浸润。一般认为前列腺增生极少发生恶变。

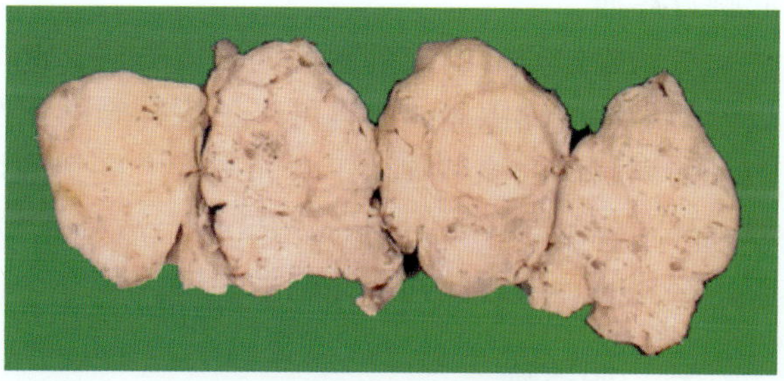

图 20-20　前列腺增生
前列腺明显增大，切面呈结节状，部分区域可见扩张成小囊的腺腔

（三）病理临床联系

前列腺增生症临床上主要表现为尿道受压、排尿困难等症状，表现为尿频、夜尿、尿痛和排尿淋漓不止。后期发展为尿潴留，膀胱扩张、肥厚，引起膀胱炎、肾盂肾炎等。增生的前列腺还可使尿道括约肌受到牵拉，过度紧张，排尿时不易放松，以致发生滴尿现象。大多数患者需进行手术治疗方能解除痛苦。

二、前列腺癌

前列腺癌（carcinoma of prostate）是来自于前列腺上皮的恶性肿瘤，多发于 50 岁以后的老年人。其发生率随年龄增加而升高，我国目前有逐年增多的趋势。

（一）病因和发病机制

前列腺癌的病因和发病机制不清，多数认为与雄激素水平过高有关。因为前列腺癌多发生在前列腺外区（主要在后叶），该区组织对雄激素敏感；睾丸切除可以抑制前列腺癌的生长，说明雄激素与前列腺癌的发生有一定关系。本病还可能与种族、遗传因素有关。

（二）病理变化

肉眼观，约 70% 肿瘤位于前列腺的周围区，以后叶多见；其次是两侧前叶的包膜下。直肠指检时表现为前列腺肿大，高低不平，有单个或多个坚硬结节。晚期肿瘤可扩展到全部前列腺，使整个前列腺增大变硬。镜下观，97% 的前列腺癌为腺癌，少数为移行细胞癌和鳞癌。根据分化程度又将腺癌分为高分化、中分化与低分化三型，高分化癌最多见，癌细胞排列呈腺样结构，大小不等，结构紊乱（图 20-21），有时可呈乳头状腺癌或腺泡细胞癌结构。癌细胞有不同程度的异型性，可见癌组织浸润间质或包膜（尤其见周围神经浸润是诊断要点）。中分化腺癌的腺体小，不规则，部分腺体结构消失，细胞异型性明显，有的形成筛状结构。低分化腺癌的癌细胞形成索状、实性团，很少形成腺腔结构。

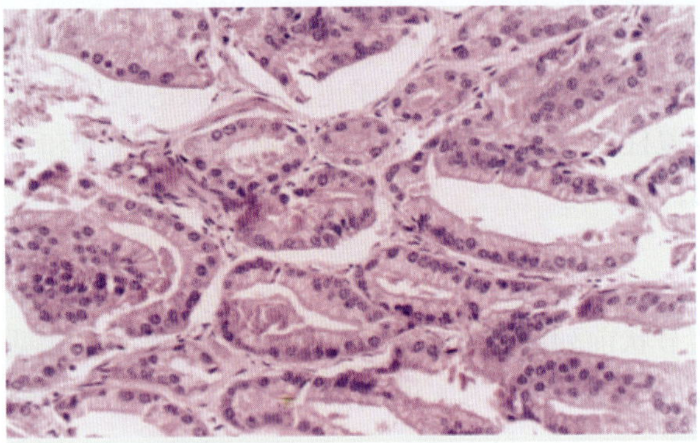

图 20-21　前列腺癌（高分化）
腺泡由单层上皮细胞构成，排列拥挤，外层基底细胞缺如，可见较明显核仁

（三）病理临床联系

前列腺癌可发生局部浸润和远处转移，可直接向精囊膀胱底部浸润，后者引起尿道梗阻。血道转移主要转移到骨，以椎骨最常见；其次为股骨近端、盆骨和肋骨。男性肿瘤骨转移应首先考虑到前列腺癌转移的可能。淋巴道转移可侵犯髂内、髂外、腹主动脉旁淋巴结，也可侵入腹股沟淋巴结。

早期前列腺癌一般无症状，常在前列腺增生的切除标本中，或在死后解剖中偶然发现。当肿瘤增大到相当体积时，可引起尿频、尿急、尿流缓慢、排尿困难等压迫症状；发生骨转移时可引起腰背疼痛。

直肠指检是诊断前列腺癌的重要方法。此方法简单、有效。经直肠超声检查及活检，不但可以诊断早期前列腺癌，而且可以了解肿瘤的累及范围。

前列腺癌的癌细胞与正常前列腺上皮细胞均可分泌一种特殊的酸性磷酸酶及前列腺特异性抗原（prostatic-specific antigen，PSA），故临床检测酸性磷酸酶和 PSA 有助于诊断和可疑病例的筛查。必要时，可行前列腺穿刺术确诊。

三、阴茎癌

阴茎癌（carcinoma of penis）是起源于阴茎鳞状上皮的恶性肿瘤，多发于 40 ～ 70 岁的男性。阴茎癌患者多有包茎史，因为包皮垢可能含有某些致癌物，有包茎者此物质不易清除，长期刺激可诱发局部组织癌变。部分病例可能由白斑、增殖性红斑、尖锐湿疣癌变所致。研究表明，阴茎癌的发生与人乳头瘤病毒（HPV）16、18 型有关。

1．病理变化　肉眼观，阴茎癌常发生在阴茎头、包皮内侧面或冠状沟内。早期表现为局部表皮增厚、皲裂、乳头状隆起，继而逐渐增大呈菜花状或溃疡状。肿瘤切面呈灰白色、质硬，并向下可累及海绵体。镜下观，大多数为高分化鳞癌，癌细胞形成巢片结构，异型性明显，核分裂象多见，癌巢内可见角化珠。

2．病理临床联系　阴茎癌进展缓慢，一般无痛感，常可伴有出血。阴茎癌多沿淋巴道转移，常转移到腹股沟淋巴结。也可发生远处转移或血道转移，但少见。

第六节　乳腺疾病

一、乳腺增生性病变

（一）乳腺纤维囊性变

乳腺纤维囊性变（fibrocystic changes of breast）是最常见的乳腺良性病变，好发于 25 ~ 45 岁的女性，绝经期前达到高峰，绝经期后一般不再进展，其主要特征为腺泡和末梢导管扩张，上皮和纤维组织增生。少数可发展为恶性肿瘤。其发病机制不十分清楚，可能与卵巢内分泌失调致孕激素减少而雌激素分泌过多有关。

根据乳腺纤维囊性变的病理变化，可分为非增生型和增生型纤维囊性变两种。

1．非增生性纤维囊性变　多双侧同时发生，肉眼观为多灶分布的小结节，边界不清，大小不等。较大的囊肿因含有半透明的浑浊液体，表面呈蓝色，称为蓝顶囊肿（blue dome cyst）。

镜下观，囊肿内衬扁平上皮或上皮缺如，囊内可有钙化，少数仅余下纤维性囊壁。如囊内容物因囊肿破裂进入周围间质，可引起炎症反应和纤维组织玻璃样变。囊肿上皮常可见大汗腺化生。化生的细胞体积较大，胞质嗜酸性，细胞的顶部可见典型的顶浆分泌小突起，形态和大汗腺的上皮相似。

2．增生性纤维囊性变　与非增生性纤维囊性变相比，主要不同是具有末梢导管和腺泡的增生。增生的上皮细胞层次增多，可突入腺腔内，乳头顶部相互融合者，构成筛状结构。增生的上皮可出现非典型性增生，有恶变的可能性。因此，增生性纤维囊性变应视为癌前病变。

（二）硬化性腺病

硬化性腺病（sclerosing adenosis）是增生性纤维囊性变中少见的一种类型。肉眼观，病变区质地较硬，色灰白，与周围组织分界不清。镜下观，病灶中间纤维组织增生，腺泡受压变形扭曲，腺泡外层肌上皮增生明显，而病灶周围的腺泡则扩张。

二、乳腺纤维腺瘤

乳腺纤维腺瘤（fibroadenoma of the breast）是由乳腺小叶的间质纤维组织和腺上皮细胞共同增生形成的纤维上皮性肿瘤，是乳腺最常见的良性肿瘤，多见于 20 ~ 30 岁年轻女性。肿瘤可累及一侧或双侧乳腺，肿瘤与周围组织分界清楚。一般为单发，也可多发。本病发生在卵巢功能活跃时期，故认为与雌激素有密切关系。临床上常表现为界限清楚的无痛性肿块，妊娠期肿瘤常快速增大。

肉眼观，肿瘤为圆形或卵圆形结节状，质较硬，有完整包膜，直径在多在 3cm 以下，略呈分叶状，切面灰白色，可见纤维条纹及大小不等的裂隙。

镜下观，肿瘤由增生的纤维组织和腺管以不同比例混杂组成（图 20-22）。根据间质腺管的数量及形态不同，分为两型：①管内型：间质纤维组织增生较明显，将管腔压扁，有时呈裂隙状；②管周型：增生的纤维组织围绕上皮生长，使腺管大致呈圆形或椭圆形。

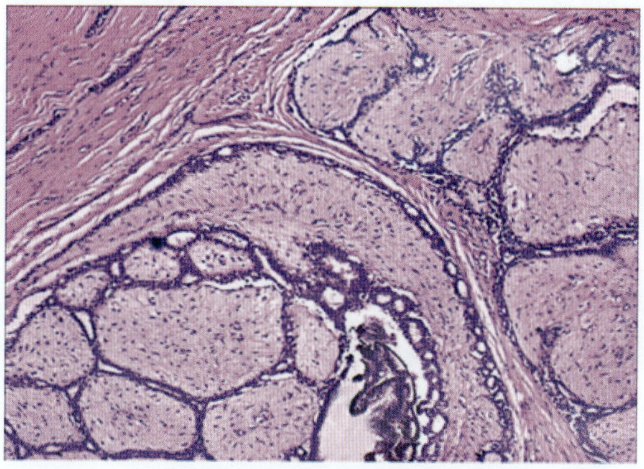

图 20-22　乳腺纤维腺瘤
由增生的腺体和间质组成，腺体呈裂隙状

三、乳腺癌

乳腺癌（carcinoma of breast）是乳腺终末导管上皮及腺上皮发生的恶性肿瘤。在我国居女性恶性肿瘤的第二位，仅次于子宫颈癌，好发年龄为 40 ~ 60 岁，小于 35 岁妇女较少发病。男性乳腺癌少见，仅占 1% 左右。癌肿主要发生于外上象限，其次为中央区和其他象限。临床上，乳腺癌早期除有乳房内硬结外，无其他不适症状，常在洗澡、自我检查或体检时发现。

乳腺癌的发病机制尚未完全阐明，雌激素过高、家族遗传倾向、环境因素和长时间大剂量接触放射线等和乳腺癌发病有关。

知识链接

乳腺为性激素的靶器官，乳腺上皮细胞核内有雌二醇受体（estrogen receptor，ER）和孕激素受体（progesterone receptor，PR）。因此，乳腺癌依据癌细胞是否具有上述受体被分为激素依赖型和非激素依赖型。对于激素依赖型乳腺癌，应用内分泌治疗，如选择性雌激素受体调节剂（他莫昔芬）、芳香化酶抑制剂、去势药物（戈舍瑞林）等，可以达到较好的疗效。而非激素依赖型乳腺癌则对于内分泌治疗不敏感。此外，ER 和 PR 还与乳腺癌预后相关，阳性者预后好，转移率低，治疗后存活时间长。目前，ER 和 PR 检测已成为乳腺癌的常规检测项目。

（一）病理变化及分类

乳腺癌组织形态十分复杂，类型较多，根据组织发生及形态结构分为导管癌及小叶型癌；根据是否浸润又分为非浸润癌（原位癌）及浸润癌。

1．非浸润癌（原位癌） 分为导管内原位癌及小叶原位癌。

（1）导管内原位癌（ductal carcinoma in situ）：约占乳腺癌总数的 5%。癌多发生于乳腺小叶的终末导管，导管明显扩张，癌细胞局限于扩张的导管内，未突破基膜。根据组织学改变分为粉刺癌和非粉刺型导管内原位癌。

1）粉刺癌（comedocarcinoma）：多位于乳腺中央部位。肉眼观，肿块呈条索状或小结节状，灰白色，有时呈黄色，切面可见扩张的导管内含灰黄色软膏样坏死物质，挤压时可由导管内溢出，状如皮肤粉刺，故称为粉刺癌。由于粉刺癌间质纤维化和坏死区钙化，质地较硬，肿块明显，容易被临床和乳腺 X 线查见。

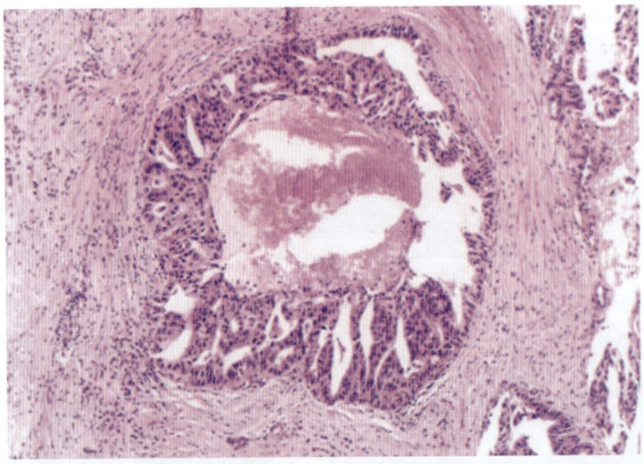

图 20-23 乳腺粉刺癌
导管内癌细胞排列紧密，大小不一，胞质丰富，嗜酸性，中央有大片坏死灶

镜下观，癌细胞位于扩张的导管腔内，基底膜完好。癌细胞在导管内可排列成实体团块，筛孔状、乳头状等。癌细胞体积较大，胞质嗜酸性，大小不一，核仁明显，有核分裂象。有的癌细胞团中央发生坏死（图 20-23），坏死区可见钙化。导管周围见间质纤维组织增生和慢性炎症细胞浸润。本癌预后较其他类型要好。

2）非粉刺型导管内原位癌（noncomedo intraductal carcinoma）：非粉刺癌导管内增生的上皮呈单一型上皮细胞，无肌上皮细胞的存在。

细胞呈不同程度异型性，但不如粉刺癌明显。细胞体积较小，形态比较规则，可见轻微坏死。癌细胞在导管内排列成实性、乳头状或筛状等多种形式。导管周围间质纤维组织增生亦不如粉刺癌明显。

（2）小叶原位癌（lobular carcinoma in situ）：小叶原位癌发生于小叶终末导管上皮及腺泡上皮，约30%的小叶原位癌累及双侧乳腺，常为多中心性。多发生于绝经前妇女，因肿块小，临床上无明显肿块。镜下观，癌组织局限于小叶的腺泡或终末导管内。癌细胞体积较导管内癌的癌细胞小，大小、形状较为一致，核圆形或卵圆形，核分裂象罕见。基底膜完整，乳腺小叶结构尚存。一般无坏死，亦无间质的反应性增生。小叶原位癌如能及时治疗，预后好。

2．浸润癌　乳腺浸润癌是指癌细胞穿破乳腺导管或腺泡的基底膜而侵入间质者，包括浸润性导管癌、浸润性小叶癌和特殊类型癌。

（1）浸润性导管癌（invasive ductal carcinoma）：由导管内癌发展而来，导管内的癌细胞突破导管基底膜向间质浸润，是最常见的乳腺癌类型，占乳腺癌70%的左右。发生年龄以40～60岁多见。

肉眼观，肿瘤多为单个结节状，质硬，与周围组织分界不清，活动度差。癌组织呈树根状侵入邻近组织内。晚期，由于真皮淋巴管被瘤栓阻塞而发生水肿，毛囊、汗腺处的皮肤因受皮肤附件牵引而相对下陷，使乳房表面皮肤呈“橘皮样”外观（图20-24）。癌肿侵及乳头又伴有大量纤维组织增生时，可导致乳头下陷。若乳腺癌形成巨大肿块，在周围浸润蔓延，可形成多个卫星结节。如癌组织穿破皮肤，可形成溃疡。镜下观，导管内的癌细胞突破导管基底膜向间质浸润，形成巢状或不规则的条索状，或伴有腺样结构。癌细胞大小、形态各异，核分裂象多见，常有灶状坏死，肿瘤间质有致密的纤维组织增生。癌细胞在纤维间质内浸润生长，二者比例各不相同。根据癌实质和纤维组织的不同比例可将其分为三种：单纯癌（癌实质与间质比例大致相等）、硬癌（间质成分占优势，少量癌细胞呈条索状分布于增生的纤维组织中）和不典型髓样癌（癌实质多于间质），现统称为浸润性导管癌（图20-25）。

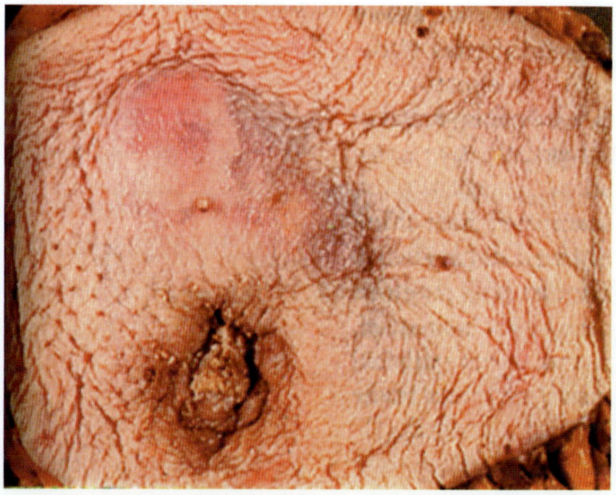

图20-24　乳腺癌
乳腺癌已经穿破皮肤，乳头凹陷，肿块下方皮肤呈“橘皮样”

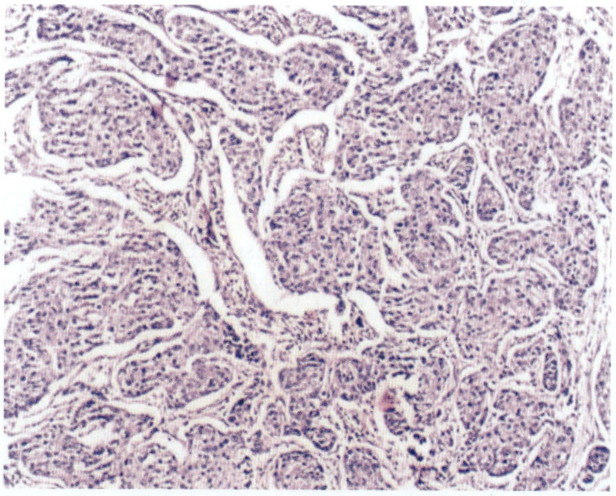

图20-25　乳腺浸润性导管癌
癌组织呈巢状，癌细胞异型性明显，核大，深染

（2）浸润性小叶癌（infiltrating lobular carcinoma）：由小叶原位癌穿透基底膜向间质浸润所致，约占乳腺癌的5%～10%。肉眼观，肿块边界不清，质地坚硬，灰白色。镜下观，癌细胞呈单行串珠状或细条索状浸润于纤维间质之间，或呈环形排列在正常导管周围。癌细胞小，大小一致，核分裂象少见。癌细胞形态与小叶原位癌相似。

大约 20% 的浸润性小叶癌累及双侧乳腺，在同一乳腺中呈弥漫性多灶性分布，因此不容易被临床和影像学检查发现。该肿瘤的扩散和转移亦有其特殊性，常转移到脑脊液、浆膜表面、卵巢、子宫和骨髓。

案例 20-1

患者，女性，40 岁，已婚。右侧乳房无痛性肿块 3 年。3 年前洗澡时无意中发现右侧乳房有一肿块，逐渐长大，近日生长迅速并破溃，来院就诊。

查体：右侧乳房较左侧大，右侧乳房的外上象限触摸到一鹅蛋大小肿块，突出皮肤，表面已溃破、质硬，较固定，与周围组织粘连分界不清。同侧腋窝淋巴结肿大，约 3.0cm × 3.0cm × 3.0cm 大小，尚可活动。乳头凹陷，皮肤呈“橘皮样”外观。

病理活检：细胞有明显异型性，呈不规则条索状排列，核分裂象多见，间质为大量纤维组织。

问题与思考：

1. 该患者诊断为什么病？其诊断依据是什么？
2. 患者为什么出现乳头下陷，皮肤呈“橘皮样”外观？腋窝淋巴结为什么会肿大？

（3）乳腺特殊类型癌：包括髓样癌、小管癌、黏液癌及佩吉特病。

1）髓样癌：较少见，约占浸润性乳腺癌的 8%。肉眼观，肿块较大，球形或结节状，其表面皮肤紧张，易溃破形成溃疡，切面灰白，界限清楚，质软，易伴有出血、坏死。镜下观，癌实质多，间质少。癌细胞体积大，呈条索、块状排列，间质中伴有淋巴细胞、浆细胞浸润。此型生长缓慢，局部淋巴结转移率低，预后较好。

2）小管癌：主要由腺管样结构组成，预后极佳。

3）黏液癌：少见，约占浸润性乳腺癌的 7%。肉眼观，肿块常较大，界限清楚，无包膜，质软，切面半透明胶冻样。镜下观，癌细胞产生大量黏液，形成大片淡蓝染色的黏液湖，癌细胞聚集成小岛状，漂浮在黏液中，也可呈腺管样结构，腺腔内含有黏液，甚至有印戒细胞癌结构。

4）佩吉特病（Paget disease）：多发生于乳头，其原因是伴有或不伴有间质浸润的导管内癌的癌细胞沿乳腺导管向上扩散，累及乳头和乳晕的表皮，使乳头和乳晕皮肤出现皲裂、溃疡和渗出，周围炎性充血和水肿，呈湿疹样改变，又称湿疹样癌。表皮内 Paget 细胞的出现是本肿瘤的特点，在表皮内可见 Paget 细胞体积大，胞质丰富透明，核仁清楚。这些细胞可孤立散在或成簇分布。

（二）扩散和转移

1. 直接蔓延　癌细胞沿乳腺导管直接蔓延，可累及相应的乳腺小叶腺泡，或沿导管周围组织间隙向周围扩散到脂肪组织，胸大肌和胸壁。

2. 淋巴道转移　是乳腺癌最常见的转移途径。首先转移至同侧腋窝淋巴结，晚期可转移至锁骨上、下淋巴结。位于乳腺内上象限的乳腺癌常转移至乳内动脉旁淋巴结，进一步到纵隔淋巴结，偶尔可通过胸壁深筋膜淋巴管丛转移到对侧腋窝淋巴结。

3. 血道转移　晚期乳腺癌可经血道转移至肺、肝、骨、脑等组织或器官。

本章小结

女性由于解剖、生理特点不同，其生殖系统与乳腺疾病较多见。

宫颈糜烂临床上极为常见，包括真性糜烂和假性糜烂。临床上见到的宫颈糜烂实际上多为假性糜烂，即宫颈损伤的鳞状上皮被增生的子宫颈管黏膜柱状上皮覆盖。由于柱状上皮较薄，易显露上皮下充血的小血管，临床检查时，宫颈外口病变区边缘呈现边界清楚的鲜红色糜烂状，但并非真正的糜烂。

宫颈癌以鳞状细胞癌多见，腺癌次之。宫颈癌一般发生于宫颈外口的鳞状上皮和子宫颈管的黏膜柱状上皮交界处。宫颈上皮非典型增生属癌前病变，重度非典型增生和原位癌的鉴别诊断有一定困难，新近的分类将宫颈上皮非典型增生和原位癌统称为宫颈上皮内肿瘤。

滋养层细胞肿瘤包括葡萄胎、侵袭性葡萄胎及绒毛膜上皮癌。葡萄胎是胎盘绒毛的一种良性病变，其主要特征是绒毛间质高度水肿和滋养层细胞不同程度的增生。侵入子宫肌层内为侵袭性葡萄胎。绒毛膜上皮癌的病变特点为滋养层细胞异常增生，成片状或条索状排列，无绒毛结构，无血管和间质，弥漫浸润于子宫壁内，出血、坏死明显，此是与侵袭性葡萄胎鉴别的重要依据。血道转移是绒毛膜上皮癌的显著特点，出现在不同部位的转移灶可引起相应临床症状。

卵巢肿瘤按其组织发生分为三大类：上皮性肿瘤、性腺间质肿瘤、生殖细胞肿瘤。其中以上皮性肿瘤、生殖细胞发生的畸胎瘤最为常见，性腺间质肿瘤较少见。

子宫内膜增生症、子宫内膜癌与雌激素水平过高有关。前列腺癌与雄激素水平过高有关。

乳腺增生性病变有乳腺纤维囊性变、硬化性腺病等。乳腺纤维囊性变的主要特征为腺泡和末梢导管扩张，上皮和纤维组织增生，少数可发展为恶性肿瘤。根据乳腺纤维囊性变的病理变化，可分为非增生型和增生型纤维囊性变两种。

乳腺纤维腺瘤是由乳腺小叶的间质纤维组织和腺上皮细胞共同增生形成的纤维上皮性肿瘤。

乳腺癌是常见女性恶性肿瘤，常好发生于乳腺外上象限，以无痛性肿块为主要症状。乳腺内肿块为灰白色，边界不清、质硬，向周围组织浸润，可引起乳头下陷，乳房表面皮肤呈“橘皮样”外观，组织学形态多种多样，以浸润性导管癌最多见。

思考题

1．根据临床病理特点慢性子宫颈炎分为几种类型？
2．葡萄胎、侵袭性葡萄胎和绒毛膜上皮癌的病变特点有何不同？
3．子宫颈癌的发生与哪些因素有关？如何做到早期发现？
4．乳腺癌主要病理类型有哪些？各有何病理特点？

（舒筱灿）

第二十一章　传染病与寄生虫病

学习目标

1. 掌握原发性肺结核的病理变化、发展与结局，各类继发性肺结核的病理变化；病毒性肝炎、伤寒、细菌性痢疾、流行性脑脊髓膜炎、流行性乙型脑炎、阿米巴病、血吸虫病的病理变化与病理临床联系；淋病、尖锐湿疣、梅毒、艾滋病的概念及病理变化。
2. 熟悉结核病的基本病变和结局；重型肝炎的病变特点和病理临床联系，以及各种类型肝炎的结局；伤寒、流行性脑脊髓膜炎、流行性乙型脑炎的结局与并发症；淋病、尖锐湿疣、梅毒、艾滋病的病理临床联系；细菌性痢疾与阿米巴痢疾的区别；血吸虫卵所致的病理变化。
3. 了解肺外结核的病理变化，结核病的病因和发病机制；病毒性肝炎的病因、发病机制和传播途径；伤寒、细菌性痢疾、流行性脑脊髓膜炎、流行性乙型脑炎的病因和发病机制；淋病、尖锐湿疣、梅毒、艾滋病的传播途径、病因和发病机制；阿米巴病的病因和发病机制；血吸虫病的病因及感染途径。

传染病与寄生虫病是由致病微生物和寄生虫侵入机体导致具有传染和流行的一类疾病。这类疾病的病原很多，包括细菌、病毒、立克次体、衣原体、螺旋体、真菌、寄生虫等。

传染病与寄生虫病有特定的传播途径，如流行性脑脊髓膜炎经呼吸道传播，细菌性痢疾经消化道传播。病原体入侵机体后，定位在一定的组织器官，产生特征性的病理变化，在病理组织学诊断上有鉴别意义。

传染病与寄生虫病在人群中发生或流行必须同时具备传染源、传播途径和易感人群三个基本环节。传染源是指受感染的人和动物。传播途径是指从传染源来的病原体再侵入其他个体的途径。传染病的主要传播途径有呼吸道传播、消化道传播、血液传播、虫媒传播、接触传播、母婴传播。易感人群是指对某种传染病没有免疫和防御能力，容易被传染上该疾病的病原微生物的人群。病原微生物和寄生虫感染机体后能否致病，主要取决于病原体的数量、毒力或是否在体内生长、繁殖和机体的反应性。

随着社会发展和科学进步，特别是基因诊断技术和有效抗生素的应用，传染病与寄生虫病的诊断和治疗取得了很大进展，发病率和死亡率均已明显下降。但由于种种原因，一些原已被控制的传染病与寄生虫病（如结核病、梅毒、淋病、血吸虫病等）发生率又趋上升，并出现一些新的传染病，如艾滋病、SARS、埃博拉出血热、禽流感、中东呼吸综合征等，严重威胁着人类生命健康。

本章主要介绍结核病、病毒性肝炎、伤寒、细菌性痢疾、流行性脑脊髓膜炎、流行性乙型脑炎、性传播疾病以及常见寄生虫病等。

第一节 结 核 病

结核病（tuberculosis）是由结核分枝杆菌引起的一种常见慢性传染病。其典型病变常表现为结核结节形成并伴有不同程度的干酪样坏死。全身各脏器、组织均可累及，但肺结核最为多见。

一、病因及发病机制

结核病的病原菌是结核分枝杆菌，结核分枝杆菌为革兰阳性耐酸杆菌，对人致病的主要类型为人型和牛型。结核分枝杆菌无侵袭性酶，不产生内、外毒素，其致病因素与菌体所含的成分有关。菌体内含有脂质、蛋白质、多糖三种成分。①脂质：与结核分枝杆菌的毒力和形成特征性病变有关。②蛋白质：具有抗原性，可使机体产生变态反应。③多糖：作为半抗原参与免疫反应并引起局部中性粒细胞浸润。脂质与糖及蛋白质结合成为糖脂（索状因子，cord factor）和糖肽脂（蜡质 D，wax D）。索状因子对组织和细胞有强烈的损伤作用；蜡质 D 能引起宿主对结核分枝杆菌产生剧烈的变态反应，还能抑制吞噬细胞的吞噬体与溶酶体融合，使结核分枝杆菌能在吞噬细胞中长期生存；糖脂及糖肽脂类物质还能刺激 T 淋巴细胞和巨噬细胞增殖，形成典型的结核性肉芽肿病变。

结核病主要经呼吸道传染，肺结核（主要是开放性肺结核）患者在谈话、咳嗽和喷嚏时，从呼吸道排出大量含有结核分枝杆菌的微滴，可被吸入呼吸道而造成感染。本病也可因食入带菌的食物（包括含菌牛奶）经消化道感染，少数经皮肤伤口感染。

结核病的发生和发展取决于很多因素，其中最重要的是感染细菌数量的多少、毒力的大小和机体的反应性（免疫力或变态反应）。一般认为结核病的免疫反应以细胞免疫为主。机体在初次感染结核分枝杆菌后，T 淋巴细胞被致敏，当致敏的 T 淋巴细胞再次接触结核分枝杆菌后被激活、分裂、增殖，并释放一系列淋巴毒素，如巨噬细胞趋化因子、巨噬细胞游走抑制因子、巨噬细胞激活因子，这些因子可使巨噬细胞移向结核分枝杆菌，并聚集在该处不再移动，从而把结核分枝杆菌限制在局部不致扩散，同时激活巨噬细胞，使其在局部吞噬及水解、消化和杀灭结核分枝杆菌的能力增强。在感染局部由巨噬细菌聚集而形成的肉芽肿称为结核结节（tubercle），是机体杀灭结核分枝杆菌的主要形式。

知识链接

卡介苗

卡介苗是一种经处理后无毒力的牛型结核分枝杆菌疫苗，接种后可使儿童产生对结核病的特殊抵抗力。由于这一疫苗是由两位法国学者卡迈尔与介兰发明的，为了纪念发明者，将这一预防结核病的疫苗定名为“卡介苗”。目前，世界上多数国家都已将卡介苗列为计划免疫必须接种的疫苗之一。卡介苗接种的主要对象是新生婴幼儿和结核菌素试验阴性的儿童，接种后可预防结核病的发生，这是目前预防结核病的有效方法。

结核病时发生的变态反应属于迟发性变态反应（Ⅳ型变态反应），本质上为细胞免疫反应，结核菌素试验就是这种反应的表现。当机体感染结核分枝杆菌的数量较多、毒力较强、释放出大量菌体蛋白时，一方面由于 T 淋巴细胞释放大量淋巴毒素和巨噬细胞释放过多的溶酶体酶等原因，造成局部组织严重坏死和破坏，削弱了局部的抵抗力，有利于细菌繁殖，使病变恶化；而另一方面，坏死组织内含氧量减少，乳酸、脂肪酸等增加，pH降低，却又可抑制结核分枝杆菌的生长，有利于病变的愈复。总之，免疫反应与变态反应贯穿在结核病始终，两者的彼此消长则取决于结核菌的数量、毒力的大小及机体抵抗力等因素。年龄、营养状况、有无全身性疾病（糖尿病、细胞免疫缺陷等）均可影响抵抗力。当菌量少、毒力弱、机体抵抗力强时，以免疫反应占优势，病变局限，疾病向好转、痊愈方向发展；反之，则以变态反应为主，局部病变向恶化的方向进展。

二、基本病变及其转归

（一）结核病的基本病变

结核病具有一般炎症的变质、渗出和增生三种基本变化。但是结核分枝杆菌与一般细菌不同，机体对其产生的组织反应具有相对的特异性，以形成具有特征性的结核结节为其特点。由于机体的反应性、细菌数量、毒力大小和组织的特性不同，可形成以下不同的病变类型。

1．渗出性病变　当细菌数量多、毒力强，机体的免疫力低和变态反应明显时，常出现渗出性病变，多发生在疾病早期或病变恶化时，好发于肺、浆膜、滑膜、脑膜等处。渗出的成分主要是浆液和纤维蛋白，早期有中性粒细胞浸润，但很快被巨噬细胞所取代，严重时还有大量红细胞漏出。在渗出液中可查见结核分枝杆菌。渗出病变可完全吸收，或转变为增生性病变。当变态反应剧烈时，可转为变质性病变。

2．增生性病变　当细菌量少、毒力低或机体免疫力强时，则发生以增生为主的病变。病变最初是局部出现巨噬细胞，由于细胞免疫反应的结果，被活化了的巨噬细胞对结核分枝杆菌有很强的吞噬、消化能力，在杀灭细菌的过程中，由于结核分枝杆菌的作用，巨噬细胞转变为多角形、胞质丰富、境界不清、连接成片的上皮样细胞，其核呈圆形或卵圆形，染色质甚少，甚至可呈空泡状，核内有1～2个核仁。多个上皮样细胞还能互相融合或一个细胞核分裂而胞质不分裂，形成朗汉斯巨细胞（Langhans giant cell），后者为多核巨细胞，体积大，直径可达300μm，胞质丰富，核的形态与上皮样细胞核相似，由十几个到几十个不等，常排列在细胞质周围呈花环状、马蹄形或密集在胞体一端。在结核病时，这种由上皮细胞、朗汉斯巨细胞以及外周致敏的T淋巴细胞等常聚集成结节状，构成结核性肉芽肿，又称结核结节（tubercle）（图21-1），为结核病的特征性病变，具有诊断价值。当有较强的变态反应时，结核结节中央可发生干酪样坏死。单个结核结节肉眼不易看到，几个结节融合成较大结节时，肉眼才能见到，为灰白色、粟粒大小、境界清楚的病灶。结节内干酪样坏死多时呈现淡黄色。

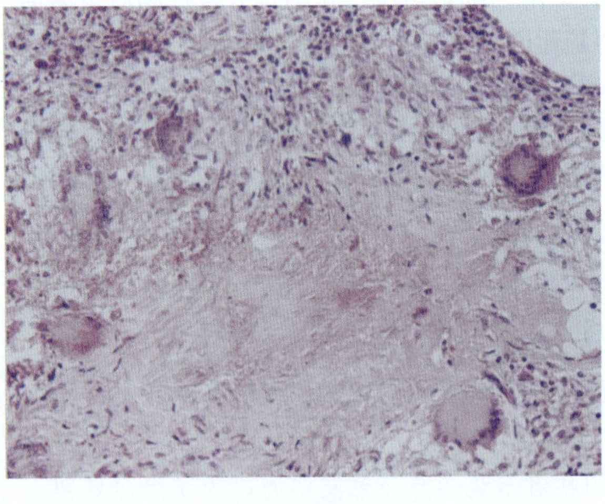

图21-1　结核结节
中央为干酪样坏死，周围有上皮样细胞，朗汉斯巨细胞及少量淋巴细胞

增生性病变如进一步好转，则上皮样细胞变为成纤维细胞、病灶周围结缔组织增生，结核结节纤维化。

3．变质性病变　当细菌量多、毒力强、机体免疫力低下或变态反应强烈时，上述增生、渗出病变均可发生干酪样坏死（caseous necrosis），镜下为红染无结构的颗粒状物。这是由于细菌菌体成分所形成的索状因子和蜡质D等对组织和细胞的损伤作用或变态反应，导致组织坏死。这些物质还可抑制溶酶体酶的活性，使坏死组织不被溶解，因而使结核病灶中的干酪样坏死表现出特有的凝固状态。由于含脂质较多而呈淡黄色、均匀细腻，质地较实，状似奶酪，故称干酪样坏死。新鲜的干酪样坏死灶内含有结核分枝杆菌，一旦液化，则菌量大增。坏死物液化有利于坏死物排出而病变消除，却成为细菌播散的来源，也是造成病灶恶化的原因。

上述三种病变并不是孤立的，往往同时存在而以某一种病变为主，还可以互相转化。例如渗出性病变可因治疗或机体抵抗力增强而转化为增生性病变；反之，在机体抵抗力下降或处于较强的变态反应状态下，原来的增生性病变可能转化为渗出性或变质性病变，或者原来的渗出性病变转化为变质性病变。因此，在同一器官组织病变或不同的器官组织中，结核病的病变是复杂多样的。

（二）结核病的转归

结核病的发展和结局取决于机体抵抗力和结核分枝杆菌致病力之间的矛盾关系，当机体抵抗力增强时，结核分枝杆菌逐渐被消灭，病变转向愈合，表现为吸收消散、纤维化、纤维包裹和钙化；反之则转向恶化，表现为病灶扩大和溶解播散。

1．转向愈合

（1）吸收消散：为渗出性病变的主要愈合方式。渗出物可通过淋巴管、微静脉吸收而使病灶缩小或消散。肺部的渗出性病变X线检查时为边缘模糊的云雾状阴影，随着渗出物吸收，阴影缩小以致消失。临床称为吸收好转期。较小的干酪样坏死或增生性病变如治疗得当也可被吸收。

（2）纤维化、纤维包裹及钙化：较大的结核性肉芽肿病灶、未被完全吸收的渗出性病变及较小的干酪样坏死灶等均可通过机化、纤维化而愈合；较大的干酪样坏死灶难以全部纤维化，则在病灶周围发生纤维性包裹，继而中央的干酪样坏死逐渐干燥，或有钙盐沉积而发生钙化。被包裹或发生钙化的干酪样坏死灶中，尚可有少量细菌存活，当机体免疫力下降时，病变可复发。发生纤维化的肺内病灶，X线检查为边缘清楚、密度增大的条索状阴影；钙化灶为密度极大、境界清晰的阴影。临床称此期为硬结钙化期。

2．转向恶化

（1）病灶扩大：病情恶化时，病灶周围出现渗出性病变（病灶周围炎），范围不断扩大，干酪样坏死加剧，坏死区又随着渗出性病变的扩延而增大。X线检查可见在原病灶周围有云絮状阴影，边缘模糊，临床称为浸润进展期。

（2）溶解播散：干酪样坏死可液化，液化的坏死物内有大量结核分枝杆菌，可通过自然管道（如支气管、输尿管等）排出，在局部留下空洞。排出物可通过自然管道播散到其他部位，形成新的结核病灶。X线检查空洞部位出现透亮区，空洞以外部位有深浅不一的阴影，即是播散病灶。此外，液化灶内的结核分枝杆菌也可通过淋巴管和血道播散到全身各脏器，引起多处结核病灶。临床上称为溶解播散期。

三、肺结核

结核分枝杆菌大多通过呼吸道感染，故结核病中最常见的是肺结核（pulmonary tuberculosis）。由于机体对初次感染和再次感染结核分枝杆菌的反应性不同，因而肺部病变的发生、发展也不相同，一般将肺结核分为原发性肺结核和继发性肺结核两大类。

（一）原发性肺结核

机体第一次感染结核分枝杆菌引起的肺结核称原发性肺结核（primary pulmonary tuberculosis），多见于儿童，故又称为儿童型肺结核，也可见于首次感染结核分枝杆菌的青少年或成人。

1．病变特点　结核分枝杆菌随空气吸入而到达通气良好的支气管系统末端，所以病变常出现于肺叶的边缘区，即靠近胸膜处，一般只有一个，以右肺上叶下部、下叶上部为多见，称原发病灶。病灶开始为渗出性，接着中央部位发生干酪样坏死。原发病灶呈圆形，直径多在1cm左右，色灰黄。由于是初次感染结核分枝杆菌，机体缺乏特殊免疫力，结核分枝杆菌从原发灶侵入淋巴管随淋巴液流到所属肺门淋巴结，引起结核性淋巴管炎和淋巴结炎。肺的原发灶、淋巴管炎和肺门淋巴结结核三者合称为原发综合征（primary complex）（图21-2），是原发性肺结核的特征

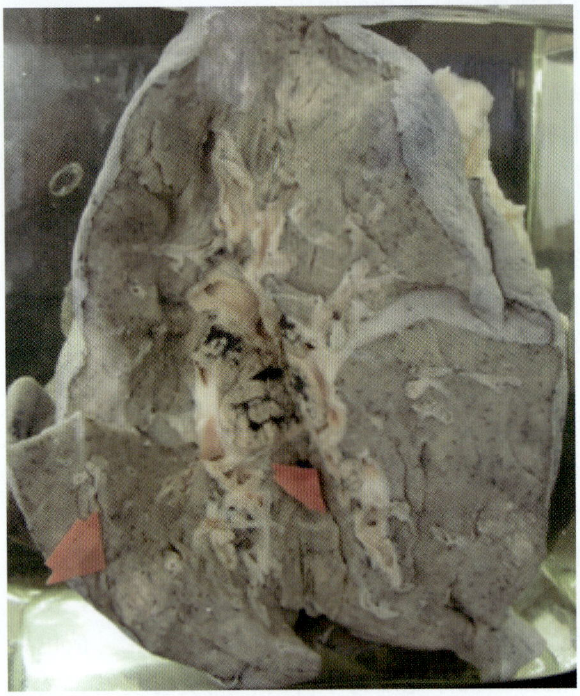

图 21-2 原发综合征

性病变。结核性淋巴管炎肉眼不易看到，肺门结核性淋巴结炎表现为淋巴结肿大和干酪样坏死。X线检查可见肺的原发灶和肺门淋巴结阴影，并由淋巴管炎的条索状阴影相连，形成哑铃状。

原发性肺结核患者常无明显的症状和体征，仅结核菌素试验为阳性。少数病变较重者可出现倦怠、食欲减退、潮热和盗汗等中毒症状。

2．病变的转归 绝大多数原发性肺结核因患者机体免疫力逐渐增强，较小的病灶可完全被吸收或钙化，较大的病灶可发生纤维包裹或钙化。少数患儿在机体抵抗力下降时病变恶化并通过以下途径播散。

（1）淋巴道播散：肺门淋巴结的结核分枝杆菌通过淋巴管蔓延至气管分叉处、气管旁、纵隔及锁骨上、下淋巴结。如果引流淋巴管因结核病变发生阻塞，结核分枝杆菌可逆流到腋下、腹股沟、腹膜后及肠系膜淋巴结，引起广泛的淋巴结结核。病变淋巴结肿大，出现干酪样坏死，并可形成大小不等、互相粘连的肿块。重者干酪样坏死液化，并穿破局部皮肤，形成经久不愈的窦道。

（2）血道播散：结核分枝杆菌侵入血流，可引起血行播散性结核病，病变的程度与机体抵抗力强弱和入侵血流细菌的多少有关。肺结核原发综合征恶化进展而发生的血行播散性结核病主要有以下几种类型。

1）全身粟粒性结核病：大量结核分枝杆菌在短时间内侵入被破坏的肺静脉分支，由肺静脉经左心至大循环，播散到全身各器官，如肝、脾、脑膜、肾和肺等，形成急性全身粟粒性结核病。肉眼可见各器官内密布大小一致、分布均匀、黄白色、圆形、境界清楚、粟粒大小的结核结节（图 21-3）。镜下为增生性病变，或出现渗出、坏死性病变。临床上，起病急骤，病情危重，有高热、衰竭、食欲缺乏、盗汗和烦躁不安等中毒症状，肝脾大，常有脑膜刺激征。若能及时治疗，预后仍属良好，少数病例可因结核性脑膜炎死亡。

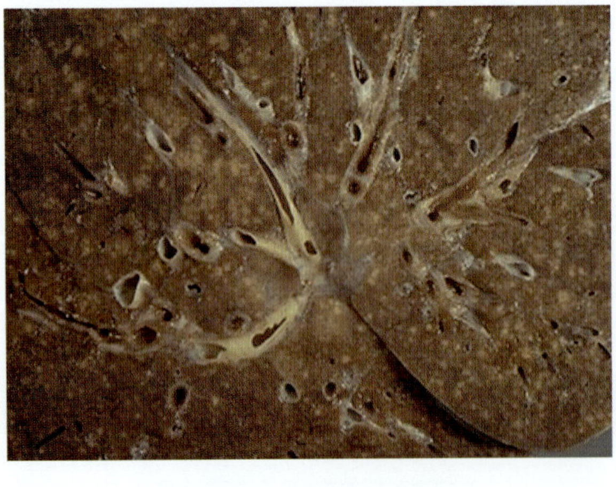

图 21-3 肺粟粒性结核病
图中灰白色点状病灶为粟粒性结核

2）肺粟粒性结核病：又称为血行播散性肺结核病。上述急性全身粟粒性结核病可包括肺粟粒性结核病，但有时仅局限于肺。由于支气管周围和纵隔淋巴结干酪样坏死侵入邻近大静脉（如无名静脉、颈内静脉、上腔静脉等），或因含有结核分枝杆菌的淋巴液于静脉角注入血流回右心，经肺动脉播散于两肺所致。肉眼观，两肺充血，重量增加，切面暗红，密布灰白或灰黄色粟粒大小的结节，微隆起于表面。X线检查，两肺可见弥漫散在分布密度均匀、粟粒大小的阴影。

3）肺外器官结核病：原发综合征期间可有少量结核分枝杆菌经原发灶内毛细血管侵入血流，

在肺外的一些器官（如骨关节、泌尿生殖器、神经系统、浆膜、皮肤等处）形成潜伏性病灶，当机体抵抗力下降时，即发展成为肺外器官结核病。因此可见肺外器官结核病多是原发性肺结核血道播散的遗患。

（3）支气管播散：肺内原发病灶坏死范围扩大，侵及相连的支气管，排出后形成空洞。含菌的液化坏死物可沿支气管播散，引起邻近或远隔的肺组织发生大叶或小叶性干酪样肺炎。支气管播散在原发性肺结核较少见（图 21-4）。

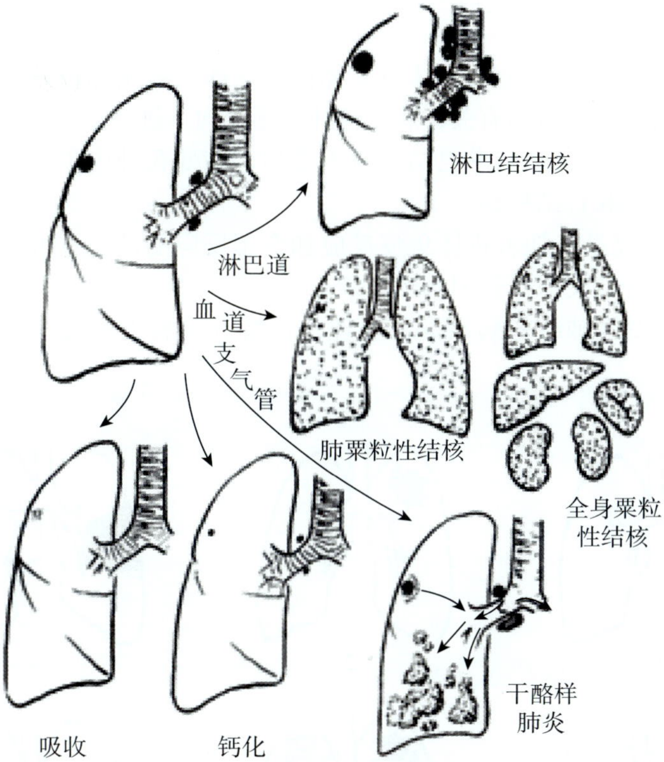

图 21-4 原发性肺结核及其转归示意图

案例 21-1

患儿，男，2 岁，因高热、咳嗽、气促 2 天入院，既往有支气管淋巴结结核史。

体查：T40℃，R36 次 / 分，P130 次 / 分。急性重病容，面色苍白，口唇发绀，有鼻翼扇动。颈部淋巴结如蚕豆大，可活动。双肺可闻及散在的细湿啰音，心率 130 次 / 分，律齐，无杂音，肝右肋下 4 厘米，质软，有压痛。脾左肋下可扪及。凯尔尼格征（+）；布尼格征（+）。

血象：WBC 23×10^9/L，N 80%，L 16%，M 4%，ESR 40mm/h。

X 线检查：两肺呈弥漫分布、大小一致的粟粒状阴影。

脑脊液检查：细胞数增多，以淋巴细胞为主，糖和氯化物减少。

该患儿经抢救无效死亡。

问题与思考：

1．本病诊断是什么？请写出诊断依据。

2．如做尸检，请推测患儿双肺、肝、脾、脑膜等脏器有何病理改变？

（二）继发性肺结核

继发性肺结核是指人体再次感染结核分枝杆菌而发生的肺结核病，多见于成人，故又称成人型肺结核病。其感染来源有两种：一是内源性再感染，即细菌从体内原有病灶（原发性肺结核或肺外结核）经血行播散至肺（常在肺尖），形成潜伏性病灶，当免疫力下降时，病灶活动而成继发性肺结核病（secondary pulmonary tuberculosis）；二是外源性感染，即细菌由外界再次侵入肺内而发病。一般以内源性再感染为主。

1．病变特点　由于继发性肺结核是再次感染，发生在已有一定免疫力的个体，故有以下病变特点。

（1）病变多始于肺尖部，可能与人体直立体位、该部血液循环较差、通气不畅以致局部组织抵抗力较低、细菌易在此处繁殖有关，病变自肺尖逐步向下进展。

（2）病变易局限在肺部，肺门淋巴结一般不受累，病变在肺内主要通过支气管蔓延，极少见因血道播散引起全身粟粒性结核病。

（3）病程长，病变复杂，随着机体免疫反应和变态反应的消长，可反复好转和恶化，故可见增生、坏死、渗出病变的交织及新旧病灶混杂。

2．病变类型　继发性肺结核病根据其病理变化特点及病程经过，分为以下几个类型（图21-5）。

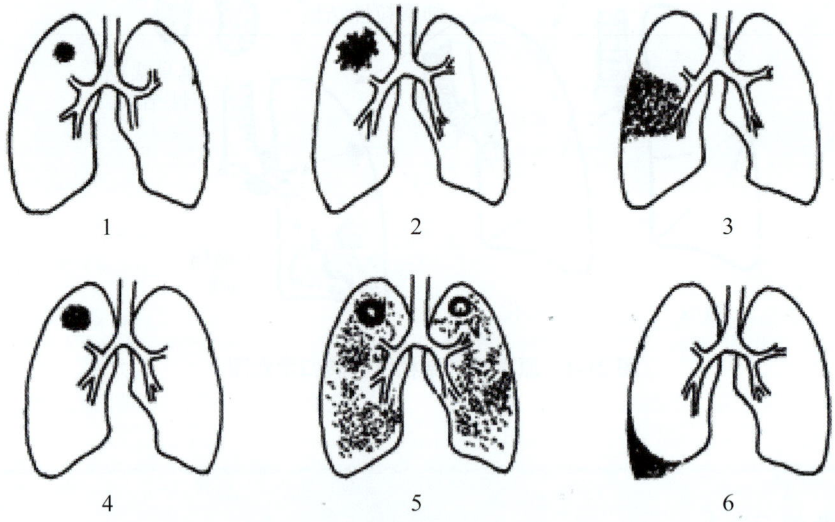

图 21-5　继发性肺结核类型模式图

1．局灶型肺结核；2．浸润型肺结核；3．干酪样肺炎；4．结核球；
5．慢性纤维空洞型肺结核；6. 结核性胸膜炎

（1）局灶型肺结核：是继发性肺结核的早期病变，多位于右肺尖部。病灶可为一个或数个，直径一般为 0.5 ~ 1cm 大小、边界清楚，多以增生性病变为主，也可为渗出性病变，中央发生干酪样坏死。多数患者免疫力较强，病灶常发生纤维化、钙化而痊愈。

临床上常无明显自觉症状，多在体检中偶然发现，X 线显示肺尖有单个或多个境界清楚的阴影。当患者免疫力降低时，可发展为浸润型肺结核。

（2）浸润型肺结核：是临床最常见的类型，属活动型肺结核病，多见于青年，大多数由局灶型肺结核发展而来，少数则一开始即为浸润型肺结核。病变多位于肺尖或锁骨下区，最初以渗出为主，病灶中央有不同程度的干酪样坏死。X 线检查见边缘模糊的云絮状阴影。患者常有低热、盗汗、疲乏、咳嗽等中毒症状，痰中可查出结核分枝杆菌。如及时发现，适当治疗，病变可完全或部分吸收（吸收好转期）；或通过纤维化、包裹、钙化而痊愈（硬结钙化期）。如患者抵抗力

低，或未经及时治疗，渗出性病变和干酪样坏死区不断扩大（浸润进展期）。坏死物液化后经支气管排出，局部形成急性薄壁空洞，洞壁坏死层中有大量结核分枝杆菌，坏死液化后经支气管播散，可引起干酪样肺炎（溶解播散期）。急性空洞一般易愈合，也可通过空洞塌陷，形成索状瘢痕而愈合。若急性空洞经久不愈，则可发展为慢性纤维空洞型肺结核（图 21-6）。

（3）慢性纤维空洞型肺结核：为成人慢性肺结核的常见类型，多由浸润型肺结核形成急性空洞的基础上发展而来。其病变特点：一是厚壁空洞形成；二是空洞内的干酪样坏死液化物不断通过支气管在肺内播散，形成新旧不一、大小不等的病灶，广泛破坏肺组织。厚壁空洞厚度可达 1cm，镜下洞壁分三层：内层为干酪样坏死物，其中有大量结核分枝杆菌；中层为结核性肉芽组织；外层为纤维结缔组织（图 21-7）。当病变恶化时，结核性肉芽组织渗出、坏死，坏死物脱落，空洞扩大。如空洞壁的干酪样坏死侵蚀较大血管，可引起大咯血，严重者可因吸入大量血液而窒息死亡。如空洞穿破胸膜可引起气胸或脓气胸。当病变静止时，坏死组织被机化，内壁比较干净，中层的肉芽组织成熟，变为纤维组织，使洞壁更趋增厚。厚壁空洞较急性薄壁空洞难愈合，如空洞大，洞壁坏死物质脱落净化，洞壁结核性肉芽组织变成纤维瘢痕组织或由邻近的支气管上皮增生覆盖洞壁内面，称开放性愈合。但较小的厚壁空洞经适当治疗后也可通过纤维组织增生、瘢痕形成而愈合。严重的慢性纤维空洞型肺结核由于肺组织大量破坏，纤维组织广泛增生，可使肺缩小、变形、变硬，胸膜广泛增厚，胸壁粘连，成为结核性肺硬化。此时肺内血管明显减少，肺循环阻力增加，肺动脉压升高，使右心负荷增加，发展成为肺源性心脏病。慢性纤维空洞型肺结核由于慢性空洞长期与支气管相通，不断排菌，故此型属于开放性肺结核，是重要的传染源。含菌的痰液咳出时可引起喉结核，咽下则引起肠结核。

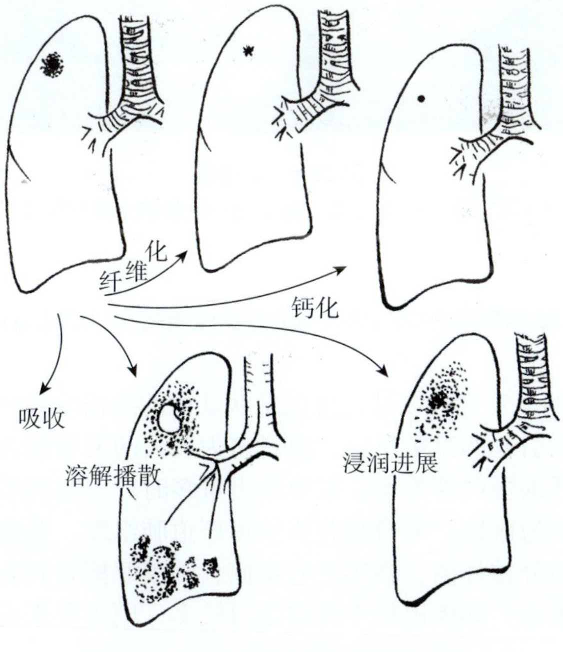

图 21-6　浸润型肺结核的转归示意图

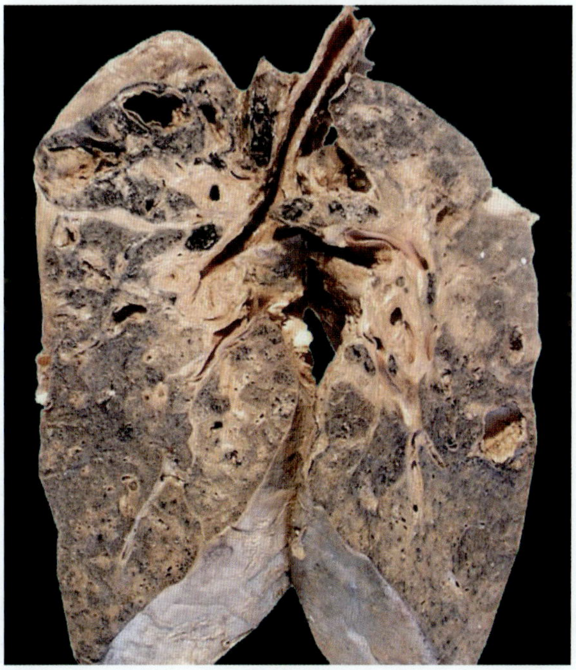

图 21-7　慢性纤维空洞型肺结核

肺叶上部有厚壁空洞形成，肺门淋巴结无结核病变

（4）干酪样肺炎：是一种病情危重的肺结核，发生于机体免疫力低而对结核分枝杆菌变态反应过高的患者，可由浸润型肺结核或急、慢性空洞内干酪样坏死物质液化，通过支气管播散所致。病变呈小叶或融合成大叶分布（图 21-8），为渗出、坏死改变，色黄、质实。浸润型肺结核患者出现干酪样肺炎时，病情急转直下，出现严重的全身中毒症状，预后很差，病死率高，曾有

“奔马痨”之称，目前此型已罕见。

（5）结核球：又称结核瘤（tuberculoma），是指孤立的、境界清楚的纤维包裹性球形干酪样坏死灶，直径为 2 ~ 5cm。结核球多位于肺上叶，一般为单个。它的形成可由单个干酪样坏死灶或多个干酪样坏死灶融合经纤维包裹而成，也可因空洞引流支气管阻塞，其内的干酪样坏死无法排出所致（图 21-9）。结核球是相对稳定的病灶，临床上多无症状。但由于纤维包膜妨碍药物进入，彻底治愈的可能性小，在适当条件下有恶化发展的可能，故临床上多采取手术切除，以防后患。影像学上应注意与周围型肺癌相鉴别。

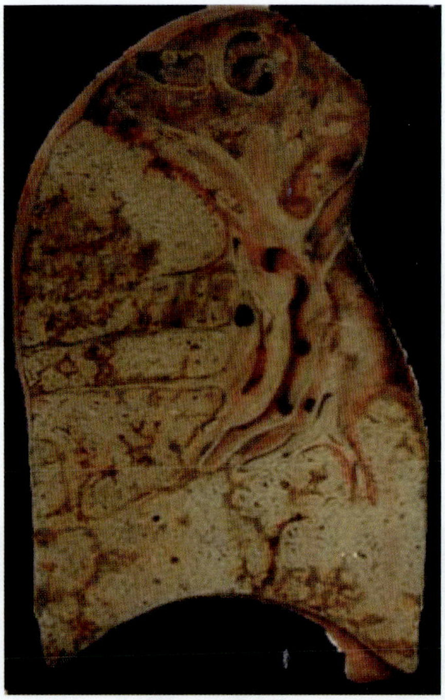

图 21-8　干酪样肺炎
左肺下叶广泛干酪化，肿大变实，数处形成边缘参差不齐的急性空洞

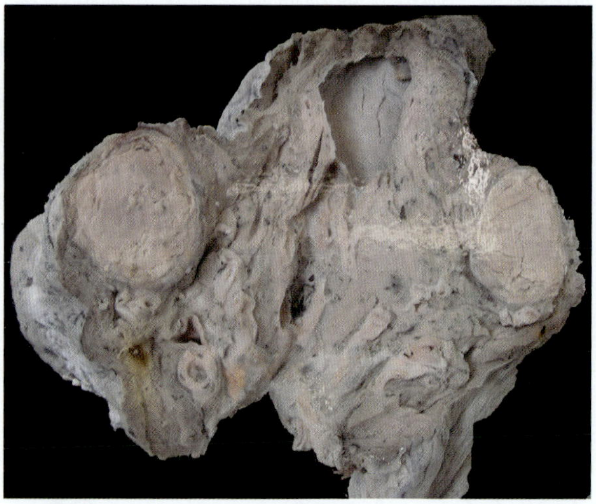

图 21-9　结核球
为纤维包裹、境界分明、略呈同心层状的干酪样坏死灶

（6）结核性胸膜炎：可发生在原发性和继发性肺结核病的各个期，按病变性质可分为渗出性和增生性两种。

1）渗出性结核性胸膜炎：较常见，多由肺内的原发病灶或肺门淋巴结病灶中的结核分枝杆菌播散至胸膜所致，或为弥散在胸膜的菌体蛋白质引起的过敏反应。患者多为较大的儿童或青年，病变广泛。常形成渗出性病变，主要以浆液纤维蛋白性为主。浆液渗出量多时可引起胸腔积液，液体呈草黄色，若伴有大量红细胞漏出，则为血性。大量胸腔积液可压迫肺组织，并使纵隔移位而出现呼吸困难，渗出物中常找不到结核分枝杆菌。临床上有胸痛、胸膜摩擦音和胸腔积液的体征。经过适当治疗，渗出液可吸收而痊愈，如渗出物中纤维蛋白较多，则可发生机化、粘连。

2）增生性结核性胸膜炎：较少见，多为胸膜下结核病灶直接蔓延至胸膜所致。病变多为局限性，主要以增生性改变为主，浆液渗出较少，一般可通过纤维化而痊愈，并常使局部胸膜增厚、粘连。

原发性和继发性肺结核病的比较见表 21-1。

表 21-1　原发性和继发性肺结核病的比较

	原发性肺结核	继发性肺结核病
感染	第一次感染（外源性）	再感染（主要为内源性）
好发年龄	儿童	成人
特异性免疫力	低	一般较高
早期病变	肺原发综合征	肺尖或锁骨下局限性病变
病变特点	早期出现渗出性病变和干酪样坏死，病变不易局限	病变复杂，常新旧交替，但趋向增生
病程	较短（急性经过），大多自愈	长（慢性经过），多需治疗
播散方式	以淋巴道、血道播散至肺外为主	以支气管播散至肺内为主
常见类型	支气管淋巴结结核 粟粒性结核病	浸润型肺结核 慢性纤维空洞型肺结核 肺结核球 结核性胸膜炎

案例 21-2

患者，男性，60 岁。有一结核病灶位于右锁骨下区，病变以渗出改变为主，中央有干酪样坏死物，X 线检查显示边缘模糊的云雾状阴影。

问题与思考：

本病例最可能的诊断为肺结核的哪种类型？请提出简单的诊断依据。

四、肺外器官结核病

肺外器官的结核病除消化道及皮肤结核可源于直接感染外，多为原发性肺结核经血道和淋巴道播散到肺外器官，经若干年潜伏后，再繁殖并引起病变。以淋巴结、骨、关节、肾、肾上腺、脑膜、生殖系统器官为常见。继发性肺结核病引起肺外器官结核病少见。

（一）肠结核

肠结核有原发性和继发性两型。原发性肠结核很少见，常因儿童饮用带有结核分枝杆菌的牛奶而感染，可形成肠原发综合征（肠的原发性结核性溃疡、结核性淋巴管炎和肠系膜淋巴结炎）。绝大多数肠结核继发于活动性空洞型肺结核，因患者咽下含结核分枝杆菌的痰液感染肠道引起。肠结核可发生于任何肠段，而以回盲部为其好发部位（约占 85%）。因该部淋巴组织丰富，且肠内容物在此停留时间较长，故结核分枝杆菌易在该处形成病变。依其病变特点不同可分为以下两型。

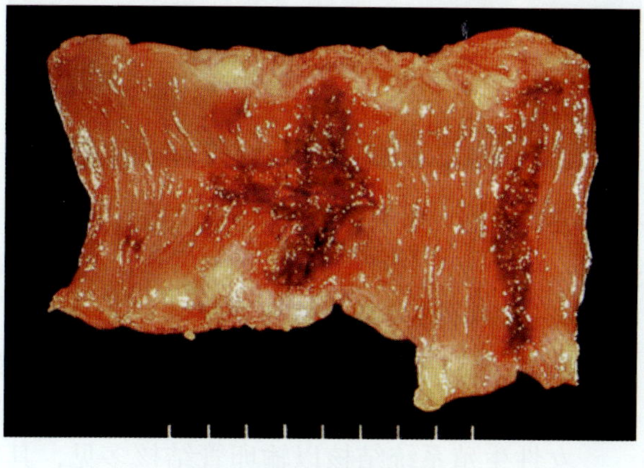

图 21-10　肠结核溃疡型

溃疡呈横带状半环形，其长径与肠轴垂直

1．溃疡型　结核分枝杆菌首先侵入肠壁淋巴组织，形成结核结节，继而发生干酪样坏死，病变处黏膜层破溃、脱落后形成溃疡。由于肠壁淋巴管分布呈环形，因而溃疡长径多与肠纵轴垂直（图 21-10）。溃疡常有多个，一般较浅，边缘很不整齐，溃疡底部为干酪样坏死及结核性肉芽组织，可达肌层。局部浆膜常有纤维蛋白渗出和连接成串的灰白色粟粒状结节。渗出物机化后可引起局部肠粘连。溃疡愈合后因瘢痕收缩而致肠腔狭窄，但出血、穿孔少见。临床上表现有腹痛、腹泻、便秘交替及营养不良和结核中毒症状。

2．增生型　此型少见。病变特点为肠壁内有结核性肉芽组织及大量纤维组织显著增生，肠壁高度增厚、变硬，肠腔狭窄。黏膜上可有浅在性溃疡及息肉形成。临床常有慢性不全性肠梗阻现象，右下腹可触及包块，需与肠道肿瘤相鉴别。

（二）结核性脑膜炎

结核性脑膜炎多见于小儿，常由原发性肺结核经血道播散所致，为全身粟粒性结核病的一部分。在成人，可来自肺外器官结核病的血道播散，也可因脑内结核球液化破溃，结核分枝杆菌直接进入蛛网膜下腔而致病。病变以脑底部（如脑桥、脚间池、视神经交叉等处）的软脑膜和蛛网膜以及蛛网膜下腔最为严重。可见蛛网膜混浊、增厚，偶见细小的灰白色结核结节，蛛网膜下腔积聚大量炎性渗出物，呈灰黄色，混浊而黏稠。镜下观，渗出物内主要有纤维蛋白、巨噬细胞、淋巴细胞，而中性粒细胞一般少见。当渗出物压迫、损害颅底脑神经（视神经、动眼神经等）时，则引起相应的脑神经损害症状。渗出物机化后可使蛛网膜下腔阻塞，影响脑脊液循环，尤其是第四脑室正中孔和外侧孔阻塞，可引起脑积水。脑积水的小儿，脑室扩张、脑实质萎缩，故出现痴呆症状。因脑积水、颅内压增高引起头痛、喷射状呕吐。脑脊液内可查到结核分枝杆菌。

（三）肾结核

泌尿系统结核多由肾结核开始，常为单侧性，结核分枝杆菌主要由原发性肺结核经血道播散而来。最常见于男性青壮年，多为单侧，病变大多起始于皮质和髓质交界处或肾乳头内，最初为局灶性结核病变，继而病灶扩大且发展为干酪样坏死，一方面向皮质扩展，另一方面坏死物破入肾盂，形成空洞。随着干酪样坏死扩大，肾组织被广泛破坏，肾内可有多数空洞形成，空洞内壁有灰白色或灰黄色干酪样坏死物附着（图 21-11）。由于干酪样坏死大量随尿排出，尿液中多有大量结核分枝杆菌，致使输尿管、膀胱相继受累，也可逆行至对侧输尿管和肾。因输尿管黏膜破坏，纤维组织增生，可致管腔狭窄，甚至阻塞，因肾实质血管破坏而有血尿，大量干酪样坏死排出时可形成“脓尿”。

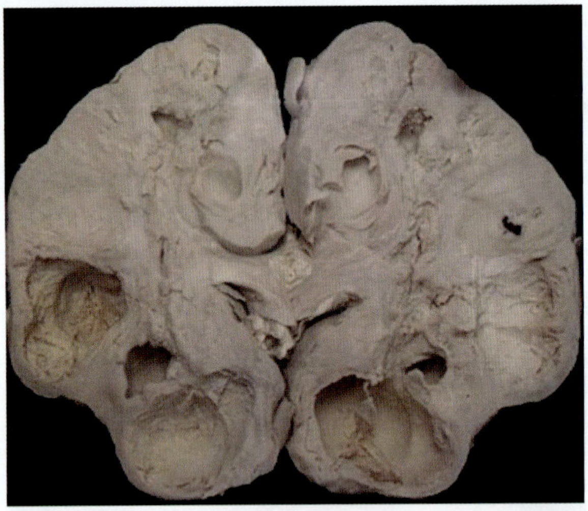

图 21-11　肾结核
肾内多数空洞形成

（四）生殖系统结核

男性生殖系统结核主要发生于附睾。结核分枝杆菌多由泌尿系统结核直接蔓延而来，血源感染偶见。结核分枝杆菌经尿道相继感染前列腺、精囊、输精管及附睾，偶见睾丸受累。病变附睾肿大变硬，常与阴囊壁粘连，可见结核性肉芽肿和干酪样坏死，坏死物液化后可穿破阴囊皮肤，形成经久不愈的窦道。

女性生殖系统结核以输卵管结核多见，其次为子宫内膜结核，多由血道或淋巴道播散而来，也可来源于邻近器官结核病的直接蔓延。生殖系统结核为男性不育、女性不孕症的常见原因之一。

（五）骨与关节结核

骨与关节结核主要发生于儿童及青年，多由血道播散所致。此时因骨组织处于生长发育期，血供丰富，受结核分枝杆菌血源性感染的机会较多。

1．骨结核　多见于脊椎骨、指骨及长骨骨髓等处，可分两型。

（1）干酪样坏死型：较多见，病变部分出现大量干酪样坏死，破坏骨质而形成死骨，常累及周围软组织发生干酪样坏死及结核性脓肿，由于局部无红、肿、热、痛，故有“冷脓肿”之称，病灶如穿破皮肤，可形成经久不愈的窦道。

（2）增生型：较少见，以病变骨组织中形成大量结核性肉芽组织为特征，骨小梁逐渐被侵蚀、吸收和消失，无明显的干酪样坏死及死骨形成。脊椎结核多见于第10胸椎至第2腰椎，病变起自椎体，常发生干酪样坏死，以后破坏椎间盘和邻近椎体。由于病变椎体不能负重而发生塌陷，引起脊椎后凸畸形（驼背）（图21-12）。病变处干酪样坏死突破骨质可在周围软组织内，或沿筋膜间隙向下流注，在远隔部位形成冷脓肿。脊椎塌陷、脊柱弯曲及椎旁结核病变压迫脊髓，可引起下肢截瘫。

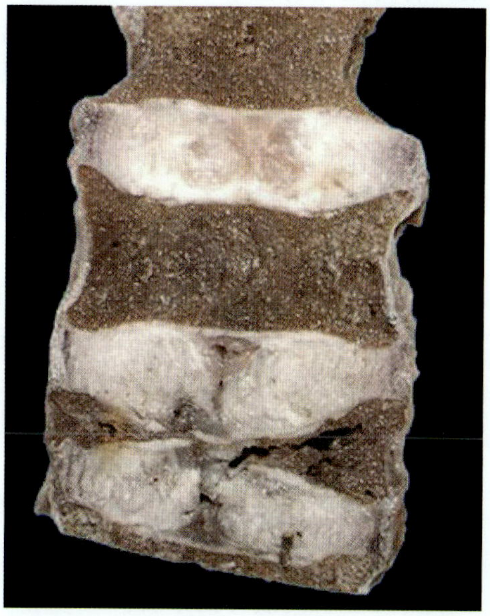
图21-12　脊椎结核

2．关节结核　多继发于骨结核，由骨再累及附近关节软骨和滑膜。病变处软骨破坏，肉芽组织增生，骨膜增厚，结核结节形成，纤维蛋白渗出。炎症波及周围软组织可使关节明显肿胀。当干酪样坏死穿破软组织及皮肤时，可形成经久不愈的窦道。病变愈复后，由于关节腔内纤维组织增生，致使关节强直，失去运动功能。

（六）淋巴结结核

淋巴结结核多见于儿童和青年，以颈部淋巴结结核最为多见，其次是支气管旁和肠系膜淋巴结。颈部淋巴结结核的结核分枝杆菌多来自肺结核原发病灶中的肺门淋巴结，也可来自口腔、咽喉的结核病灶。病变淋巴结内有结核结节形成和干酪样坏死。淋巴结逐渐肿大，当炎症累及淋巴结周围组织时，则淋巴结彼此粘连，形成较大的包块。颈淋巴结结核干酪样坏死物液化后可穿破颈部皮肤，形成长年不愈的窦道。肺门、支气管旁淋巴结结核可为原发性肺结核遗留病灶恶化，也可为继发性肺结核经淋巴道播散所致。肠系膜淋巴结结核细菌可来自肺结核原发病灶经淋巴道逆行播散，也可来自腹腔内的结核病变（如肠结核、腹膜结核）。

第二节　病毒性肝炎

病毒性肝炎（viral hepatitis）是由肝炎病毒引起的以肝细胞变性、坏死为主要病变的一种传染病。

病毒性肝炎在世界各地都有发生和流行，各种年龄均可发生，男女发病率大致相当。在我国病毒性肝炎发病率较高，且HBsAg携带者为数众多，而乙型和丙型肝炎易转为慢性，又与肝硬化、肝细胞癌的关系密切，故病毒性肝炎是我国很重要的一种传染病。

一、病因与发病机制

病毒性肝炎是由肝炎病毒引起的。目前已知的肝炎病毒有甲型、乙型、丙型、丁型、戊型、己型、庚型等多种。

各型肝炎病毒均可存在于肝组织、血液、粪、尿及各种体液内。其传染方式主要是经口、经血及体液传播，但各型肝炎的传染途径各异。甲型、戊型多经口感染，常来源于饮水及食物的污染，有时呈流行性暴发。乙型、丙型经血感染，主要通过输血、输液，也可通过皮肤及性接触传播。丁型亦为非经口感染，常与乙型病毒性肝炎传播伴行。一般认为肝炎痊愈后均可获得免疫力，但均不稳固，有少部分患者还可发生再感染。

病毒性肝炎的发病机制尚不十分清楚，不同类型的病毒致损伤机制可能有所不同。一般认为HAV和HDV可能是直接损伤肝细胞。HAV引起的甲型病毒性肝炎为一种自限性疾病。HBV发现最早，研究得最多。现已知该病毒是由核心及外壳两部分构成的病毒颗粒（Dane颗粒）。病毒基因组DNA在肝细胞核内进行复制、转录，合成核心颗粒后，被转运到肝细胞胞质内，在通过内质网和细胞膜时合成其外壳部分，并释出肝细胞。Dane颗粒的核心部分含核心抗原（HBcAg），外壳部分含表面抗原（HBsAg）。目前认为引起肝细胞免疫损害的主要是HBsAg诱发的免疫反应，其中以细胞免疫反应起主要作用。

由于个体的免疫反应和侵入的病毒数量和毒力不同，引起肝细胞的病变类型和程度也有所不同，从而表现出不同的临床病理类型。患者细胞免疫反应（cell immune reaction，CIR）的强弱是决定肝炎病变轻重程度的重要因素。在病毒毒力相同的前提下，CIR正常的人发生急性普通型肝炎，CIR过强的人发生重型肝炎，CIR较低或受抑制时则病变趋向慢性，而CIR耐受或缺乏的人多成为无症状的病毒携带者。

二、基本病理变化

尽管病原及其发病机制不同，病变的程度也有轻重之别，但不同类型病毒性肝炎的基本病变均属于变质性炎症，都是以肝细胞的变性、坏死为主，同时伴有不同程度的炎症细胞浸润、肝细胞再生和纤维组织增生。

（一）肝细胞变性、坏死

1．肝细胞变性

（1）细胞水肿：是最常见的病变，常弥漫广泛分布，是由于肝细胞受损及代谢障碍，使胞质内水分增多所致。光镜下见肝细胞肿大，胞质疏松呈网状、半透明，称胞质疏松化；进一步发展，肝细胞高度肿胀呈球形，胞质几乎完全透明，称为气球样变（ballooning degeneration）。

（2）毛玻璃样变性：光镜下见肝细胞体积较大，胞质呈嗜酸性细颗粒状，不透明似毛玻璃。这种肝细胞胞质内含有大量的HBsAg。

（3）嗜酸性变：往往累及单个或几个肝细胞，散在于肝小叶内。光镜下见肝细胞体积缩小，嗜酸性染色增强，胞质颗粒消失，最后剩下深红色均一浓染的圆形小体，称嗜酸性小体（acidophilic body），属细胞凋亡，单个存在于肝细胞索中，也可脱落于肝窦内。

2．肝细胞坏死

（1）点状坏死（spotty necrosis）：为散在于肝小叶内单个或数个相邻肝细胞的坏死，同时伴有炎症细胞浸润。

（2）碎片状坏死（piecemeal necrosis，PN）：为起始于肝小叶周边界板的肝细胞灶性坏死和崩解，伴有炎症细胞浸润。

（3）桥接坏死（bridging necrosis，BN）：指在中央静脉与汇管区之间或两个中央静脉之间、或两个汇管区之间出现融合性肝细胞坏死带。

（4）大片状坏死（massive necrosis）：为波及肝小叶较大范围或几乎整个肝小叶的坏死。

（二）炎症细胞浸润

病毒性肝炎时在汇管区或肝小叶内常有程度不等的炎症细胞浸润。浸润的炎症细胞主要是淋巴细胞、单核细胞，有时也见少量浆细胞及中性粒细胞等，后者主要出现于坏死肝细胞处。

（三）肝细胞再生

肝细胞有较强的再生能力，在坏死的肝细胞周围常出现分裂再生。再生的肝细胞体积较大，核染色加深，可有双核。如坏死严重，肝索的纤维支架塌陷，再生的多数肝细胞不能排列成索状，便堆积成团，即称为结节状再生。

（四）间质反应性增生

1. Kupffer 细胞增生　这是肝内单核巨噬细胞系统的炎性反应，增生的细胞呈梭形或多角形，胞质丰富，突出于窦壁或自壁上脱入窦内成为游走的吞噬细胞。

2. 间叶细胞及成纤维细胞的增生　间叶细胞具有多向分化的潜能，存在于肝间质内，早期可分化为组织细胞参与炎症细胞浸润。后期成纤维细胞增生可自汇管区插入肝小叶内，成为肝硬化的基础。

3. 细小胆管增生　慢性病例在汇管区和增生的纤维组织内可出现不同程度的细小胆管增生。

三、临床病理类型

病毒性肝炎除按病原学进行分类外，还可根据病程、病变程度和临床表现的不同进行临床病理分类。

（一）急性普通型病毒性肝炎

此型是病毒性肝炎中最常见的类型，各种肝炎病毒均可引起。临床上可分为黄疸型和无黄疸型。

1. 病理变化　肝小叶组织结构完好，病变主要位于肝小叶内，表现为肝细胞普遍肿大，胞质疏松化乃至气球样变，可见嗜酸性变及凋亡小体形成，常见点状或小灶状坏死伴炎症细胞浸润（图 21-13），有肝细胞再生现象。黄疸型者可见胆汁淤积现象，如毛细胆管胆栓、细胞内胆色素颗粒等。

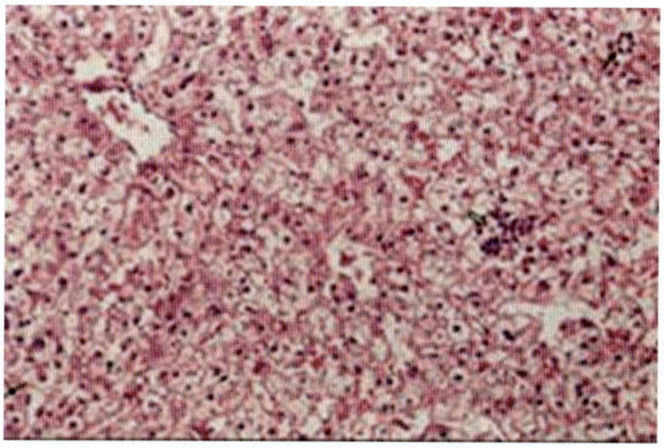

图 21-13　急性病毒性肝炎

肝细胞广泛胞质疏松化、气球样变，点状坏死

2. 病理临床联系

（1）由于肝细胞弥漫性肿胀、炎症细胞浸润、肝细胞再生造成肝大。肝被膜紧张，刺激神经末梢引起肝区疼痛及压痛。

（2）由于病毒血症引起畏寒、发热、乏力。

（3）肝细胞损伤，胆汁排泌受阻造成食欲下降、厌油、呕吐。

（4）肝细胞坏死后酶释放入血，故实验室检查血清谷丙转氨酶（SGPT）活性升高。

（5）肝细胞变性、坏死影响胆红素代谢，出现黄疸，血清胆红素升高或尿胆红素阳性。

（6）病原学检测可检出特异性抗原或抗体。

3. 结局　多数患者可治愈，特别是甲型肝炎预后最好，99% 可痊愈。乙型肝炎 5% ～ 10% 转为慢性，极少数（约 1%）发展为急性重型肝炎。

（二）慢性病毒性肝炎

病毒性肝炎病程持续半年以上即为慢性病毒性肝炎。

1. 病理变化　慢性病毒性肝炎病变除不同程度的变性、坏死（点状或灶状坏死、PN、BN）及炎症反应外，在汇管区均有不同程度的纤维组织增生及纤维化，增生的纤维组织分割肝小叶，健存肝细胞结节状再生，如此病变反复、持续进行，使肝小叶结构逐渐被破坏（图 21-14）。以往将慢性病毒性肝炎分为慢性迁延性肝炎（chronic persistent hepatitis，CPH）和慢性活动性肝炎（chronic active hepatitis，CAH）两种相对独立的类型，认为其病变不同，预后亦不同。晚近研究显示 CPH 和 CAH

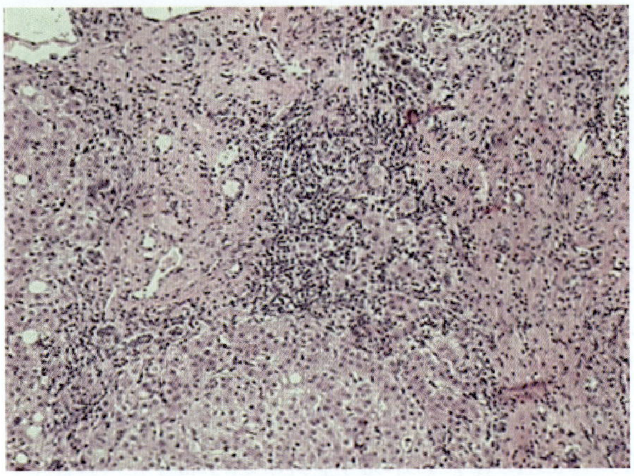

图 21-14 慢性病毒性肝炎

肝小叶界板碎片状坏死，坏死灶和汇管区内大量炎症细胞浸润

在一定条件下可以相互转化，两者只是慢性病毒性肝炎不同阶段的变化。据此，在强调病因分类的基础上，病理学诊断根据组织学活动指数（histologicalactivity index，HAI），即炎症活动程度分级（grading,G）和纤维化程度分期（staging,S）将慢性病毒性肝炎分为轻、中、重三度。分级和分期标准见表 21-2。

2．病理临床联系　慢性病毒性肝炎患者除有肝大及肝区疼痛等临床表现外，还可伴有脾大。实验室检查结果是诊断的重要依据，如血清谷丙转氨酶或谷草转氨酶升高，白蛋白明显减少，而球蛋白常增高，血白蛋白与球蛋白比值（A/G）倒置，胆红素不同程度升高，凝血酶原活动度下降等。

表 21-2 慢性病毒性肝炎分级和分期标准

炎症活动度				
分级（G）	汇管区及周围	小叶内	分期（S）	纤维化程度
0	无炎症	无炎症	0	无
1	汇管区炎症（CPH）	变性及少数坏死灶	1	汇管区扩大，纤维化
2	轻度 PN（轻型 CAH）	变性，点状、灶状坏死或凋亡小体	2	汇管区周围纤维化，纤维隔形成，肝小叶结构存在
3	中度 PN（中型 CAH）	重度变性、坏死或 BN	3	纤维隔形成伴肝小叶结构紊乱，无肝硬化
4	重度 PN（重型 CAH）	BN 范围广，累及多个肝小叶，小叶结构失常	4	早期肝硬化或肯定的肝硬化

3．结局　轻度的慢性肝炎可以痊愈或病变相对静止。如病变不断加重或反复发作，在肝实质坏死基础上大量纤维组织增生，逐渐破坏肝小叶的正常结构，最终演变为肝硬化。

（三）重型病毒性肝炎

本型肝炎病情严重，死亡率高。根据临床经过和病理变化分为急性重型肝炎、亚急性重型肝炎和慢性重型肝炎。

1．急性重型肝炎（fulminant hepatitis）　起病急骤，病变进展迅速，病情危重，病程短，多数患者在 10 日内死亡，故又有“暴发型”或“电击型”肝炎之称。从形态学角度还被称为急性黄色或红色肝萎缩等。

（1）病理变化：急性重型肝炎的病变特点是肝细胞大片坏死，无明显的再生反应。肉眼观，肝体积显著缩小，尤以左叶为重，重量可减轻至 600 ~ 800g（正常成人 1300 ~ 1500g），质地柔软，被膜皱缩，切面呈黄色或红褐色，有的区域呈红黄相间的斑纹状，故依其主要颜色的不同又称急性黄色肝萎缩或急性红色肝萎缩（图 21-15）。

镜下观，肝细胞坏死严重而广泛，坏死面积超过肝实质的 2/3，坏死多自小叶中央开始，迅速向四周扩延，仅小叶周边部残留少数变性的肝细胞。肝血窦明显扩张充血并出血，Kupffer 细胞增生肥大，并吞噬细胞碎屑及色素。小叶内及汇管区有淋巴细胞和巨噬细胞为主的炎症细胞浸润，残留的肝细胞再生现象不明显（图 21-16）。

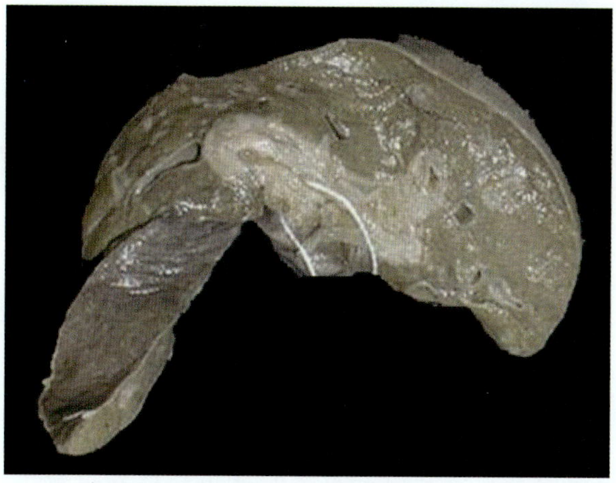

图 21-15　急性重型肝炎

肝体积显著缩小，尤以左叶为重，质地柔软，被膜皱缩

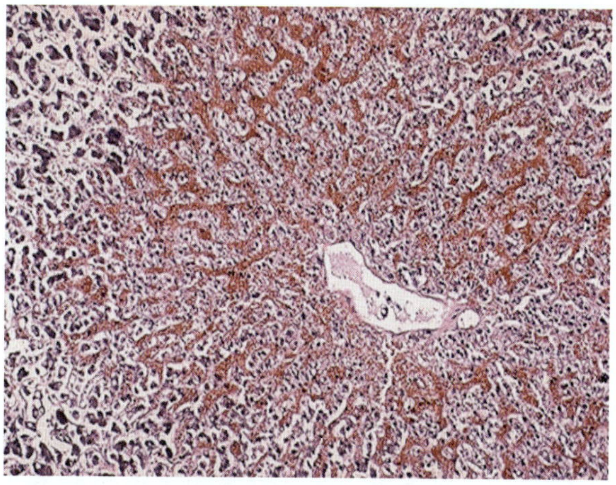

图 21-16　急性重型肝炎

肝细胞坏死广泛而严重，坏死自小叶中央开始向周围扩延，仅小叶周边部残存少数变性的肝细胞

（2）病理临床联系：急性重型肝炎时，由于大量肝细胞迅速溶解坏死，可导致：①胆红素大量入血引起重度黄疸；②凝血因子合成骤减及发生弥散性血管内凝血（DIC）而致出血表现，如皮肤或黏膜瘀点、瘀斑，呕血，便血等；③肝功能障碍直至肝性脑病，甚至发生肾功能衰竭（肝肾综合征）。后者是在急性肝功能不全时，由于毒血症和出血等因素，使肾血管强烈持续收缩，肾血流量减少，肾小管因缺血而发生变性、坏死，导致肾功能衰竭。患者可出现少尿或无尿、管型尿等表现。

（3）结局：急性重型肝炎预后极差，死亡率高。死亡原因有肝功能衰竭（肝性脑病）、肾功能衰竭、DIC、消化道大出血等。少数幸存者可演变为亚急性重型肝炎。

2．亚急性重型肝炎（subacutesevere hepatitis）　多数由急性重型肝炎转变而来或起始病变就较为缓和，呈亚急性经过。少数病例由急性普通型肝炎恶化而致，病程一般可达一至数月。根据形态特征又被称为亚急性黄色肝萎缩。

（1）病理变化：亚急性重型肝炎的病变特点是既有肝细胞较大范围的坏死，又有肝细胞结节状再生。肉眼观，肝体积不同程度缩小，重量减轻，被膜皱缩，呈黄绿色，病程较长者可见大小不一的结节，质地略硬。切面可见交错存在的坏死区（土黄色或褐红色）和小岛屿状结节。镜下观，肝细胞大片坏死，但范围小于肝实质的 50%，坏死灶可连接成带，构成桥接坏死。坏死区内网状支架塌陷并胶原化，纤维组织增生明显，存留肝细胞再生，但再生的肝细胞群因失去网状支架的依托而呈不规则结节状，肝小叶结构紊乱；肝小叶内、外有大量炎症细胞浸润；在肝小叶周边部小胆管增生，有淤胆和胆栓形成。

（2）病理临床联系及结局：因肝实质有较大范围的坏死，故亚急性重型肝炎在临床上有较重的肝功能不全表现，实验室检查多项指标异常。如积极治疗，亚急性重型肝炎有停止进展和治愈的可能，如病程历时较长（超过 1 年），肝内病变反复进行性发展，逐渐过渡为坏死后肝硬化。病情严重者可死于肝功能衰竭。

3．慢性重型肝炎　慢性重型肝炎在慢性肝炎或肝硬化病变的背景上，肝组织出现大块或亚大块性坏死，同时可有碎片状坏死、桥接坏死及纤维组织增生形成纤维间隔。此型肝炎如及时治疗，有可能治愈或停止进展，病程长者可演变为坏死后肝硬化。

案例 21-3

患者，男性，35 岁，因厌食、厌油腻，右上腹疼痛入院。查体：肝区触痛，肝大至肋下 3cm，血清学检查：HBsAg（+），谷丙转氨酶升高，经治疗好转出院。现病程达 8 个月以上，仍表现为肝区疼痛不适，再次入院行肝穿刺活检，镜下表现为碎片状坏死和桥接坏死。

问题与思考：

1．本型肝炎是由哪种病毒引起的?

2．患者第一次住院患的是哪种肝炎？再次住院已发展成哪种肝炎？请用病理知识解释其临床表现。

第三节 伤 寒

伤寒（typhoid fever）是由伤寒杆菌引起的一种急性传染病。病变主要特点为全身单核巨噬细胞系统增生，尤以回肠末段集合淋巴小结和孤立淋巴小结、肠系膜淋巴结处最为明显。临床上以持续高热、相对缓脉、脾大、中性粒细胞减少和皮肤玫瑰疹为主要表现。

一、病因与发病机制

（一）病因及传播途径

伤寒杆菌为革兰阴性杆菌，其内毒素是致病的重要因素。伤寒杆菌含有菌体“O”抗原，鞭毛“H”抗原和表面“Vi”抗原，其中以“O”和“H”抗原的抗原性较强，能刺激机体产生相应的抗体，故可用血清凝集试验（肥达反应）来测定血清中抗体，以辅助临床诊断。有 90% 的带菌者抗 Vi 抗体阳性，可用于发现伤寒带菌者。

伤寒患者和带菌者为本病的传染源。病菌随粪便和尿排出体外，污染食物、水源，经消化道感染。苍蝇在本病传播上起媒介作用，人体对伤寒杆菌易感性强，患者多为青壮年，近年来幼儿及儿童的发病率呈相对增加趋势。

（二）发病机制

当伤寒杆菌随食物和饮水进入消化道后，一般可被胃酸杀灭。在机体抵抗力低下或消化功能失调时，未被杀灭的细菌进入肠腔，通过小肠黏膜上皮细胞侵入肠壁淋巴组织（尤其是回肠下段的集合淋巴小结和孤立淋巴小结），然后沿淋巴管到达肠系膜淋巴结，并在其中生长繁殖。部分伤寒杆菌经胸导管进入血液，引起菌血症，并很快进入肝、脾、骨髓和淋巴组织等处进行繁殖。此时临床上无明显症状，称为潜伏期，此期约 10 天。之后进入单核巨噬细胞系统的病菌及其释放的内毒素再次进入血液，引起败血症，出现全身中毒症状和各器官的病理性改变。

二、病理变化与病理临床联系

伤寒是全身单核巨噬细胞系统的急性增生性炎症。病变主要分布在肠道淋巴组织、肠系膜淋巴结、肝、脾和骨髓等处。增生的巨噬细胞体积大，吞噬功能十分活跃，胞质内可见被吞噬的伤寒杆菌、红细胞、淋巴细胞和坏死的细胞碎片，这种细胞称为“伤寒细胞”。伤寒细胞常聚集成团，形成小结，称为伤寒小结或伤寒肉芽肿，在病理学上具有重要的诊断价值（图 21-17）。伤寒杆菌引起的炎症反应，在病灶内一般没有中性粒细胞浸润。

（一）肠道病变

肠壁淋巴组织以回肠下段集合淋巴小结和孤立淋巴小结的病变最为显著。按其病变的发展过程可以分为四期，每期约 1 周。

1．髓样肿胀期　相当于发病的第 1 周，肉眼观，肠壁充血、水肿，淋巴组织明显增生、肿胀，突出于黏膜表面，呈圆形或椭圆形，质软，表面凹凸不平，状似脑回，故称为“髓样肿胀”（图 21-18）。镜下观，肠壁淋巴组织内伤寒细胞增生，形成伤寒肉芽肿。病变周围肠壁组织充血、水肿，有淋巴细胞、浆细胞浸润。如果在此期进行适当的治疗，病原菌被消灭，病变可以被逐渐吸收、消散而愈合，反之病变将继续发展进入坏死期。

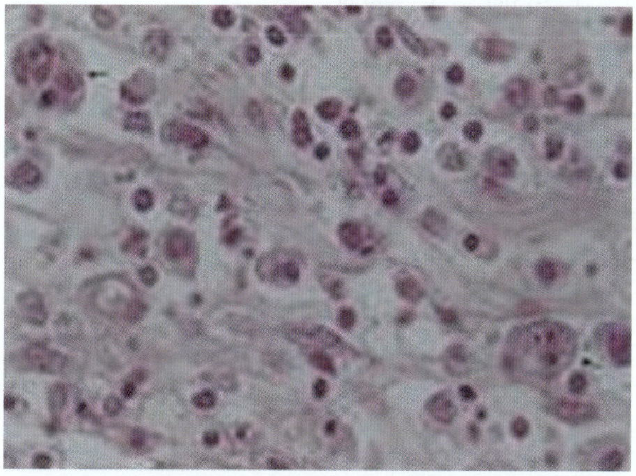

图 21-17　伤寒肉芽肿
大量增生的伤寒细胞，胞质内含有红细胞及组织碎屑

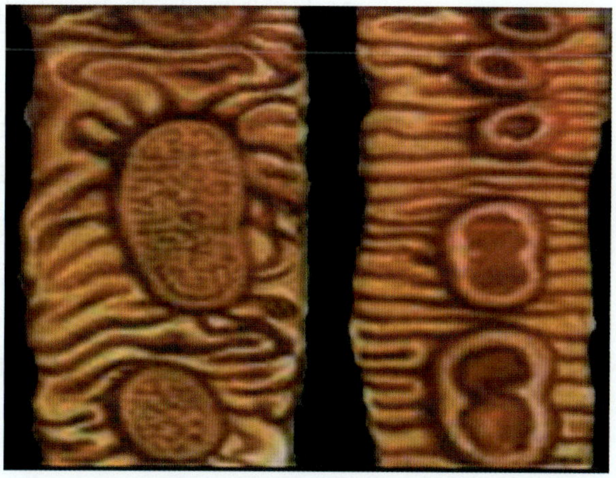

图 21-18　伤寒
左图示伤寒髓样肿胀期，见集合淋巴小结和孤立淋巴小结
右图示伤寒溃疡期，见数个呈椭圆形的溃疡，溃疡边缘稍隆起，长轴与肠的长轴平行

2．坏死期　相当于发病的第 2 周，肠壁内淋巴组织明显增生，对周围血管造成压迫，导致局部组织缺血，加之致敏后的淋巴组织对细菌及毒素产生强烈的过敏反应，进而引起淋巴组织中心部位发生多数小灶性坏死。镜下见坏死组织呈一片红染无结构组织，而周边及底部仍可见典型的伤寒肉芽肿。

此期由于伤寒杆菌的内毒素不断吸收入血和组织坏死，故中毒症状更加明显，体温可持续在 39℃ ~ 40℃，多呈稽留热型，皮肤出现玫瑰疹，分布于胸、腹壁皮肤，直径 2 ~ 4mm，压之退色，一般在数日内消失。玫瑰疹的发生原因是由于伤寒杆菌形成的细菌栓子，栓塞了皮肤毛细血管，或伤寒杆菌及其毒素刺激皮肤毛细血管，使之扩张、充血。此期血中抗体滴度升高，肥达反应呈现阳性。

3．溃疡期　相当于发病的第 3 周，此期由于小的坏死灶互相融合，坏死组织溶解、脱落而形成溃疡，其溃疡的外形与淋巴小结的分布及形态一致，呈圆形或椭圆形，溃疡的长径与肠管纵轴平行，此为肠伤寒溃疡的特点（图 21-18）。溃疡深浅不一，常穿透黏膜肌层达黏膜下层，严重者可穿透肌层和浆膜层，引起肠穿孔。如累及血管，则可引起肠出血。此期的临床表现与坏死期大致相同。

4．愈合期　为发病的第 4 周。坏死组织完全脱落，溃疡底部及边缘生长出肉芽组织逐渐将溃疡填平，最后由周围的肠黏膜上皮再生进行覆盖而愈合，由于病灶的长径与肠管纵轴相平行，故不会因为瘢痕收缩而引起肠管狭窄。此期，患者体温下降，并伴有出汗，其他症状及体征逐渐消失。

在伤寒发病的第1周，由于败血症，血液细菌培养呈阳性。第2～3周伤寒杆菌在胆囊内生长繁殖达到一定数量，再次进入回肠，使已经致敏的肠黏膜淋巴组织坏死、脱落并形成溃疡，细菌随脱落的坏死组织经粪便排出体外，此时粪便细菌培养呈阳性。随着机体免疫力的逐渐增强，血中抗体滴度随之升高，一般在发病第2周以后肥达反应呈现阳性（图21-19）。

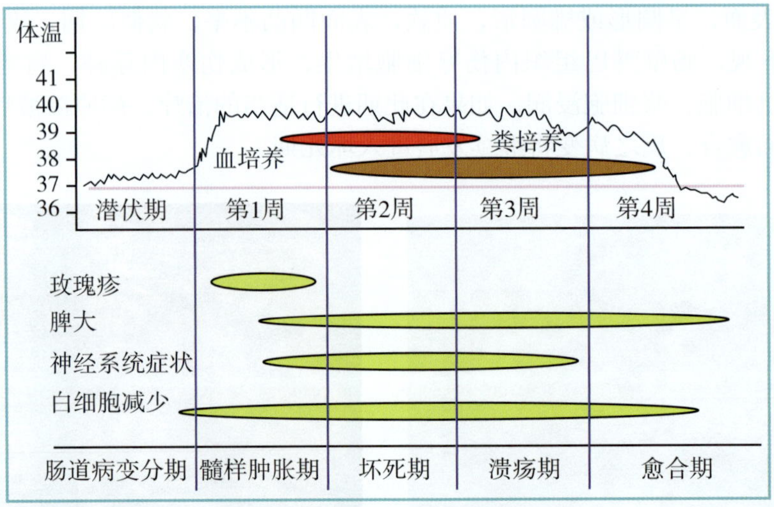

图21-19 伤寒肠道病变与临床联系

知识链接

肥达反应

肥达（Widal）反应，即伤寒杆菌凝集试验，是检查患者是否被伤寒或副伤寒杆菌感染的一种检测。肥达反应是用已知伤寒菌的H（鞭毛）和O（菌体）抗原以及甲型（A）与乙型（B）副伤寒沙门菌的标准液与患者血清做凝集试验，用于伤寒、副伤寒的辅助诊断或用于流行病学调查的免疫凝集实验。正常值：伤寒杆菌凝集价H＜1∶160，O＜1∶80；副伤寒凝集价A＜1∶80，B＜1∶80，C＜1∶80。

临床意义：机体感染伤寒、副伤寒杆菌后，人体后会产生相应抗体，即O抗体、H抗体、Vi抗体。伤寒抗体常在病后1周左右出现，第3～4周阳性率最高，并可持续数月。正常人因隐性感染或预防接种，血清中可含有一定量的抗体。一般当H≥1∶160，O≥1∶80，副伤寒凝集价≥1∶80时，才有诊断意义。病程中应每周复查一次，如患者H与O抗体的凝集价均高于参考值或较原凝集价升高4倍以上，则患伤寒的可能性很大。若H抗体凝集价高而O抗体低于正常值，则可能是以往预防接种疫苗的结果或非特异性回忆反应所致。Vi抗体的检测主要用于慢性带菌者的调查，效价在1∶32以上有诊断价值。

（二）其他单核吞噬细胞系统的病变

1．肠系膜淋巴结　回肠下段的肠系膜淋巴结明显肿大、充血，质软。镜下见淋巴窦扩大，其中充满伤寒细胞，并有伤寒肉芽肿形成，严重者可有灶状坏死。

2．脾　中度肿大，包膜紧张，质软，切面呈暗红色。镜下见脾高度充血，脾髓及脾内有大量巨噬细胞增生，形成伤寒肉芽肿及散在坏死灶。

3．肝　肿大，质软，边缘钝圆。镜下见肝细胞水肿、脂肪沉积及散在灶状坏死和伤寒肉芽肿。肝窦扩张、充血，汇管区见巨噬细胞及淋巴细胞浸润。

4．骨髓　出现伤寒肉芽肿和局灶性坏死，粒细胞系统由增生的巨噬细胞所代替，故中性粒细胞减少。由于骨髓内巨噬细胞吞噬的细菌较多，因此，骨髓细菌培养阳性率高达 90%。

5．其他脏器病变

（1）胆囊：胆囊病变不明显，但是胆汁是伤寒杆菌良好的培养基，伤寒杆菌经血液到达胆囊，并在其中大量繁殖，再通过胆汁不断向肠道内排放。临床上患者虽然痊愈，但胆汁中的伤寒杆菌并没有完全被消灭，常常通过胆汁不断向肠道排菌，并通过粪便造成污染，成为带菌者，是伤寒的主要传染源。

（2）心：心肌纤维高度水肿，严重者可发生心肌坏死及中毒性心肌炎，致心肌收缩力减弱，加之毒素的作用使迷走神经兴奋性增高，所以临床上出现相对缓脉和重脉等。

（3）中枢神经系统：细菌毒素可引起脑的小血管内膜炎，脑神经细胞变性、坏死以及胶质细胞增生。

（4）肾：肾小管上皮细胞发生水肿。

（5）皮肤：出现玫瑰疹，以胸、腹及背部为多。皮疹中可查见伤寒杆菌。

（6）肌肉：膈肌、腹直肌及腹内斜肌常发生凝固性坏死（亦称蜡样变性），可出现肌痛和皮肤感觉过敏。

三、结局与并发症

（一）并发症

1．肠穿孔　是伤寒最严重的并发症，多发生于溃疡期，常在肠胀气或腹泻时发生，穿孔后常引起弥漫性腹膜炎，甚至危及生命。

2．肠出血　是伤寒较常见的并发症，肠出血常发生于坏死期和溃疡期，严重时可发生出血性休克。

3．支气管肺炎　以小儿为多见，因其抵抗力低下，继发肺炎球菌或其他细菌感染所致，少数病例也可由伤寒杆菌直接引起。

案例 21-4

某伤寒患者，排柏油样大便，某日进食后自觉腹痛加剧。体格检查全腹压痛、反跳痛，肌紧张。

问题与思考：

患者为什么会出现上述临床表现？并发症是什么？

（二）结局

自从使用抗生素治疗伤寒以后，伤寒病程显著缩短，临床症状也大为减轻，但复发率也有一定增加。在无并发症的情况下，患者一般经过 4 ～ 5 周可以自愈，病愈后可获得较强的免疫力。少数患者可以出现败血症、肠穿孔和肠出血等并发症，是本病的主要死亡原因。

第四节 细菌性痢疾

细菌性痢疾（bacillary dysentery），简称菌痢，是由痢疾杆菌引起的一种肠道传染病。全年均可能发病，但以夏秋季为多见。多为散发性，有时也可引起流行。儿童发病率较高。主要病变为结肠黏膜的纤维素性炎。临床症状有发热、腹痛、里急后重和频繁排黏液脓性便或脓血性便。

一、病因及传播途径

痢疾杆菌为革兰阴性杆菌，依据其抗原结构不同将其分为四种，即福氏菌、鲍氏菌、宋内氏菌和志贺菌。在我国引起痢疾的病原菌主要为福氏和宋内氏痢疾杆菌。

细菌性痢疾患者和带菌者是本病的传染源。病原菌随粪便排出，直接或间接（苍蝇为媒介）污染水源、食物、食具、日常生活用品和手等，经口传染给健康人群。食物和饮水的污染可引起大流行。

二、发病机制

痢疾杆菌经口进入胃，大部分被胃酸杀灭，仅少部分进入肠道。痢疾杆菌进入人体后是否发病，主要取决于机体抵抗力的强弱、侵入细菌数量的多少和毒力的大小。当受凉、暴饮暴食、过度疲劳等诱因使机体抵抗力降低时，即使感染少量痢疾杆菌也会致病。痢疾杆菌侵入肠黏膜上皮后，首先在上皮细胞内大量繁殖，再经基底膜进入固有膜层，并在该处进一步繁殖，菌体裂解后释放出毒素，毒素被吸收入血引起全身中毒症状和肠黏膜炎症。

三、病理变化及临床病理联系

细菌性痢疾主要发生在直肠和乙状结肠。根据肠道炎症的特征和临床经过，可分为三种类型。

（一）急性细菌性痢疾

病变初期为肠黏膜的急性卡他性炎，表现为黏液分泌亢进。随病变发展，肠黏膜上皮坏死脱落，并有大量纤维蛋白渗出。坏死组织与渗出的纤维蛋白、红细胞、中性粒细胞凝集成假膜（图 21-20）。假膜位于肠黏膜皱襞的顶端，最先呈糠皮状，后来随着病变范围的扩大，病灶相互融合，假膜成片状、灰白色。如出血严重或被胆色素浸染，假膜则分别呈暗红色或灰绿色。约发病 1 周，在中性粒细胞崩解后释放的蛋白水解酶的作用下，假膜溶解，呈片状脱落，形成大小不等、形状不规则的浅表性地图状溃疡，溃疡仅局限于黏膜层，很少累及黏膜肌层（图 21-21）。

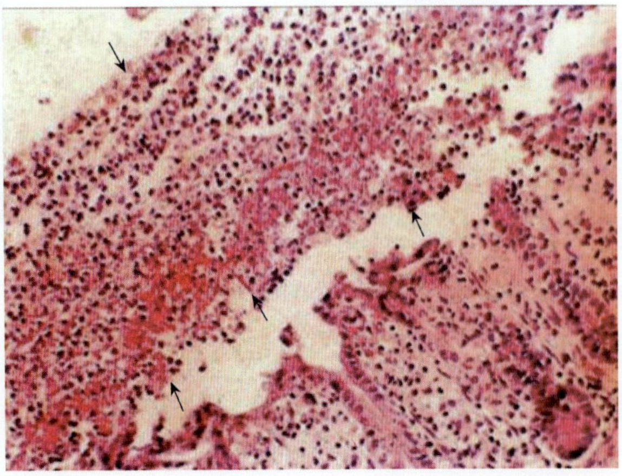

图 21-20 急性细菌性痢疾
结肠黏膜表面坏死，有白细胞和纤维素渗出

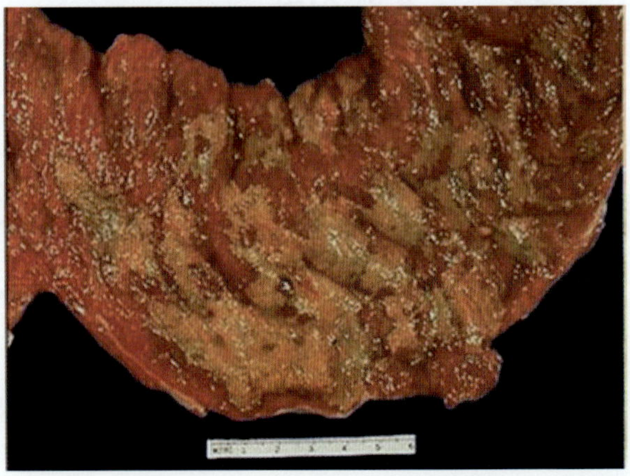

图 21-21 急性细菌性痢疾
肠黏膜表面见大小不等、形状不规则的浅表性地图状溃疡

临床上，细菌性痢疾初期由于肠黏膜的急性卡他性炎症，排水样便和黏液便；后因假膜溶解、脱落及小血管损伤引起出血，则转为黏液脓血便。由于炎症刺激直肠壁内的神经末梢及肛门括约肌，患者表现出明显的里急后重、腹痛和排便次数增多。由于细菌的毒素被吸收，患者出现头痛、发热、乏力、食欲减退等全身中毒症状以及白细胞增多。严重病例可伴有呕吐，出现脱水，酸中毒和水、电解质紊乱，血压下降，甚至发生休克。

急性菌痢的自然病程为 1 ~ 2 周，经适当治疗，大多数痊愈，很少引起肠出血、肠穿孔等并发症，少数可转为慢性菌痢。

（二）慢性细菌性痢疾

细菌性痢疾病程持续超过 2 个月以上者称为慢性菌痢，多由急性菌痢转变而来，多数是福氏杆菌感染。肠道病变此起彼伏，肠壁黏膜原有的溃疡尚未愈合，又有新的溃疡形成，新旧病变常交替发生。慢性溃疡较急性溃疡深，可深达肌层，其边缘的肠黏膜常过度增生并形成息肉。

临床上可出现不同程度的肠道症状，如腹痛、腹胀、腹泻等，有时腹泻与便秘交替出现，粪便常带有黏液或少量脓血。在急性发作期间，则可出现急性菌痢的症状。粪便细菌培养有时阳性，有时阴性。有少数患者仅为痢疾杆菌的携带者，无明显的临床症状和体征，成为细菌性痢疾的传染源。

急性细菌性痢疾肠黏膜溃疡趋向愈合时，黏膜上皮再生修复，不形成明显瘢痕。少数较深、较大的溃疡，愈合后可形成表浅的瘢痕，一般不引起肠狭窄。慢性细菌性痢疾由于肠壁反复损伤，一方面形成慢性溃疡，另一方面由肉芽组织进行修复并形成纤维瘢痕，使肠壁呈不规则增厚、变硬，甚至引起肠腔狭窄。

（三）中毒性细菌性痢疾

此为细菌性痢疾中最严重的一型，多见于 2 ~ 7 岁儿童。发病机制尚不清楚，可能与特异性体质对细菌毒素发生强烈的过敏反应有关。本型菌痢起病急骤，常由毒力较低的福氏或宋内痢疾杆菌引起，其特点是：

1．全身中毒症状重　发病后数小时内可出现中毒性休克或呼吸衰竭、循环衰竭而死亡。

2．肠道病变和症状轻　仅有轻度卡他性炎或滤泡性结肠炎，很少形成假膜和溃疡，故无明显消化道症状。此时用直肠拭子或生理盐水灌肠采集粪便检查可发现致病菌。

案例 21-5

患儿，女，7 岁。2 天前因在外面吃食物后，开始出现发热，腹痛、腹泻，排黄色水样便，每日 10 ~ 12 次，口服小檗碱后，病情没有明显缓解。今日起开始出现黏液脓血便和里急后重感，体温明显增高。

问题与思考：

本病例最可能的病理诊断是什么？说出诊断依据。

第五节　流行性脑脊髓膜炎

流行性脑脊髓膜炎（epidemic cerebrospinal meningitis）简称流脑，是由脑膜炎双球菌引起的急性传染病。病理特点是脑脊髓膜的急性化脓性炎症。临床主要表现为高热、头痛、呕吐及颈项强直及皮肤瘀点等。本病多发生于冬春季节，儿童及青少年多见。

一、病因与发病机制

脑膜炎双球菌为革兰阴性球菌，存在于患者和带菌者的鼻咽部，由飞沫经呼吸道传染。但大多数人不发病，或仅有局部轻度卡他性炎，成为带菌者。只有当机体抵抗力降低时，细菌从上呼吸道黏膜侵入血流，引起菌血症或败血症。少数者可通过血脑屏障进入脑膜引起脑脊髓膜化脓性炎症。

二、病理变化与病理临床联系

（一）病理变化

肉眼观，脑脊髓膜高度充血，蛛网膜下腔有大量灰白色或灰黄色脓性渗出物，尤以大脑额叶、顶叶最为明显，脑室也可积脓（图 21-22）。镜下观，蛛网膜下腔充满大量中性粒细胞，少量淋巴细胞、单核细胞及纤维蛋白渗出物，血管扩张、充血（图 21-23）。严重病例邻近脑膜的脑实质也有炎症改变，则称为脑膜脑炎。

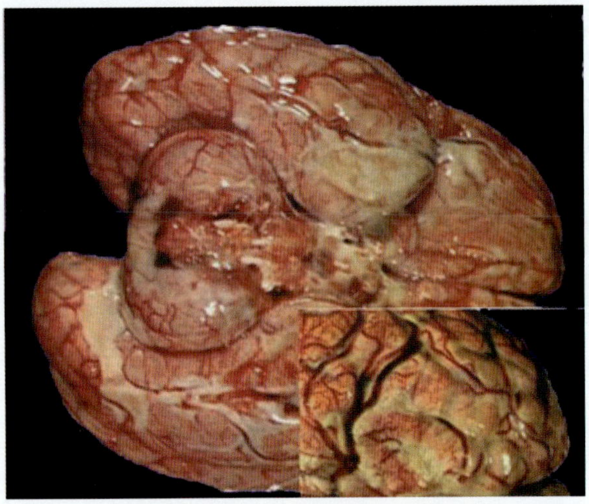

图 21-22 流行性脑脊髓膜炎
脑脊髓膜高度充血

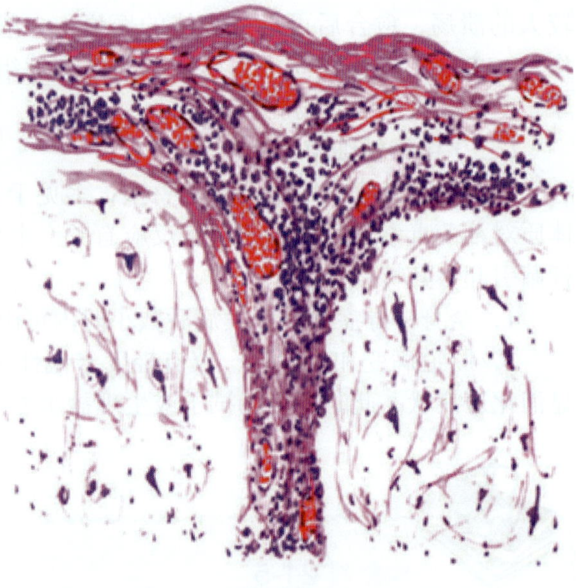

图 21-23 流行性脑脊髓膜炎
蛛网膜下腔充满脓性渗出物，血管扩张、充血

（二）病理临床联系

由于脑脊髓膜化脓性炎症，脑膜血管扩张、充血，蛛网膜下腔渗出物堆积，影响脑脊液吸收，患者可出现剧烈头痛、呕吐、昏迷、抽搐、小儿前囟饱满等颅内压增高症状。由于炎症累及脊神经根周围的蛛网膜、软脑膜和软脊膜，使脊神经根在通过椎间孔处受压，当颈部或背部肌肉运动时，引起颈部和腰背部肌肉疼痛及反射性痉挛，故出现颈项强直。在婴幼儿，常因发生腰背肌保护性痉挛而呈“角弓反张”（opisthotonos）体征（图 21-24）。当做屈髋伸膝试验时，因坐骨神经受到牵拉，引起腰神经

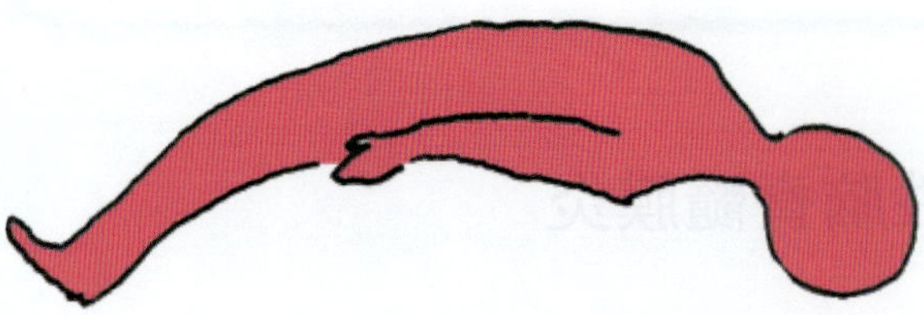

图 21-24 流行性脑脊髓膜炎患者角弓反张

根压痛的表现，即为屈髋伸膝征（Kernig 征）阳性。由于脑膜炎双球菌侵入血液引起败血症，患者表现为高热、寒战。细菌栓塞末梢血管或细菌毒素对血管壁的损伤可出现皮肤瘀点。用瘀点处血液直接涂片，有 80% 病例可找到脑膜炎双球菌。

知识链接

脑膜刺激征

脑膜刺激征是脑膜病变所引起的一系列症状，包括颈强直、Kernig 征、Brudzinski 征。①颈强直是脑膜刺激征中重要的客观体征，其主要表现为不同程度的肌强直，尤其是伸肌，头前屈明显受限，即被动屈颈遇到阻力，头侧弯也受到一定的限制，头旋转运动受限较轻，头后仰无强直表现。见于各种类型脑膜炎、蛛网膜下腔出血、颅内压增高、颈椎疾病等。② Kernig 征又称屈髋伸膝试验，患者仰卧位使膝关节屈曲成直角，然后被动使屈曲的小腿伸直，当膝关节不能伸直，出现阻力及疼痛而膝关节形成的角度不到 135° 时为 Kernig 征阳性。Kernig 征阳性除提示有脑膜刺激征之外，还提示后根有刺激现象，腰骶神经根病变，其疼痛仅限于腰部及患肢，而脑膜刺激征时 Kernig 征为双侧性，且强度相等，疼痛位于胸背部而不局限于腰部及患肢。③ Brudzinski 征：患者仰位平卧，前屈其颈时发生双侧髋、膝部屈曲；压迫其双侧面颊部引起双上臂外展和肘部屈曲；叩击其耻骨联合时出现双下肢屈曲和内收，均称 Brudzinski 征阳性。

（三）脑脊液检查

可见脑脊液压力增高，混浊呈脓样，含有大量中性粒细胞及脓细胞，蛋白质含量增多，糖及氯化物减少，培养及涂片可找到致病菌。脑脊液检查结果是诊断本病的一个重要依据。

暴发性脑膜炎是流行性脑脊髓膜炎的一种超急类型，患者起病急骤，迅速出现休克和皮肤、黏膜、双侧肾上腺等广泛出血（图 21-25），以及急性肾上腺皮质功能衰竭，称华 - 佛综合征（Waterhouse- Friderichsen syndrome）。其发生机制是大量内毒素释放入血引起中毒性休克及弥散性血管内凝血的结果。本型病情凶险，多见于儿童，绝大多数患儿在发病 24 小时内死亡。

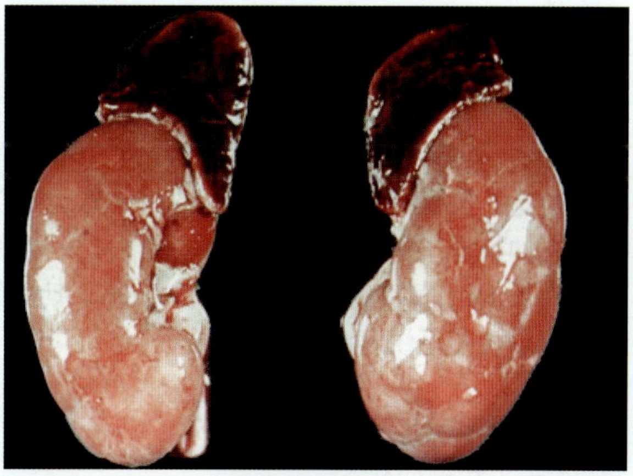

图 21-25　双侧肾上腺大片出血

三、结局与并发症

本病及时应用抗生素等治疗，大多数患者均能痊愈。如治疗不当可转为慢性，并可发生以下后遗症：①脑积水：由于蛛网膜下腔渗出物被机化，引起脑膜粘连，脑循环障碍所致。②脑神经受损：由于脑基底部脑膜炎累及自该处出颅的第Ⅲ、Ⅳ、Ⅴ、Ⅵ和Ⅶ对脑神经，引起视力障碍、耳聋、面神经麻痹等脑神经损害的相应症状。③脑底部脉管炎致管腔阻塞而引起相应部位发生脑缺血性梗死。④局限性粘连性蛛网膜炎。

案例 21-6

女患儿，3 岁，因高热、烦躁 1 天入院。入院前 3 天有感冒症状，饮食减少，在当地卫生院治疗。2 天后出现喷射状呕吐，烦躁不安。入院后体格检查：体温 39.5℃，脉搏 125 次 / 分，血压 100/50 mmHg，呈急性病容，身上有红色小出血点，前囟饱满膨出，颈部有抵抗感，屈髋伸膝征阳性。心、肺（–）。实验室检查：白细胞 18×10^9/L，中性粒细胞 85%，杆状核粒细胞 9%，淋巴细胞 5%。脑脊液检查：压力增高，混浊呈脓样，中性粒细胞增高，蛋白质增高，糖和氯化物降低，细菌培养见脑膜炎双球菌生长。

问题与思考：

1. 本病例最可能的诊断是什么？说出诊断依据。
2. 脑脊液检查对本病的诊断有何意义？为什么？

第六节　流行性乙型脑炎

流行性乙型脑炎（epidemic encephalitis type B）简称乙脑，是由流行性乙型脑炎病毒感染引起的急性传染病。病理特点是以脑实质神经细胞变性、坏死为主的炎症。临床主要表现为高热、头痛、呕吐、嗜睡、抽搐、昏迷等。本病起病急，发展快，病情重，死亡率高，多在夏秋季流行，儿童发病率较高，尤其以 10 岁以下儿童多见。

一、病因与发病机制

本病病原体为嗜神经性乙型脑炎病毒。传染源为患者或中间宿主家畜、家禽（猪、马、牛、鸡等）。传染媒介为蚊虫。蚊虫叮咬带有病毒的家畜，然后又叮咬人，引起感染。病毒进入人体血液中是否发病，不仅与病毒的数量、毒力有关，而且决定于机体的抵抗力，特别是血脑屏障的功能。如果进入血液的病毒量少、毒力低，或机体抵抗力强，仅形成短暂的病毒血症，最终病毒在体内被消灭而不发病，称为隐性感染。但在免疫力低下时，血脑屏障功能不健全者，病毒则可侵入中枢神经系统而致病。

二、病理变化与病理临床联系

（一）病理变化

本病病变广泛，可累及整个中枢神经系统，以大脑皮质、基底核、视丘最为严重，小脑、延髓及脑桥次之，脊髓病变最轻。

肉眼观：脑膜血管充血，脑水肿明显，脑沟变窄，脑回变宽；严重者可见粟粒大小、灰白色的软化灶，界限清楚，呈弥漫或灶性分布。

镜下观：①神经细胞变性、坏死：轻者神经细胞肿胀，胞质内尼氏小体消失，出现空泡、核偏位等；重者神经细胞发生坏死。在变性、坏死的神经细胞周围，常有增生的少突胶质细胞围绕，称为神经细胞卫星现象。小胶质细胞及中性粒细胞侵入变性、坏死的神经细胞内，称为噬神经细胞现象（图 21-26）；②软化灶形成：局灶性神经组织坏死或液化，形成染色较浅，质地疏松，边界清楚的筛网状病灶，称为筛状软化灶，对乙型脑炎的诊断具有一定的指导性（图 21-27）。③淋巴细胞袖套反应：脑血管明显扩张充血，甚至出血。血管周围间隙增宽，以淋巴细胞为主的炎症细胞常围绕血管呈袖套状浸润（图 21-28）。④胶质细胞增生：小胶质细胞弥漫性或灶性增生。如增生的胶质细胞聚集成群，则形成胶质细胞结节（图 21-29），胶质细胞增生具有修复作用。

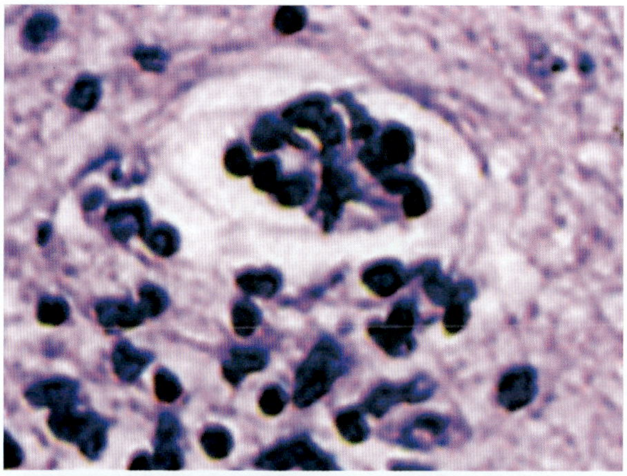

图 21-26　流行性乙型脑炎（噬神经细胞现象）

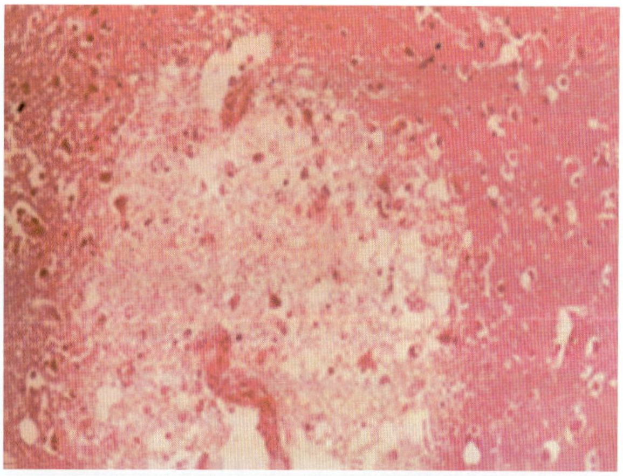

图 21-27　流行性乙型脑炎（软化灶形成）

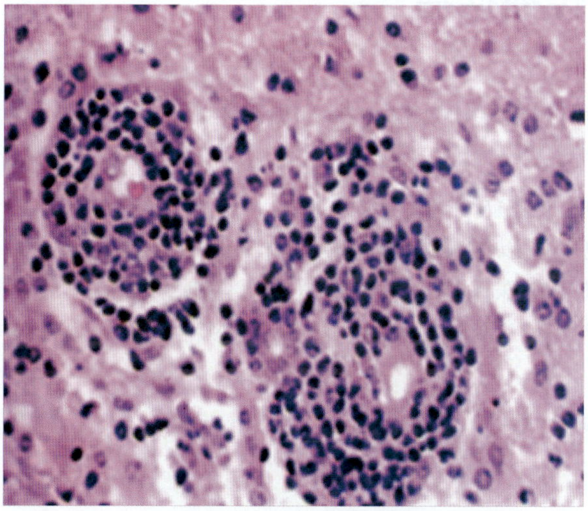

图 21-28　流行性乙型脑炎
（淋巴细胞围绕血管呈袖套状浸润）

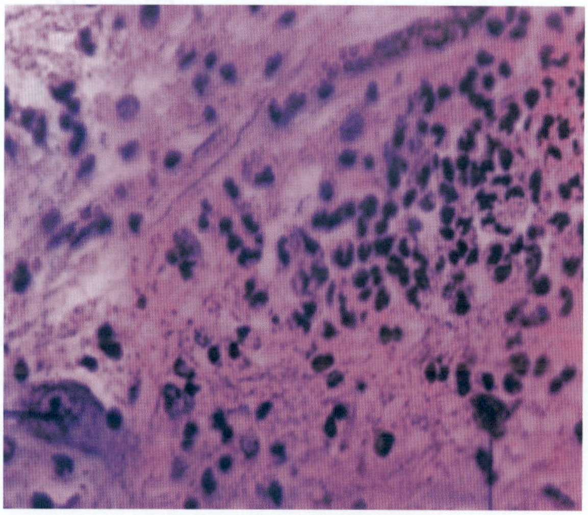

图 21-29　流行性乙型脑炎
（胶质细胞增生形成胶质结节）

（二）病理临床联系

1．颅内压增高　由于脑内血管扩张、充血，血液停滞，血管内皮细胞受损，使血管壁的通透性升高，导致脑水肿引起颅内压增高，患者常出现头痛、呕吐，严重者可引起脑疝，继而压迫延髓呼吸中枢和循环中枢，导致呼吸、循环衰竭而死亡。

2．嗜睡、昏迷　由于神经细胞变性、坏死，引起中枢神经系统功能障碍，可导致患者嗜睡、抽搐甚至昏迷等症状。

3．因病毒血症可引起高热、全身不适等症状。脑膜可有轻度炎症反应，可出现轻度脑膜刺激征。

三、结局与并发症

多数患者经过适当治疗后可痊愈。部分患者由于脑组织病变较重而遗留痴呆、语言障碍、肢体瘫痪及脑神经损伤所致的吞咽困难、中枢性面瘫等后遗症。病变严重者可因呼吸、循环衰竭而死亡。

流行性脑脊髓膜炎与流行性乙型脑炎的鉴别见表 21-3。

表 21-3 流行性脑脊髓膜炎与流行性乙型脑炎的鉴别

	流行性脑脊髓膜炎	流行性乙型脑炎
病原体	脑膜炎双球菌	流行性乙型脑炎病毒
传染途径	呼吸道传染	蚊类为媒介
流行季节	冬春季	夏秋季
病理特点	脑、脊髓膜急性化脓性炎症	脑实质神经细胞变性、坏死为主的炎症
临床特点	颅内压增高和脑膜刺激征为主	嗜睡、抽搐、昏迷等脑实质损害症状为主
脑脊液特点	混浊，细胞数明显增多（以中性粒细胞为主），蛋白质显著增多，糖、氯化物减少，可发现细菌	透明或微混，细胞数轻度增加（以淋巴细胞为主），蛋白质轻度增多，糖、氯化物正常，无细菌

第七节 性传播疾病

性传播疾病（sexually transmitted diseases，STD）是指主要通过性行为或类似性行为所传播的一类传染病。

过去我国医学界一般只将梅毒、淋病、软下疳及性病性淋巴肉芽肿列入性病范畴，称为经典性病。1970 年，WHO 扩大了性病范围，把其他一些以性接触而传染的病（如生殖器疱疹、尖锐湿疣、非淋病性尿道炎、传染性软疣、滴虫病以及念珠菌病、病毒性肝炎、阴虱、疥疮、股癣等）均列入性病范围，加上 1981 年首次报道的艾滋病，目前性病种类已达 20 多种，统称为性传播疾病。

本节主要叙述淋病、尖锐湿疣、梅毒、艾滋病等一些常见的性病。

一、淋病

淋病（gonorrhea）是由淋球菌引起的急性化脓性炎症，是最常见的 STD，多发生于 15 ~ 30 岁年龄段，以 20 ~ 24 岁最常见。

（一）病因及传播途径

淋病的病原体是淋球菌，其正式名称为淋病奈瑟菌（Neisseria gonorrhoeae），1879 年由 Neisser 从急性尿道炎、阴道炎和新生儿结膜炎分泌物中首先发现，为革兰阴性菌。

淋球菌主要侵犯泌尿生殖系统，对柱状上皮和移行上皮有特别的亲和力。感染一般开始于男性的前尿道、女性尿道与子宫颈，以后上行扩散，导致泌尿生殖系统各器官的病变。

成人的泌尿生殖系统淋病，几乎全部通过性接触而传染，儿童可通过接触患者用过的衣、物等传染。幼女的阴道上皮尚未成熟，因此比成年人更容易被污染物所感染。分娩时胎儿受母亲产道分泌物污染，可引起新生儿结膜炎。

（二）病理变化及病理临床联系

1．急性淋病　受感染 2 ~ 7 天，生殖道、尿道和尿道附属腺体出现急性卡他性化脓性炎症，尿道口、女性外阴及阴道口充血、水肿，并有脓性渗出物流出。镜下观，黏膜充血、水肿，伴溃疡形成，黏膜下有大量中性粒细胞浸润。患者有尿频、尿急、尿痛等急性尿道炎的症状，局部有疼痛及烧灼感。如未经有效治疗则病变上行延及后尿道及其附属腺体、前列腺、附睾和精囊，或前庭大腺、子宫颈而引起化脓性炎症。约15%女性由于经期、流产等诱因作用，可引起子宫内膜炎和急性输卵管炎，并进一步发展为输卵管积脓、输卵管卵巢积脓、弥漫性腹膜炎以及中毒性休克等严重后果。

1%～3%的患者可发生菌血症，表现为皮疹。此外，还可发生关节炎、脑膜炎、胸膜炎、肺炎、心内膜炎、心包炎、骨髓炎、肌炎等，严重者可发生淋球菌性败血症。

2．慢性淋病　感染后未经治疗或治疗不彻底，可逐渐转为慢性淋病。临床表现为慢性尿道炎、前列腺炎和精囊或尿道旁腺炎、前庭大腺炎、慢性宫颈炎、慢性输卵管炎以及输卵管积液等。尿道炎性瘢痕可导致尿道狭窄，造成排尿困难。输卵管病变可延及卵巢，形成输卵管卵巢积脓或脓肿，病变扩展至盆腔，导致盆腔炎而引起盆腔器官粘连，患者可因而不孕。在慢性淋病，淋球菌可长期潜伏在病灶处，可反复引起急性发作。

二、尖锐湿疣

尖锐湿疣（condyloma acuminatum）是由人乳头瘤病毒（HPV）感染引起的良性疣状物，约60%由性接触传染，故又称性病疣。本病是一种常见的性传播疾病，目前发病率居性病的第二位，发病率有逐年增长趋势，好发于中青年，25岁为高峰，70%患者为30岁以下。临床上主要表现为粉红色或淡白色表面粗糙的丘疹或菜花状赘生物，局部可伴有瘙痒、烧灼痛。有关研究表明尖锐湿疣与宫颈癌、外阴癌、阴茎癌的发病有关，已引起高度重视。

（一）病因与发病机制

尖锐湿疣的病因是人乳头瘤病毒（HPV），主要与HPV6和HPV11型有关，人类是它的唯一宿主。本病主要通过性接触传染，也可以由污染物（如牙刷、毛巾、浴缸）而间接接触传染。患有尖锐湿疣的妇女妊娠分娩时，可感染新生儿而发生喉头疣。

HPV是一种嗜黏膜，并在核内复制的DNA病毒。HPV复制时需要分化好的鳞状上皮细胞。HPV在上皮细胞内增殖，产生细胞病变，同时也产生具有抗原性壳蛋白。只要查到HPV感染的痕迹，即可诊断HPV感染。

（二）病理变化与临床病理联系

尖锐湿疣的潜伏期长短不一，从1～2个月到半年以上，平均约3个月，好发于潮湿、温暖的黏膜和皮肤交界的部位。男性常见于阴茎冠状沟、龟头、系带、尿道口或肛门附近。女性多见于阴蒂、阴唇、会阴部及肛周。亦可发生于身体的其他部位，如口腔、腋窝等。

HPV侵入外生殖器破损的皮肤和黏膜后，便在入侵部位引起增生性病变。肉眼观，初起形成散在小而尖的乳头，逐渐增大、增多，表面凸凹不平，可互相融合形成鸡冠状或菜花状团块，质较软，湿润，呈粉红色、暗红色或污灰色，顶端可因细菌感染而溃烂，根部有蒂，触之易出血。镜下观，上皮增生呈乳头状结构，典型者为细长的尖乳头，表面覆盖鳞状上皮，呈不全角化。棘细胞明显增生，伴上皮钉突增厚延长。在棘细胞层或上部可见多少不等的挖空细胞（koilocyte）（图21-30）。挖空细胞较正常细胞大，胞质空泡状，细胞边缘常残存带状胞质。核大、居中，圆形或椭圆形，染色深（图21-31）。电镜下常可见核内病毒颗粒。真皮层可见毛细血管及淋巴管扩张，大量慢性炎症细胞浸润。

本病可在几个月内自然消退，也可持续多年不消退，有报道尖锐湿疣可恶变。极少数患者龟头、阴茎包皮和肛周可形成巨大尖锐湿疣，临床表现颇似鳞状细胞癌，具有组织破坏性，如继续发展则成为疣状癌，此类癌呈低度恶性。

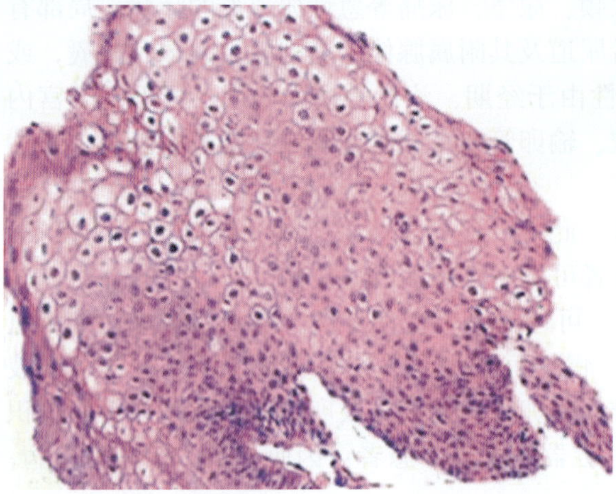

图 21-30 尖锐湿疣

上皮增生呈乳头状结构，表面覆盖鳞状上皮，在棘细胞层可见多少不等的挖空细胞

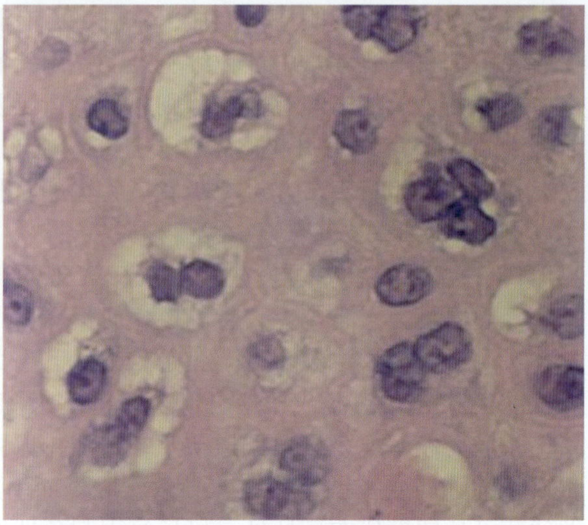

图 21-31 挖空细胞

挖空细胞较正常细胞大，胞质空泡状，细胞边缘常残存带状胞质；核大、居中，圆形或椭圆形，染色深

三、梅毒

梅毒（syphilis）是由梅毒苍白螺旋体感染而引起的慢性传染病。早期病变主要累及皮肤和黏膜，晚期则累及全身各脏器，特别是心血管和中枢神经系统。梅毒分后天性和先天性两种。临床上症状复杂，病程漫长，其危害仅次于艾滋病。新中国成立后基本消灭了梅毒，但近年来又有新的梅毒病例发生，并有流行趋势。

（一）病因与发病机制

梅毒的病原体是苍白螺旋体，又称梅毒螺旋体，体外活力低，不易生存。对理化因素的抵抗力极弱，对青霉素、四环素、汞、砷、铋剂敏感。95% 以上通过性接触传播，少数可因输血、医务人员不慎受感染等直接接触传播，也可经胎盘感染胎儿（先天性梅毒）。梅毒患者为唯一传染源。

苍白螺旋体既不产生外毒素，也未证明有内毒素，患者感染后可产生细胞免疫和体液免疫。免疫力的强弱决定感染后是痊愈、潜匿，抑或发展为晚期梅毒。机体感染梅毒后第 6 周血清出现特异性抗体，具有诊断意义，表现为体液免疫。在本病的较晚阶段，患者对该病原体的抗原发生细胞介导的迟发性变态反应，使病原体所在部位形成慢性肉芽肿，对患者重要器官的破坏起主要作用。

（二）病理变化与病理临床联系

梅毒根据传播方式不同，可分为先天性和后天性两种。

1．后天性梅毒　后天性梅毒按病程经过及病理变化特点，可分三个阶段，一期、二期梅毒称早期梅毒，有传染性。三期梅毒称晚期梅毒，因常累及内脏，故又称内脏梅毒。

（1）一期梅毒：又称下疳（chancre），为梅毒螺旋体在侵入处发生的最初病变。从感染到出现下疳潜伏期为 10 ~ 90 天，平均 3 周。病变常见于阴茎冠状沟、龟头、阴唇、子宫颈和阴道穹后部等处，约 10% 的病例可发生于生殖器以外，如唇、舌、肛周等。病变初起时，患处出现充血、水疱，水疱破溃、上皮坏死脱落后形成底部平坦、边缘整齐的圆形溃疡，直径 1 ~ 2cm，与周围正常组织分界明显，质硬，故又称硬下疳。因下疳无痛感，病损范围小，又多位于隐蔽处，往往被忽视，但其中有大量梅毒螺旋体，传染性极强。镜下观，真皮内血管增生，内皮细胞肿胀，管壁增厚、管腔狭窄，血管周围单核细胞、淋巴细胞和浆细胞浸润，形成闭塞性动脉内膜炎及血管周围炎（图 21-32）。下疳发生 1 周后局部淋巴结肿大，硬而无痛感，为非特异性急性或慢性炎症。

下疳经及时治疗可阻止向二期梅毒发展，但由于患者产生的免疫反应，下疳即使不加治疗，也可于 2 ~ 6 周后自行愈合，肿大的局部淋巴结消退，但有相当一部分患者可发展为二期梅毒。

（2）二期梅毒：下疳发生 3 ~ 4 周后，以形成梅毒疹为特征。潜伏于体内的螺旋体继续繁殖，大量进入血循环，引起全身广泛性皮肤、黏膜斑疹及丘疹，称梅毒疹。外阴、肛周、腹股沟内侧的病变常融合成片状、表面湿润、暗红色突起的平坦斑块，称梅毒湿疹或扁平湿疣（condyloma lata）。镜下观，均为淋巴细胞、浆细胞浸润形成的非特异性炎及闭塞性动脉内膜炎（图 21-32）和血管周围炎（图 21-33）。扁平湿疣可见有角化不全和表皮增生。梅毒疹内有梅毒螺旋体，极富传染性。此期患者全身淋巴结肿大。皮肤、黏膜病变均可不经治疗自然消退而进入潜伏状态。

（3）三期梅毒：又称晚期梅毒，常发生于感染后 4 ~ 5 年，以形成树胶样肿为特征。病变可侵犯全身任何器官，患者常因重要器官破坏性病变而死亡。

三期梅毒的基本病变有两种：①树胶样肿（gumma）：又称梅毒瘤，此病变实为细胞介导的迟发型变态反应，是三期梅毒的特征性病变。表现为大小不等的非化脓性局部坏死，小者仅在显微镜下可见，大者可达 3 ~ 4cm，不规则形，边界清楚，呈均匀灰黄色、质坚韧、有弹性，似树胶而故名（图 21-34）。镜下结构颇似结核结节，中央为凝固性坏死，形态类似干酪样坏死，弹性纤维染色可见组织内原有血管壁的轮廓。坏死灶周围肉芽肿中富含淋巴细胞和浆细胞，而上皮样细胞和朗汉斯巨细胞较少，且常有闭塞性小动脉内膜炎和血管周围炎。此又是有别于典型结核结节的形态特征。树胶样肿后期可被吸收、纤维化，最后使器官变形，但绝少钙化，这又和结核结节截然有别。②灶性闭塞性动脉内膜炎及血管周围炎：后者为围管性单核细胞、淋巴细胞和浆细胞浸润。浆细胞出现是本病的特点之一。

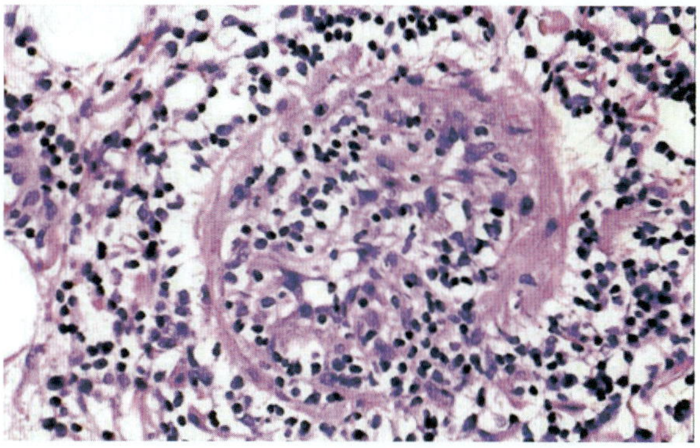

图 21-32　梅毒之闭塞性动脉内膜炎

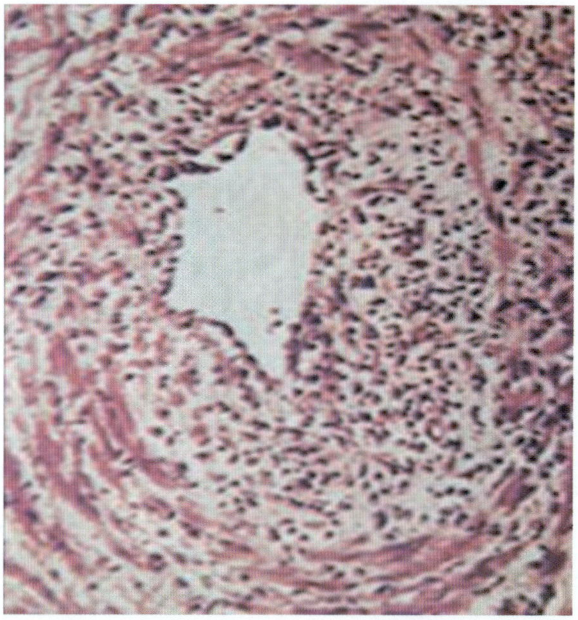

图 21-33　梅毒之血管周围炎

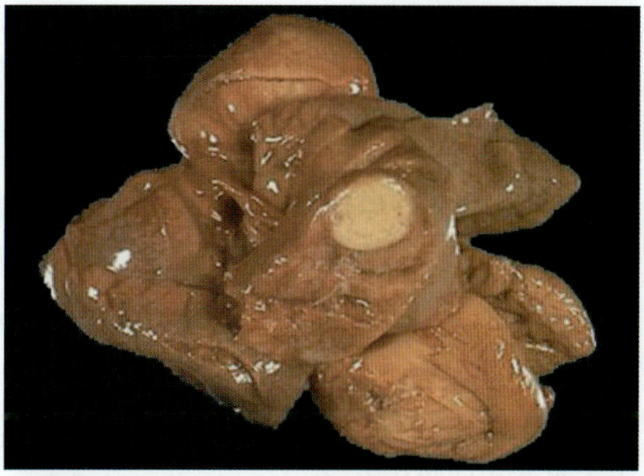

图 21-34　梅毒树胶样肿

三期梅毒最常侵犯心血管系统，其次为中枢神经系统。此外，肝、骨骼、睾丸等器官也常受累。

1）心血管梅毒：以梅毒性主动脉炎为主。潜伏期为 15 ~ 20 年，患者年龄常在 40 ~ 50 岁。男性多于女性。病变起始于升主动脉，逐渐遍及主动脉弓及胸主动脉。开始为主动脉外膜滋养血管的闭塞，以后导致主动脉中层弹性纤维和平滑肌的缺血和退行性变，逐渐由瘢痕取代。镜下观，主动脉外膜血管周围有围管性淋巴细胞和浆细胞浸润，小血管内膜增生，主动脉中层有灶性微小瘢痕和淋巴细胞、浆细胞浸润。偶见微小树胶样肿。肉眼观，由于瘢痕收缩及内膜的纤维组织增生，使内膜表面呈弥漫分布、微细而深陷的树皮样皱纹。因弹性纤维广泛破坏，可形成主动脉瘤，患者可因主动脉瘤破裂而猝死。主动脉瓣的瓣膜纤维组织增生，瓣叶增厚分离，瓣环扩张导致主动脉瓣关闭不全，但瓣叶之间绝无粘连，故不伴有狭窄。主动脉瓣关闭不全可造成左心室异常肥大和扩张，患者最终死于心力衰竭。

2）中枢神经梅毒：患者在感染梅毒螺旋体后，经数年潜伏期后出现症状。神经梅毒的特点是病变广泛，脑脊髓膜、中枢神经血管、脑与脊髓实质均可受累。脑膜血管病变持续发展可导致麻痹性痴呆。此时，脑膜增厚，脑膜小动脉闭塞更趋严重而普遍，导致脑皮质及中央灰质缺血、梗死，伴胶质细胞增生。病变处脑皮质（以额叶最为显著）萎缩，脑室扩张，室管膜增厚呈颗粒状。患者尚可出现脊髓痨（tabes dorsalis），其典型改变为脊髓白质的后索萎缩，致使该处变窄、下陷，脊髓灰质后角因而相互靠近。

3）其他器官病变：常见的病变为肝、骨、睾丸等树胶样肿。骨梅毒主要累及颅骨、鼻、股骨及胸骨。鼻骨受累时，常损坏鼻中隔致鼻梁塌陷，鼻孔向前，形成所谓马鞍鼻（saddle- nose）。骨树胶样肿可导致骨折。肝树胶样肿可使肝呈结节状增大，树胶样肿的干酪样坏死被吸收或纤维化时，随着瘢痕收缩，肝变为分叶状，称分叶肝（hepar lobatum）。睾丸树胶样肿临床常被误诊为肿瘤。

2．先天性梅毒（congenital syphilis） 是因孕妇患有梅毒，梅毒螺旋体经血液通过胎盘进入胎儿体内所致。受梅毒感染 2 ~ 5 年间的孕妇，胎儿的受染率最大。先天性受染的胎儿常引起晚期流产、死产或产后不久死亡，轻度感染可待发育到儿童期或青年期发病。

（1）早发性先天性梅毒：指胎儿或婴幼儿期发病的先天性梅毒。突出病变为皮肤、黏膜广泛的梅毒斑疹、大疱形成和大片剥脱性皮炎，严重者全身表皮糜烂、脱落。内脏病变也较为广泛，肝、肺、胰、肾及脾等均可被累及。病变脏器呈淋巴细胞及浆细胞浸润、动脉内膜炎、弥漫性纤维化和发育不全等。肺呈弥漫性纤维化，间质血管床减少，呈灰白色，称白色肺炎。此外，骨的病变也常发生，常见骨软骨炎，腕、肘及肩等关节软骨炎，以及指、趾的骨炎和骨膜炎，引起指、趾的变形肿大及指（趾）甲变薄而弯曲。

（2）晚发性先天性梅毒：为 2 岁以后发病者，一般在 5 ~ 7 岁至青春期出现损害，患儿发育不良，智力低下。但也可仅血清反应阳性而无症状，称为先天性隐性梅毒。其病变与后天性梅毒基本相同，病变波及全身，但无下疳。间质性角膜炎、楔形门齿及神经性耳聋构成晚发性先天性梅毒的三大特征，具有诊断意义。

四、艾滋病

艾滋病是获得性免疫缺陷综合征（acquired immunodeficiency syndrome，AIDS）的简称，是由人类免疫缺陷病毒（human immunodeficiency virus，HIV）感染导致严重免疫缺陷继发机会性感染而发生的一种致命性传染病。

知识链接

世界艾滋病日

为提高人们对艾滋病的认识，世界卫生组织于1988年1月将每年的12月1日定为世界艾滋病日，号召世界各国和国际组织在这一天举办相关活动，宣传和普及预防艾滋病的知识，让更多人认识艾滋病。

世界艾滋病日的标志是红绸带，其意义：红绸带像一条纽带，将世界人民紧紧联系在一起，共同抗击艾滋病，它象征着我们对艾滋病患者和感染者的关心与支持；象征着我们对生命的热爱和对和平的渴望；象征着我们要用"心"来参与预防艾滋病的工作。

世界艾滋病日自设立以来，每年都有一个明确的宣传主题。围绕主题，联合国艾滋病规划署、世界卫生组织及其成员国都要开展各种形式的宣传教育活动。2014年活动主题仍为"行动起来，向'零'艾滋迈进"(英文主题 getting to zero)，副标题是"共抗艾滋，共担责任，共享未来"。旨在号召全社会积极投身于艾滋病防治工作，共同承担防治责任和义务，群策群力，各展所长，遏制艾滋病的流行。

(一)病因与发病机制

AIDS由HIV感染所引起。HIV属反转录病毒科的慢病毒属。

现已证实HIV是嗜T淋巴细胞和嗜神经细胞的病毒。它对辅助T淋巴细胞（CD_4^+）免疫系统有很明显的抑制作用，是该病毒的主要攻击目标，另外，巨噬细胞和单核系统也是具有CD_4^+受体的细胞群，也为靶细胞。HIV由皮肤破口或黏膜进入人体血液，进入后能选择性地侵犯有CD_4^+受体的淋巴细胞，以CD_4^+T淋巴细胞为主。当病毒进入细胞内后进行复制，形成大量的新病毒颗粒，这些病毒颗粒释放出来后，继续攻击其他CD_4^+T淋巴细胞。HIV病毒在宿主细胞内大量繁殖，导致细胞溶解和破裂，并可促使细胞凋亡发生。历经一段时间后，CD_4^+T淋巴细胞逐渐进行性下降，出现机会性感染。HIV感染所致免疫功能的损害，不仅是CD_4^+T淋巴细胞被破坏，其他免疫细胞也不同程度地受到影响。单核巨噬细胞、B淋巴细胞、CD_8^+T淋巴细胞和NK细胞等功能受损，导致整个免疫功能缺陷，最终发生一系列顽固性机会感染和肿瘤的发生。

HIV对神经细胞有亲和力，能侵犯神经系统，引起脑组织的破坏，或者继发条件性感染而致各种中枢神经系统病变。

(二)传染源及传播途径

艾滋病患者及HIV携带者是艾滋病的传染源。传染性最强的是临床无症状而血清HIV抗体阳性的感染者，其HIV分离率最高。无症状的感染者是艾滋病流行难以控制的重要原因。HIV携带者的血液、精液、阴道分泌物、唾液、泪液、尿液、母乳等体液，以及脑、皮肤、淋巴结、骨髓等组织内存在着HIV，通过适当的方式和途径传播。艾滋病主要通过三种途径传播，即性接触、血液和母婴传播。1986年12月WHO公布的已证实的艾滋病传播途径如下。

1．性行为传播　AIDS的本质是一种性病，由性行为感染，特别是男性同性恋者感染率最高，血液和精液中HIV的含量几乎相等，故是传染力最强的传染源。

2．通过输血或血制品传播　输入了被HIV污染的血或血液制品，使HIV直接进入体内引起感染。

3．通过注射针头或医用器械等传播　静脉注射吸毒者感染HIV占总报告数的18%。原因是吸毒者常用一只未经消毒的注射器轮流使用，极易相互感染。许多医用器械（如内镜），若消毒不严，也可造成感染。

4．母婴垂直传播　统计证明，感染 HIV 的孕妇产下的婴儿，30% ～ 50% 也感染 HIV。垂直传播可能是由于母体内感染有 HIV 的淋巴细胞或单核细胞等经胎盘到达胎儿，或者由于孕妇存在病毒血症。此外，母婴间传播也可发生于分娩时或产后哺乳过程中。

5．其他　器官移植、医务人员的职业性感染等。

（三）病理变化

AIDS 的主要病理改变可分为三大类：①免疫学损害的形态学表现；②感染，常常是混合性机会感染；③肿瘤，最常见为 Kaposi 肉瘤和非霍奇金淋巴瘤。

1．淋巴组织的变化　淋巴结病变早期滤泡明显增生，生发中心活跃，有“满天星”现象，其病变类似于由其他原因引起的反应性淋巴结炎。随着病变的发展，滤泡网状带开始破坏，有血管的增生。皮质区及副皮质区淋巴细胞减少，浆细胞浸润。以后网状带消失，滤泡界限不清，晚期淋巴细胞几乎消失殆尽，呈现一片荒芜景象。在淋巴细胞消失区常由巨噬细胞替代。最后淋巴结结构完全消失，主要的细胞为巨噬细胞和浆细胞。有些区域纤维组织增生，甚至发生玻璃样变。胸腺、消化道和脾淋巴组织萎缩。

2．继发性感染　表现为多发性条件致病性感染，此为本病特点之一。感染范围广泛，可累及各器官，其中以中枢神经系统、肺、消化道继发感染最常见。病原种类有病毒、细菌、真菌、原虫等。一般常有两种以上病原体同时感染。由于严重免疫缺陷，炎症反应往往较轻而不典型，如患肺结核时很少形成结核结节，但病灶中结核分枝杆菌却甚多。部分病例有卡氏肺孢子虫感染，导致肺组织广泛实变，肺间质及肺泡腔内有较多巨噬细胞及浆细胞浸润。中枢神经系统继发感染主要是播散性弓形虫或隐球菌感染所致的脑炎或脑膜炎。

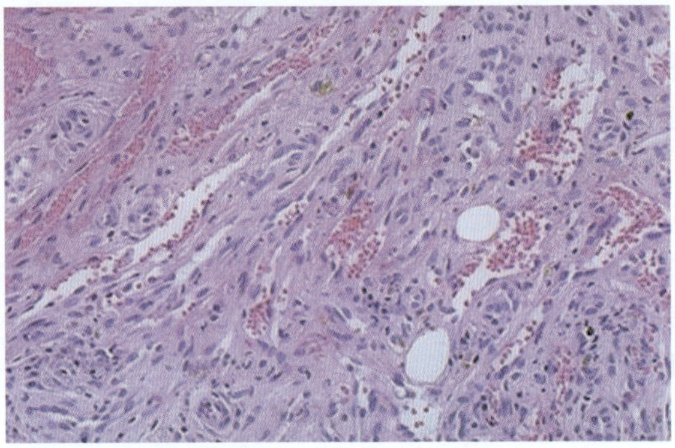

图 21-35　Kaposi 肉瘤

成片的由梭形细胞构成的毛细血管样腔隙，其中有红细胞

3．恶性肿瘤　本病常伴有 Kaposi 肉瘤，是一种非常罕见的血管增殖性疾病。近年自 AIDS 出现以来，Kaposi 肉瘤发病率明显增高，1/3 的 AIDS 患者有 Kaposi 肉瘤。其临床特点为皮肤特发性、多发性、色素性肉瘤，在四肢发生多数大小不同的结节。该肿瘤起源于血管内皮，广泛累及内脏，以下肢易见。肉眼观，肿瘤呈暗蓝色或紫棕色结节。镜下观，成片的由梭形细胞构成的毛细血管样腔隙，其中有红细胞（图 21-35）。AIDS 患者中有 5% ～ 10% 可发生非霍奇金淋巴瘤。患者表现淋巴结迅速肿大，淋巴结外肿块，或出现严重的发热、盗汗、体重减轻，有些患者常出现原发于中枢神经系统的淋巴瘤。

（四）病理临床联系

临床上将 AIDS 的病程分为三个阶段。

1．早期或急性感染期　感染病毒 3 ～ 4 周出现咽痛、发热、肌肉痛。因患者有较强的免疫力，2 ～ 3 周后上述症状可自行缓解。

2．中期或慢性感染期　患者的免疫功能与病毒之间处于相互抗衡阶段，病毒复制持续低于水平，临床可无明显症状或出现明显的全身淋巴结肿大，伴发热、乏力、皮疹。

3．后期或称危险期　患者血液检查见淋巴细胞减少（< 30%），CD_4^+T 淋巴细胞减少突出，细胞免疫反应完全丧失，机体免疫功能全面崩溃。艾滋病患者的临床表现具有以下几个特点。

（1）发病以青壮年较多。

（2）在感染艾滋病后往往患有一些罕见的疾病，如肺孢子虫肺炎、弓形体病、非典型性分枝杆菌与真菌感染等。

（3）持续广泛性全身淋巴结肿大，特别是颈部、腋窝和腹股沟淋巴结肿大更明显。淋巴结直径在 1cm 以上，质地坚实，可活动，无疼痛。

（4）并发恶性肿瘤：如 Kaposi 肉瘤、淋巴瘤等。

（5）中枢神经系统病变：脑组织是最常受累的组织之一，约 60% 艾滋病例出现神经系统症状，表现为头痛、意识障碍、痴呆、抽搐等，常导致严重后果。

对于艾滋病，目前尚无确切有效的疗法，故预后极差，发病后死亡率高达 100%，因此大力开展艾滋病的预防工作至关重要。

第八节　阿米巴病

阿米巴病（amoebiasis）是由溶组织阿米巴原虫感染引起的一种寄生虫性传染病。阿米巴原虫寄生于结肠，引起肠道原发性病变，称为肠阿米巴病，临床上出现痢疾症状，故又称肠阿米巴痢疾。少数患者阿米巴原虫从肠壁移行至肠外组织和器官（肝、肺、脑、皮肤、泌尿生殖器官等），形成肠外阿米巴病。

一、肠阿米巴病

本病遍布全世界，以热带和亚热带地区多见。在我国，南方多见，但北方夏季也常见。由于我国卫生状况改善，近年本病流行和急性病已明显下降。

（一）病因与发病机制

本病病因是阿米巴原虫感染。患者和阿米巴包囊携带者是本病传染源。食入被成熟包囊污染的水、食物后，包囊具有抗胃酸作用，能顺利通过胃到达结肠的回盲部，在碱性肠液消化作用下，脱囊而出，发育成小滋养体。在横结肠以下肠腔环境，小滋养体不能分裂繁殖，逐渐发育为成熟包囊，随粪便排出，成为传染源。机体抵抗力降低时，小滋养体借其伪足运动及其酶的水解作用侵入肠壁，大量增殖，吞噬红细胞演变为大滋养体，引起肠黏膜坏死及溃疡形成。大滋养体能吞噬红细胞和组织碎片，为致病型（也称组织型）滋养体。大滋养体随坏死组织进入肠腔后排出体外，随粪便排出的滋养体很快死亡，不起传播作用。

关于大滋养体的致病机制，目前不完全清楚，其毒力和侵袭力主要表现在对传染组织的溶解破坏作用。

（二）病理变化及病理临床联系

病变部位主要在盲肠、升结肠，其次为乙状结肠和直肠，严重病例整个结肠和小肠下段均受累。本病是一种以液化性坏死为主的变质性炎症，根据病程可分为急性期和慢性期。

1. 急性期　肉眼观，病变早期肠黏膜呈灰黄色微隆起，帽针头大小的点状坏死或浅在溃疡，以后坏死扩大变为圆形纽扣状。随着病变进展，滋养体在黏膜层内繁殖，溶解组织并穿过黏膜肌层而到达黏膜下层。在此，溶组织阿米巴引起广泛组织坏死，形成口小底大的烧瓶状溃疡，边缘呈潜行样，这种特征性溃疡对阿米巴病有诊断意义。溃疡呈暗红色，坏死组织呈棉絮状、果酱色。溃疡之间黏膜正常，这是与细菌性痢疾的区别之一。病变进一步发展，相邻溃疡底部可互相沟通成隧道，表面黏膜可大块坏死脱落，形成巨大边缘潜行溃疡。深溃疡侵袭血管引起程度不等

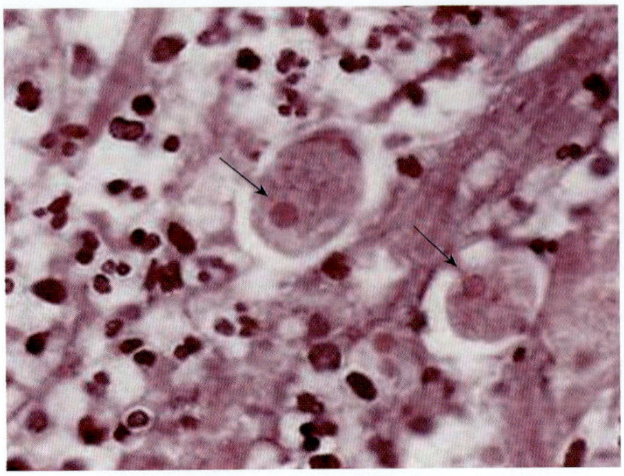

图 21-36 肠阿米巴病

两个滋养体内均可见细胞核

的肠出血，但大出血少见。也可穿透肠壁引起肠穿孔，多发生在盲肠、阑尾、升结肠，穿孔后可引起弥漫性或局限性腹膜炎。盲肠病变累及阑尾，临床表现与阑尾炎相似。

镜下观，肠壁溃疡组织呈液化性坏死，炎症反应轻微，仅见少量淋巴细胞、浆细胞及单核细胞浸润，坏死组织与健康组织交界处易找到阿米巴滋养体。有时在小静脉腔可见阿米巴滋养体。阿米巴滋养体内见红细胞、淋巴细胞及组织碎片，滋养体周围因组织溶解常有空隙（图 21-36）。约 1/3 患者肠阿米巴滋养体侵入静脉内随血液回流合并肝阿米巴病。肺、脑阿米巴病较少见。

急性期患者多可治愈，临床表现为腹痛、腹泻，一般无里急后重，粪便次数较菌痢少，以右下腹痛为主，病变累及全结肠，出现全腹疼痛、压痛。坏死组织随粪便排出体外，粪便呈黏液血便，果酱色，糊状，有腥臭味。粪便镜检可找到阿米巴滋养体。患者不发热或低热。少数患者因治疗不及时而转变成慢性阿米巴病。

2．慢性期　病变以增生性病变为主。一部分溃疡已愈合而另一部分溃疡可能继续存在并扩大，甚至愈合的溃疡又可重新坏死。总之，坏死及（溃疡形成与增生）修复交替进行，最终可使肠黏膜完全失去正常形态，并可因肉芽组织增生过多而形成局限性包块，称为阿米巴肿，临床上可被误诊为结肠癌。

慢性期患者病情迁延，反复发作，腹泻与便秘交替出现。粪便呈糊状，有腐臭，可因疲劳、饮食不当、暴饮暴食加重。久病者伴贫血、乏力、消瘦、肝大、神经衰弱，易并发阑尾炎和肝脓肿。粪便检查可找到滋养体或包囊。

二、肠外阿米巴病

可见于多个器官，如肝、肺、脑等，其中以阿米巴肝脓肿最常见。

（一）肝阿米巴病

大多数发生在阿米巴痢疾之后 1 ～ 3 个月内，也可发生于痢疾消失后数年。阿米巴滋养体入肠壁小静脉，随静脉血回流到达肝内，在机体营养不良或局部抵抗力下降时，阿米巴滋养体在肝内生长繁殖导致肝阿米巴病，也称阿米巴肝脓肿。脓肿以单个多见，也可呈多个，80% 发生在肝右叶，10% 在肝左叶，其余 10% 为左右两叶均有。脓腔大小不等，小脓肿呈针头大，大脓肿如儿头大。脓腔内坏死物和陈旧性出血混合形成咖啡色、果酱样物（图 21-37）。脓腔周边附有棉絮样坏死组织，脓肿壁少量炎症细胞浸润。脓腔边缘组织可找到阿米巴滋养体。肝阿米巴病虽称为“脓肿”，但为非化脓性病变，如继发感染则与细菌性肝脓肿相似，病情加重。未经治疗病例，脓肿可向周围穿破，引起膈下脓肿、脓胸、肺脓肿、肝膈肺联合脓肿；阿米巴心包炎、阿米巴性腹膜炎。患者除有肠道症状外，还有发热、肝大、胸痛、膈肌痛、腹痛、全身衰竭等表现。

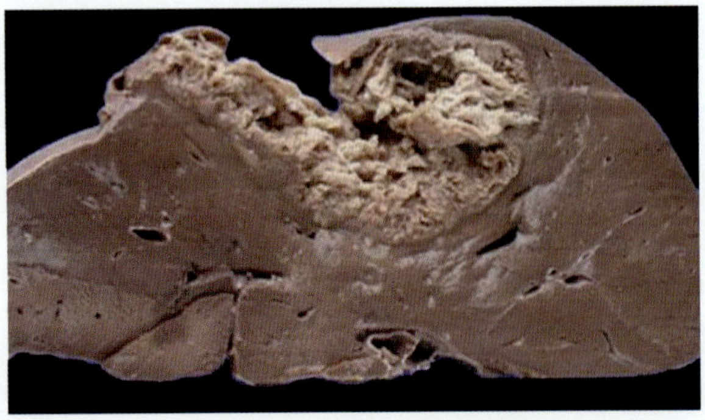

图 21-37 阿米巴肝脓肿

（二）肺阿米巴病

肺阿米巴病也称阿米巴肺脓肿，多由阿米巴肝脓肿穿膈蔓延而来，以肺右下叶多见，多为单个，脓肿腔充满咖啡样坏死物质，破入气管，患者咳出含阿米巴滋养体的脓样痰，伴有发热、胸痛、咳嗽、咯血等症状。

（三）脑阿米巴病

阿米巴滋养体多由肝脓肿、肺脓肿侵入血流入脑，多见于大脑半球，引起脑脓肿。

细菌性痢疾与阿米巴痢疾的鉴别见表21-4。

表21-4 细菌性痢疾与阿米巴痢疾的鉴别

	细菌性痢疾	阿米巴痢疾
病原体	志贺菌属	溶组织内阿米巴
病理变化	病变部位多在乙状结肠、直肠、为假膜性炎，溃疡较浅，大小不一	病变部位多在盲肠、升结肠。病变以液化、坏死为主，溃疡较深，呈烧瓶状
临床表现	毒血症、腹痛及里急后重均明显，腹部压痛以左侧为主	毒血症、腹痛及里急后重不明显，腹部压痛以右侧为主
大便检查	量少，黏液脓血便；镜检大量白细胞混杂，有红细胞，培养有志贺菌属细菌生长	量多，棕红色糊状，有腥臭；镜检白细胞少而红细胞多，可找到溶组织内阿米巴滋养体

第九节 血吸虫病

血吸虫病（schistosomiasis）是由于血吸虫寄生于人体而引起的一种寄生虫病。我国血吸虫病流行于长江中下游13个省市，尤以江苏、浙江、安徽、湖北、湖南、江西等省及上海市郊较为严重。过去本病流行猖獗，对广大劳动人民健康危害极大。新中国成立后，党和政府对血吸虫病开展了积极的防治工作，基本上控制了血吸虫病流行，有的地区已基本消灭了血吸虫病。但迄今，血吸虫病仍为长江流域广大农村的重要地方病，有待继续加强防治。

一、病因及感染途径

引起人类血吸虫病有三种血吸虫，即埃及血吸虫、曼氏血吸虫及日本血吸虫，我国的血吸虫病主要由日本血吸虫引起。通常将日本血吸虫病简称血吸虫病。日本血吸虫的生活史可分虫卵、毛蚴、尾蚴、童虫及成虫等阶段。血吸虫病患者或病畜含虫卵，其粪便排入水中，在适当条件下孵出毛蚴；毛蚴钻入中间宿主钉螺体内继续繁殖，发育成大量尾蚴游于水中（疫水），如遇人或牛、马、羊、猪等终宿主，尾蚴可借其头腺分泌的溶组织酶和机械性运动钻入终宿主皮肤或黏膜，脱去尾部变为童虫；童虫穿入小静脉和淋巴管内到达右心，经肺循环进入体循环散布到全身各处，少数童虫可直接穿出肺血管、胸膜并穿破横隔侵入肝内。但一般只有抵达肠系膜静脉者才能发育为成虫并大量产卵，其余都在沿途死亡。虫卵随血流入肝，或逆流入肠壁，沉积于组织中引起病变。从感染尾蚴到患者粪便内检出虫卵需35天左右。

二、基本病变与发病机制

血吸虫的尾蚴、童虫、成虫和虫卵等均可引起病变，但以虫卵引起的病变危害性最大。

1．尾蚴及童虫引起的病变　尾蚴钻入皮肤后，局部常出现奇痒的红色小丘疹，数日后消退。镜下观，真皮血管周围炎性水肿伴有中性粒细胞及嗜酸性粒细胞浸润，称为尾蚴性皮炎（cercarial dermatitis），可能与迟发性变态反应有关。童虫在体内穿行，可引起轻度血管炎和血管周围炎，尤以肺血管病变明显，患者可出现短暂的咳嗽、痰中带血丝等症状。其机制与童虫移行时的机械性损伤及其代谢产物或死亡虫体引起的变态反应有关。

人体感染血吸虫后可产生获得性免疫，对再次感染尾蚴有免疫力。其机制为抗体依赖、细胞介导的细胞毒反应。童虫表面的抗原被抗体包裹，并有巨噬细胞、嗜酸性粒细胞参与免疫反应，对再次感染的尾蚴起杀伤作用。当人体初次感染大量尾蚴后，尾蚴发育为成虫并大量产卵，虫卵又大量释放虫卵可溶性抗原，刺激机体产生抗体，并与过剩抗原结合，引起循环免疫复合物病，导致急性血吸虫病。在儿童期如多次严重感染，可导致血吸虫病侏儒症。

2．成虫及其代谢产物引起的病变　主要为肠系膜静脉炎和静脉周围炎以及所引起的过敏反应，患者可出现发热、嗜酸性粒细胞增多、贫血和肝脾大等症状。贫血可能与成虫吞食红细胞和由成虫引起的过敏反应及毒性作用有关。被吞食的红细胞在成虫体内经珠蛋白酶分解，产生一种黑褐色的血吸虫色素，后者主要被肝、脾增生的巨噬细胞所吞噬。

3．虫卵引起的病变　是本病最严重的病变。血吸虫寿命长、日产卵量大，其中仅少部分虫卵随粪便排出，其余大部分虫卵沉积在结肠壁和肝内，少数虫卵可沉积于小肠、阑尾等处。成熟虫卵内毛蚴分泌虫卵可溶性抗原（soluble egg antigens，SEA），病变早期可刺激机体产生抗体，在虫卵周围形成免疫复合物，后期则主要通过致敏的 T 淋巴细胞介导的迟发型变态反应，引起特征性急性和慢性虫卵肉芽肿（虫卵结节）形成。未成熟虫卵因毛蚴不成熟，无毒性分泌物，常形成不典型的慢性虫卵结节。

（1）急性虫卵结节：肉眼观，呈灰黄色、颗粒状，直径 0.5 ～ 4mm。镜下观，结节中央常见多个成熟虫卵，卵壳薄，有折光性，表面附有放射状嗜酸性棒状体（称 Hoeppli 现象），用免疫荧光法证明为虫卵抗原抗体复合物。虫卵周围见大量嗜酸性粒细胞聚集并发生坏死，形成嗜酸性脓肿（eosinophilic abscess），其中可见菱形或多面形有折光性的蛋白性晶体，即 Charcot-Leyden 结晶。以后毛蚴死亡，脓肿周围出现肉芽组织增生，伴有大量嗜酸性粒细胞及一些巨噬细胞、淋巴细胞浸润（图 21-38）。随着病变的发展，嗜酸性粒细胞逐渐被巨噬细胞、淋巴细胞代替，并出现向结节中央呈放射状排列的类上皮细胞，构成晚期急性虫卵结节。

（2）慢性虫卵结节：在晚期急性虫卵结节的基础上，结节内坏死物质被吸收，虫卵破裂或钙化，周围有许多类上皮细胞增生并出现多核异物巨细胞，伴有淋巴细胞浸润，其形态类似结核结节，故称为假结核结节（pseudotubercle），即虫卵肉芽肿（图 21-39）。最后结节内出现大量成纤

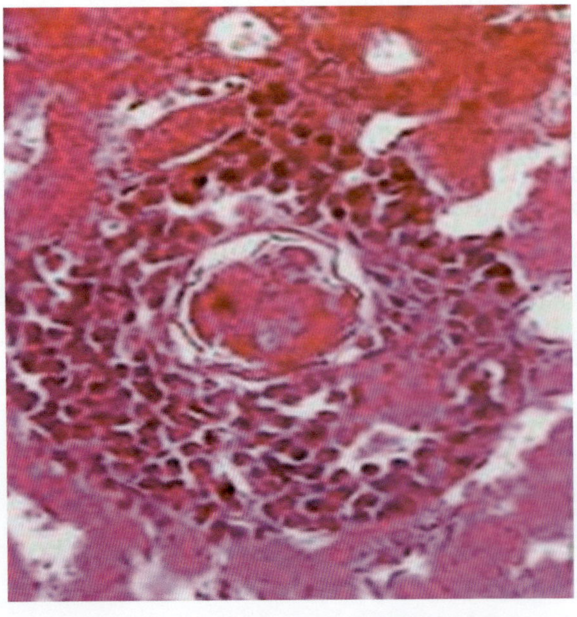

图 21-38　日本血吸虫病的急性虫卵结节

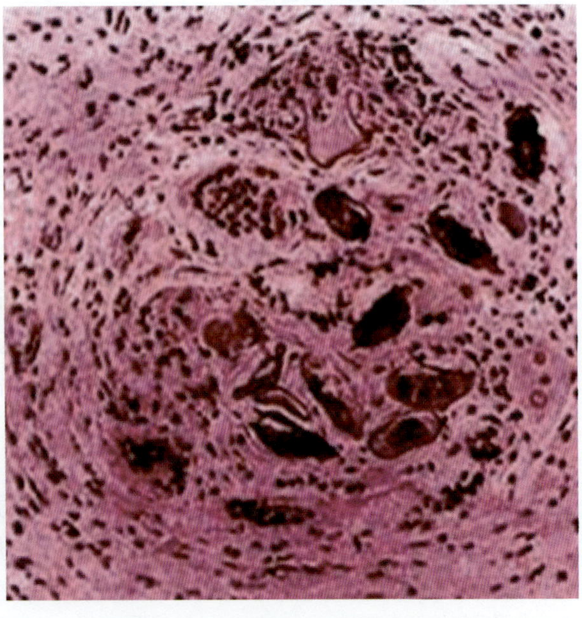

图 21-39　日本血吸虫病的慢性虫卵结节

维细胞增生，逐渐发生纤维化，其中死亡、钙化的虫卵可长期存留，成为病理学上诊断血吸虫病的依据。

4．循环免疫复合物引起的损害 血吸虫的虫卵、童虫和成虫及其代谢产物以及死亡虫体分解产物等，均可作为抗原（如肠相关抗原、膜相关抗原、可溶性虫卵抗原）刺激宿主产生相应的抗体，抗原抗体结合形成的免疫复合物可沉积于血管、肾、关节等处，引起免疫性损伤（Ⅲ型超敏反应）及炎症反应。

三、主要器官的病变及后果

1．结肠 主要累及直肠和乙状结肠。早期黏膜层或黏膜下层有许多急性虫卵结节，外观呈灰黄色细颗粒状或呈细小溃疡，由表浅处虫卵结节向肠腔穿破所致。虫卵可由此排入肠腔，故做虫卵粪检阳性。肠黏膜有充血、水肿及点状出血，临床上可出现腹痛、腹泻和便血等痢疾样症状。晚期，由于成虫不断排卵，反复沉着于肠壁，形成许多新旧不一的虫卵结节，最终因虫卵结节纤维化导致肠壁增厚变硬，使虫卵难以排入肠腔，故做虫卵粪检阴性。由于虫卵和慢性炎症刺激，可使肠黏膜过度增生形成多发性息肉，甚至形成绒毛状腺瘤，其中少数可恶变为结肠腺癌，是重要的并发症之一。

2．肝 虫卵随血流栓塞于汇管区门静脉末梢分支内。早期：汇管区内有多数虫卵结节形成，使肝表面及切面呈粟粒状灰白或灰黄色结节。汇管区邻近的肝窦扩张充血，Kupffer 细胞增生，并吞噬血吸虫色素。晚期：尤其是重度感染的病例，以汇管区慢性虫卵结节和纤维化为特征，并使汇管区不断扩展，但肝小叶结构一般不遭破坏，不形成假小叶。肉眼观，肝体积缩小，变形、变硬，尤以肝左叶为甚。表面起伏不平，有散在地图状浅沟纹，将肝划分为若干大小不等、形态不规则的微隆起区。切面见大量增生的纤维组织沿门静脉分支呈树枝状分布，构成典型的血吸虫病肝纤维化（图 21-40），又称为干线型或管道型肝纤维化（pipestem hepatic fibrosis）。镜下观，汇管区有许多慢性虫卵结节，并因显著纤维化而增宽，伴有慢性炎症细胞浸润。门静脉分支管壁常炎性增厚、管腔狭窄，或因虫卵阻塞或纤维组织增生挤压，或因静脉内血栓形成等，造成窦前性阻塞，故门静脉高压的发生较门脉性肝硬化之窦后性阻塞为早，且更严重，临床上较早出现腹水、巨脾及食管下段静脉曲张等体征，而肝功能损害一般较轻。

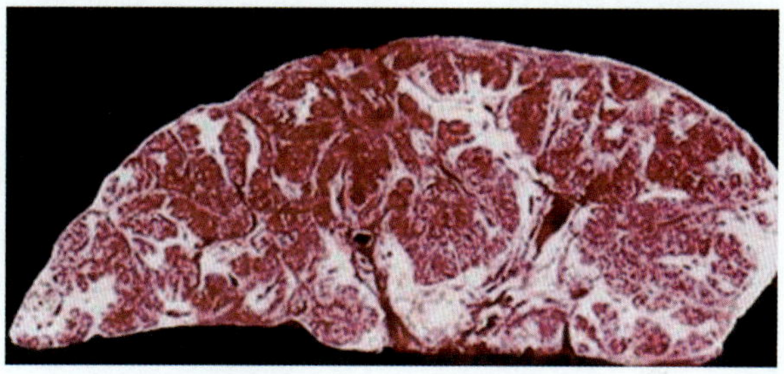

图 21-40 血吸虫病肝纤维化
肝体积缩小，变形、变硬，切面见大量增生的纤维组织沿门静脉分支呈树枝状分布

3．脾 早期可轻度肿大，因成虫代谢产物刺激单核巨噬细胞增生所致。晚期主要是严重的门静脉高压引起重度淤血性脾肿大，重量可达 4000g。肉眼观，脾呈青紫色，包膜增厚，质地坚韧。切面暗红色，脾小梁增粗，脾小体萎缩，可见散在黄褐色含铁小结，偶见多数陈旧性梗死灶。镜下观，脾血窦高度扩张淤血，脾髓纤维化，中央动脉管壁增厚、玻璃样变。单核巨噬细胞增生，并吞噬血吸虫色素。临床上患者有脾功能亢进。

4．肺 常见于严重感染的早期病例。虫卵经门静脉 - 腔静脉或门静脉 - 肝静脉交通支进入肺，引起急性虫卵结节。肉眼及 X 线见类似粟粒性肺结核，但一般无严重后果。

5．脑 虫卵入脑途径可能是肺的虫卵经肺静脉入左心，以栓子的形式到达脑，多在大脑顶叶形成急性或慢性虫卵结节。临床上可出现急性脑炎或局限性癫痫发作以及颅内压增高等症状。

6．其他部位 严重感染病例，在肠系膜及腹膜后淋巴结、胃、胰、胆囊、皮肤、心包、肾、膀胱及子宫颈等处，偶见有少数血吸虫虫卵沉着。

本章小结

传染病与寄生虫病是由致病微生物和寄生虫侵入机体导致具有传染性和流行性的一类疾病。

结核病中最常见的是肺结核，分为原发性肺结核和继发性肺结核病。肺的原发灶、淋巴管炎和肺门淋巴结结核三者合称为原发综合征，是原发性肺结核的特征性病变。继发性肺结核病类型有：①局灶型肺结核；②浸润型肺结核；③慢性纤维空洞型肺结核；④干酪样肺炎；⑤结核球；⑥结核性胸膜炎。

病毒性肝炎是由肝炎病毒引起的以肝细胞变性、坏死为主要病变的一种传染病。急性普通型病毒性肝炎是病毒性肝炎中最常见的类型，病理变化表现为肝细胞普遍肿大，胞质疏松化乃至气球样变，可见点状或小灶状坏死伴炎症细胞浸润。慢性病毒性肝炎病变除不同程度的变性、坏死及炎症反应外，在汇管区均有不同程度的纤维组织增生及纤维化。急性重型肝炎的病变特点是肝细胞大片坏死，无明显再生反应。亚急性重型肝炎的病变特点是既有肝细胞较大范围的坏死，又有肝细胞结节状再生。

伤寒是由伤寒杆菌引起的一种急性传染病。临床上以持续高热、相对缓脉、脾大、中性粒细胞减少和皮肤玫瑰疹为主要表现。病变主要特点为全身单核巨噬细胞系统增生，尤以回肠末段集合淋巴小结和孤立淋巴小结、肠系膜淋巴结处最为明显，增生的巨噬细胞称为伤寒细胞。伤寒细胞常聚集成团，称为伤寒肉芽肿。伤寒的肠道病变分为四期：①髓样肿胀期；②坏死期；③溃疡期；④愈合期。

细菌性痢疾是由痢疾杆菌引起的一种肠道传染病。主要病变为结肠黏膜的纤维素性炎。临床症状有发热、腹痛、里急后重和黏液脓性便或脓血性便，分为三种类型：①急性细菌性痢疾；②慢性细菌性痢疾；③中毒性细菌性痢疾。

流行性脑脊髓膜炎是由脑膜炎双球菌引起的急性传染病。病理特点是脑脊髓膜的急性化脓性炎。临床主要表现为高热、头痛、呕吐及颈项强直及皮肤淤点等。暴发性脑膜炎起病急骤，迅速出现休克和皮肤、黏膜、双侧肾上腺等广泛出血以及急性肾上腺皮质功能衰竭，称华-佛综合征。流行性脑脊髓膜炎如治疗不当，可发生后遗症：①脑积水；②脑神经受损；③脑缺血性梗死；④局限性粘连性蛛网膜炎。

流行性乙型脑炎是由流行性乙型脑炎病毒感染引起的急性传染病。病理特点是以脑神经细胞变性、坏死为主。临床主要表现为高热、头痛、呕吐、嗜睡、抽搐、昏迷等。流行性乙型脑炎可累及整个中枢神经系统，以大脑皮质、基底核、视丘最严重，小脑、延髓及脑桥次之，脊髓病变最轻。镜下观，①神经细胞变性、坏死；②筛状软化灶形成；③淋巴细胞袖套状反应；④胶质细胞增生。部分患者由于脑组织病变较重而留下后遗症。

淋病是由淋球菌引起的急性化脓性炎，主要侵犯泌尿生殖系统。急性淋病表现为急性卡他性化脓性炎。慢性淋病表现为慢性尿道炎、前列腺炎和精囊或尿道旁腺炎、前庭大腺炎、慢性宫颈炎、慢性输卵管炎以及输卵管积液等。

尖锐湿疣是由人乳头瘤病毒感染引起的良性疣状物。临床上主要表现为粉红色或淡白色表面粗糙的丘疹或菜花状赘生物。尖锐湿疣好发于潮湿、温暖的黏膜和皮肤交界的部位。镜下观，尖锐湿疣上皮增生，呈乳头状结构，表面覆盖鳞状上皮，呈不全角化。棘细胞明显增生，伴上皮钉突增厚延长。在棘细胞层或上部可见多少不等的挖空细胞。真皮层可见毛细血管及淋巴管扩张，大量慢性炎症细胞浸润。

本章小结

梅毒是由梅毒苍白螺旋体感染而引起的慢性传染病。梅毒分后天性和先天性两种：①后天性梅毒，可分三个阶段，一期梅毒又称下疳。二期梅毒以形成梅毒疹为特征。三期梅毒又称晚期梅毒，以形成树胶样肿为特征。三期梅毒最常侵犯心血管系统。②先天性梅毒，是因孕妇患有梅毒，梅毒螺旋体经血液通过胎盘进入胎儿体内所致。

艾滋病是获得性免疫缺陷综合征（AIDS）的简称，是由人类免疫缺陷病毒（HIV）感染导致严重免疫缺陷继发机会性感染而发生的一种致命性传染病。HIV 对辅助 T 淋巴细胞（CD_4^+）免疫系统有明显的抑制作用，是该病毒的主要攻击目标。另外，巨噬细胞和单核系统也是具有 CD_4^+ 受体的细胞群，也为靶细胞，导致整个免疫功能缺陷，最终发生一系列顽固性机会感染和肿瘤的发生。艾滋病 DE 传播途径有性行为传播、通过输血或血制品传播、通过注射针头或医用器械等传播、母婴垂直传播等。

阿米巴病是由溶组织阿米巴原虫感染引起的一种寄生虫性传染病。肠阿米巴病病变部位主要在盲肠、升结肠，其次为乙状结肠和直肠，是以液化性坏死为主的变质性炎症。肠外阿米巴病可见于多个器官，如肝、肺、脑等，其中以阿米巴肝脓肿最常见。

血吸虫病是由于血吸虫寄生于人体而引起的一种寄生虫病。引起人类血吸虫病有三种血吸虫，即埃及血吸虫、曼氏血吸虫及日本血吸虫。病变包括：①尾蚴及童虫引起的病变；②成虫及其代谢产物引起的病变；③虫卵引起的病变，是本病最严重的病变，形成特征性急性和慢性虫卵肉芽肿（虫卵结节）；④循环免疫复合物引起免疫性损伤（Ⅲ型超敏反应）及炎症反应。

思考题

1．原发性肺结核病与继发型肺结核病的主要区别是什么？
2．肠结核、肠伤寒、细菌性痢疾、阿米巴痢疾的病变有何不同？
3．病毒性肝炎的基本病理变化有哪些？
4．血吸虫病急性虫卵结节的病变特点是什么？

（刘　兰）

第二十二章　临床病理诊断基本知识

学习目标

1．掌握病理诊断的概念、病理标本的取材方法和注意事项。
2．熟悉病理诊断工作的特点、病理标本的保存与处理、病理诊断报告的基本格式。
3．了解病理诊断工作的意义、常用特殊染色及细胞生物学技术在病理诊断中的应用。

临床病理诊断在疾病的诊断中发挥着重要的作用。标本的正确取材、合理保存与处理，是做好病理诊断工作的基础，对病理诊断有重要的影响。辅助诊断方法可以使临床病理医师在诊断疾病时得到指标而起到重要作用。除常规的HE染色外，以往的辅助诊断方法有特殊染色、酶组织化学、图像分析和电镜等。近年来，免疫组织化学、组织细胞原位分子杂交等分子病理学技术逐步发展成为临床病理诊断重要的技术手段。迄今，免疫组织化学已是医院病理科不可或缺的技术。传统的特殊染色技术目前仍然不失为对常规切片的补充，在病理诊断和实验室研究中发挥着积极作用。同时，细胞生物学技术因其简便、快速、微创、安全而受到青睐，在现代临床病理诊断中有着越来越重要的地位。

第一节　病理诊断工作的意义和特点

一、病理诊断的概念

病理诊断（pathological diagnosis）泛指应用病理学的理论和技术，对取自机体内生前或死后的病变组织、细胞结构的改变进行形态学观察、分析，为临床提供病理诊断。病理诊断是通过直接观察病变的宏观和微观特征而作出的诊断，因而比通过分析症状、体征、影像学检查和实验室检查分析而作出的各种临床诊断更为准确。所以病理诊断常被视为“金标准”或“最后诊断”。

诊断病理学（diagnostic pathology）又称外科病理学（surgical pathology），是指临床上由于诊断和治疗的需要，对取自患者活体内的病变组织、细胞进行病理诊断的一门医疗实践科学。作为一门学科，它是病理学的一个分支，它的研究对象是患者，目的是为了确诊和治疗疾病，同时也有提供判定疗效和预后信息的作用。在这种医疗实践中，应由注册的执业病理医师进行诊断，要重视患方的知情权，这种诊断报告是对诊治负有法律责任的医疗文件。目前在综合医院中，除外科系统各专科外，内科系统各专科、皮肤科、放射科等科室也送组织标本到病理科进行病理诊断。因此，现在的病理诊断工作范围逐渐拓展，涉及医院各个临床科室，成为各级医院医疗工作中不可缺少的重要组成部分。

二、病理诊断工作的意义

随着医学科学的发展，对疾病的诊断手段日益增多，但是迄今为止，即使是世界上科学技术最发达的国家，疾病的确诊也是通过病理诊断。我国各种疾病发病情况及死亡回顾统计中都将病理诊断作为第一诊断。因此，病理诊断是医院医疗诊断服务工作的中心环节，其水平直接关系到医院的诊治水平，也是医院医疗的质量主要指标之一。病理诊断工作的意义主要有以下几个方面。

1．确定疾病的诊断　随着临床检验技术与影像医学的发展，有不少疾病在经过检查后就能初步作出临床诊断，除一些以功能或代谢紊乱为主的疾病外，就大多数有明确器质性病变的疾病而言，病理诊断仍然是最可靠和最后的诊断。

2．为临床选择治疗方案提供依据　正确的病理诊断对于临床采取及时、有效、合理的具有针对性的治疗具有十分重要的意义。特别是对恶性肿瘤的正确诊断，更是恰当选择治疗方式的关键。例如原位癌、早期浸润癌、浸润癌的诊断对临床上选择不同的治疗措施和方法提供重要的依据。再如活检诊断如果为结核病，临床可采取抗结核治疗。乳腺癌可根据肿瘤组织的雌激素受体和孕激素受体检测结果决定是否采用内分泌治疗。

3．提供有关预后因素的信息　恶性肿瘤的许多病理形态学参数可作为判断预后的指标。如恶性肿瘤的组织学类型、浸润深度、有无转移等均可成为判定疾病程度和预后的重要指标。

4．了解疾病的发展及判断疗效　同一患者，同一种疾病通过多次活检可了解疾病的动态变化及治疗的效果，做出更客观的判断，使患者得到最为合理的治疗。如白血病患者进行骨髓移植，在移植前、移植后的不同时间均需做骨髓活检，以了解原有的白血病细胞是否被杀死，移植的骨髓细胞是否成活，以及宿主是否存在排斥反应等。

5．为科学研究积累资料　诊断病理学可为医学科学研究积累和提供大量材料。有助于提高临床诊断水平，发现新病种、新类型等。同时也为回顾性研究提供了可能。

三、病理诊断工作的特点

1．病理诊断工作几乎面向临床所有科室，故要求病理医师应具有广泛的临床及病理知识，要注意通过各个环节与途径不断增添和更新自己的知识内容，对新病种的认识过程中起带头作用。

2．要重视大体标本的检查　大体标本的检查是诊断疾病过程中的重要一环，病理医师必须亲自参与大体标本的检查与取材。

3．要重视开展尸体解剖（尸检）工作　利用尸检材料主动配合临床开好临床病理讨论会，因为尸检工作在提高临床质量以及加强临床与病理联系、临床与病理医师的培养中有极为重要的作用。

4．要积极配合临床工作，加强与临床医师的联系　当病理诊断与临床不一致时，要主动检查诊断有无差错，注意多做工作，必要时找更有经验的专家会诊，不要轻易否定临床意见。要注意充分利用临床资料或与临床医师共同讨论诊断方案。

5．要发扬学术民主风气　科室内各医师之间诊断有分歧时要形成相互交流讨论的习惯，或将不同意见告知临床，建议进一步观察患者或重新取材。

6．要注意新技术以及各种病理诊断技术的综合应用。

第二节　病理标本的取材方法和注意事项

一、病理标本的取材方法

1．在肉眼检查的同时，应选择合适的区域做组织块进行包埋制片，以备镜下观察。选切组织块，以有代表性并对诊断有重要价值为原则。不要切取完全坏死的组织，也不需过多切取对诊断无关的正常组织，但因肿瘤而切除的脏器断端或怀疑有病变的“正常”部分应选切组织块以备做镜检。一般来说，最好选切病变区及其相邻的组织，这样不但可了解病变的性质，也可了解病变与周围组织的关系。有的脏器（如前列腺、甲状腺等）应多做切面检查，常需做间隔 2mm 左右的平行切面，以免遗漏体积较小的肿瘤或结节。如为有包膜的肿瘤，组织块必须包括包膜，以观察包膜被浸润的情况，必要时还要多做切块，以观察各处包膜的情况。

2．选切组织块的数目，一般以能满足诊断的要求为准。根据具体情况（如病变性质、分布特点等）不同，有的需要多切，有的一块即可。组织块的大小，根据各单位切片机规格而定，一般不超过 2cm×1.5cm，厚度不超过 3mm，如采用快速包埋则应尽量切薄。总之，既要能反映病变的特点和必不可少的联系，又要注意精心选取切块，以免人力、物力的浪费。

3．选切的组织块，力求切面平整以便于包埋。如必须指定包埋面时，可在编号的纸条（切块工作单）上注明。

4．大标本选取组织的部位，必须详细记载。如标本复杂，取材较多，可在描写时绘制的简图上注明取材部位，并将各不同部位的取材编成“亚号”或分号，以便镜检时定位。

5．选切组织块的编号和数目应记录在申请单的肉眼描写记录栏内，以便镜检时核对切片的数目。如组织较少，全部包埋者，在该栏内注明“全”字。针吸标本、内镜取材或少而碎的组织（直径不足 1mm 者）必须用伊红点染并用软纸包好，以防脱水过程中丢失，并注明“包”字，并在取材工作单上做相应的记载。工作单记载的各例取材部位编号、块数和是否“全”包埋、用纸“包”等均应与申请单上的记录一致。

6．骨组织或钙化物质，在包埋前要进行脱钙。

7．将切好的组织块和编号小条一同逐个放入专用的小盒内，以备固定、脱水，切勿将编号小条错放、漏放。

8．在每一例标本肉眼检查及切好组织块之后，都必须将用具（刀、剪、镊子等）及检验台（切块木板）面用流水冲洗干净，以避免前后标本混杂污染。切剩的大标本一般应保留至发出报告后再进一步处理。

9．将填好的切块工作单、申请单及装切块标本的小盒一同移交给制片人员，并履行移交手续。切块者和记录者应在取材工作单上签字和注明取材日期。

10．需要重新肉眼观察标本时，应在申请单有关栏内补充记录；需要补切块时，应按上述取材操作程序进行，并应在申请单上、编号小条和取材工作单上注明。

二、病理标本取材注意事项

1．标本取材工作一般由两人互相配合完成。一人检查取材，另一人记录。检查者负责检查口述，由记录人记于送检单上。记录人首先要报告标本号、临床诊断、标本取材部位及类型、标本块数以及临床特殊标记等，检查者要核对，记录者负责书写。

2．检查时注意力一定要集中，切忌精力分散，以免错号或受伤。取完材后检查者要再一次核对标签号，取材块数量。

3．标本一般应该适当固定后再进行取材。已知具有传染性（如结核病、病毒性肝炎等）的标本，应该在不污染环境和（或）不扩散传染的原则下，经必要的初步巨检或切开后，立即置于足量固定液中，充分固定后再进行常规巨检和取材。

4．检查发现标本有误，与临床取材部位或送检组织或块数不符时，要及时与临床联系，并将联系情况记录在案，不能等制片出来后再联系。

5．使用器械要适当，取材刀要锋利，不要用钝刀挤压组织，取材时用力要适中，不能用力过大，以免挤压组织，影响组织学观察。

6．记录者字迹一定要清楚，肉眼检查记录是重要的病理档案材料。

第三节　标本的保存与处理

一、病理标本接收原则

1．要做到“一查四对”　病理科在接收标本时首先要做到“一查四对”，“一查”是仔细看有无标本，发现瓶内无标本时要及时与临床或患者联系（患者直接送检者）。“四对”是送检单与标本瓶上标的姓名、年龄及性别，病历号，取材部位和送检内容，送检组织块数是否相符。

2．要及时登记编号。

二、病理标本的固定与处理

除活检小标本外，手术切除后的标本应立即以新鲜状态送到病理科。应将新鲜标本放在不加任何液体的玻璃、塑料、金属容器中或塑料袋中，避免用纱布包裹（易造成标本干枯），及时送达病理科并尽快固定。

（一）病理标本固定的意义

活体组织一旦停止血液循环和物质代谢，就会因物质代谢障碍产生一系列的生物化学和组织化学的改变。固定是通过添加剂让组织中所有细胞及细胞外成分迅速死亡，以避免细胞中溶解体成分的破坏作用，保持离体组织细胞与生活时的形态相似，并防止细菌繁殖所致的腐烂，保持蛋白质与核酸的基本结构。

固定是良好组织切片的基础，是保存组织器官用于病理诊断、科研和教学等工作所必需的过程。若组织固定不良，在以后的标本制备过程中则无法加以纠正和弥补，特别是对后续诊断和研究工作造成不良影响是无法挽回的，所以组织标本的固定是整个组织标本处理过程中的一个重要环节。

（二）病理标本固定的目的

1．保持离体组织细胞与生活时的形态相似，抑制组织自溶及细菌繁殖所致的腐烂。

2．使细胞内的特殊物质定位，保持其原有结构，如细胞内的蛋白质、酶等经固定后可沉淀或凝固。

3．保持细胞内抗原、DNA 及 RNA，便于进一步的特殊检查，如特殊染色、免疫组织化学染色，细胞遗传学、分子病理学研究，以及相关科研等。

4．硬化组织有利于切片。

5．有利于染色反应，便于光镜下对细胞内不同成分进行区别。

6．有利于诊断的准确及相关科研的开展。

(三)病理标本固定的方法及注意事项

固定的组织越新鲜越好，手术切取下的活体组织及内镜下的活检组织应当立即投入到固体液中，有效地保存组织细胞的形态结构和抗原性。固定液体积要充分（以达到固定组织的10倍以上为好），若组织漂浮在液体上则应在组织上覆盖厚厚的纱布。标本固定时间随室温不同而有所不同，一般几个小时或过夜（时间最长不得超过48小时）。病理标本应置于广口容器中，以免组织固定后变硬无法取出；同一患者的不同部位标本应分别置于不同的容器内。不同的组织在病理诊断中需要不同的染色方法，就需要不同的固定液来进行固定，才能达到满意的染色效果。一旦组织放入固定液中就不应再被冷冻，因为固定液中的水分会形成冰晶，而造成组织结构的变形。

三、常用的固定液

1．甲醛（福尔马林） 通常用10%溶液（或4%中性甲醛），是目前大多数病理科采用的标准固定液。适用于大多数特殊染色及免疫组化，但要求组织不能固定时间太短（< 30分钟）或太长（> 48小时）。

2．乙醇 纯乙醇固定有利于保存细胞内糖原，常用95%乙醇固定小标本或细胞涂片。但很少作为首选固定液，因为其组织穿透力很慢，而且容易从组织中吸收水分以至组织变性，从而使组织过硬、皱缩以及细胞变形。

3．丙酮 用于需做某些酶组织化学染色的标本，特别是做磷酸酶及脂酶等染色时。此种固定也容易使胞质收缩及核变形。

4．戊二醛 适用于做电镜检查，此固定液穿透较慢，故组织不宜过厚，取材宜小（$1mm^3$）。

5．醋酸 适用于胸腔积液、腹水不能及时做涂片时。

第四节 常用特殊染色在病理诊断中的应用

现代病理诊断学中免疫组织化学、电子显微镜以及其他细胞和分子生物学技术的应用日益广泛，病理学进入了一个崭新的时代。但简便的特殊染色在病理诊断中仍然有重要的应用价值。另一方面，特殊染色本身也在发展和完善，至今还没有出现更好的、可以完全替代它的直接显示细胞内特殊化学物质（如含铁血黄素、黑色素、淀粉样物质、基底膜等）的简单易行的方法和技术。特别是特殊染色技术通常是用以判断肿瘤的组织来源、分化程度和区分肿瘤的性质等。根据肿瘤细胞胞质的特种成分和特殊的胞质产物以及特殊的酶用来判断肿瘤的组织来源。根据细胞核染色质核酸的含量可以判断肿瘤组织的分化程度，而胞质所含某些特有的酶或其他成分的出现和变化，对肿瘤细胞分化程度的判断也有一定参考价值。因此特殊染色目前仍是医疗单位，特别是基层病理科的重要方法和手段，常用的特殊染色方法如下。

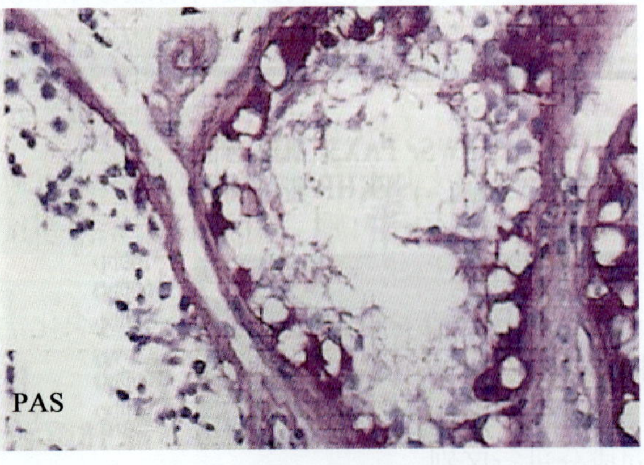

图22-1 睾丸小管内生殖细胞肿瘤PAS染色
大量PAS阳性糖原存在于肿瘤细胞胞质内，与左侧正常输精小管细胞形成鲜明对照

1．PAS染色（过碘酸雪夫反应） 用以显示糖原、一些中性黏多糖、富于唾液酸的酸性黏多糖以及一些黏蛋白。PAS染色阳性结果为红色或紫红色（图22-1），糖原呈PAS阳性（淀粉酶消化后阴性）。富含糖原的肿瘤（如卵

巢透明细胞癌、肝细胞癌等），富含中性黏多糖的肿瘤（如结肠腺癌）PAS 多为阳性。富含唾液酸黏液的肿瘤（如涎腺混合瘤），含黏蛋白的肿瘤（如垂体嗜碱性腺瘤）PAS 也多为阳性。此外，一些真菌荚膜、肾小球基底膜也呈 PAS 阳性。

AB-PAS 染色（奥辛蓝 - 过碘酸雪夫法）是通过使用两种不同染料分别显示不同黏液物质于同一组织切片上，酸性黏液物质呈蓝色，中性黏液物质呈红色，混合性黏液物质呈紫红色。

2．亲银染色　肠嗜铬细胞及其他胺类激素（5- 羟色胺）细胞用亲银染色显示棕色胞质颗粒，亲银染色阳性细胞称为亲银细胞，亲银细胞形成的肿瘤称为亲银细胞瘤，属于 APUD 瘤或神经内分泌瘤。亲银染色是银染法中的一种，通常用 Masson-Fontana 银染法（图 22-2）。

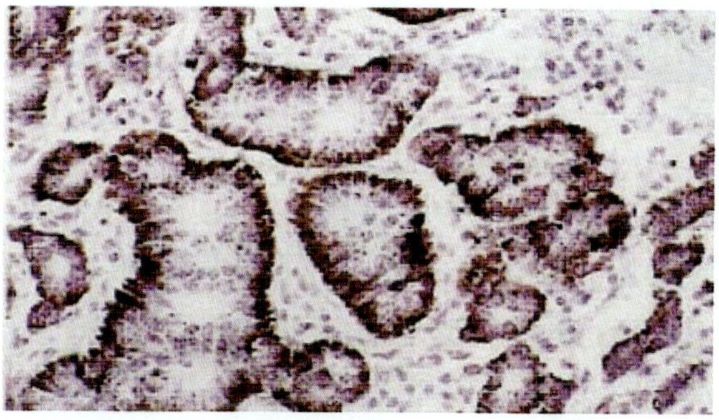

图 22-2　类癌 Fontana-Masson 亲银染色
深棕色颗粒位于基底部

嗜银染色　胺类激素和肽类激素细胞可用嗜银染色显示（黑色颗粒）。阳性细胞也称嗜银细胞。通常用 Bodian 银染法或 Grimelius 银染法。大部分神经内分泌肿瘤都呈嗜银染色阳性。

神经内分泌肿瘤或 APUD 瘤，可用亲银染色和嗜银染色结合进行评价。一般以含胺类激素（或神经递质）为主的神经内分泌肿瘤细胞多为亲银染色阳性，以含肽类激素为主者多为嗜银染色阳性。相当一部分神经内分泌肿瘤细胞亲银和嗜银染色双阳性。肠道类癌呈亲银和（或）嗜银染色阳性。支气管类癌多为嗜银染色阳性。

3．Van Gieson 染色　用于鉴别纤维组织和肌组织。纤维组织（胶原纤维）呈粉红色，肌组织呈黄色。常用于鉴别纤维肉瘤和平滑肌肉瘤。

Masson 三色染色　通常用于观察病变组织中纤维结缔组织的增生和分布，纤维组织肿瘤和肌组织肿瘤的鉴别。纤维组织肿瘤或各种肿瘤中的胶原纤维呈绿色或蓝色，肌组织和红细胞胞质呈红色，胞核显蓝色。

PTAH 染色　通常用于寻找骨骼肌中的横纹以确定横纹肌肉瘤的诊断。在 PTAH 染色中，肌纤维（平滑肌和骨骼肌）和神经胶质纤维都呈深蓝色。

网状纤维染色　网状纤维纤细，HE 染色很难辨认，通常多用镀银法显示（黑色），例如 Foot 或 Gomer 氨银染色法。

弹性纤维染色　弹性纤维在身体中广泛存在，如皮肤、动脉壁都有丰富的弹性纤维，通常用 Verhoeff 或 Weigert 弹性纤维染色，呈黑色或蓝黑色。

类淀粉染色　类淀粉或称淀粉样物，是由轻链多肽组成的蛋白质。许多肿瘤（如甲状腺髓样癌、胃肠道类癌和胰岛细胞瘤等）的间质有类淀粉样物质沉着。在肿瘤组织中显示类淀粉样物质常用刚果红和甲紫染色，有时加用 Van Gieson 染色。刚果红染色呈橘红色，甲紫染色呈紫红色，Van Gieson 染色呈橘红色。

结缔组织包括纤维组织、骨组织和平滑肌组织、脂肪组织、血管组织以及软骨、骨组织等。这些组织来源于间叶组织，它们形成的高分化肿瘤均可用特殊染色鉴别（表 22-1）。

4．铵银染色　通常用 Masson-Fontana 染色，用于显示肿瘤组织中的黑色素（呈棕黑色颗粒），对诊断恶性黑色素瘤很有帮助。

普鲁士蓝反应　利用含铁血黄素中的三价铁置换亚铁氰化钾中的二价铁，转变为高铁氰化钾，在含铁血黄素存在的部位显示蓝色颗粒。

Van Gieson 染色　可用于显示肝外组织及肿瘤组织中的胆红素（呈绿色颗粒或结晶状）。

表 22-1 结缔组织染色反应

结缔组织	Van Gieson 染色	Masson 染色	PTAH 染色	镀银染色
胶原	红	绿 / 蓝	蓝	灰
肌组织	黄	红	深蓝	黑
网状纤维	（－）	绿 / 蓝	棕红	黑
软骨	（－）/ 粉红	（－）	棕红	（－）
骨样组织	红	（－）	棕红	（－）

5．酪氨酸酶染色（多巴反应） DoPA（3，4- 二羟苯丙氨酸）是酪氨酸酶的底物。酪氨酸存在于黑色素细胞中，利用多巴反应可证明黑色素细胞中酪氨酸酶的存在，特别有助于在 HE 染色中观察不到黑色素的无色素性黑色素瘤（图 22-3）。

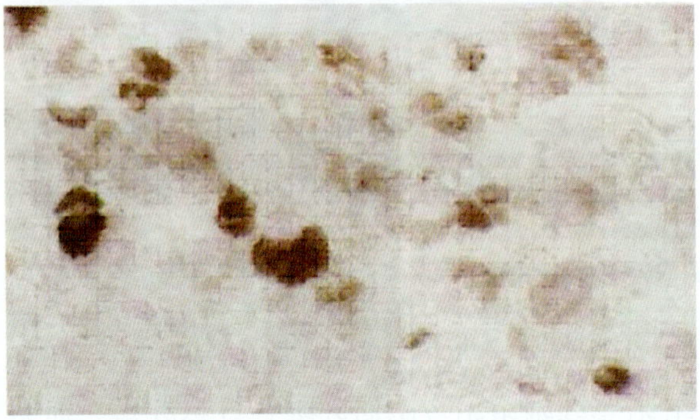

图 22-3 恶性黑色素瘤冰冻切片多巴反应
肿瘤细胞胞质内棕色色素沉积提示存在酪氨酸酶

6．其他染色 ①革兰染色：革兰阴性菌呈红色，革兰阳性菌呈蓝色。②抗酸染色：抗酸杆菌 Ziehl-Neelsen 法呈红色，如结核病及麻风的诊断中，找到抗酸染色阳性的杆菌就能准确诊断。③ Grocott 氯铵银真菌染色：真菌呈黑色，菌丝体呈灰红色。④ Feulgen 染色：近年来多用核酸染色判断肿瘤的增殖活性和恶性度，胞核主要成分为 DNA，核仁为 RNA。DNA 经盐酸水解后释放出醛基，再与 Schiff 试剂作用而呈紫红色，着色程度可大致反映 DNA 含量的多少。

第五节 细胞生物学技术在病理诊断中的应用

随着医学科学事业的发展和科学技术水平的提高，一些先进的实验技术和检测手段用于对疾病的病理诊断中，如电子显微镜技术、免疫组织化学技术、核酸原位杂交技术、生物芯片技术等。

一、电子显微镜技术

1931 年德国科学家 Knoll 和 Ruska 研制成功了世界上第一台电子显微镜。电子显微镜的出现为认识组织细胞的微细结构开辟了极其广阔的前景。在生物医学领域中，使用电镜研究生物组织的超微结构，使人们对于机体的生理功能和疾病发生规律的认识，达到一个新的水平。

电子显微镜包括有透射电镜、扫描电镜、超高压电镜等不同类型。一般诊断病理所用常为透射电镜。电子显微镜和光学显微镜的基本原理相同。电镜样本的处理和超薄切片的制作技术比光镜制片更为精细和复杂，其基本过程包括组织取材、固定、脱水、浸泡与包理、切片和染色等。

电镜技术应用领域很宽，在肿瘤诊断及鉴别诊断中，可用于观察肿瘤细胞的分化程度、癌与肉瘤的鉴别、神经内分泌瘤的诊断与分类、黑色素瘤的诊断与鉴别、内分泌肿瘤的鉴别、间皮瘤的鉴别、软组织肉瘤的诊断与鉴别等，也可用于肾小球疾病的诊断及分类，神经性肌肉疾病、进行性肌营养不良等疾病的诊断。

应该指出的是，电镜技术有其应用的局限性，如设备昂贵、样本制备较复杂、观察范围有限，只能确定肿瘤细胞的来源而不能确定肿瘤的良、恶性质等。

二、免疫组织化学技术

近年来，免疫组织化学、组织细胞原位分子杂交等分子病理学技术逐步发展成为临床病理诊断不可或缺的技术手段。

免疫组织化学（immunohistochemistry，IHC）是利用抗原抗体特异性结合反应的原理来检测和定位组织或细胞中的某种化学物质的一种技术方法。它是免疫学技术和传统组织化学技术相结合的结果。其特点是将形态学改变与功能、代谢变化结合起来，直接在组织切片、细胞涂片或培养细胞玻片上定位一些蛋白质或多肽类物质的存在，可精确到亚细胞水平。

1．抗体　抗体的类型有两大类，即单克隆抗体和多克隆抗体。单克隆抗体为B细胞分化增殖的抗体，用以识别有限的抗原决定簇，特异性比较强。多克隆抗体是针对多个抗原决定簇的抗体，常见的来源于兔、山羊、马等。多数抗体要求4 ～ 8℃保存，也有少数抗体要求 -20℃保存。

2．标记物　免疫组织化学染色方法很多，按标记物的性质可分为荧光法（荧光素标记）、酶法（辣根过氧化物酶、碱性磷酸酶等标记）、免疫金银及铁标记技术等。

3．免疫组织化学的方法　按染色步骤可分为直接法、间接法、ABC法和PAP法。阳性信号呈棕色细颗粒状。

4．免疫组织化学染色的结果　阳性结果应定位在细胞相应的部位（图22-4）。根据所检测抗原的不同，抗原分别定位在：①细胞质的阳性反应，如细胞角蛋白（cytokeratin，CK）、Bcl_2蛋白等；②细胞膜线性阳性反应，大多数淋巴细胞分化抗原（如CD_3和CD_{20}等）；③细胞核阳性反应，如Ki-67、ER和PR等；④细胞膜和细胞质同时阳性反应，如EMA、CD_{30}等。

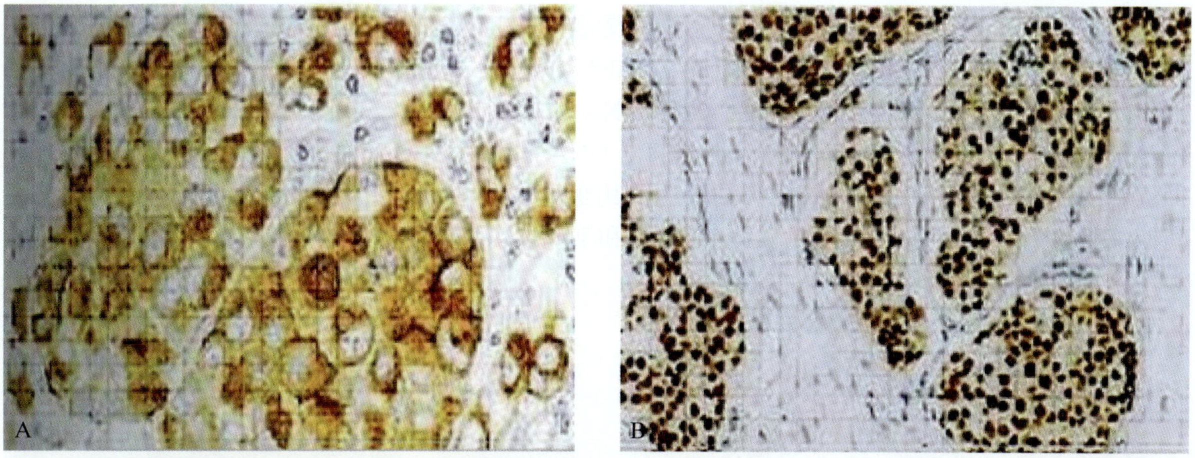

图22-4　免疫组织化学染色

A．细胞膜和细胞质同时阳性反应（EMA）；B．细胞核内（雌激素受体）阳性反应

5．免疫组织化学染色技术的应用　①病毒感染性疾病诊断：人乳头瘤病毒（HPV）、乙型肝炎病毒（HBV）等；②上皮性肿瘤标记：角蛋白（keratin）、上皮膜抗原（EMA）、癌胚抗原（CEA）、甲胎蛋白（AFP）、甲状腺球蛋白（Tg）等；③间叶组织肿瘤标记：结蛋白（desmin）、肌动蛋白（actin）、肌球蛋白（myosin）、波形蛋白（vimentin）等；④神经源性肿瘤标记：胶质纤维酸性蛋白（GFAP）、S-100蛋白、神经元特异性烯化酶（NSE）等；⑤淋巴瘤免疫标志：白细胞抗原（LCA、CD_{45}）、全B淋巴细胞单抗（CD_{19}、CD_{20}、CD_{21}、CD_{22}、CD_{26}）全T淋巴细胞单抗

（CD_2、CD_3、CD_5、CD_7，CD45RO）等；⑥增殖细胞核抗原：PCNA、Ki-67 等（图 22-5、6）。

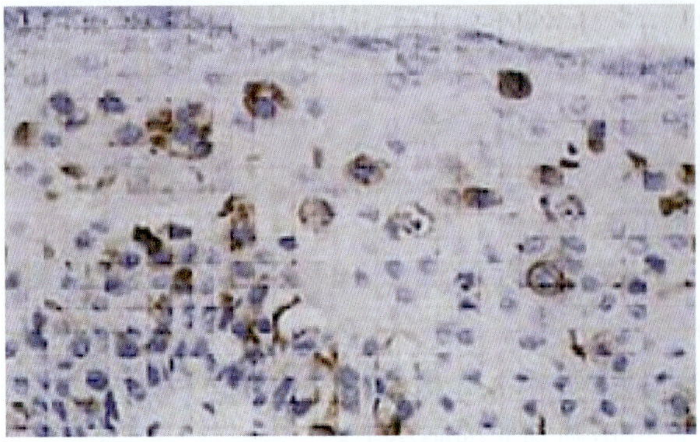

图 22-5　乳腺 Paget 病
上皮膜抗原（EMA）染色

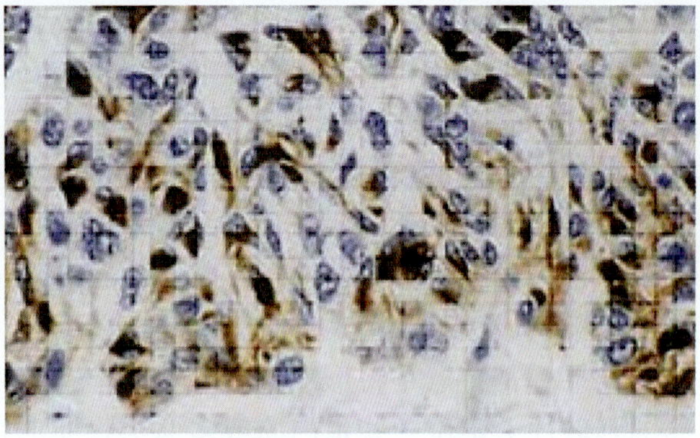

图 22-6　恶性星形细胞瘤
胶质纤维酸性蛋白（GFAP）染色

三、原位杂交技术

原位杂交（in situ hybridization，ISH）是应用特定标记的已知核酸探针与组织或细胞待测的核酸按碱基配对的原则进行特异性结合，形成杂交体，杂交后的信号可以在光镜或电镜下进行观察。原位杂交技术的基本原理是利用核酸分子单链之间有互补的碱基序列，将有放射性或非放射性的外源核酸，即标记了的已知序列的核苷酸片段作为探针，与组织、细胞或染色体上待测 DNA 或 RNA 互补配对（杂交），结合成专一的核酸杂交分子，经一定的检测手段将待测核酸在组织、细胞或染色体上的位置显示出来。根据所选用的探针和待检靶序列的不同，有 DNA-DNA 杂交、DNA-RNA 杂交和 RNA-RNA 杂交。

由于核酸分子杂交的特异性强、敏感性高、定位精确并可半定量，因此该技术已广泛应用于生物学、医学等各个领域的研究之中。原位杂交是分子生物学应用极为广泛的实验技术之一。

原位杂交技术可应用于：①细胞特异性 mRNA 转录的定位，可用于基因图谱基因表达和基因组进化的研究；②感染组织中病毒 DNA/RNA 的检测和定位，基因表达检出 mRNA，DNA/RNA 病毒检测，如人乳头瘤病毒和巨细胞病毒 DNA 的检测、EB 病毒 mRNA 的检测；③癌基因、抑癌基因及各种功能基因在转录水平的表达及其变化的检测；④基因在染色体上的定位；⑤分裂间期细胞遗传学的研究，如遗传病的产前诊断和某些遗传病基因携带者的确定，某些肿瘤的诊断和生物学剂量测定等（图 22-7）。

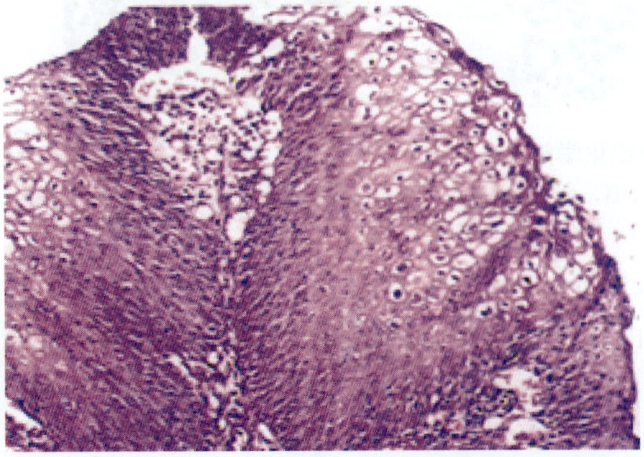

图 22-7 A　外阴尖锐湿疣的组织形态

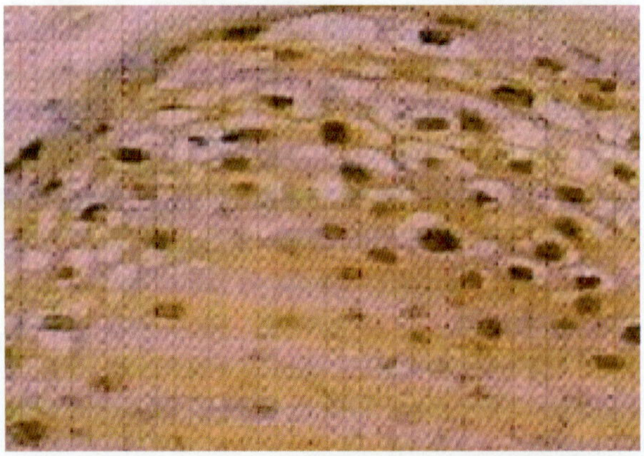

图 22-7B　用针对 HPV-6 的 DNA 探针进行的原位杂交
鳞状上皮的一些挖空细胞呈细胞核阳性（棕色）

四、荧光原位杂交技术

荧光原位杂交（fluorescence in situ hybridization，FISH）技术与多种学科和技术相互结合，方法上逐步形成了从单色向多色、从中期染色体FISH向粗线期染色体FISH再向fiber-FISH的发展趋势，灵敏度和分辨率也有了大幅度的提高。目前FISH技术的衍生技术有在多彩色FISH基础上发展起来的应用于检测特异性α卫星序列在染色体和间期核内的定位染色体描绘（chromosome painting）技术，检测染色体异常的比较基因组杂交（comparative genomic hybridization，CGH）技术，对染色体核型分析有高度敏感性和特异性的光谱染色体自动核型分析（spect ral karyotyping，SKY）和用于人类染色体的核型分析核素色带分析（cross-species color banding，Rx-FISH）技术，在染色体图谱绘制、基因重组研究以及临床染色体基因序列检测工作中应用的DNA纤维荧光原位杂交（DNA fiber-FISH）技术、组织微阵列（tissue microarray）技术、荧光免疫分析和间期细胞遗传学（fluorescence immunoassay and interphase cytogenetics，FICTION）技术等，方法上的进展加快了FISH技术的广泛应用。

目前，FISH技术及其衍生技术应用于临床和科研中，取得了极大的进展，也逐渐广泛应用于实体瘤诊断中。主要应用的方面如：乳腺癌的HER2是一种原癌基因，相关研究显示，HER2基因扩增或HER2蛋白过表达，与淋巴结阳性或阴性乳腺浸润性导管癌的无病生存期和总生存期短有关。HER2基因扩增或HER2蛋白过表达者，对CAF治疗方案（环磷酰胺/阿霉素/氟尿嘧啶）具有较好的反应。HER2基因扩增是HER2靶向药物曲妥珠单抗的候选者，即这类患者可能从该药物的治疗中获益。据统计，膀胱癌是美国第五大常见肿瘤，90%是膀胱尿路上皮癌，膀胱镜和尿细胞学是该肿瘤主要检测方式，然而，低级别的肿瘤细胞学检查常有假阴性，FISH可检测被传统诊断方法可能忽略的高级别肿瘤，可作为尿细胞学的辅助检查，以提高对TCC检测的敏感性等。总之，FISH几乎可以快速检测任何类型组织细胞的染色体异常，其目的主要集中在对肿瘤的早期诊断、疗效检测、个体化治疗和预后判断等几个方面。在我国，仅有一些大医院开展了FISH项目，检测范围也仅限于血液性肿瘤、乳腺癌以及产前诊断方面，其他检测项目开展较少。因此，在今后的一段时间，为了使FISH得到更广泛的应用，怎样降低成本，简化操作步骤仍是科研人员面临的一个难题。

五、原位聚合酶链反应技术

原位聚合酶链反应技术是聚合酶链反应（polymerase chain reaction，PCR）技术的一部分，后者是在体外经酶促反应将某一特定DNA序列进行高效、快速扩增，从而提高对目的DNA检测能力，它可将单一拷贝的待测核酸以指数的形式扩增而达到常规方法可检测的水平，尤其在感染性病原体的临床检测中，已经为临床工作所接受，因为这个方法具有敏感高、特异性强、快速、简便等优点。原位PCR（in situ PCR）技术是将PCR的高效扩增与原位杂交的细胞及组织学定位相结合，在冷冻或石蜡包埋组织切片、细胞涂片或培养细胞玻片上来检测和定位核酸的技术。

原位PCR技术有直接法原位PCR、间接法原位PCR、原位反转录PCR和原位再生式序列复制反应等方法，其中应用较为广泛的是间接原位PCR方法，其主要程序有组织固定、预处理、原位扩增及扩增产物的原位杂交和检测等。由于使用原位杂交技术对扩增产物做检测，使间接法的特异性较直接法高。

原位PCR技术可用于基因突变、基因重排和染色体易位的研究，也可用于外源性基因的检测和定位，如对各种感染性疾病的基因检测，如EB病毒、人乳头瘤病毒、肝炎病毒、人免疫缺陷病毒基因组及结核分枝杆菌基因、麻风杆菌基因的检测等。

知识链接

获得诺贝尔奖的PCR技术

1995年，美国科学家Mulis众望所归地获得了诺贝尔化学奖，他所取得的成就是发明了PCR技术。

PCR，中文译为聚合酶链反应，其实是一种DNA的快速扩增技术，其扩增效率之高就像核裂变的“链式反应”那样。PCR技术通过两个短的称为引物的DNA小片段和一种耐热的酶的作用，可以在3个小时内把特定的DNA量提高1000万倍。这种技术一问世，立刻引起了分子生物学研究的一场革命，人们利用这种轰动全世界的技术很快就把微观领域的生物学研究极大地往前推了一步。

PCR技术的特点，一是被扩增的DNA所需量极小，理论上讲一个分子就可以用于扩增了；二是扩增效率高，几个小时就扩增1000万倍以上。现在PCR技术已经被广泛地应用于生命科学研究、食品卫生、医疗、法医及环境监测等诸多方面。

六、流式细胞术

流式细胞术（flow cyto meter，FCM）是一种在功能水平上对单细胞或其他生物粒子进行定量分析和分选的检测手段，它可以高速分析上万个细胞，并能同时从一个细胞中测得多个参数，与传统的荧光镜检查相比，具有速度快、精度高、准确性好等优点，成为当代最先进的细胞定量分析技术。

流式细胞仪由传感系统、计算机系统和电路、光路、水路系统三部分构成。其工作原理是使悬浮在液体中分散的经荧光标记的细胞或微粒一个个地依次通过样品池，同时由荧光探测器捕获荧光信号转换成不同荧光强度的电脉冲信号，经计算机处理形成相应的点图、直方图和假三维结构图像进行分析。

流式细胞仪可用于：①细胞增殖周期分析、DNA倍体测定、肿瘤相关基因产物定量；②外周血细胞的免疫表型测定和定量分析、酶定量、自身抗体测定；③细胞表面分化抗原、受体分型，免疫性疾病诊断（包括AIDS、GVHD反应等）；④白血病、淋巴瘤及其他肿瘤诊断、分型、化疗药物选择、疗效监测、复发的诊断等。

七、生物芯片技术

生物芯片技术（biochip technique）是近年来才发展起来的生物医学高技术系列，包括基因芯片、蛋白质芯片和组织芯片等。

1．基因芯片（gene chip） 又称DNA芯片（DNA chip），是指在固相支持物上原位合成寡核苷酸或者直接将大量的DNA探针以显微打印的方式有序地固化于支持物表面，然后与标记的样品杂交，通过对杂交信号的检测分析，即可获得样品的遗传信息。

按基因芯片的功能可将其分为三类：表达谱基因芯片、诊断芯片和检测芯片。前者主要用于基因功能的研究；后两者可用于遗传病、代谢病和某些肿瘤的诊断或病原微生物的检测等。

2．蛋白质芯片（protein chip） 又称蛋白质微阵列（protein microarray），是一种高通量的蛋白功能分析技术，可用于蛋白质表达谱分析，研究蛋白质与蛋白质的相互作用，甚至DNA-蛋白质、RNA-蛋白质的相互作用，筛选药物作用的蛋白靶点等。蛋白质芯片也是在一个载体上点布高密度不同种类的蛋白质，再用荧光标记的已知抗体或配体与待测样本中的抗体或配体一起同芯片上蛋白质竞争结合，在扫描仪上读出荧光强弱，再经计算机分析计算出待测样品结果。

蛋白质芯片具有高效率、自动化、低成本的特点，尤其适合于蛋白质表达的大规模、多种类筛查，并能用于受体 - 配体、多种感染因素的筛查和肿瘤的诊断。

3．组织芯片（tissue array）　又称组织微阵列（tissue microarray），是生物芯片技术的一个重要分支，是将许多不同个体组织标本以规则阵列方式排布于同一载玻片上，进行同一指标的原位组织学研究。

组织芯片的特点是体积小、信息含量大，能高效、快速和低消耗地进行各种原位组织学的研究和观察，如形态学、免疫组织化学、原位杂交和原位 PCR 等，并有较好的内对照及实验条件的可比性。

第六节　病理诊断报告的基本格式

病理学检查的结果最终要体现在病理诊断报告书中。病理诊断是根据肉眼、镜下观察所见，结合临床资料进行分析、综合之后得出的判断性结论。因而病理诊断报告书是一份具有法律效应的重要医疗文件。所以，病理医师应及时、准确、简明地描述送检病例全部有关的资料和检查结果，做出某种形式的病理诊断，必要时还要向临床或患方说明一些问题。临床医生应当熟悉了解报告书的各项内容及其确切含义。

但在病理诊断中往往因取材范围的限制，不可能完全反映疾病的实际情况，再加上疾病的千变万化和个人经验的限制，使病理诊断具有不同程度的相对性。病理学诊断依据与临床资料和其他临床检查的完整性、送检标本的代表性、病理学检查手段的局限性和疾病发展的阶段性等多方面的因素有关，病理诊断分为以下几种基本报告格式。

1．明确的或基本明确的疾病诊断　明确的疾病病理诊断是指不加任何修饰词，直接写明某器官（组织）的某种疾病（瘤、癌）。例如“急性蜂窝织炎性阑尾炎”、“子宫颈鳞状细胞癌 I 级”。有时对某些疾病仅能做出病变性质的基本判断，而不能做出疾病种类或疾病病因的准确判断，例如“（左锁骨上）淋巴结转移性低分化癌，低分化腺癌可能性大”、“（左腋下）淋巴结肉芽肿性炎，结核分枝杆菌感染可能性大”等。

2．不能完全肯定或有所保留的诊断　是指由于各种因素影响，不易判定病变性质或是哪种疾病，特别对那些仅具备部分诊断标准的病变，常以这种诊断形式表述，即多在“明确诊断”表述形式的前或后加上不同的不太确切含义的修饰词。所提供的是病理诊断意向，常在拟诊疾病 / 病变名称之前冠以诸如病变“符合为”、“考虑为”、“倾向为”、“提示为”、“可能为”、“不能排除”之类的词语。临床医生不能将这类诊断视为明确的病理学诊断，需进一步采取多种手段明确疾病的最后诊断。

3．描述性诊断　描述性诊断是指送检组织不能满足对各种疾病或病变的诊断要求，如全为血块、坏死或仅有正常组织等。因而按所观察到的结果进行描述。这样的诊断提示临床可能还需要进一步检查确诊。例如“送检少量横纹肌组织，仅在局部区域小血管周围有少量淋巴细胞浸润，未见其他特异性病变，请结合临床综合分析”等。

4．阴性病理诊断　阴性病理诊断是指送检组织过小、因牵拉和挤压失去正常结构或标本处理不当，无法辨认病变等，则简要说明原因后，写明“不能诊断”或“无法诊断”等字样。

无论何种报告形式，下面几点值得注意：

（1）要报告疾病或病变的确切部位，如“（胃体小弯侧）管状腺癌”。

（2）要注明特殊检查结果，如特殊染色、免疫组化及电镜检查结果等一并报告。

（3）报告单上病理医生要签名，由几位医生共同发的报告或经上级医生会诊的报告，均要共同署名，以具法律效力和共同承担责任。

本章小结

病理诊断是对取自机体内生前或死后的病变组织、细胞进行形态学观察、分析作出的疾病诊断。病理诊断工作的意义是：①确定疾病的诊断；②为临床选择治疗方案提供依据；③提供有关预后因素的信息；④了解疾病的发展及判断疗效；⑤为科学研究积累资料。

病理标本的取材，应选择合适的区域做组织块进行包埋制片，以备镜下观察。选切组织块以能满足诊断的要求为准，不要切取完全坏死的组织，也不需过多切取对诊断无关的正常组织。病理标本接收原则，要做到“一查四对”。

组织标本固定是为了：①抑制组织自溶及细菌繁殖所致的腐烂；②使细胞保持其原有结构；③保持细胞内抗原、DNA 及 RNA；④硬化组织有利于切片；⑤有利于染色反应；⑥有利于诊断准确及相关科研的开展。常用的固定液有 10% 甲醛溶液、95% 乙醇、丙酮、戊二醛、醋酸。

特殊染色技术通常是用以判断肿瘤的组织来源、分化程度和区分肿瘤的性质等。常用的特殊染色方法有：① PAS 染色；②亲银染色；③ Van Gieson 染色；④铵银染色；⑤酪氨酸酶染色等。

电镜可用于观察肿瘤细胞的分化程度、癌与肉瘤的鉴别、神经内分泌瘤的诊断与分类、黑色素瘤的诊断与鉴别、内分泌肿瘤的鉴别、间皮瘤的鉴别、软组织肉瘤的诊断与鉴别等，也可用于肾小球疾病的诊断及分类，神经肌肉疾病、进行性肌营养不良等疾病的诊断。

免疫组织化学是利用抗原抗体特异性结合反应的原理来检测和定位组织或细胞中某种化学物质的一种技术方法。按标记物的性质可分为荧光法、酶法、免疫金银及铁标记技术等。免疫组化染色技术用于：①病毒感染性疾病诊断；②上皮性肿瘤标记；③间叶组织肿瘤标记；④神经源性肿瘤标记；⑤淋巴瘤免疫标志；⑥增殖细胞核抗原。

原位杂交是核酸分子杂交的一部分，是将组织化学与分子生物学技术相结合来检测和定位核酸的技术。用于：①细胞特异性 mRNA 转录的定位，可用于基因图谱基因表达和基因组进化的研究；②感染组织中病毒 DNA/RNA 的检测和定位；③癌基因、抑癌基因及各种功能基因在转录水平的表达及其变化的检测；④基因在染色体上的定位；⑤分裂间期细胞遗传学的研究。

荧光原位杂交技术是一种应用非放射性荧光物质依靠核酸探针杂交原理在核中或染色体上显示 DNA 序列位置的方法，目前已广泛应用于细胞遗传学、肿瘤生物学、基因定位、基因作图、基因扩增、产前诊断及哺乳动物染色体进化研究等领域。FISH 几乎可以快速检测任何类型组织细胞的染色体异常。

原位 PCR 技术是将 PCR 的高效扩增与原位杂交的细胞及组织学定位相结合，在冷冻或石蜡包埋组织切片、细胞涂片或培养细胞玻片上来检测和定位核酸的技术。原位 PCR 技术可用于基因突变、基因重排和染色体易位的研究，也可用于外源性基因的检测和定位，如对各种感染性疾病的基因检测。

流式细胞术是一种在功能水平上对单细胞或其他生物粒子进行定量分析和分选的检测手段。流式细胞仪可用于：①细胞增殖周期分析、DNA 倍体测定、肿瘤相关基因产物

本章小结

定量；②外周血细胞的免疫表型测定和定量分析、酶定量、自身抗体测定；③细胞表面分化抗原、受体分型，免疫性疾病诊断；④白血病、淋巴瘤及其他肿瘤诊断、分型、化疗药物选择、疗效监测、复发的诊断等。

生物芯片技术包括基因芯片、蛋白质芯片和组织芯片等。

病理诊断分为几种基本报告格式：①明确的或基本明确的疾病诊断；②不能完全肯定或有所保留的诊断，需进一步采取多种手段明确疾病的最后诊断。③描述性诊断，这样的诊断提示临床还需要进一步检查确诊。④阴性病理诊断，是指送检组织过小、因牵拉和挤压失去正常结构或标本处理不当，无法辨认病变等，写明"不能诊断"或"无法诊断"等字样。

思考题

1. 临床病理诊断在医疗工作中有何意义？
2. 病理标本取材应注意什么？
3. 常用的特殊染色方法有哪些？
4. 免疫组织化学技术在临床工作中可用于哪些方面？
5. 何谓原位杂交技术、荧光原位杂交技术、原位 PCR 技术、流式细胞术和生物芯片技术？

（张　翔）

中英文专业词汇索引

A

B

C

D

E

F

G

H

J

K

L

M

N

P

Q

R

S

T

W

X

Y

Z